# 脉经校释

第2版

校释单位：福州市人民医院
审定单位：山东中医学院
河北医学院
南京中医学院
黑龙江祖国医药研究所

人民卫生出版社

**图书在版编目(CIP)数据**

脉经校释/福州市人民医院校释．—2 版．—北京：人民卫生出版社，2009.1

ISBN 978-7-117-10836-2

Ⅰ. 脉… Ⅱ. 福… Ⅲ. ①脉经-校勘②脉经-注释 Ⅳ. R241.11

中国版本图书馆 CIP 数据核字(2008)第 175578 号



**脉 经 校 释**

第 2 版

**校　　释：** 福州市人民医院

**出版发行：** 人民卫生出版社（中继线 010-59780011）

**地　　址：** 北京市朝阳区潘家园南里 19 号

**邮　　编：** 100021

**E - mail：** pmph @ pmph. com

**购书热线：** 010-59787592　010-59787584　010-65264830

**印　　刷：** 三河市尚艺印装有限公司

**经　　销：** 新华书店

**开　　本：** 850×1168　1/32　　**印张：** 17.75

**字　　数：** 440 千字

**版　　次：** 1985 年 1 月第 1 版　　2024年 2 月第 2 版第 15 次印刷

**标准书号：** ISBN 978-7-117-10836-2/R・10837

**定　　价：** 34.00 元

# 前　言

《脉经》是我国现存最早一部脉学专书，为公元三世纪初，西晋医学家王叔和所著，本于《内经》，辅以扁鹊、华佗、张仲景及古代有关诊法的主要文献，汇归众说，加以阐发，在著述中是独具一格的。自五代高阳生《脉诀》出，医家畏《脉经》之高深，喜《脉诀》之简易，致隐而不显，又因清代喻嘉言氏谓《脉经》于“汇脉之中，间一汇证，不赅不贯”。孙鼎宜亦附和喻氏之说，又引徐大椿对脉法之诽议，加以不同看法，故对《脉经》之评价瑕瑜参半，传习以来有所争议。惟沈礼意在重刻《脉经》序里提出：“读《水经》知禹贡水道之端委，读《脉经》知《内经》脉法之精微”。迨至侯官朱锡穀、金山钱熙祚、嘉定黄鋐、池阳周学海等对王氏《脉经》互相校雠而刊之，本书始广为流传。

《脉经》著作时代去古未远，古经善本未尽湮没，王氏自有所本，并非虚构，间有独抒己见，类比《内经》、《难经》、《伤寒论》、《金匮》之不同，并补其不足。

王氏编《脉经》十卷，共九十七篇，条例详明，汇归指下，后世医家论脉证者均宗之。内容涉及范围比较广泛，除引《内经》、《伤寒论》、《金匮》外，举凡脉之形状与部位，凭脉辨证，列三部病候虚实死生，四时脏腑百病死生脉法，并奇经病候，五积病脉候等均详加论述，末附手检图二十一部。

本书所列脉形状指下秘诀，说明诊脉部位和二十四脉的辨认方法。若网在纲，有条不紊，并以男女妇孺顺逆，突出形态与性情，描述自然生理的反应，强调按阴阳以察病，凭脉象合症状而定表里寒热虚实，注意了四时气候对疾病的影响，肯定了《难经》独取寸口的诊脉方法，妇女胎、产、经、带，小儿杂病等，均围绕脉学来论述各种疾病的诊断和治疗的法则。

我们认为王氏《脉经》，不仅搜集历代脉学，而且又结合他自己的临床经验，系统地整理和充实了新的内容，是承先启后的代表作，隋唐二志皆有著录，在医学史上占有重要地位。由于历代战乱频仍，版本难免有所散佚。我们在整理过程中，力求保持本来面貌，至于有些还不易理解的内容，有待在今后医疗实践中逐步研究加以解决。

为了继承发扬祖国医学遗产，我们承担《脉经校释》编写工作，在编写校释工作过程中，承蒙各协编单位大力协助和有关单位大力支持，谨此致谢。

由于水平有限，缺点错误在所难免，切望读者予以批评指正。

福州市人民医院

1981年12月

# 校释说明

《脉经》一书乃西晋王叔和本于《灵》、《素》，辅以扁鹊、张仲景等论述，旁及古代有关说脉之篇，并结合自己实践，编著而成。原书共十卷，约成书于公元三世纪初（265～316年）。唐代甄权曾撰有《脉经》一卷，其书亦未见到，后世论脉专书当以王氏为首创。

由晋至唐历三百余年流传不绝。自高阳生《脉诀》出，而王氏《脉经》隐。迨至宋高保衡、孙奇、林亿等将王氏《脉经》合《素问》、《灵枢》、《太素》、《难经》、《甲乙经》、《伤寒杂病论》、《千金要方》、《千金翼方》诸说脉之篇而校之，除去重复，补其脱漏，篇第颇有改易，以类相从，仍旧为十卷，总九十七篇刊行于世。嘉定初闽中陈孔硕借建阳本与阁本参订，刻于广西漕司，后遭兵燹，本复不存。自宋历元授刻三次，世终鲜用，书亦不传。明万历三年仲春福建布政使司徐中行付校《脉经》手扎，是年暮春晋安袁表作《脉经》书后，历叙全卷各篇，概括详尽，雠勘较精。至清道光侯官朱锡縠以家藏本复校刊而行之。金山钱熙祚，亦汇集诸书，重为校正，刊入守山阁丛书中。嘉定黄鋐又以所存旧抄本与元泰定本（明童文举重刻）、袁表校本、赵府居敬堂刻本，四者互相校雠刊行之。光绪辛卯池阳周学海又合校钱黄二本刻入所刊医学丛书中，是最后较为完整的刊本。

我们《脉经校释》是选周学海本为蓝本，清光绪杨守敬复宋本影印本（上海科学技术出版社影印）、元广勤堂刊本（人民卫生出版社影印）为主校本，明天启缪希雍本、清道光朱锡榖《脉经真本》、钱熙祚本（商务印书馆印）、黄鋐本、廖积性本、朱锡榖原刊清咸丰张柯重刊《脉经真本》等为旁校本进行校勘的。由于本书内容多撰用《内经》、《难经》、《伤寒论》、《金匮》等，所以这些著作作为它校。另外，对成书较早与校释有关的书籍均作为校释参考，书目附于书后。

本书的体例，是根据“七本中医古书校释执行计划”规定的项目拟定的。分为“提要”、“原文”、“校勘”、“注释”、“语译”、“按语”等六项。

一、提要：将每节大意，言简意赅地列于篇首。

二、原文：基本悉依蓝本全录，必要的略分段落。

三、校勘：按对校、本校、它校、理校四种方法进行，对蓝本中有脱漏、倒置、衍文、讹字等加以纠正，有如下几种处理情况：

1. 属蓝本中明显错字、别字者予以改动，并加“脚注”序码标出。

2. 蓝本与其它版本不同之处，而显系蓝本错讹或脱漏者，在原文中予以直接改正，用“脚注”序码标出，并注明“从改”、“从补”等所据书目、版本、卷次、篇节。

3. 蓝本与其它版本虽不一致，但难于肯定何者为是，有一定参考价值者，则不予改动，亦用“脚注”序码标出，并注明其互异之处，以供参考。

四、注释：包括训诂与注解两个方面。训诂是对那些义理难明的词字，进行注音（用汉语拼音加同音汉字兼注）和解释。注解是对某些专用术语，或部分内容进行解释，大体采用两种形式，一是直接用通俗语言解释；一是选择议论精当的前人注释加以节录。

五、语译：一般以直译为主，力求译文简练扼要，凡文义需要阐发者，尽量在注释中解决，以免译文冗长拖沓。译文段落一般与原文一致。有些用直译不易表达其文义者，则采用意译的方法。

六、按语：凡属应加阐发，或需归纳概括，或需存疑待考等内容，均加按语说明。按语本着有则按之，无则不按的原则处理。

七、其它：对王叔和《脉经》原序，只予校勘、注释，不作语译。

参加本书校释工作的有：林增祥、陈兴珠、孙坦村、黄之光、郑维厚、任尔济、郑良琴。

顾问：郑孙谋、吴味雪。

本书初稿完成后，于 1980 年 11 月份由福州市人民医院、黑龙江祖国医药研究所等单位主持召开“审稿定稿会议”，广泛听取与会者的意见，并进行了最后的修订。

参加审稿定稿会议的有：(按单位笔划顺序排列)

山东中医学院：张灿玾、徐国仟、张善忱、刘承才。

河北医学院：马新云、宗全和、高玉春。

南京中医学院：周景顺、孟景春、邱茂良、丁光迪、杨兆民、孙桐。

黑龙江祖国医药研究所：张琪、张缙、张一民、张英超、刘万成。

福州市人民医院：刘何峰、刘玉、郑孙谋、吴味雪、吴珠碧、林增祥、陈兴珠、孙坦村、吴诚仁、黄之光、郑维厚、任尔济、郑良琴。

此外还邀请参加会议的有：(按单位笔划顺序)

上海中医学院：凌耀星、李鼎。

上海市针灸经络研究所：黄羡明。

安徽中医学院经络研究所：孟昭威。

湖北中医学院：李今庸、袁思芳。

福建中医学院：俞慎初。

福建省中医研究所：俞长荣。

本书在编写过程中，还蒙南京中医学院吴考槃、湖南省中医研究所李聪甫、浙江省中医研究所潘澄濂、山东中医学院田代华、黑龙江中医学院吴惟康等同志对本书提供许多宝贵意见，特表谢忱。

**福州市人民医院**

1981年12月

# 脉经序

晋太医令　王叔和　撰

脉理精微，其体[1]难辨。弦、紧、浮、芤，展转相类。在心易了，指下难明。谓沉为伏，则方治永乖[2]；以缓为迟，则危殆立至。况有数候俱见，异病同脉者乎！夫医药为用，性命所系。和、鹊至妙[3]，犹或加思；仲景明审，亦候形证。一毫有疑，则考校以求验。故伤寒有承气之戒，呕哕发下焦之问①[4]。而遗文远旨[5]，代寡能用[6]；旧经秘述，奥而不售[7]。逐令末学[8]，昧[9]于源本，互②滋[10]偏见，各逞已能。致微疴[11]成膏肓之变，滞固绝振起之望[12]，良有以也[13]。今撰集岐伯以来，逮[14]于华佗，经论[15]要诀，合为十卷。百病根源，各以类例相从[16]；声色证候[17]，靡不赅备[18]。其王、阮、付、戴[19]、吴、葛、吕、张[20]所传异同，咸悉载录。诚能留心研穷，究其微赜③[21]，则可比踪[22]古贤，代无夭横[23]矣。

〔校勘〕

①“问”杨、广本均作“间”。

②“互”杨、广本均作“斥”。

③“赜”广本作“颐”。

〔注释〕

〔1〕“体”指脉的形体，即脉象。

〔2〕“永乖”永远错下去。乖，错误。

〔3〕“和、鹊至妙”和，医和，春秋时代秦国的医生。鹊，

扁鹊，指秦越人。至妙，乃极高明的医技。

〔4〕“呕哕发下焦之问”呕哕一般属中、上焦的病变，但也有因下焦气逆所致。诊治时要询问下焦情况。

〔5〕“遗文远旨”前人留下的文献含义深远。

〔6〕“代寡能用”历代很少能运用。

〔7〕“奥而不售”深奥难懂，不易传播。

〔8〕“末学”后学。

〔9〕“昧”不明白。

〔10〕“滋”发生。

〔11〕“疴”即病。

〔12〕“滞固绝振起之望”顽疾失去治愈的希望。

〔13〕“良有以也”确有原因的。

〔14〕“逮”到。

〔15〕“经论”经典理论。

〔16〕“类例相从”依类排列。

〔17〕“声色证候”指听声、望色、问证、切脉。

〔18〕“靡（mǐ 米）不赅（gāi 该）备”莫不具备。

〔19〕“王、阮、付、戴”王指王遂，西汉人，习经方，长于医术。阮指阮炳，晋代人，号文叔，又称阮河南，善医。付、戴所指不详。

〔20〕“吴、葛、吕、张”吴指吴普，华佗的学生。葛指葛玄，葛洪的从祖，三国时人，长于炼丹术。吕指吕广，三国时人，著有《玉匮针经》，并注八十一难。张指张苗，晋代人，好医术，善诊脉。

〔21〕“微赜（zé 则）”精微深奥。

〔22〕“比踪”赶上。

〔23〕“夭横”夭，未成年即死亡；横，不正常的死亡。

# 目录

# 卷一

## 脉形状指下秘诀第一　二十四种

［**提要**］ 分述二十四脉不同形状和切脉方法，以及类似脉象。

［**原文**］ 浮脉，举之有余，按之不足。（浮于手下）

芤脉，浮大而软，按之中央空，两边实。（一曰手下无，两旁有。）

洪脉，极大在指下。（一曰浮而大。）

滑脉，往来前却流利，展转[1]替替然[2]，与数相似。（一曰浮中如有力；一曰漉漉如欲脱。）

数脉，去来促急。（一曰一息六、七至；一曰数者进之名。）

促脉，来去数，时一止复来。

弦脉，举之无有①，按之如弓弦状。（一曰如张弓弦、按之不移；又曰浮、紧为弦。）

紧脉，数如切绳[3]状。（一曰如转索之无常。）

沉脉，举之不足，按之有余。（一曰重按之乃得。）

伏脉，极重指按之，着骨[4]乃得。（一曰手下裁动；一曰按之不足，举之无有；一曰关上沉不出，名曰伏。）

革脉，有似沉、伏、实、大而长，微弦。（《千金翼》以革为牢）

实脉，大而长、微强，按之隐指[5]愊愊然[6]。（一曰沉浮皆得。）

微脉，极细而软或欲绝，若有若无。（一曰小也；一曰手下快；一曰浮而薄；一曰按之如欲尽。）

涩脉，细而迟，往来难且散，或一止复来。（一曰浮而短；一曰短而止；或曰散也。）

细脉，小大于微，常有，但细耳。

软脉，极软而浮、细。（一曰按之无有，举之有余；一曰小而软。软亦作濡。曰濡者，如帛衣在水中，轻手相得。）

弱脉，极软而沉细，按之欲绝指下。（一曰按之乃得，举之无有。）

虚脉，迟、大而软，按之不足，隐指豁豁然[7]空。

散脉，大而散。散者气实血虚。有表无里。

缓脉，去来亦迟，小驶[8]于迟。（一曰浮、大而软，阴脉与阳同等。）

迟脉，呼吸三至，去来极迟。（一曰举之不足，按之尽牢；一曰按之尽牢，举之无有。）

结脉，往来缓，时一止复来。（按之来缓，时一止者，名结阳。初来动止，更来小、数，不能自还，举之则动，名结阴。）

代脉，来数中止，不能自述，因而复动。脉结者生，代者死。

动脉，见于关上，无头尾，大如豆，厥厥然[9]动摇。（《伤寒论》云：阴阳相搏，名曰动。阳动则汗出，阴动则发热，形冷恶寒，数脉见于关上，上下无头尾，如豆大，厥厥动摇者，名曰动。）

浮与芤相类（与洪相类）。弦与紧相类。革与实相类（《千金翼》云：牢与实相类）。滑与数相类。沉与伏相类。微与涩相类。软与弱相类。缓与迟相类（软与迟相类）。

［校勘］

①“有”　《千金方》卷二十八，指下形状第三作“力”。

［注释］

[1]“展转”　此处形容滑脉流利。

[2]“替替然”　持续不断的样子。

［3］“切绳”　按之如转动的绳索。

［4］“着骨”　着，附也。重按至骨处。

［5］“隐指”　《濒湖脉学》改作“应指”。当作“应指”解。

［6］“愊愊（bì 闭）然”　坚实貌。

［7］“豁豁然”　即空虚感。

［8］“驶”　马快跑。

［9］“厥厥然”　厥同蹶。蹶，《说文》：僵也；一曰：跳也。此处指跳动的样子。

**［语译］**　浮脉，轻取有余，重按不足。

芤脉，浮、大而软，按之中间空，两旁实。

洪脉，按之指下极大。

滑脉，往来进退流利，持续不断，很像数脉。

数脉，来去急促。

促脉，来去都很快，有时有歇止。

弦脉，轻取不觉，按之如弓弦。

紧脉，按之数，如按转动的绳索。

沉脉，轻取不足，重按有余。

伏脉，用力重按，至骨乃得。

革脉，很像沉、伏脉，实、大而长，稍弦。

实脉，大而长，又微强，按之应指，坚实。

微脉，极细而软，或欲绝，似有似无。

涩脉，细、小而迟，来去不流利而散，或一止又来。

细脉，比微脉稍大，常可摸到，但很细。

软脉，极软而浮细。

弱脉，极软而又沉、细，按之好像要断绝的样子。

虚脉，脉来迟缓，大而软，按之无力，应指有空虚感。

散脉，大而散。这是气实血虚，气实就浮于表，血虚就不足于里，所以叫做有表无里。

缓脉，去的时候与来的时候都是缓慢的，不过比迟稍快些。

迟脉，一呼一吸之间脉来三次，去来的时候极为迟缓。

结脉，往来迟缓，时或有一次歇止，歇止后再来。

代脉，来的快，中间有间歇，而间歇的时间较长，才复跳动。结脉生，代脉死。

动脉，见于关上，其形状无头无尾，和豆一样大，应指跳动而不移。

浮脉与芤脉相类似。弦脉与紧脉相类似。革脉与实脉相类似。滑脉与数脉相类似。沉脉与伏脉相类似。微脉与涩脉相类似。软脉与弱脉相类似。缓脉与迟脉相类似。

［按语］ 本节突出二十四脉，按其相对的性质进行执简驭繁的归类方法。扼要地阐述举、按、推、寻的不同指力和手法。又以相类的脉象列为一起互相对照，使临床上易于辨识和掌握。

## 平脉早晏法第二

［提要］ 叙切脉的时间，当以清晨为宜，并提出理由。

［原文］ 黄帝问曰：夫诊脉常以平旦[1]，何也①？岐伯对曰：平旦者②，阴气未动，阳气未散[2]，饮食未进，经脉未盛，络脉调均③[3]，血气未乱，故乃可诊，过此非也④（《千金》同，《素问》、《太素》云：有过之脉）。切脉动静而视精明[4]，察五色，观五脏有余不足，六腑强弱，形之盛衰，以此参伍[5]，决死生之分。

［校勘］

①“夫诊脉常以平旦，何也” 《素问》脉要精微论作：“诊法何如”。

②“平旦者” 《素问》作：“诊法常以平旦”。

③“均” 《素问》作“匀”。

④“过此非也” 《素问》作：“有过之脉”。

**[注释]**

[1]“平旦” 清晨时候。

[2]“阴气未动，阳气未散” 指阴气尚未扰动，阳气还未宣散。

[3]“调均” 即调匀。“匀”《说文》：“一曰：均也”。调均，谓调和或均匀。

[4]“精明” 目之精光。

[5]“参伍” 互相参证。

**[语译]** 黄帝问：切脉多在清晨，这是为什么？岐伯答：清晨时人身的阴气尚未扰动，阳气还未宣散，未进饮食，经脉尚未充盛，络脉调和，气血不乱，故可以诊有病之脉，过此就不是时候了。诊脉的动静变化，要注意到目神与五色的表现，从而窥测五脏的有余不足，六腑强弱，形体盛衰，以此相互参考，来判断疾病的生死。

**[按语]** 本篇指出清晨常为诊脉的最好时间，主要在于环境的平静，人身气血未受到内外界各种因素的影响，阴阳平衡，络脉调匀，所以容易诊察有病之脉和判断疾病的预后，是符合中医辨证思想的。因为脏腑有了病变，往往会导致脉象的异常。同时也要注意形体各方面的状态，综合加以判断。“诊脉常以平旦”，绝不意味诊脉都要在清晨。至于“过此非也”一句，应当活看。

## 分别三关境界脉候所主第三

**[提要]** 指出寸关尺部位及阴阳出入，均以关部为界，并以三部主候三焦。

**[原文]** 从鱼际[1]至高骨[2]（其骨自高），却行一寸，其中名曰寸口。从寸①至尺，名曰尺泽[3]，故曰尺寸。寸后尺前名

曰关，阳出阴入，以关为界。阳出三分，阴入三分，故曰三阴三阳。阳生于尺动于寸，阴生于寸动于尺②。寸主射[4]上焦，出头及皮毛竟手③[5]。关主射中焦，腹及腰④。尺主射下焦，少腹至足⑤。

［校勘］

①“寸” 此下《千金方》卷二十八，平脉大法第一有“口”字。

②“阳出三分，……阴生于寸动于尺” 《千金方》作：“如天、地、人为三界”。

③“出头及皮毛竟手” 《千金方》作“头及皮毛竟手上部”。

④“腰” 《千金方》作“腰中部”。

⑤“足” 《千金方》作“足下部，此为三部，法象三才：天、地、人，头、腹、足为三元也”。

［注释］

［1］“鱼际” 在手掌拇指侧肌肉隆起处，称为鱼；其边缘称鱼际。

［2］“高骨” 手腕部近拇指一侧显著隆起部分。

［3］“尺泽” 据《灵枢》本输篇：“肺脉入于尺泽。尺泽，肘中之动脉也”。

［4］“射” 《增韵》：“指物而取曰射”。可引申作候解。

［5］“竟手” 竟，作“终”解。竟手，是终止于手的意思。

［语译］ 由鱼际到高骨，退行一寸，叫做寸口。由寸口到尺部，叫做尺泽，所以名叫尺寸。寸后尺前，叫做关，阳气出，阴气入，是以关为界。阳出三分，阴入三分，所以叫做三阴三阳。阳气发生于尺部，搏动于寸口，阴气发生于寸口，而搏动于尺部。寸口主候上焦，出于头及皮毛到手为止，关部主候中焦，到腹及腰。尺部主候下焦，由少腹到足。

［按语］ 分别三关境界，在诊法方面，居主要地位。其中指出三阴、三阳、尺寸脉候及所主部位，着重点在于“阳出阴入，以关为界”，为后世医家所遵循。

## 辨尺寸阴阳荣卫度数第四

［提要］ 论寸口脉在诊断上的道理，与切脉部位的阴阳属性，以及尺寸太过不及和反常的脉象。

［原文］ 夫①十二经皆有动脉[1]，独取寸口[2]，以决五脏六腑死生吉凶之候者②，何谓也？然：寸口者，脉之大会[3]，手太阴之脉动③也。人一呼脉再动，气④行三寸；一吸脉亦再动，气⑤行三寸；呼吸定息[4]，气⑥行六寸。人一日一夜，凡一万三千五百息，气⑦行五十度[5]，周[6]于身，漏水下百刻[7]，荣卫[8]行阳二十五度，行⑧阴亦二十五度[9]，为一周⑨[10]也。故五十度而复会于手太阴。太阴者⑩寸口也，即五脏六腑之所终始⑪，故法取⑫于寸口也。

［校勘］

①“夫” 《难经》第一难无。

②“候者” 《难经》作“法”。

③“脉动” 原作“动脉”。据《难经》改。

④“再动，气” 原脱。据《灵枢》五十营篇补。

⑤“亦再动，气” 原脱。据《灵枢》补。

⑥“气” 原作“脉”。据《灵枢》改。

⑦“气” 原作“脉”。据《灵枢》改。

⑧“行” 廖本无。

⑨“周” 此下原有“晬时”。据《难经》第一难删。

⑩“太阴者” 《难经》无。

⑪“终始” 广本作“始终”。

⑫“法取” 原作“取法”。据《难经》改。

**[注释]**

[1]“十二经皆有动脉” 十二经就是手足三阴三阳十二经脉的简称。动脉指经脉循行部位搏动应手处。十二经脉中都有动脉，如手阳明经的五里、扶突，足阳明经的大迎、人迎等经穴处，按之都有搏动应手感，所以说十二经皆有动脉。

[2]“寸口” 切脉部位名称，即腕关节桡动脉搏动处，称“气口”、“脉口”。此寸口是概括寸、关、尺三部而言。

[3]“大会” 总会聚、会合的意思。

[4]“定息” 一呼一吸为一息。一息终了称为定息。

[5]“度” 此处作周次解。

[6]“周” 环绕。

[7]“漏水下百刻” 是古代计时的方法：用铜壶盛水滴漏，壶中有铜人抱漏箭，箭上刻度，以作计时之用。漏水下百刻，为一昼夜的时间。

[8]“荣卫” 饮食物化生的精气。《灵枢》营卫生会篇：“清者为荣，浊者为卫”。《难经》三十二难：“血为荣，气为卫；相随上下，谓之荣卫”。“荣”与“营”通。故亦作“营卫”。

[9]“行阳二十五度，行阴亦二十五度” 阳，指白天；阴，指黑夜；二十五度是指荣卫昼夜各循行的周次。

[10]“一周” 荣卫在一昼夜中循环五十个周次，总称为一周。

**[语译]** 十二经都有动脉，单独取寸口来决断五脏六腑疾病的生死和预后的好坏，这是怎么讲呢？答：寸口是脉的大会聚，属手太阴肺经脉所搏动之处。健康人一呼脉动两次，经气行三寸；一吸脉也动两次，经气也行三寸；呼吸一次终了，经气共行六寸。人在一日一夜中，一般呼吸一万三千五百次，经气共行五十周，环绕全身；当铜壶滴漏至百刻时，荣卫之气于

白天循环二十五周，黑夜循环二十五周，合为一周。所以五十周重又会合于手太阴。太阴在寸口部位，是五脏六腑气血循环的起止点，所以诊法独取寸口。

**[原文]** 脉有尺寸，何谓也？然：尺寸者，脉之大要会①也。从关[1]至尺是尺内，阴之所治[2]也。从关至鱼际是寸内②，阳之所治[2]也。故分寸为尺，分尺为寸。故阴得尺内一寸，阳得寸③内九分[3]，尺寸终始一寸九分，故曰尺寸也。

**[校勘]**

①“要会” 原作“会要”。据《难经》第二难改。

②“寸内” 原作“寸口内”。《难经汇注笺正》作“寸口内”。《难经集注》黄氏重刻佚存丛书本无“口” 字。《千金翼方》亦作“寸内”。据改。

③“寸” 原作“尺”。杨、广、缪、钱本《难经》均作“寸”。据改。

**[注释]**

[1]“关” 诊脉部位的名称。位置在掌后高骨，即寸部和尺部的中间，是尺和寸分界之处，所以称为关。

[2]“阴之所治”、“阳之所治” 治，是治理、管理。关后为阴，尺在关后，主候肾，所以说“阴之所治”。关前为阳，寸在关前，主候心肺，所以说“阳之所治”。

[3]“故分寸为尺，分尺为寸。故阴得尺内一寸，阳得寸内九分” 分，是分离、分开的意思。从腕关节到肘关节（屈面），计长一尺一寸（以“同身寸”计）。以关为界，从肘中尺泽穴到关后长一尺，为尺部；从鱼际到关前长一寸，为寸部。把总长一尺一寸分开关前的一寸，其余为尺部；分开关后的一尺，其余为寸部。所以说“分寸为尺，分尺为寸”。但诊脉时并不需要这样的长度，实际是尺部仅取一尺中的一寸，寸部仅取一寸中的九分。所以说“故阴得尺内一寸，阳得寸内九分”。

**[语译]** 脉有尺和寸之分，这是怎么讲呢？答：尺和寸是

经脉大会聚的地方。从关到尺泽，是尺的范围，属阴气所管理；从关到鱼际，是寸口的范围，属阳气所管理。所以分开关部以上的一寸，向下就是尺部；分开关部以下的一尺，向上就是寸部。实际上阴只取尺内的一寸，阳只取寸内的九分，尺和寸的起止，共长一寸九分，所以叫做尺寸。

**[原文]** 脉有太过[1]，有不及[1]，有阴阳相乘[2]，有覆[3]，有溢[3]，有关[4]，有格[4]，何谓也？然：关之前者，阳之动也，脉当见九分而浮。过者，法曰太过；减者，法曰不及。遂[5]上鱼为溢，为外关内格，此阴乘之脉也。关之后者，阴之动也，脉当见一寸而沉。过者，法曰太过；减者，法曰不及。遂入尺为覆，为内关外格，此阳乘之脉。故曰覆溢。是①真脏之脉[6]也，人不病自②死。

**[校勘]**

①“是” 此下《难经》第三难有“其”字。

②“自” 《难经》作“而”。

**[注释]**

[1]“太过”、“不及” 脉搏超过正常位置叫“太过”，不满正常位置叫“不及”。

[2]“阴阳相乘” 指脉象与部位的反常。“阳”指寸部，“阴”指尺部。乘是乘袭侵犯之意。

[3]“覆”、“溢” 覆，是下复；溢，是上溢，前者脉搏超过尺部，后者脉搏超过寸部。

[4]“关”、“格” 关，是关闭；格，是格拒。都是指阴阳之气隔阻不通的危象。

[5]“遂” 《难经本义》解：“遂者，径也，径行而直前也。”是形容过盛之脉直前无阻的状态。

[6]“真脏之脉” 脉无胃气，即脉象毫无从容和缓之感的，叫做真脏脉。

**[语译]** 脉象有的太过，有的不及，有阴阳之脉互相乘

袭，尚有下复、上溢，关闭、格阻之脉，这是怎么讲呢？答：关部前面为阳气搏动之处，脉形应该长九分而现浮象。超过九分的，按法叫做太过；不满九分的，按法叫做不及。由是径上行达到鱼际的称为溢脉，这是因为阳气被关闭于外而阴气又格阻于内，成了阴胜乘阳的脉象。关部后面为阴气搏动之处，脉形应该长一寸而现沉象。超过一寸的，按法叫做太过；不满一寸的，按法叫做不及，由是直下行超出一寸，甚至到尺泽的地方，称为覆脉，这是因为阴气被关闭于内而阳气又格阻于外，成了阳胜乘阴的脉象，所以叫做覆脉和溢脉，这都是真脏脉现。人虽然没有什么明显病症，亦会死的。

［**按语**］《内经》的诊脉方法，有全身三部九候诊脉法和寸口诊脉法等。《难经》在继承《内经》成就的基础上，根据《素问》经脉别论："脉气流经，经气归于肺，肺朝百脉。"提出"独取寸口"诊断疾病。这是在诊法上的一大发展。

独取寸口之法，一定要明确寸、关、尺的位置，知道阴阳的属性，了解覆脉与溢脉的机理，亦应注意太过、不及，及阴阳互相乘袭发生隔阻现象，从而明确在诊断上的价值。因为人体阴阳的失调，就会发生疾病，发展到极其严重的时候，就会出现真脏之脉。本文以"脉病形不病"来突出脉诊的重要意义。

## 平脉视人大小长短男女逆顺法第五

［**提要**］脉的大、小、长、短、迟、数，合于其人的体形、性情为顺；反则为逆。

［**原文**］凡诊脉，当视其人大、小、长、短，及性气缓、急。脉之迟、速、大、小、长、短，皆如其人形性者，则吉；反之者则为逆也。脉三部大都欲等。只如小人、妇人、细人，脉小、软；小儿四、五岁，脉呼吸八至，细、数者吉。（《千金

翼》云：人大而脉细，人细而脉大；人乐而脉实，人苦而脉虚；性急而脉缓；性缓而脉躁；人壮而脉细，人羸而脉大，此皆为逆，逆则难治。反此为顺，顺则易治。凡妇人脉常濡弱于丈夫；小儿四、五岁者脉自驶疾，呼吸八至也。男左大为顺，女右大为顺。肥人脉沉，瘦人脉浮。）

［语译］ 大凡切脉的时候，应该看病人的体形胖、瘦、高、矮，以及性情缓、急。再参以脉的迟、速、大、小、长、短，都和其人体形、性情相符的，就是顺象；否则就是逆象了。脉的寸、关、尺三部，一般要求相等。像小人、妇人、细小的人，脉是小而带软的；小孩四、五岁时候的脉，一呼一吸共跳动八次，细、数的是正常。

## 持脉轻重法第六

［提要］ 论诊脉指法轻重与五脏的关系。

［原文］ 脉有轻重，何谓也？然：初持脉[1]，如三菽[2]之重，与皮毛相得者①，肺部②也（菽者小豆，言脉轻如三小豆之重，吕氏作大豆。浮之在皮毛之间者，肺气所行，故言肺部也）。如六菽之重，与血脉相得者③，心部也（心主血脉，次于肺，如六豆之重）。如九菽之重，与肌肉相得者④，脾部也（脾在中央，主肌肉，故次心，如九豆之重）。如十二菽之重，与筋平者⑤，肝部也（肝主筋，又在脾下，故次之）。按之至骨，举之来疾[3]者⑥，肾部也（肾主骨，其脉沉至骨）。故曰轻重也。

［校勘］

①“与皮毛相得者” 《伤寒论》平脉法第二无。

②“部” 《伤寒论》作“气”。（其他各部同）

③“与血脉相得者” 《伤寒论》无。

④“与肌肉相得者” 《伤寒论》无。

⑤“与筋平者” 《伤寒论》无。

⑥“举之来疾者” 《伤寒论》无。

［注释］

[1]“持脉” 即切脉。

[2]“菽” 大豆。三菽、六菽是以三粒、六粒等大豆的重量，约略说明按脉所用指力的轻重。

[3]“举之来疾”“举之” 是指上举而轻按。“来疾”是脉来急速。

**[语译]** 切脉指法有轻有重，是怎么讲呢？答：刚切脉的时候，像有三粒大豆的重量，轻按触到皮毛，是肺气运行的部位。像有六粒大豆的重量，按之触到血脉的，是心气运行的部位。像有九粒大豆的重量，按之触到肌肉的，是脾气运行的部位。像有十二粒大豆的重量，按之触到和筋相平衡的，是肝气运行的部位。极重指按之到骨，举指脉来急速有力的，是肾气运行的部位。所以说按脉指法有轻有重。

**[按语]** 五脏部位有高下，应指亦有深浅。随指法的轻重不同，来辨别五脏的疾病。古人以豆的重量来比喻指力的轻重。例如：肺部居高，又主皮毛，轻取乃得。肾部居下，而又主骨，重取乃得。轻手浮取，重手沉取，就是临床切脉常用的浮、中、沉的基本方法。

## 两手六脉所主五脏六腑阴阳逆顺第七

**[提要]** 列举肝、心、脾、肺、肾与命门的六部脉所主部位。以应脏腑经络。

**[原文]** 脉法讚[1]云：肝、心出左，脾、肺出右，肾与命门，俱出尺部。魂、魄、榖、神[2]，皆见寸口。左主①司官[3]，右主①司府[4]。左大顺男，右大顺女。关前一分，人命之主，左为人迎，右为气口[5]。神门[6]诀②断，两在关后；人无二脉，病死不愈。诸经损减，各随其部。察按阴阳，谁与先后（《千金》云：三阴三阳，谁先谁后）。阴病治官，阳病治府。奇邪[7]所舍，如何捕取？审而知之，针入病愈。

［校勘］

①“主”　《千金方》卷二十八、五脏脉所属第四作“手”。

②“诀”　杨、广本均作“决”。

［注释］

［1］“脉法讚”　当为古医书，待考。

［2］“魂、魄、穀、神”　左关属肝，肝藏魂；右寸属肺，肺藏魄；右关属脾，脾消穀；左寸属心，心藏神。

［3］“司官”　我克之脏，我为之主，为官。“司”作主持解。

［4］“司府”　克我之脏，我被所主，为府。

［5］“气口”　即寸口，脉之大要会处，可候气之盛衰，故名。《素问》经脉别论云：“气口成寸，以决死生”。

［6］“神门”　徐灵胎《脉诀启悟》云：“神门属肾，乃诊肾脉部分，两在关后，关后皆属尺脉”。李延昰《脉诀汇辨》卷二云：“即《难经》八难所谓三焦之原，守邪之神，故为根本之脉，而称神门也”。

［7］“奇邪”　奇，作邪解。奇邪，指邪气。

［语译］　脉法讚说：肝脉和心脉出于左手关部和寸部，脾脉和肺脉出于右手关部和寸部，肾脉和命门脉分别出现于左右手的尺部。魂、魄、穀、神的病态，都可从寸口的寸、关等部诊察出来。左脉主管火、木、水，是官，主持我克的脏气；右脉主管金、土、相火，是府，主持被克的脏气。男是左脉大为顺，女是右脉大为顺。关部前面一分处，是人的性命所主。左寸叫人迎，右寸叫气口。神门脉在诊断上很重要，两者都在关后的两尺部，病人无两尺脉，则病死不愈。诸经受了病，一定有所损减，各随其所属部分而出现症状和相应脉象。必须察按属三阴经或三阳经，而定先治或后治。如果是三阴病，要先治官；如果属三阳病，要先治府。病邪所侵的部位，怎样去搜

索？只要审察明确，就能针入病愈。

［**原文**］ 心部在左手关前寸口是也，即手少阴经也。与手太阳为表里，以小肠合为府。合于上焦，名曰神庭，在龟尾下五分（一作鸠尾）。

肝部在左手关上是也，足厥阴经也。与足少阳为表里，以胆合为府。合于中焦，名曰胞门（一作少阳），在太仓左右三寸。

肾部在左手关后尺中是也，足少阴经也。与足太阳为表里，以膀胱合为府。合于下焦，在关元左。

肺部在右手关前寸口是也，手太阴经也。与手阳明为表里，以大肠合为府。合于上焦，名呼吸之府，在云门。

脾部在右手关上是也，足太阴经也。与足阳明为表里，以胃合为府。合于中焦脾胃之间，名曰章门，在季肋前一寸半。

肾部在右手关后尺中是也，足少阴经也。与足太阳为表里，以膀胱合为府。合于下焦，在关元右。左属肾；右为子户，名曰三焦。

［**按语**］ 本段内容，颇有费解之处。如“神庭”在鼻直上，入发际五分，如何能在尾闾骨下端和肛门之间陷凹中的“龟尾”下五分？亦不能在胸前蔽骨下五分之“鸠尾”下五分处。又如“胞门”有三处：一系“气穴”之别名，在脐下三寸左右各旁开五分处；一系“关元”之别名，在脐下三寸；又一系经外奇穴，在脐下三寸向左开二寸处。这三处均在脐下。如何能如本文所说在脐上四寸“太仓”左右各三寸呢？是否另有所指，或缺文脱简，故暂不作译释，有待进一步参证。

## 辨脏腑病脉阴阳大法第八

［提要］ 从脉象来辨别脏腑阴阳寒热和病情的深浅。

［原文］ 脉[①]何以[②]知脏腑之病也？然：数者，腑也；迟者，脏也。数即有热，迟即生寒。诸阳为热，诸阴为寒。故别知脏腑之病也。（腑者阳，故其脉数；脏者阴，故其脉迟。阳行迟，病则数；阴行疾，病则迟。）

脉来浮大者，此为肺脉也。脉来沉滑，坚如石，肾脉也。脉来如弓弦者，肝脉也。脉来疾去迟，心脉也。脉来当见而不见为病。病有浅深，但当知如何受邪。

［校勘］

①“脉”　《难经》第九难无。

②“以”　此下《难经》有“别”字。

［语译］ 切脉怎么会知道脏腑的疾病呢？答：数脉属腑，迟脉属脏。数脉为热证，迟脉为寒证。诸阳脉属热，诸阴脉属寒。所以从脉象能辨别脏腑的疾病。

脉来浮大的，是肺脉。脉来沉滑又坚硬像石头的，是肾脉。脉来像弓弦一样的，是肝脉。脉来快去慢的，是心脉。脉当现而不现，是病脉。病有浅有深，但重要的在于知道怎样受邪而病。

［按语］ 本篇从脉象的迟数来测知脏腑、阴阳、寒热，从病、脉相应反映，更当知受邪原因，疾病深浅，同时又指出四脏常脉和病脉。但疾病变化错综复杂，不能机械地理解：数者是腑，迟者是脏。徐灵胎云：“腑病亦有迟脉，脏病亦有数脉。”如阳明腑实证也有迟脉，厥阴遗热证也有数脉，真热假寒、真寒假热等也常见，脉的变化与正常脉的迟数有出入。所以我们应该四诊汇参，灵活掌握，不以文害辞，不以辞害意。

## 辨脉阴阳大法第九

［提要］ 论脉象阴阳虚实与脏腑见证。

［原文］ 脉有阴阳之法，何谓也？然：呼出心与肺，吸入肾与肝，呼吸之间，脾①也，其脉在中[1]。浮者阳也，沉者阴也，故曰阴阳。

心肺俱浮，何以别之？然：浮而大散[2]者心也；浮而短涩[3]者肺也。

肾肝俱沉，何以别之？然：牢②[4]而长[5]者肝也；按之耎③，举指来实者肾也。脾者中州[6]，故其脉在中（《千金翼》云：迟缓而长者脾也）。是阴阳之法④也。

［校勘］

①“脾” 此下原有“受穀味”。据《难经经释》云：“按受穀味三字，亦属赘辞。”从删。

②“牢” 廖、朱、张本均作“平”。

③“耎” 《难经》第四难作“濡”。

④“法” 原作“脉”。从朱、张本及《难经》改。

［注释］

［1］“呼出心与肺，吸入肾与肝，呼吸之间，脾也，其脉在中” 《难经汇注笺正》说：“呼气自内而出，由下达上，则出于上焦之阳分，故曰呼出心与肺。吸气自外而入，由上达下，则纳于下焦之阴分，故曰吸入肾与肝。脾居中州，则介乎阴阳上下之交，故曰呼吸之间，亦犹言出入之间。此衹以五脏之气，互相贯注，无稍间断而言，欲以明其不可须臾不续之理。”脾脉在中，也包含脉有胃气的意思，即无论浮取、沉取各种脉象都有从容和缓的感觉。

［2］“大散” 两种脉象名称。在病脉来说，脉形较正常为大的叫大脉。浮而无力，散漫无根的叫散脉。这里指正常

脉，是形容脉象较大而有些散漫之感。

[3]“短涩” 两种脉象名称，在病脉来说，脉体不满原来位置的叫短脉。搏动较缓慢而不流利，有阻滞感觉的叫涩脉。这里指正常脉，是形容脉象较短而略有阻滞之感。

[4]“牢” 按之实强，有似沉伏（《千金翼》）。按之但觉坚极（杨玄操）。

[5]“长” 举之有余曰长，过于本位亦曰长（高杨生）。

[6]“中州” 指中焦。

**[语译]** 脉有阴阳之法，怎么讲呢？答：呼气是心和肺，吸气是肾和肝，呼气吸气交替中间是脾，而其脉也在中间。浮为阳脉，沉为阴脉，所以说脉象有阴阳。

心脉、肺脉都是浮的，怎么样区别它呢？答：脉浮兼大和散的脉象是心脉；浮兼短和涩的脉象是肺脉。

肾脉、肝脉都是沉的，怎么样区别它呢？答：脉沉兼牢和长的是肝脉；沉按濡耎，举指出现实象的是肾脉。脾在中焦，所以脉气也在中间。这是辨别脉象阴阳的方法。

**[原文]** 脉有阳盛阴虚，阴盛阳虚，何谓也？然：浮之损小[1]，沉之实大，故曰阴盛阳虚。沉之损小，浮之实大，故曰阳盛阴虚。是阴阳虚实之意也。（阳脉见寸口，浮而实大。今轻手浮之，更损减而小，故曰阳虚。重手按之，反更实大而沉，故曰阴盛。）

**[注释]**

[1]“损小”损即减少、不足的意思，此处指脉象软弱。小是脉象名称，脉形比正常细小的叫小脉。

**[语译]** 脉象有阳盛阴虚，和阴盛阳虚，怎么讲呢？答：按脉轻手浮取，其象损减而小，重手沉取，其象实大而沉的叫做阴盛阳虚。沉取见其损小而减，浮取见其实满而大的，叫做阳盛阴虚。这些脉象体现脉的阴阳虚实。

**[原文]** 经[1]言：脉有一阴一阳，一阴二阳，一阴三阳，有一阳一阴，一阳二阴，一阳三阴。如此言之，寸口有六脉俱

动耶？然：经言如此者，非有六脉俱动也，谓浮、沉、长、短、滑、涩也。浮者阳也，滑者阳也，长者阳也。沉者阴也，涩者阴也，短者阴也。所以言一阴一阳者，谓脉来沉而滑也。一阴二阳者，谓脉来沉滑而长也。一阴三阳者，谓脉来浮滑而长，时一沉也。所以言一阳一阴者，谓脉来浮而涩也。一阳二阴者，谓脉来长而沉涩也。一阳三阴者，谓脉来沉涩而短，时一浮也。各以其经所在，名病之逆顺也[2]。

**[注释]**

[1]“经”指《难经》。

[2]“各以其经所在，名病之逆顺也”经指十二经。十二经分别属于各脏腑，所以这里实际是代表了各个脏腑。脉象反常，疾病轻重，预后不良，叫做逆；脉象正常，疾病轻重，预后良好，叫做顺。两手寸、关、尺六部，分别属于各个脏腑，它们都有一定的脉象，因此脉象的正常、反常，疾病的轻、重，预后的良、恶，都可根据各脏腑相应部位的脉象进行分析判断。

**[语译]** 医经说：脉象有一阴一阳，一阴二阳，一阴三阳。还有一阳一阴，一阳二阴，一阳三阴。按照这样讲，那么寸口有六种脉象同时搏动吗？答：医经这样说，不是六种脉象同时搏动，而是说有浮、沉、长、短、滑、涩等脉象。浮属阳脉，滑属阳脉，长属阳脉，沉属阴脉，涩属阴脉，短属阴脉。所谓一阴一阳，是说脉来沉而兼滑。一阴二阳，是说脉来沉滑而长。一阴三阳，是说脉来浮滑而长，有时一沉。所谓一阳一阴，是说脉来浮而兼涩。一阳二阴，是说脉来长而沉涩。一阳三阴，是说脉来沉涩而短，有时一浮。总之，都是凭经脉相应部位在脉象上的变化，来定病的逆或顺。

**[原文]** 凡脉大为阳，浮为阳，数为阳，动为阳，长为阳，滑为阳；沉为阴，涩为阴，弱为阴，弦为阴，短为阴，微为阴。是为三阴三阳也。阳病见阴脉者，反也，主死。阴病见

阳脉者，顺也，主生。关前为阳，关后为阴。阳数则[1]吐血，阴微则下利[2]，阳弦则头痛，阴弦则腹痛，阳微则发汗，阴微则自下，阳数口生疮，阴数加微，必恶寒而烦挠不得眠也。阴附阳则狂，阳附阴则癫。得阳属腑，得阴属脏。无阳则厥，无阴则呕。阳微则不能呼，阴微则不能吸，呼吸不足，胸中短气，依此阴阳以察病也。

［**校勘**］

①“数则”　《千金方》卷二十八阴阳表里虚实第八作“芤”。

②“阴微则下利”　《千金方》作“阴芤下血”。

［**语译**］　凡脉大属阳，浮属阳，数属阳，动属阳，长属阳，滑属阳；沉属阴，涩属阴，弱属阴，弦属阴，短属阴，微属阴。这是三阴三阳。阳病而见阴脉，这是反常的，主死。阴病而见阳脉，这是顺的，主生。关前属阳部，关后属阴部。阳部见数脉，就会吐血，阴部见微脉，就会下利，阳部见弦脉，就会头痛，阴部见弦脉，就会腹痛，阳部见微脉，就会发汗，阴部见微脉，就会自下利，阳部见数脉，就会口生疮，阴部见数而微的脉，一定是恶寒而烦扰不得睡眠。阴附于阳就会发狂，阳附于阴就会发癫。得阳脉属腑，得阴脉属脏。无阳就厥逆，无阴就呕吐。阳部脉微就不能呼气，阴部脉微就不能吸气，呼气或吸气的不足，致胸中短气，凭此阴阳来诊察病情。

［**原文**］　寸口脉浮大而疾者，名曰阳中之阳。病苦烦满，身热，头痛，腹中热[1]。

寸口脉沉细者，名曰阳中之阴。病苦悲伤，不乐，恶闻人声，少气，时汗出，阴气不通，臂不能举。

尺脉沉细者，名曰阴中之阴。病苦两胫酸疼，不能久立，阴气衰，小便余沥，阴下湿痒。

尺脉滑而浮大者，名曰阴中之阳。病苦小腹痛满，不能溺，溺即阴中痛，大便亦然。

尺脉牢而长，关上无有，此为阴干阳，其人苦两胫重，少腹引腰痛②。

寸口脉壮大，尺中无有，此为阳干阴③。其人苦腰背痛，阴中伤，足胫寒。

夫风伤阳，寒伤阴。阳病顺阴，阴病逆阳。阳病易治，阴病难治。在肠胃之间，以药和之。若在经脉之间，针灸病已。

［校勘］

①“热” 此下廖、朱、张本均有“痛”字。

②“其人苦两胫重，少腹引腰痛” 缪本无此句。

③“寸口脉壮大，尺中无有，此为阳干阴” 缪本无此句。

［语译］ 寸脉见浮大而疾，叫做阳中之阳。病状是烦躁满闷、肌热、头痛、腹中热。

寸脉见沉细，叫做阳中之阴，病状会见悲伤不乐，怕听人的声音，气短，不时汗出，阴气不流通，手臂不能上举。

尺部脉见沉细的，叫做阴中之阴。病状会见两小腿痠痛，不能长久站立，阴气衰弱，小便后余沥不尽，阴部湿痒。

尺部脉见滑而浮大，叫做阴中之阳，病状为小腹部疼痛胀满，不能小便，小便即感到阴中痛，大便也是这样。

尺部脉见牢而长，关部没有，这是阴犯阳。患者两小腿沉重，少腹牵引到腰部作痛。

寸脉见壮大，尺中没有，这是阳犯阴。患者腰、背疼痛，阴中损伤，足部小腿寒冷。

凡风邪伤于阳气，寒邪伤于阴气。假若阳病顺从于阴气，阴病违逆于阳气，则阳病容易治疗，阴病就难于治疗。在肠胃中间，可以用药调和。若在经脉中间，用针灸治疗，病就可愈。

［按语］ 本篇是突出诊脉的阴阳大法，及诊三阴、三阳与阳病阴脉、阴病阳脉的诊断方法；再次，历举寸脉、尺脉的阴

阳脉法与见证，条分缕析，是有见地的。末言阴阳相干见证及病之顺逆，治之难易。总不离乎阴阳两纲。并参照第七、第八两篇来灵活理解。

## 平虚实第十

［提要］ 论疾病的三虚三实与邪正之虚实，及经络的逆顺。

［原文］ 人有三虚三实，何谓也？然：有脉之虚实，有病之虚实，有诊之虚实。脉之虚实者，脉来耎者为虚，牢①者为实。病之虚实者，出者为虚，入者为实[1]；言者为虚，不言者为实[2]；缓者为虚，急者为实。诊之虚实者②，痒者为虚，痛者为实[3]。外痛内快，为外实内虚，内痛外快，为内实外虚。故曰虚实也。

［校勘］

①“牢” 此上《难经》四十八难有“紧”字。

②“者” 此下《难经》有“濡者为虚，牢者为实”。

［注释］

［1］“出者为虚，入者为实” 有两种解释。《难经本义》说：“出者为虚，是五脏自病，自内而之外……入者为实，是五邪所伤，由外而之内。”意思是：内伤为脏腑内病，日久正虚，反映到外部可见面色不华，肢体消瘦等。所以说：“出者为虚”。外感为六淫从外侵袭，发展传变而至内脏，多属邪气偏盛，所以说：“入者为实”。另一解释，如《难经经释》说：“出为精气外耗，如汗、吐、下之类，凡从内出者皆是。入为邪气内结，如能食便闭，感受风寒之类，凡从外入者皆是。”两说虽不尽同，但可互为补充。

［2］“言者为虚，不言者为实” 言者为虚，指慢性病尚未影响言语。不言者为实，指急性病因邪甚壅闭而不能言

语者。

[3]“痒者为虚，痛者为实” 《难经经释》说：“血气少而肌肉不能充则痒，邪气聚而营卫不得和则痛。”故前者属虚，后者属实。

**[语译]** 人病有三虚三实，怎么讲呢？答：有脉象的虚实，有病证的虚实，有诊候的虚实。所谓脉象的虚实，脉来濡软的属虚，坚牢有力的属实。所谓病证的虚实，从内出外的属虚，从外入内的属实；多言的属虚，不言的属实；疾病过程缓慢的多属虚，急骤的多属实。诊候的虚实，发痒的多虚，疼痛的多实。手按病处，浅层痛而深层反舒服，是外实内虚，如深层痛而浅层反舒服，是内实外虚。所以说疾病是有虚有实的。

**[原文]** 问曰：何谓虚实？答曰：邪气盛则实，精气夺则虚。何谓重实？所谓重实者，言大热病，气热脉满，是谓重实。

问曰：经络俱实如何？何以治之？答曰：经络皆实，是寸脉急而尺缓也[1]。当俱治之。故曰滑则顺①，涩则逆。夫虚实者，皆从其物类始②，五脏骨肉滑利，可以长久。

**[校勘]**

①“顺” 《素问》通评虚实论篇作“从”。

②“始” 廖、朱、张本、《甲乙经》六经受病发伤寒热病篇均作“治”。

**[注释]**

[1]“经络皆实，是寸脉急而尺缓也” 《灵素类纂》注释：“寸部为阳，故寸脉急为阳经实。尺部为阴，故尺脉缓为阴络实。”《素问经注节解》按语：“寸主表，尺主里；寸为阳，尺为阴。寸急尺缓，是表里既分，阴阳不杂，故知其经皆实也。”《名医脉诀》徐鸿纴释：“邪盛于经，则寸口脉急；热在于络，则尺脉缓，缓为内热。”

**[语译]** 问：什么叫做虚实？答：病邪旺盛时是邪实，正

气被夺时是正虚。什么叫做重实？所说重实，是大热病时，邪气盛热，脉象满实，这叫做重实。

问：经络都属实是怎样的？用什么方法来治疗呢？答：经络都实的是寸脉急而尺脉缓。经和络应该都治疗。所以说脉滑是顺证，脉涩是逆证。所以辨虚实可以用事物的比类开始。因万物始生则呈现滑利，五脏骨肉滑利，则寿命可以长久。

**[按语]** 本篇提出虚实，虽均据经旨，其论点层次稍有不同。脉以耎牢辨虚实；证以外入内出辨虚实；诊候包括按诊，以痒痛、内外快痛辨虚实。经络皆实，即阴阳皆实。其脉象：寸脉急为阳经实，尺脉缓为阴络实，均非中和之象，所以“当俱治之”。由此而推，举凡阴阳、经络、血气、脉证等，均有虚实之不同。从观察事物开始，加以比类，悟出外表的“滑”“涩”，正是内在虚实的反映。这样以“现”占“隐”，由表及里的方法，在诊断上是有一定意义的。

## 从横逆顺伏匿脉第十一

**[提要]** 用五行互克来理解脉之吉凶顺逆，并论阴阳伏匿的脉象。

**[原文]** 问曰：脉有相乘[1]，有从[2]有横[3]，有逆[4]有顺[5]，何谓也？师曰：水行乘火，金行乘木，名曰从。火行乘水，木行乘金，名曰横。水行乘金，火行乘木，名曰逆。金行乘水，木行乘火，名曰顺。

**[注释]**

[1]“乘”克贼。

[2]“从”与“纵”同。纵任其气，乘其所胜。

[3]“横”其气横逆，反乘其不胜。

[4]“逆”子行乘母，其气逆。

[5]“顺”母行乘子，其气顺。

[语译] 问：脉有互相乘袭克贼的，有纵、有横、有逆、有顺，是怎么讲呢？师答：水克火，金克木，能放任其气，克其所胜，叫做纵。火克水，木克金，是横行无忌，反克其所不胜，叫做横。水克金，火克木，是子克母，叫做逆。金克水，木克火，是母克子，叫做顺。

[原文] 经言：脉有伏匿[1]者，伏匿于何脏，而言伏匿也？然：谓阴阳更相乘，更相伏[2]也。脉居阴部反见阳脉者，为阳乘阴也；脉虽时沉涩而短，此阳中伏阴。脉居阳部反见阴脉者，为阴乘阳也；脉虽时浮滑而长，此为阴中伏阳也。重阴[3]者癫，重阳[4]者狂。脱阳者见鬼[5]，脱阴者目盲。

[注释]

[1]“伏匿”伏，隐伏。匿，藏匿。

[2]“阴阳更相乘，更相伏”阴，指尺部，或沉涩而短的脉象。阳，指寸部，或浮滑而长的脉象。更相乘，指阴脉现于阳部，阳脉现于阴部，阴阳交替互相乘袭。更相伏，指阴脉中有时出现阳脉，阳脉中有时出现阴脉，阴阳交替互相隐伏。

[3]“重阴”指尺部、寸部均见阴脉。

[4]“重阳”指尺部、寸部均见阳脉。“重”是重复、重叠的意思。

[5]“见鬼”指精神错乱、视觉异常。

[语译] 医经说：脉象有隐伏藏匿的，究竟隐伏藏匿在哪一脏，才说是隐伏藏匿呢？答：这是说阴脉阳脉互相乘袭，互相隐伏的。脉在阴部见到浮滑而长的阳脉，是阳脉乘袭阴部；虽然有时也见沉涩而短的阴脉，这是阳脉中隐伏着阴脉。脉在阳部反而见到沉涩而短的阴脉，是阴脉乘袭阳部；虽然有时也见浮滑而长的阳脉，这是阴脉中隐伏着阳脉。阴脉重复在寸、尺部见到的是癫病；阳脉重复在寸、尺部见到的是狂病。阳气脱离的人视觉上以“无”为“有”，产生幻觉，像见鬼一样；阴气脱离的人视觉上以“有”为“无”，有东西也看不见，好

像瞎子一样。

［按语］ 脉象的吉凶、顺逆、纵横，同四时五脏的气化有一定的关系，一有失调，会引起相关经脉疾病而反映出五行的克贼。这点对诊断有很大帮助。所谓伏匿之脉，是指阴或阳脉时或互续出现，有似隐伏而言。又“阳脱”则气不能上充，故无物在前，视如有物，所谓“见鬼”，非真有鬼；“阴脱”则精无以养目，故有物在前，视如无物，所谓“目盲”，非真目盲。脱阴脱阳，病因相反，症状表现亦相反，这均属于病理现象，绝不指迷信而言。《素问》早已指明：“拘于鬼神者，不可与言至德”。我们应该遵照经旨为是。

## 辨灾怪恐怖杂脉第十二

［提要］ 指出残贼六脉、灾怪、恐怖与杂脉的脉或症；在诊断中望、闻、问、切四诊相配合的重要性。

［原文］ 问曰：脉有残贼[1]，何谓？师曰：脉有弦，有紧，有涩，有滑，有浮，有沉，此六脉为残贼，能与诸经①作病。

问曰：常为人所难，紧脉何所以而来？师曰：假令亡汗若吐，肺中寒故令②紧。假令咳者，坐[2]饮冷水，故令②紧。假令下利者，以胃中虚冷，故令②紧也。

问曰：翕奄沉[3]，名曰滑，何谓？师曰：沉为纯阴，翕为正③阳，阴阳和合，故脉滑也④。

［校勘］

①“经”　《伤寒论》平脉法第二作“脉”。

②“令”　此下《伤寒论》有“脉”字。

③“正”　廖本作“三”。

④“滑也”　此下《伤寒论》有“关尺自平”。

［注释］

[1]“残贼” 伤残贼害的意思。

[2]“坐” 因为的意思。

[3]“翕奄沉” 张隐菴《伤寒论集注》：“翕，聚也；奄，忽也；翕奄沉者，脉体聚而忽沉也。”

**[语译]** 问：脉有伤残贼害，怎么讲呢？师答：脉象有弦，有紧，有涩，有滑，有浮，有沉，这六种是伤残贼害的脉，能对诸经发生病害。

问：曾被人诘问，脉紧是从哪里来的？师答：假使大汗出或呕吐，肺受寒，所以脉紧。假使咳嗽，因喝冷水，所以脉紧。假使腹泻，因为胃中虚冷，所以脉紧。

问：脉体聚而忽然沉的，叫做滑脉，怎么讲呢？师答：脉体沉属纯阴，脉体聚属正阳，阴阳中和，所以脉象流利而变滑。

**[原文]** 问曰：脉有灾怪[1]，何谓？师曰：假令人病，脉得太阳，脉与病①形证相应。因为作汤。比[2]还送汤之时②，病者因大吐，若下利而腹中痛。因问言③：我前来脉时④，不见此证，今反变异者，是名为灾怪。因问：何缘作此吐利？答曰：或有先⑤服药，今发作，故为灾怪也。

**[校勘]**

①“脉与病” 《伤寒论》平脉篇第二作“与”。

②“之时” 《伤寒论》作“如食顷”。

③“因问言” 《伤寒论》作“师曰”。

④“脉时” 《伤寒论》无。

⑤“先” 《伤寒论》作“旧时”。

**[注释]**

[1]“灾怪” 按脉症相应而用药，服后反而变化加重，是其灾可怪，故名灾怪。怪，同恠。

[2]“比” 作及或到的意思解。

**[语译]** 问：脉有灾怪的，怎么讲？师答：假使人害了

病，按之得太阳脉，症状也相符合。因此为其制作汤药，等到回来送药的时候，病人反大吐，或泄泻和腹内痛。就问说：我前来切脉的时候，并不发现这些证候，现在忽然变化，叫做灾怪。因此，病人问说：为什么变成呕吐、腹泻？答：或是先前已吃了药，现在发作，所以会发生灾怪。

**[原文]** 问曰：人病①恐怖[1]，其脉何类？师曰：脉形如循丝累累然[2]。其面白脱色。

问曰：人媿者，其脉何等类？师曰：其脉自浮而弱②。面形③乍白乍赤[3]。

问曰：人不饮，其脉何类？师曰：其脉自弦④。而唇干燥也。

**[校勘]**

①“病” 《伤寒论》平脉法第二无。

②“自浮而弱” 《伤寒论》作“浮”。

③“形” 《伤寒论》作“色”。

④“弦” 杨、广、缪、钱本，《伤寒论》均作“涩”。廖本作“弦而缓”。

**[注释]**

[1]“恐怖” 恐怖惊骇。

[2]“累累然” 连续的样子。

[3]“乍白乍赤” 忽白忽红。

**[语译]** 问：人受了恐怖，应该出现哪一类的脉？师答：脉形像按丝缕那样细而连续。面色苍白像脱血一样。

问：羞愧的人，应该出现哪一类的脉？师答：脉象如不受其他外来影响，必然会出现浮弱。面色忽白忽红。

问：人不喝水，应该出现哪一类的脉？师答：脉不受其他外来影响，必然会出现弦象，而且唇口干燥。

**[原文]** 言迟[1]者，风也。摇头言者，其里痛也。行迟者。其表疆也。坐而伏者，短气也。坐而下一膝①者，必腰

痛。里实护腹，如怀卵②者，必心痛。

师持脉，病人欠[2]者，无病也。脉之因伸③[3]者，无④病也（一云：呻者，病也）。假令向壁卧，闻师到，不惊起而目⑤盼⑥[4]视（一云：反面仰视），若三言三止。脉之，咽唾，此为诈病。假令脉自和，处言[5]此病太重，当须服吐下药，针灸数十百处乃愈。

**[校勘]**

①“膝” 《伤寒论》平脉法第二作“脚”。

②“卵” 此下《伤寒论》有“物”字。

③“伸” 钱本、《伤寒论》均作“呻”。

④“无” 《伤寒论》无。

⑤“目” 《伤寒论》无。

⑥“盼” 杨、广本均作“眄”。缪、钱本均作“盻”。

**[注释]**

[1]“言迟” 语言迟缓。

[2]“欠” 呵欠。

[3]“伸” 引伸的意思。

[4]“盼” 顾或视的意思。

[5]“处言” 即告诉的意思。

**[语译]** 语言迟缓，属于风病。边摇头边讲话，是因里面疼痛。行步迟缓的，是表邪强急，筋不柔和所致。坐而俯胸覆伏的，是因呼吸短促，气息上接下达困难。坐而一脚伸下的，一定是腰痛。里有实邪，以手掌掩护腹部，像禽鸟抱卵一样，是心脘疼痛。

医生按脉，病人打呵欠，是没有病。诊脉时病人引伸肢体，是没有病。假使病人面向墙壁躺着，听说医生来了，并不惊起而眼睛微向医生扫视一下，好像几次想要开口说话而又住口。当给他诊脉时，他又在吞咽唾液，这是假病。假使脉象正常，当即告诉病人，这病太严重了，必须服吐下药，并针灸数十至数百处，才能告愈。

[按语] 本篇强调“四诊”的重要性。首先指出残贼和灾怪，变异无常，可引诸经作病，并要参合内外因而言，不可执一而下结论。譬如紧脉有虚有实；滑脉有阴有阳而又阴阳和合；恐怖与羞愧之脉、症、色是不相同的。都必须细心观察。因此，在临证时，除诊脉外，应紧密结合望、闻、问三诊，认真进行辨证，才能判断准确。本篇又假设一个诈病者的诊断和处理方法。符合现代医学鉴别“伪造病情”，给临床医家有所帮助。第三条“翕奄沉名曰滑”。据许叔微解：“奄，谓奄忽之间。翕，合也。沉，降也。言张而复合，合而复降；即奄忽之间，方翕而合，忽降而下。”可作参改。

## 迟疾短长杂脉第十三

[提要] 脉的逆顺道理及辨阴阳大法

[原文] 黄帝问曰：余闻胃气、手少阳三焦、四时五行脉法。夫子[①]言脉有三阴三阳，知病存亡，脉外以知内，尺寸大小，愿闻之。岐伯曰：寸口之中，外别浮沉、前后、左右。虚实、死生之要，皆见寸口之中。脉从前来者为实邪，从后来者为虚邪，从所不胜来者为贼邪，从所胜来者为微邪，自病（一作得）者为正邪[②]。外结者，病痈肿；内结者，病癥瘕也；间来而急者，病正在心，癥气也；脉来疾者，为风也；脉来滑者，为病食也；脉来滑躁者，病有热也；脉来涩者，为病寒湿也。脉逆顺之道，不与众谋。

[校勘]

①“子” 杨、广、缪、钱、朱、张本均作“人”。

②“自病者为正邪” 廖本无。

[语译] 黄帝问：我听说胃气、手少阳三焦经、四时五行的脉法。先生说脉有三阴三阳，可以知道疾病导致人的存和

亡，由外按脉可以知道体内情况，及其尺寸部位的大小，希望听一听。岐伯说：寸口中间，分别浮和沉、前和后、左和右。证的虚实、病的死生，其关键都见于寸口之中。凡脉从关前来的为实邪，从关后来的为虚邪，由所不能克制而来的是贼邪，由所能克制而来的为微邪，自得病的为正邪。脉浮而结的，患痈肿病；脉沉而结的，患疝瘕病；脉来中间急的，病邪正在心上，患癥气病；脉来疾急的，患风病；脉来滑利的，患中食病；脉来滑躁的，患热病；脉来涩的，患寒湿病。脉的逆顺道理，不必同一般人研讨。

**[原文]** 师曰：呼吸[①]者，脉之头也。初持脉[②]来疾去迟，此为出疾入迟，为内虚外实。初持脉来迟去疾，此为出迟入疾，为内实外虚也。

**[校勘]**

①“吸” 杨、广、缪、钱、朱、张本均无。

②“脉” 杨、广、缪、钱、朱、张本均作“之”。

**[语译]** 师说：呼吸时气在脉血的前头。刚按脉时候，脉搏来得快，去得慢，这就是出得快，入得慢，属内虚外实。刚按脉时候，来得慢，去得快，这就是出得慢，入得快，属内实外虚了。

**[原文]** 脉数则在府，迟则在脏。脉长而弦，病在肝（扁鹊云：病出于肝）。脉小血少，病在心（扁鹊云：脉大而洪，病出于心）。脉下坚上虚，病在脾胃（扁鹊云：病出于脾胃）。脉滑（一作涩）而微浮，病在肺（扁鹊云：病出于肺）。脉大而坚，病在肾（扁鹊云：小而紧）。

脉滑者，多血少气。脉涩者，少血多气。脉大者，血气俱多。又云：脉来大而坚者，血气俱实。脉小者，血气俱少。又云：脉来细而微者，血气俱虚。沉细滑疾者热[①]，迟紧者寒（又云：洪数滑疾为热，涩迟沉细为寒）。脉盛滑紧者，病在外热。脉小实而紧者，病在内冷。

脉小弱而涩者，谓之久病；脉滑浮而疾者，谓之新病。

［校勘］

①“疾者热” 廖本作“病”。朱、张本均作“病有热”。

［语译］ 脉数病在腑，脉迟病在脏。脉长而弦的，病在肝。脉小是血少，病在心。脉下部坚而上部虚的，病在脾胃。脉滑而微浮的，病在肺。脉大而坚的，病在肾。

脉滑的，是血多气少。脉涩的，是血少气多。脉大的，是血气俱多。又说：脉来大而坚的，是血气俱实。脉小的，是血气俱少。又说：脉来微细的，是血气俱虚。沉细滑疾的，属热；迟紧的，属寒。脉盛而滑紧的，病是外表有热。脉小实而紧的，病是内里有冷。

脉小弱而涩的，是旧病。脉滑浮而疾的，是新病。

［原文］ 脉浮滑，其人外热，风走刺[1]，有饮，难治。脉沉而紧，上焦有热，下寒得冷，即便下。脉沉而细，下焦有寒，小便数，时苦绞痛，下利重。脉浮紧且滑直者，外热内冷，不得大小便。脉洪大紧急，病速进在外，苦头发热痈肿。脉细小紧急，病速进在中，寒为疝瘕积聚，腹中刺痛。脉沉重而直前绝者，病血在肠间。脉沉重而中①散者，因寒食成瘕②。脉直前而中散绝者，病消渴（一云：病浸淫痛）。脉沉重，前不至寸口，徘徊绝者，病在肌肉遁尸[2]。脉左转而沉重者，气微伤③在胸中。脉右转出不至寸口者，内有肉癥。脉累累如贯珠不前至④，有风寒在大肠，伏留不去。脉累累中⑤止不至，寸口锞者，结热在小肠膜中，伏留不去。脉直前左右弹者，病在血脉中衃血[3]也。脉后而左右弹者，病在筋骨中也。脉前大后小，即头痛目眩。脉前小后大，即胸满短气。

［校勘］

①“中” 《千金方》卷二十八，分别病形第五作“不”。

②“瘕” 缪本作“癥”。

③“微伤” 原作“癥阳”，据《千金方》改。

④“前至” 缪本作“至前”，《千金方》无“至”。

⑤“中” 《千金方》作“如”。

**[注释]**

[1]“风走刺” 拟似刺风。考《巢氏病源》卷二、刺风候：“刺风者，由体虚肤腠开为风所侵也。其状：风邪走遍于身，而皮肤淫跃。邪气与正气交争，风邪击搏，如锥刀所刺，故名刺风也。”

[2]“病在肌肉遁尸” 《巢氏病源》卷二十三、遁尸候：“言其（病邪）停遁在人肌肉血脉之间，若卒有犯触，即发动。亦令人心腹胀满刺痛，气息喘急，旁攻两胁，上冲心胸，瘥后复发，停遁不消，故谓之遁尸也。”

[3]“胚（pēi 呸）血” 拟作血凝结之意。

**[语译]** 脉浮滑，体表发热，是风邪侵袭而走痛，有饮邪，很难治愈。脉沉紧，是上焦有热而下部有寒又碰外冷，立即便泄。脉沉细，是下焦有寒，小便频数，常感绞痛难受，下利后重。脉浮紧而滑直，是外热内冷，不得大小便。脉洪大而紧急，是在表的病情进展很快，头部发热痛肿难受。脉细小而紧急，是在里的病情进展很快，寒邪形成疝、瘕、积、聚，使腹中刺痛。脉沉重而到前部出现断绝的，患血病在肠间。脉沉重而中部出现散象的，是因冷食而成瘕病。脉能到达前部但中部现散断的，是患消渴病。脉沉重，来回往返地流动，并现断象，达不到寸口的，病邪在肌肉与血脉的中间，是遁尸证候。脉左转而沉重的，属气伤在胸中。脉右转出达不到寸口的，体内患有肉癥。脉细小无力，连续像颗粒连串，但不能前达的，是有风寒隐伏留连在大肠而没除掉。脉连续但现停至，寸口软的，这是蕴结的热邪隐伏留连在小肠膜中间而没除掉。脉向前并左右弹的，病为血将凝结在血脉中。脉向后并左右弹的，病在筋骨的中间。脉前部大而后部小的，会头痛目眩。脉前部小而后部大的，会胸满气短。

［原文］ 上部有脉，下部无脉，其人当吐，不吐者死。上部无脉，下部有脉，虽困无所苦。夫脉者，血之府也。长则气治，短则气病，数则烦心，大则病进，上盛则气高，下盛则气胀，代则气衰，细则气少（《太素》细作滑），涩则心痛，浑浑[1]革革[2]，至如涌泉，病进而危，弊弊绰绰[3]，其去如弦绝者死。短而急者，病在上。长而缓者，病在下①。沉而弦急者，病在内。浮而洪大者，病在外。脉实者，病在内。脉虚者，病在外。在上为表，在下为里，浮为在表，沉为在里。

［校勘］

①“下” 《千金方》卷二十八，分别病形第五作“脾”。

［注释］

［1］“浑浑” 盛大的意思。

［2］“革革（jí jí 急急）” 作急急解。

［3］“弊弊绰绰”“弊弊” 有断的意思。“绰绰”缓慢无力的样子。“弊弊绰绰”指脉来虚微无力，飘忽不定，若断若续，似有似无。

［语译］ 上部脉摸得到而下部脉摸不到的，按理其人应当呕吐，不呕吐的会死。上部脉摸不到而下部脉可摸到的，虽然疲困而无所苦。脉道，是血脉会聚的地方，若见长脉，是气分安定；若见短脉，是气分有病；若见数脉，是心气内烦；若见大脉，是疾病发展；上部脉盛是气升太过，下部脉盛是邪气作胀；脉代是气衰，脉细是气少，脉涩主心痛；脉象盛大而急，如泉水样涌出，是病进展的危象；脉来若断若续，飘忽不定，去时好像弓弦断绝的，主死证。脉短而急的，病在上焦；长而缓的，病在下焦。脉象沉而弦急的，病在内；浮而洪大的，病在外。脉象实的，病在内；脉象虚的，病在外。在上的属表，在下的属里。脉浮病在表，脉沉病在里。

［按语］ 统观全篇，举凡上下、表里、前后、左右、虚实、死生，分为十八脉及指出其不同点，叙述比较广泛。当以

脉、证互参，作为诊断依据，不可拘泥文字，亦不可因脉多证杂而非之。要细酌文句，联系实践，认真探索，方能参悟。

## 平人得病所起脉第十四

［**提要**］　推测五脏起病的由来，以五行所胜的道理为根据，提出季节、居住环境、饮食卫生等对疾病的影响。

［**原文**］　何以知春得病？无肝脉也。无心脉，夏得病。无肺脉，秋得病。无肾脉，冬得病。无脾脉，四季之月得病。

［**语译**］　怎么知道春天得病呢？因为没有现肝脉。没有现心脉，夏天得病。没有现肺脉，秋天得病。没有现肾脉，冬天得病。没有现脾脉，在四时的末月得病。

［**原文**］　假令肝病者西行，若食鸡肉得之，当以秋时发，得病以庚辛日也。家有[①]腥死，女子见之，以明要为灾。不者，若感金银物得之。

假令脾病东行，若食雉兔肉，及诸木果实得之。不者，当以春时发，得病以甲乙日也。

假令心病北行，若食豚鱼得之。不者，当以冬时发，得病以壬癸日也。

假令肺病南行，若食马肉及獐鹿肉得之。不者，当以夏时发，得病以丙丁[②]日也。

假令肾病中央，若食牛肉及诸土中物得之。不者，当以长夏时发，得病以戊己日也。

［**校勘**］

①“有”　此下《千金方》卷十一，肝脏脉论第一有“血”字。

②“丙丁”　缪本作“戊己”。

［**原文**］　假令得王脉，当于县官家得之。

假令得相脉，当于嫁娶家得之，或相庆贺者[①]得之。

假令得胎脉，当于产乳家得之。

假令得囚脉，当于囚徒家得之。

假令得休脉，其人素有宿病，不治自愈。

假令得死脉，当于死丧家感伤得之。

何以知人露卧得病？阳中有阴也。

何以知人夏月得病？诸阳入阴也。

何以知人食饮中毒？浮之，无阳、微、细之不可知也。但有②阴脉，来疾去疾，此相为水气之毒也。脉迟者，食干物得之。

[校勘]

①“者” 杨、广、廖、钱本均作“家”。

②“有” 黄本作“不”。

## 诊病将差难已脉第十五

[提要] 以寸、关、尺及寸口、人迎脉象，来辨别自愈难愈，并提示阴阳两脉相等或偏差的表现不同。

[原文] 问曰：假令病人欲差，脉而知愈，何以别之？师曰：寸、关、尺，大、小，迟、疾，浮、沉，同等，虽有寒热不解者，此脉阴阳为平复，当自愈①。

人病，其寸口之脉与人迎之脉，大、小及浮、沉等者，病难已。

[校勘]

①“问曰……当自愈” 《伤寒论》辨脉法第一作“脉病欲知愈、未愈者，何以别之？答曰：寸口、关上、尺中三处，大、小，浮、沉，迟、数，同等，虽有寒热不解者，此脉阴阳为和平。虽剧，当愈。”

[语译] 问：假使病人快要向愈，切脉而知道病快好，怎样辨别呢？师说：寸部、关部、尺部，出现大、小，迟、疾，

浮、沉六种脉象，如果是同等的，虽然他有寒热还没消除，这是阴脉阳脉都平复，当自己向愈。

人迎候阳，寸口候阴，寸口与人迎的脉大、小，浮、沉均相等，这是反常现象，病难治疗。

# 卷二

## 平三关阴阳二十四气脉第一

［提要］ 以左右三部所主脏腑的脉象，来辨别阴阳、虚实和表里关系，指明病证和针刺的穴位。

［原文］ 左手关前寸口阳绝[1]者，无小肠脉也。苦①脐痹，小腹中有癥②瘕[2]，王③月即冷上抢心。刺手心主经，治阴。心主在掌后横理④中（即太陵穴也）。

左手关前寸口阳实者，小肠实也。苦心下急⑤痹（一作急痛），小肠有⑥热，小便赤黄。刺手太阳经，治阳（一作手少阳者非）。太阳在手小指外侧本节陷中（即后谿穴也）。

左手关前寸口阴绝者，无心脉也。苦心下毒⑦痛，掌中热，时时善呕，口中伤烂。刺手太⑧阳经，治阳。

左手关前寸口阴实者，心实也。苦心下有水气，忧恚发之。刺手心主经，治阴。

左手关上阳绝者，无胆脉也。苦膝疼，口中苦，眯目[3]，善畏，如见鬼状，多惊少力。刺足厥阴经，治阴。在足大指间（即行间穴也），或刺三毛[4]中。

左手关上阳实者，胆实也。苦腹中实不安，身躯习习[5]也。刺足少阳经，治阳，在足上第二指本节后一寸（第二指当云小指次指即临泣穴也）。

左手关上阴绝者，无肝脉也。苦癃，遗溺，难言，胁下有邪气，善吐，刺足少阳经，治阳。

左手关上阴实者，肝实也。苦肉中痛，动善转筋。刺足厥阴经，治阴。

左手关后尺中阳绝者，无膀胱脉也。苦逆冷，妇人月使不调，三⑨月则闭，男子失精，尿有余沥。刺足少阴经，治阴。在足内踝下动脉（即太谿穴也）。

左手关后尺中阳实者，膀胱实也。苦逆冷，胁下有邪气，相引痛。刺足太阳经，治阳。在足小指外侧本节后陷中（即束骨穴也）。

左手关后尺中阴绝者，无肾脉也。苦足下热，两髀[6]里急，精气竭少，劳倦所致。刺足太阳经，治阳。

左手关后尺中阴实者，肾实也。苦恍惚健忘，目视𥆨𥆨[7]，耳聋怅怅[8]善鸣。刺足少阴经，治阴。

［校勘］

①“苦” 《千金方》卷十四，小肠腑脉论第一作“若”。

②“癥” 杨、广、缪、钱本均作“疝”。

③“王” 《千金方》作“主”。

④“理” 《千金方》作“文”。

⑤“急” 此下《千金方》有“热”字。

⑥“有” 《千金方》作“内”。

⑦“毒” 《千金方》卷十三，心脏脉论第一作“热”。

⑧“太” 《千金方》作“少”。

⑨“三” 原作“王”。据《千金方》卷二十，膀胱腑脉论第一改。

［注释］

[1]“阳绝” 阳为浮取，绝为不应。与下文“阳实”相对而言。

[2]“癥瘕” 病名。指腹腔内痞块。一般以隐见腹内，按之有形证可验，坚硬不移，痛有定处者为癥；聚散无常，推之游移不定，痛无定处者为瘕。

［3］“眯（mǐ 米）目” 视物不清。

［4］“三毛” 指位于足大趾爪甲后方部分，相当足大趾骨第二节。

［5］“习习” 此处引申为善动。

［6］“髀（bì 币）” 髀骨在股骨之上，少腹两旁突起之大骨，前连横骨，后连尻骨。

［7］“睆睆（huāng huāng 荒荒）” 目不明。《素问》藏气法时论：“目睆睆无所见”。

［8］“怅怅（chàng chàng 唱唱）” 不愉快感。

**［语译］** 左手关部前面寸口，浮取不应，是无小肠脉。病患脐部痹痛，少腹有瘕瘕，当季节适合病情发展的时候，就有冷气冲到心部。针刺手厥阴心主经，主治阴经。心主经穴在手掌后面横纹中。

左手关部前面寸口，浮取脉实，是小肠有实邪。病患心下急痹，小肠有热，小便赤黄。针刺手太阳小肠经，主治阳经。太阳经穴在手小指外侧本节凹陷中。

左手关部前面寸口，沉取不应，是无心脉。病患心下剧痛，手掌中热，时常会呕，口腔破烂。针刺手太阳小肠经，主治阳经。

左手关部前面寸口，沉取脉实，是心有实邪。病患心下有水气，在忧愁愤怒时候，病就发作。针刺手厥阴心主经，主治阴经。

左手关部，浮取不应，是无胆脉。病患膝部疼痛，口苦，眼睛视物不清，无因而感恐惧，好像见着鬼物，心多惊，体乏力。针刺足厥阴肝经，主治阴经。穴位在足蹈趾与次趾之间，或针刺足蹈趾爪甲后三毛中。

左手关部，浮取脉实，是胆有实邪。病患腹胀痛不安，肢体善动。针刺足少阳胆经，主治阳经。穴位在足小趾和次趾之间，本节后一寸处。

左手关部，沉取不应，是无肝脉。病患小便癃闭，或不禁，难以言状，胁肋下有邪气，爱吐。针刺足少阳胆经，主治阳经。

左手关部，沉取脉实，是肝有实邪。病患肉里疼痛跳动，转筋。针刺足厥阴肝经，主治阴经。

左手关后尺中，浮取不应，是无膀胱脉。病患逆冷，妇女月经不调，再过三个月，经水停闭。男子遗精，尿后有余沥。针刺足少阴肾经，主治阴经。穴位在足内踝下动脉处。

左手关后尺中，浮取脉实，是膀胱有实邪。病患逆冷，胁下有邪气互相牵引作痛。刺足太阳膀胱经，主治阳经。穴位在足小趾外侧本节后凹陷处。

左手关后尺中，沉取不应，是无肾脉。病患足下热，两髀肉里挛急，是由精气不足和劳累疲倦而引起的。针刺足太阳膀胱经，主治阳经。

左手关后尺中，沉取脉实，是肾有实邪。病患精神恍惚，健忘，目不明，耳鸣不聪，闷闷难过。针刺足少阴肾经，主治阴经。

**[原文]** 右手关前寸口阳绝者，无大肠脉也。苦少气，心下有水气，立秋节即咳。刺手太阴经，治阴。在鱼际间（即太渊穴也）。

右手关前寸口阳实者，大肠实也。苦肠中切痛，如锥刀所刺，无休息时。刺手阳明经，治阳。在手腕中（即阳谿穴也）。

右手关前寸口阴绝者，无肺脉也。苦短气欬逆。喉中塞，噫逆，刺手阳明经，治阳。

右手关前寸口阴实者，肺实也。苦少气，胸中满，彭彭与肩相引。刺手太阴，治阴。

右手关上阳绝者，此无胃脉也。苦吞酸，头痛，胃中有冷。刺足太阴经，治阴。在足大指本节后一寸（即公孙穴也）。

右手关上阳实者，胃实也。苦肠中伏伏[1]（一作愊愊），不思饮食，得食不能消。刺足阳明经，治阳。在足上动脉（即冲阳穴也）。

右手关上阴绝者，无脾脉也。苦少气下利，腹满身重，四肢不欲动，善呕。刺足阳明经，治阳。

右手关上阴实者，脾实也。苦肠中伏伏如坚状，大便难。刺足太阴经，治阴。

右手关后尺中阳绝者，无子户脉也。苦足逆寒，绝产，带下，无子，阴中寒。刺足少阴经，治阴。

右手关后尺中阳实者，膀胱实也。苦少腹满，引腰痛。刺足太阳经，治阳。

右手关后尺中阴绝后，无肾脉也。苦足逆冷上抢，胸痛，梦入水见鬼，善厌寐[2]，黑色物来掩人上。刺足太阳经，治阳。

右手关后尺中阴实者，肾实也。苦骨疼，腰脊痛，内寒热。刺足少阴经，治阴。

右阴阳二十四气脉证

**[注释]**

[1]“伏伏”伏，匿存。伏伏，犹言有所隐阻。

[2]“厌寐”《广韵》：“厌，魅也。别作魇。又：恶梦也。”《说文》：“梦惊也”。厌寐，谓睡时恶梦。

**[语译]** 右手关部前面寸口，浮取不应，是无大肠脉。病患气息短少，心下有水气，到立秋节就发生咳嗽。针刺手太阴肺经，主治阴经。在鱼际间。

右手关部前面寸口，浮取脉实，是大肠有实邪。病患肠中剧痛，像锥刀子刺样不停。针刺手阳明大肠经，主治阳经。穴位在手腕中。

右手关部前面寸口，沉取不应，是无肺脉。病患呼吸短促，咳嗽气逆，喉中梗塞，嗳气呃逆。针刺手阳明大肠经，主治阳经。

右手关部前面寸口，沉取脉实，是肺有实邪，病患气息短少，胸中胀满，膨胀牵引到肩部。针刺手太阴肺经，主治阴经。

右手关部，浮取不应，是无胃脉。病患泛酸，头痛，胃里有冷气。针刺足太阴脾经，主治阴经。穴位在足大趾本节后一寸。

右手关部，浮取脉实，是胃有实邪。病患肠中阻滞，不想吃，吃了也不消化。应针刺足阳明胃经，主治阳经。穴位在足跗上，五寸陷中，动脉应手处。

右手关部，沉取不应，是无脾脉。病患气息短少，泄泻，腹胀满，体沉重，手足不喜活动，容易呕吐。应针刺足阳明胃经，主治阳经。

右手关部，沉取脉实，是脾有实邪。病患肠中有所阻滞，似有硬样，大便难解。针刺足太阴脾经，主治阴经。

右手关部后面尺中，浮取不应，是子户无脉。病患足胫逆冷，断产不孕，带下，不能生育，阴中冷。针刺足少阴肾经，主治阴经。

右手关部后面尺中，浮取脉实，是膀胱有实邪。病患少腹胀满，牵引腰部痛。针刺足太阳膀胱经，主治阳经。

右手关部后面尺中，沉取不应，是无肾脉。病患足胫厥冷上冲，胸部作痛，梦下水见鬼，睡时多恶梦，似有黑色东西压在身上。针刺足太阳膀胱经，主治阳经。

右手关部后面尺中，沉取脉实，是肾有实邪。病患骨疼痛，腰脊痛，内发寒热。针刺足少阴肾经，主治阴经。

以上阴阳二十四气的脉证。

［**按语**］ 本篇主要从三部脉象中，辨明脏与腑，并脏、腑之间的阴阳虚实交互关系，突出在针刺上用阳病治阴，阴病治阳的原则。如阳为阴所隔绝，脉证表现为阳病，但主要矛盾在阴，故以治阴经为主，相反，阴为阳所隔绝，则以治阳经为

主。相应脏腑同在一部，则以阳、浮诊腑，阴、沉诊脏，从浮沉之强弱，以断阴阳之虚实，运用阳病治阴、阴病治阳的原则，在《素问》阴阳应象大论的治则基础上，从察脉辨证到取穴法则，于临床应用方面，加以具体化。如阴阳偏实而无阻隔现象，则径取本经的治法。惟本篇虽详言针刺，而阴阳虚实的脉证亦同时阐述，可举一反三，一以贯之，在方药治疗上，实亦能收到左右逢源的效果。

## 平人迎神门气口前后脉第二

**［提要］** 以左右三部脉象的虚实，来判断十二经所主的脏腑寒热虚实的证候。

**［原文］** 心实①

右手寸口人迎[1]以前脉阴实者，手厥②阴经也。病苦闭，大便不利，腹满，四肢重，身热，苦胃胀。刺三里[2]。

心虚③

左手寸口人迎以前脉阴虚者，手厥②阴经也。病苦悸恐不乐，心腹痛，难以言，心如寒，状恍惚[3]。

小肠实

左手寸口人迎以前脉阳实者，手太阳经也。病苦身热，热来去，汗出（一作汗不出）而烦，心中满，身重，口中生疮。

小肠虚

左手寸口人迎以前脉阳虚者，手太阳经也。病苦颅际[4]偏头痛，耳颊痛。

心、小肠俱实

左手寸口人迎以前脉阴阳俱实者，手少阴与太阳经俱实也。病苦头痛，身热，大便难，心、腹烦满，不得卧，以胃气不转，水谷实也。

心、小肠俱虚

左手寸口人迎以前脉阴阳俱虚者，手少阴与太阳经俱虚也。病苦寒，少气，四肢厥，肠澼[5]，洞泄[6]。

**[校勘]**

①“实” 此下《千金方》卷十三，心虚实第二有“热”字。下小肠实条同。

②“厥” 《千金方》作“少”。

③“虚” 此下《千金方》有“寒”字。下小肠虚条同。

**[注释]**

[1]“人迎” 此处指左寸而言。

[2]“三里” 属足阳明胃经。在外膝眼下三寸，胫骨外侧约一横指处。

[3]“恍惚” 精神不定。

[4]“颅际” 颅骨边。介于其间曰际。

[5]“肠澼（pì 辟）” 即痢疾。

[6]“洞泄” 食已即泄，完谷不化。

**[语译]**

心实

左手寸口人迎以前，沉取脉实，属手厥阴心包经。病患闭塞不通，大便不畅，腹部胀闷，四肢沉重，身热，胃胀。应针刺三里穴。

心虚

左手寸口人迎以前，沉取脉虚，属手厥阴心包经。病患心悸惊惧不乐，心腹疼痛，难以言状，心寒，精神恍惚不定。

小肠实

左手寸口人迎以前，浮取脉实，属手太阳小肠经。病患身热往来，汗出而烦，心中满闷，体重，口内生疮。

小肠虚

左手寸口人迎以前，浮取脉虚，属手太阳小肠经。病患偏头痛，耳颊部痛。

心、小肠俱实

左手寸口人迎以前，沉取浮取俱实脉，属手少阴心经和手太阳小肠经俱实证。病患头痛，身热，大便难，心烦腹满不得安卧。这是因为胃气失运，水谷停滞的缘故。

心、小肠俱虚

左手寸口人迎以前，沉取浮取，具见虚脉，属手少阴心经和手太阳小肠经俱虚证。病见怕冷，短气，四肢厥冷，痢疾，洞泄。

［原文］ 肝实

左手关上脉阴实者，足厥阴经也。病苦心下坚满，常两胁痛，自忿忿[1]如怒状。

肝虚

左手关上脉阴虚者，足厥阴经也。痛苦胁下坚，寒热，腹满，不欲饮食，腹胀，悒悒[2]不乐，妇人月经不利，腰腹痛。

胆实

左手关上脉阳实者，足少阳经也。病苦腹中气满，饮食不下，咽干，头重痛，洒洒恶寒，胁痛。

胆虚

左手关上脉阳虚者，足少阳经也。病苦眩、厥，痿，足指不能摇，躄，坐不能起，僵仆，目黄，失精，䀮䀮。

肝、胆俱实

左手关上脉阴阳俱实者，足厥阴与少阳经俱实也。病苦胃胀①呕逆，食不消。

肝、胆俱虚

左手关上脉阴阳俱虚者，足厥阴与少阳经俱虚也。病苦恍惚，尸厥不知人，妄见，少气不能言，时时自惊。

［校勘］

①“胀” 缪本作“寒”。

［注释］

［1］“忿忿”　恚怒不平。

［2］“悒悒（yì yì 益益）”　抑郁不畅。

**［语译］** 肝实

左手关上沉取脉实，属足厥阴肝经。病患心下坚硬满闷，常常两胁作痛，自感忿怒不平。

肝虚

左手关上沉取脉虚，属足厥阴肝经。病患胁下坚硬，发寒热，腹满闷，不喜饮食，腹胀，抑郁不畅，妇女月经不利，腰腹部痛。

胆实

左手关上浮取脉实，属足少阳胆经。病患腹中胀满，饮食不下，咽部干燥，头重而痛，畏寒，胁痛。

胆虚

左手关上浮取脉虚，属足少阳胆经。病患目眩、厥逆，痿软。足趾不能摇动，两腿瘸，坐而不能起立，僵直仆倒，目黄，眼睛昏昏不明。

肝、胆俱实

左手关上脉沉取浮取俱为实脉，属足厥阴肝经和足少阳胆经俱实证。病患胃脘胀满呕逆，食不消化。

肝、胆俱虚

左手关上脉沉取浮取俱为虚脉，属足厥阴肝经和足少阳胆经俱虚证。病患精神恍惚，暴厥昏倒，人事不知，幻视，气短少而讲话难，时时自感惊恐。

**［原文］** 肾实

左手尺中神门以后脉阴实者，足少阴经也。病苦膀胱胀闭，少腹与腰脊相引痛。

左手尺中神门以后脉阴实者，足少阴经也。病苦舌燥，咽肿，心烦，嗌干，胸胁时痛，喘咳汗出，小腹胀满，腰背强急，体重骨热，小便赤黄，好怒好忘，足下热疼，四肢黑，耳聋。

肾虚

左手尺中神门以后脉阴虚者，足少阴经也。病苦心中闷，下重，足肿不可以按地。

膀胱实

左手尺中神门以后脉阳实者，足太阳经也。病苦逆满，腰中痛不可俯仰，劳也。

膀胱虚

左手尺中神门以后脉阳虚者，足太阳经也。病苦脚中筋急，腹中痛引腰背，不可屈伸，转筋，恶风，偏枯，腰痛，外踝后痛。

肾、膀胱俱实

左手尺中神门以后脉阴阳俱实者，足少阴与太阳经俱实也。病苦脊强，反折戴眼[1]，气上抢心，脊痛不能自反侧。

肾、膀胱俱虚

左手尺中神门以后脉阴阳俱虚者，足少阴与太阳经俱虚也。病苦小便利，心痛背寒，时时少腹满。

**[注释]**

[1]“反折戴眼”角弓反张，目睛仰视不转。

**[语译]**　肾实

左手尺部中神门以后沉取脉实，属足少阴肾经。病患膀胱胀闭，少腹和腰脊相牵引作痛。

左手尺部中神门后面沉取脉实，属足少阴肾经。病患舌燥，咽肿，心烦，咽干，胸胁时时作痛，喘气咳嗽汗出，小腹部胀满，腰背部强直拘急，肢体重骨热，尿色黄赤，易怒善忘，足心热痛，四肢皮肤色黑，耳聋。

肾虚

左手尺部中神门以后沉取脉虚，属足少阴肾经。病患心闷，下肢沉重，脚肿不能着地。

膀胱实

左手尺部中神门以后浮取脉实，属足太阳膀胱经。病患气逆胀满，腰痛不能俯仰，这是劳伤引起。

膀胱虚

左手尺部中神门以后浮取脉虚，属足太阳膀胱经。病患脚筋拘急，腹中痛牵引到腰背，不能屈曲和伸直，筋掣扭转，怕风，半身偏废，腰痛，外踝后面痛。

肾、膀胱俱实

左手尺中神门以后脉浮取沉取俱实，属足少阴肾经和足太阳膀胱经俱实证。病患背脊强直，角弓反张，目不转睛而上视，气上冲心，脊痛不能自转侧。

肾、膀胱俱虚

左手尺中神门后面浮取沉取俱虚脉，属足少阴肾经和足太阳膀胱经俱虚证。病患小便多，心痛，背寒，常常少腹部胀满。

**[原文]** 肺实

右手寸口气口[1]以前脉阴实者，手太阴经也。病苦肺胀，汗出若露，上气喘逆，咽中塞，如欲呕状。

肺虚

右手寸口气口以前脉阴虚者，手太阴经也。病苦少气不足以息，嗌乾不朝津液。

大肠实

右手寸口气口以前脉阳实者，手阳明经也。病苦腹满，善喘咳，面赤身热，咽喉中如核状。

大肠虚

右手寸口气口以前脉阳虚者，手阳明经也。病苦胸中喘，肠鸣，虚渴，唇口干，目急①[2]，善惊，泄白[3]。

肺、大肠俱实

右手寸口气口以前脉阴阳俱实者，手太阴与阳明经俱实也。病苦头痛目眩，惊狂，喉痹痛，手臂捲[4]，（捲，一作倦，一作踡），唇吻不收。

肺、大肠俱虚

右手寸口气口以前脉阴阳俱虚者，手太阴与阳明经俱虚也。病苦耳鸣嘈嘈[5]，时妄见光明，情中不乐，或如恐怖。

**［校勘］**

①“唇口干，目急” 《千金方》卷十八大肠虚实第二作“唇干，口急”。

**［注释］**

［1］“气口” 此处指右寸而言。

［2］“目急” 即目系急。“目系”为眼球内连于脑的脉络。

［3］“泄白” 大便含白色粘液。

［4］“捲” 拳曲貌。

［5］“嘈嘈” 声杂貌。

**［语译］**

肺实

右手寸部气口前面，沉取脉实，属手太阴肺经。病患肺部胀满，汗出如露水，气促喘逆，咽喉梗塞，欲作呕样。

肺虚

右手寸部气口前面，沉取脉虚，属手太阴肺经。病患气息短少不够呼吸，咽干，因津液不能上朝润。

大肠实

右手寸部气口前面浮取脉实，属手阳明大肠经。病患腹部胀满，多喘气咳嗽，面红赤，肌肤热，咽喉中如梅核梗阻一样。

大肠虚

右手寸部气口前面浮取脉虚，属手阳明大肠经。病患胸中喘满，肠鸣，渴不喜饮，唇口干，目系窘急，容易受惊，大便含白色粘液。

肺、大肠俱实

右手寸部气口前面沉取浮取俱实脉，属手太阴肺和手阳明大肠俱实证。病患头痛、目眩，发惊狂，喉部痹痛，手臂拳曲，口唇松弛。

肺、大肠俱虚

右手寸部气口前面沉取浮取俱虚脉，属手太阴肺和手阳明大肠俱虚证。病患耳鸣声嘈嘈，时妄见光明，心情抑郁不乐，或像有所骇怕。

**[原文]** 脾实

右手关上脉阴实者，足太阴经也。病苦足寒，胫热，腹胀满烦扰不得卧。

脾虚

右手关上脉阴虚者，足太阴经也。病苦泄注，腹满气逆，霍乱呕吐，黄疸，心烦不得卧，肠鸣。

胃实①

右手关上脉阳实者，足阳明经也。病苦腹中坚痛而热②，汗不出如温疟，唇口干，善哕，乳痛，缺盆腋下肿痛。

胃虚③

右手关上脉阳虚者，足阳明经也。病苦胫寒不得卧，恶寒④洒洒，目急，腹中⑤痛，虚鸣（《外台》作耳虚鸣），时寒时热，唇口干，面目浮肿。

脾、胃俱实

右手关上脉阴阳俱实者，足太阴与阳明经俱实也。病苦脾胀，腹坚，抢胁下痛，胃气不转，大便难，时反泄利，腹中痛上冲肺肝，动五脏，并喘鸣，多惊，身热汗不出，喉痹，精少。

脾、胃俱虚

右手关上脉阴阳俱虚者，足太阴与阳明经俱虚也。病苦胃中如空状，少气不足以息，四逆寒，泄注不已。

［校勘］

①“实” 此下《千金方》卷十六胃虚实第二有“热”字。

②“腹中坚痛而热” 《千金方》作“头痛”。

③“虚” 此下《千金方》有“冷”字。

④“寒” 此上《千金方》有“风”字。

⑤“中” 《千金方》无。

［语译］ 脾实

右手关上沉取脉实，属足太阴脾经。病患脚寒冷而小腿热，腹部胀满，烦扰不能安卧。

脾虚

右手关上沉取脉虚，属足太阴脾经。病患泄泻，腹满闷，气上逆，霍乱呕吐，发黄疸，心烦不能安卧，肠鸣。

胃实

右手关上浮取脉实，属足阳明胃经。病患腹中坚痛而热，不出汗，有似温疟病，口唇干，容易发哕，患乳痈，缺盆和腋窝肿痛。

胃虚

右手关上浮取脉虚，属足阳明胃经。病患小腿寒冷，不得安卧，怕寒，目系窘急，腹痛，肠鸣，时寒时热，口唇干燥，面部和眼睑浮肿。

脾、胃俱实

右手关上沉取浮取俱为实脉，属足太阴脾经和足阳明胃经俱实证。病患脾区胀满，腹坚牵引胁下痛，胃气不运，大便难，有时反而泄泻，腹中痛上冲到肺肝两部，扰动五脏，并且喘逆作声，多惊恐，身热，汗不出，喉中闭塞不通，精不足。

脾、胃俱虚

右手关上沉取浮取俱虚脉，属足太阴脾经和足阳明胃经俱虚证。病患胃中有空虚感，气少不够呼吸，四肢厥逆寒冷，泄泻下注不已。

**[原文]**　肾实

右手尺中神门以后脉阴实者，足少阴经也。病苦痹，身热，心痛，脊胁相引痛，足逆，热烦。

肾虚

右手尺中神门以后脉阴虚者，足少阴经也。病苦足胫小弱，恶风寒，脉代绝，时不至，足寒，上重下轻，行不可以按地，少腹胀满，上抢胸痛引胁下。

膀胱实

右手尺中神门以后脉阳实者，足太阳经也。病苦转胞[1]，不得小便，头眩痛，烦满，脊背强。

膀胱虚

右手尺中神门以后脉阳虚者，足太阳经也。病苦肌肉振动，脚中筋急，耳聋，忽忽[2]不闻，恶风飕飕[3]作声。

肾、膀胱俱实

右手尺中神门以后脉阴阳俱实者，足少阴与太阳经俱实也。病苦癫疾，头重与目相引痛厥欲起走，反眼，大风[4]，多汗。

肾、膀胱俱虚

右手尺中神门以后脉阴阳俱虚者，足少阴与太阳经俱虚也。病苦心痛，若下重不自收，篡[5]反出，时时苦洞泄，寒中[6]泄①，肾心俱痛。（一说云："肾有左右，膀胱无二。"今用当以左肾合膀胱，右肾合三焦。）

**[校勘]**

①"泄"　《千金方》卷十九，肾虚实第二无。

**[注释]**

[1]"转胞"　病证。又名转脬、胞转。指以脐下急痛为主症的小便不通。

［2］“忽忽” 悠忽貌。

［3］“飕飕（sōu sōu 搜搜）” 形容风声。

［4］“大风” 或称厉风，此处指风邪之大者。

［5］“篡” 作“会阴部”解。《素问》骨空论：“其络循阴器，合篡间，绕篡后，别绕臀”。

［6］“寒中” 寒气在中。

**［语译］** 肾实

右手尺部神门后面沉取脉实，属足少阴肾经。病患痹痛，身热，心痛，脊胁相引作痛，两足逆冷，烦热。

肾虚

右手尺部神门后面，沉取脉虚，属足少阴肾经。病患小腿细软，怕风畏冷，脉见结代，有时摸不到脉，足部寒冷，有上重下轻感觉，行走似不着地，少腹部胀满，上冲胸部发痛牵引到胁下。

膀胱实

右手尺部神门后面浮取脉实，属足太阳膀胱经。病患胞转，不得小便，头眩痛，心烦满闷，脊背强直。

膀胱虚

右手尺部神门后面浮取脉虚，属足太阳膀胱经。病患肌肉振动，脚筋挛急，耳聋，悠忽之间，听不到声音，怕风声飕飕作响。

肾、膀胱俱实

右手尺部中神门后面沉取浮取俱见脉实，属足少阴肾经和足太阳膀胱经俱实证。病患癫疾，头重牵引眼睛痛，坐卧不定。反眼不能转睛，大风邪，出汗多。

肾、膀胱俱虚

右手尺部神门后面沉取浮取俱见脉虚，属足少阴肾经和足太阳膀胱经俱虚证。病患心痛，好像有直肠下坠感，不会自动上收，会阴部好像要翻出一样，饭后就泻，完谷不化，这是中有寒气的泄泻，肾区和心区均有痛感。

［按语］ 本篇提纲列证共三十六条，以左右手寸、关、尺三部，标出虚实，浮为阳以候腑，沉为阴以候脏，又标出俱虚俱实，似较明显。惟阳经之寒变为热与阴经之寒变为热，一归于气，一归于血，而阳经之热或归于血，阴经之热则不归于气为不同耳。首条列有针刺疗法，余条无，似有所漏，待考。

## 平三关病候并治宜第三

［提要］ 以三部脉象来诊断疾病的表里、寒热、虚实，从而提出药物治疗、针灸补泻以及饮食生活的宜忌。

［原文］ 寸口脉浮，中风，发热，头痛。宜服桂枝汤[1]、葛根汤[2]，针风池[3]、风府[4]，向火灸身，摩[5]治风膏[6]，覆令汗出。

寸口脉紧，苦头痛骨肉痛，是伤寒。宜服麻黄汤[7]发汗，针眉冲[8]、颞颥[9]，摩治伤寒膏[10]。

寸口脉微，苦寒，为衄。宜服五味子汤[11]，摩①茱萸膏[12]，令汗出。

寸口脉数，即为吐，以有热在胃脘，熏胸中。宜服药吐之，及针胃脘[13]，服除热汤[14]。若是伤寒七、八日至十日，热在中，烦满渴者，宜服知母汤[15]。

寸口脉缓，皮肤不仁，风寒在肌肉，宜服防风汤[16]，以药薄熨[17]之，摩以风膏②，灸诸治风穴。

寸口脉滑，阳实，胸中壅满，吐逆，宜服前胡汤[18]，针太阳[19]、巨阙[20]，泻之。

寸口脉弦，心下愊愊[21]，微头痛，心下有水气。宜服甘遂丸[22]，针期门[23]，泻之。

寸口脉弱，阳虚，自汗出而短气。宜服茯苓汤[24]、内补散[25]，适饮食消息，勿极劳，针胃脘补之。

寸口脉涩，是胃气不足。宜服干地黄汤[26]，自养，调和饮食，针三里，补之（三里一作胃管）。

寸口脉芤，吐血。微芤者，衄血。空虚，血去故也。宜服竹皮汤[27]、黄芪③汤[28]，灸膻中[29]。

寸口脉伏，胸中逆气，噎塞不通，是胃中冷气上冲心胸。宜服前胡汤、大三连丸[30]，针巨阙、上管[31]，灸膻中④。

寸口脉沉，胸中引胁痛，胸中有水气。宜服泽漆汤[32]，针巨阙，泻之。

寸口脉濡，阳气弱⑤，自汗出，是虚损病。宜服干地黄汤、薯蓣丸[33]、内补散、牡蛎散[34]并粉，针太冲[35]，补之。

寸口脉迟，上焦有寒，心痛咽酸，吐酸水。宜服附子汤[36]、生姜汤[37]、茱萸丸⑥[38]，调和饮食以煖之。

寸口脉实，即生热，在脾肺，呕逆气塞；虚，即生寒，在脾胃，食不消化。有热，即宜服竹叶汤[39]、葛根汤；有寒，即宜服茱萸丸、生姜汤。

寸口脉细，发热吸⑦吐。宜服黄芩龙胆汤[40]，吐不止，宜服橘皮桔梗汤[41]，灸中府[42]。

寸口脉洪大，胸胁满，宜服生姜汤、白薇丸[43]，亦可紫菀⑧汤[44]下之，针上管、期门、章门[45]。

右上部寸口十七条。

[校勘]

①“摩”　《千金方》卷二十八，三关主对法第六，平寸口脉主对法作“麻黄”。

②“摩以风膏”　《千金方》无。

③“芪”　杨、广、缪、钱本、《千金方》均作“土”。

④“噎塞不通，是胃中冷气上冲心胸。……针巨阙、上管，灸膻中”　《千金方》作“噎塞是诸气上冲胸中。……针巨阙，泻之”。

⑤“寸口脉濡，阳气弱”　《千金方》作“寸口脉软弱”。

⑥“茱萸丸” 广本无。

⑦“吸” 广本、《千金方》均作“呕”。

⑧“菀” 缪本作“苏”。

［注释］

［1］“桂枝汤” 《伤寒论》方：桂枝、白芍、甘草、生姜、大枣。

［2］“葛根汤” 《伤寒论》方：桂枝、白芍、甘草、生姜、大枣、麻黄、葛根。

［3］“风池” 属足少阳胆经。在脑空下发际陷中，平风府。

［4］“风府” 属督脉经。在项后入发际一寸。

［5］“摩” 古外治法之一。作按摩解。

［6］“风膏” 待考。

［7］“麻黄汤” 《伤寒论》方：麻黄、杏仁、桂枝、甘草。

［8］“眉冲” 属足太阳膀胱经。在直眉头上神庭、曲差之间。

［9］“颞颥” 脑空穴之别名。属足少阳胆经。风池穴直上，平脑户穴。

［10］“伤寒膏” 待考。

［11］“五味子汤” 待考。

［12］“茱萸膏” 待考。

［13］“胃脘” 中脘穴之别名。属任脉，在上脘之下一寸，脐上四寸。

［14］“除热汤” 待考。

［15］“知母汤” 待考。

［16］“防风汤” 待考。

［17］“熨” 透传热力作用的一种外治法。

［18］“前胡汤” 待考。

［19］“太阳” 属经外奇穴。在眉梢与外眼角之间，向后

移约一寸。

[20]“巨阙” 属任脉经。鸠尾下一寸。以指甲掐之有陷凹之处。

[21]“愊愊（bī bī 逼逼）” 郁结貌。

[22]“甘遂丸” 待考。

[23]“期门” 属足厥阴肝经。直乳下二胁端。

[24]“茯苓汤” 待考。

[25]“内补散” 待考。

[26]“干地黄汤” 待考。

[27]“竹皮汤” 待考。

[28]“黄芪汤” 待考。

[29]“膻中” 属任脉经。至堂下一寸六分，横量两乳间陷中。

[30]“大三连丸” 待考。

[31]“上管” 上脘穴之别名。

[32]“泽漆汤” 《金匮要略》方：生姜、紫参、白前、黄芩、桂枝、半夏、泽漆、甘草、人参。

[33]“薯蓣丸” 《金匮要略》方：薯蓣、当归、桂枝、干地黄、曲、黄豆卷、甘草、川芎、麦冬、芍药、白术、杏仁、人参、柴胡、桔梗、茯苓、阿胶、干姜、白敛、防风、大枣。

[34]“牡蛎散” 待考。

[35]“太冲” 属足厥阴肝经。在足大趾外侧本节后半寸。即太冲。

[36]“附子汤” 仲景方：人参、茯苓、白术、附子、白芍。

[37]“生姜汤” 待考。

[38]“茱萸丸” 待考。

[39]“竹叶汤” 待考。

［40］“黄芩龙胆汤” 待考。

［41］“橘皮桔梗汤” 待考。

［42］“中府” 属手太阴肺经。在云门下一肋，乳上三肋动脉应手陷中，去胸中行六寸。

［43］“白薇丸” 待考。

［44］“紫菀汤” 待考。

［45］“章门” 属足厥阴肝经。直季胁下端。

**［语译］** 寸口脉浮，太阳中风，发热头痛。应服桂枝汤或葛根汤随症治之；针刺风池、风府，并向火以熏其身；以风膏摩擦身上，加被覆盖，使其汗出。

寸口脉紧，病患头痛，骨肉疼痛，是伤寒病。应服麻黄汤发汗，针刺眉冲，颞颥，并以伤寒膏摩擦身上。

寸口脉微，病人发冷，鼻衄。应服五味子汤，摩擦茱萸膏，使其汗出。

寸口脉数，就会很快见到呕吐，因为胃脘有热上熏胸中。应服药催吐，并针刺胃脘，内服除热汤。假若是伤寒病已七、八天到十天，热在中，见心烦、脘满、口渴的，当服知母汤。

寸口脉缓，皮肤麻木不知痛痒，是风寒在肌肉，应服防风汤，以药稍稍熨贴，摩擦风膏，并选些治风穴位施行灸术。

寸口脉滑，属阳实，胸中壅塞满闷，呕吐上逆，应服前胡汤，针刺太阴、巨阙，用泻法。

寸口脉弦，心下郁郁不舒，微头痛，心下有水气。应服甘遂丸；针刺期门穴，用泻法。

寸口脉弱，属阳虚，自汗出而短气。应服茯苓汤或内补散，以适当饮食调理，勿过度劳累，针刺中脘穴，用补法。

寸口脉涩，是胃气不足。应服干地黄汤；自行静养，调理饮食，针刺三里穴，用补法。

寸口脉芤，吐血。微芤的，衄血。由于血去缘故，所以出现空虚的芤脉。应服竹皮汤或黄芪汤，灸膻中穴。

寸口脉伏，胸中有气上逆，梗噎不通，是胃里冷气上冲心胸。应服前胡汤或大三连丸，针刺巨阙、上脘，并灸治膻中。

寸口脉沉，胸中痛引胁部，是胸中有水气。应服泽漆汤、针刺巨阙穴，用泻法。

寸口脉濡，属阳气弱，自汗出，是虚损病。应服干地黄汤，或薯蓣丸，或内补散，或牡蛎散并粉，针刺太冲穴，用补法。

寸口脉迟，此上焦有寒，心痛吞酸，吐酸水。应服附子汤，生姜汤，茱萸丸，并调和饮食，以煖其寒气。

寸口脉实，是在脾肺有热，症见呕逆气塞；如脉虚，是在脾胃有寒，症是消化不好。属热应服竹叶汤、葛根汤，属实服茱萸丸、生姜汤。

寸口脉细，发热呕吐，应服黄芩龙胆汤，吐不止，应服橘皮桔梗汤，并灸治中府穴。

寸口脉洪大，胸胁胀满，应服生姜汤，白薇丸，亦可服紫菀汤，下其气满，并针刺上脘、期门、章门穴。

以上是上部寸口脉十七条。

［**原文**］　关脉浮，腹满不欲食。浮为虚满，宜服平胃丸[1]，茯苓汤，生姜前胡汤[2]，针胃脘，先泻后补之。

关脉紧，心下苦满，急痛。脉紧者为实，宜服茱萸当归汤[3]，又大黄汤[4]，两治之良①。针巨阙，下管[5]，泻之。

关脉微，胃中冷，心下拘急。宜服附子汤，生姜汤，附子丸[6]，针巨阙，补之。

关脉数，胃中有客热。宜服知母丸[7]，除热汤，针巨阙，上管，泻之。

关脉缓，其人不欲食，此胃气不调，脾气不足。宜服平胃丸，补脾汤②[8]，针章门，补之。

关脉滑，胃中有热。滑为热实，以气满故不欲食，食即吐逆。宜服紫菀汤下之，大平胃丸[9]，针胃管，泻之（《千金》云：宜服朴硝麻黄汤、平胃丸）。

关脉弦，胃中有寒，心下厥逆，此以胃气虚故尔。宜服茱萸汤[10]，温调饮食，针胃脘，补之。

关脉弱，胃气虚，胃中有客热，脉弱为虚热作痛，其说云有热不可大攻之，热去则寒起。止宜服竹叶汤，针胃脘，补之。

关脉涩，血气逆冷。脉涩为血虚，以中焦有微热③。宜服干地黄汤，内补散④，针足太冲上，补之。

关脉芤，大便去血数升者，以膈腧[11]伤故也。宜服生地黄并生竹皮汤[12]，灸膈腧。若重下去血者，针关元[13]，甚者，宜服龙骨丸[14]，必愈。

关脉伏，中焦有水气，溏泄。宜服水银丸⑤[15]，针关元，利小便，溏泄便止。

关脉沉，心下有冷气，苦满吞酸。宜服白薇⑥茯苓丸[16]，附子汤，针胃脘，补之。

关脉濡，苦虚冷，脾⑦气弱，重下病。宜服赤石脂汤[17]，女萎丸[18]，针关元⑧，补之。

关脉迟，胃中寒。宜服桂枝丸[19]，茱萸汤，针胃脘，补之。

关脉实，胃中痛。宜服栀子汤[20]，茱萸乌头丸[21]，针胃脘，补之。

关脉牢，脾胃气塞，盛热，即腹满响响。宜服紫菀丸[22]，泻脾丸[23]，针灸胃脘，泻之。

关脉细，脾胃虚，腹满。宜服生姜茱萸蜀椒汤⑨[24]，白薇丸；针灸三管[25]。

关脉洪，胃中热，必烦满。宜服平胃丸，针胃脘，先泻后补之。

右中部关脉十八条。

［校勘］

①“心下苦满，急痛。脉紧者为实，宜服茱萸当归汤，又大黄汤，两治之良。”《千金方》卷二十八，三关主对法第六，平关脉主对法作“心下苦满痛为实，宜服茱萸当归汤，加大黄二两佳。”

②“补脾汤” 廖、钱、黄、朱、张本均作“补肺汤”。

③“以中焦有微热” 《千金方》无。

④“内补散” 《千金方》作“四补散”。

⑤“水银丸” 《千金方》作“温脾丸”。

⑥“白薇” 此下《千金方》有“丸”字。

⑦“脾” 此下《千金方》有“虚”字。

⑧“关元” 《千金方》作“胃脘”。

⑨“关脉细，脾胃虚，腹满。宜服生姜茱萸蜀椒汤。”《千金方》作：“关上脉虚细，腹满，宜服生姜汤，茱萸蜀椒汤。”

［注释］

［1］“平胃丸” 待考。

［2］“生姜前胡汤” 待考。

［3］“茱萸当归汤” 待考。

［4］“大黄汤” 待考。

［5］“下管” 下脘穴之别名。属任脉经，在建里下一寸，脐上二寸。

［6］“附子丸” 待考。

［7］“知母丸” 待考。

［8］“补脾汤” 待考。

［9］“大平胃丸” 待考。

［10］“茱萸汤” 待考。

［11］“膈腧” 属足太阳膀胱经。在第七椎下两旁去脊一寸五分。

[12]“生竹皮汤” 待考。

[13]“关元” 属任脉经。在脐下三寸。

[14]“龙骨丸” 待考。

[15]“水银丸” 待考。

[16]“白薇茯苓丸” 待考。

[17]“赤石脂汤” 待考。

[18]“女萎丸” 待考。

[19]“桂枝丸” 待考。

[20]“栀子汤” 待考。

[21]“茱萸乌头丸” 待考。

[22]“紫菀丸” 待考。

[23]“泻脾丸” 待考。

[24]“生姜茱萸蜀椒汤” 待考。

[25]“三管” 即上脘、中脘、下脘穴。

**[语译]** 关部脉浮，腹部胀满不欲食。因脉现浮象，是属于虚满证，应服平胃丸，茯苓汤，生姜前胡汤，针刺中脘穴，先用泻法后用补法。

关部脉紧，病患心下胀满，急剧疼痛。脉紧是实证，应服茱萸当归汤，又服大黄汤，以两方治之较佳。另针刺巨阙，下脘穴，用泻法。

关部脉微，属胃中冷，心下拘急。应服附子汤，或生姜汤，或附子丸，针刺巨阙穴，用补法。

关部脉数，是胃中有邪热。应服知母丸，或除热汤；针巨阙、上脘穴，用泻法。

关部脉缓，病者不欲食，是脾气虚弱，胃气不和。应服平胃丸，或补脾汤，针刺章门穴，用补法。

关部脉滑，是胃中有热。滑是热实之脉，因为气满所以不欲食，食则上逆作吐。当服紫菀汤下其气满，或服大平胃丸，针刺中脘穴，用泻法。

关部脉弦，是胃中有寒，心下虚气上逆，这是胃气虚所致。应服茱萸汤，温热的饮食调之；针刺中脘穴，用补法。

关部脉弱，是胃气虚，且有邪热；脉弱是属虚热为病，有的说有热不可用大攻下法，若下之，热虽除去，寒就随而出现。所以只宜服竹叶汤，针刺中脘穴，用补法。

关部脉涩，血气逆冷。脉涩主血虚，因中焦有微热，应服干地黄汤，内补散，针刺太冲穴，用补法。

关部脉芤，病人大便出血数升，因膈腧伤的缘故。当服生地黄，和生竹皮汤，灸膈腧穴。假使继续出血的，应针刺关元穴，更重的，当服龙骨丸，必定痊愈。

关部脉伏，是中焦有水气，大便溏泄。当服水银丸，针刺关元穴，利了小便，溏泄就会止。

关部脉沉，是心下有冷气，胀满，吞酸。当服白薇茯苓丸，附子汤，针刺中脘穴，用补法。

关部脉濡，病患虚寒，脾气弱，泄甚。当服赤石脂汤，女萎丸，针刺关元穴，用补法。

关部脉迟，是胃中有寒，当服桂枝丸，茱萸汤，针刺中脘穴，用补法。

关部脉实，胃中疼痛。当服栀子汤，茱萸乌头丸；针刺中脘穴，用补法。

关部脉牢，是脾胃之气阻塞，热盛，腹满，有响声。当服紫菀丸、泻脾丸，针灸中脘穴，用泻法。

关部脉细，是脾胃虚，腹胀满。当服生姜茱萸蜀椒汤，白薇丸，针灸上脘、中脘、下脘等穴。

关部脉洪，为胃中有热，必然证见烦满。当服平胃丸，针刺中脘穴，先用泻法，后用补法。

以上是中部关脉十八条。

［**原文**］尺脉浮，下热风，小便难。宜服瞿麦汤[1]，滑石散[2]，针横骨[3]、关元，泻之。

尺脉紧，脐下痛。宜服当归汤[4]，灸天枢[5]，针关元，补之。

尺脉微，厥逆，小腹中拘急，有寒气。宜服小建中汤[6]（一本更有四顺汤），针气海①[7]。

尺脉数，恶寒，脐下热痛，小便赤黄。宜服鸡子汤[8]，白鱼散[9]，针横骨，泻之。

尺脉缓，脚弱下肿，小便难，有余沥。宜服滑石散，瞿麦汤②，针横骨，泻之。

尺脉滑，血气实，妇人经脉不利，男子溺血③。宜服朴硝煎[10]，大黄汤，下去经血，针关元，泻之。

尺脉弦，小腹疼，小腹及脚中拘急。宜服建中汤[11]，当归汤，针气海④，泻之。

尺脉弱，阳气少，发热骨烦。宜服前胡汤，干地黄汤，茯苓汤⑤，针关元，补之。

尺脉涩，足胫逆冷，小便赤。宜服附子四逆汤[12]，针足太冲补之。

尺脉芤，下焦虚，小便去血。宜服竹皮生地黄汤[13]，灸丹田[14]、关元，亦针补之⑥。

尺脉伏，小腹痛，癥疝[15]，水谷不化。宜服大平胃丸、桔梗丸[16]，针关元，补之（桔梗丸一云：结肠丸）。

尺脉沉，腰背痛。宜服肾气丸[17]，针京门[18]，补之。

尺脉濡，苦小便难（《千金》云：脚不收，风痹）。宜服瞿麦汤，白鱼散，针关元，泻之。

尺脉迟，下焦有寒。宜服桂枝丸，针气海、关元，补之。

尺脉实，小腹痛，小便不禁。宜服当归汤加大黄一两，以利大便，针关元，补之，止小便。

尺脉牢，腹满，阴中急。宜服葶苈子茱萸丸[19]，针丹田、关元、中极[20]。

右下部尺脉十六条。

[校勘]

①“针气海” 缪、朱、张本均无。

②“汤” 杨、广、缪、廖、钱、黄、朱、张本均作“散”。

③“妇人经脉不利，男子溺血” 《千金方》卷二十八，三关主对法、平尺脉主对法作“经脉不利”。

④“气海” 广本作“血海”。

⑤“阳气少，……干地黄汤，茯苓汤，” 《千金方》“气少，……干地黄茯苓汤”。

⑥“亦针补之” 《千金方》无。

[注释]

[1]“瞿麦汤” 待考。

[2]“滑石散” 待考。

[3]“横骨” 属足少阴肾经。在小腹毛际耻骨上缘正中的曲骨穴左右各旁开五分处。

[4]“当归汤” 待考。

[5]“天枢” 属足阳明胃经。在脐旁开二寸。

[6] “小建中汤” 《伤寒论》方：即桂枝汤倍芍药加饴糖。

[7]“气海” 属任脉经。在脐下一寸五分。

[8]“鸡子汤” 待考。

[9]“白鱼散” 待考。

[10]“朴硝煎” 待考。

[11]“建中汤” 待考。

[12]“附子四逆汤” 待考。

[13]“竹皮生地黄汤” 待考。

[14]“丹田” 属任脉经。在脐下一寸五分。

[15]“癥疝” 古病名。症见腹中气乍满，心下疼痛，气积如臂。

[16]“桔梗丸”　待考。

[17]“肾气丸”《金匮要略》方：干地黄、山药、山茱萸、泽泻、丹皮、茯苓、桂枝、附子。

[18]“京门”　属足少阳胆经。当第十二肋骨端之下际。

[19]“葶苈子茱萸丸”　待考。

[20]“中极”　属任脉经。在脐下四寸。

**[语译]**　尺部脉浮，是下焦有热，热胜风动，小便不畅。当服瞿麦汤，滑石散，针刺横骨、关元两穴，用泻法。

尺部脉紧，脐下痛。当服当归汤，灸天枢，针关元穴，用补法。

尺部脉微，四肢厥逆，小腹部拘急，是有寒气。当服小建中汤，针刺气海穴。

尺部脉数，怕冷，脐下热痛，尿色黄赤。当服鸡子汤，白鱼散，针刺横骨穴，用泻法。

尺部脉缓，下肢无力，而且浮肿，小便不畅，尿后还有余溺。当服滑石散，瞿麦汤，针刺横骨穴，用泻法。

尺部脉滑，是血气实，在妇女则月经不利，在男子则尿血。当服朴硝煎，大黄汤，通其经血，针刺关元穴，用泻法。

尺部脉弦，小腹及脚中均感拘急。当服建中汤，当归汤，针气海穴，用泻法。

尺部脉弱，是阳气不足，发热，骨节烦疼。当服前胡汤，或干地黄汤，茯苓汤，针刺关元穴，用补法。

尺部脉涩，小腿冰冷，小便赤。当服附子四逆汤，针刺足太冲穴，用补法。

尺部脉芤，属下焦虚，小便出血。当服竹皮生地黄汤，灸丹田、关元两穴，也可以用针刺补法。

尺部脉伏，小腹痛，癥疝，食不消化。当服大平胃丸，桔梗丸，针刺关元穴，用补法。

尺部脉沉，腰背痛。当服肾气丸，针刺京门穴，用补法。

尺部脉濡，病患小便不畅。当服瞿麦汤，白鱼散，针刺关元穴，用泻法。

尺部脉迟，是下焦有寒。当服桂枝丸，针刺气海、关元两穴，用补法。

尺部脉实，小腹部痛，小便不禁。当服当归汤加大黄一两，以通大便，针刺关元，用补法，以止小便。

尺部脉牢，腹部胀满，阴中拘急。当服葶苈子茱萸丸，针刺丹田、关元、中极三穴。

以上是下部尺脉十六条。

［**按语**］ 本篇从寸、关、尺三部脉象来辨症、因、脉、治。其方剂之多，经穴之备，为本篇特色。但其中丸、散、汤、剂，多属古代方剂，目前尚未知其内容，有待进一步考证。

## 平奇经八脉病第四

［**提要**］ 本篇总论奇经八脉的意义和内容，包括循行的起止点及其病证。

［**原文**］ 脉有奇经[1]八脉者①，何谓也？然：有阳维、阴维，有阳跷、阴跷，有冲，有督，有任，有带之脉。凡此八脉者，皆不拘于经，故曰奇经八脉也。经有十二，络有十五，凡二十七气，相随上下，何独不拘于经也？然：圣人[2]图[3]设沟渠，通利水道，以备不虞[4]。天雨降下，沟渠溢满，雱霈[5]妄行，当此之时②，圣人不能复图也。此络脉[6]流③溢，诸经不能复拘也。

［**校勘**］

①“者” 此下《难经》二十七难有“不拘于十二经”。

②“雱霈妄行，当此之时” 《难经》作“当此之时，雱霈妄行”。

③“流” 《难经》作“满”。

**[注释]**

[1]“奇经” 奇，有两种音义。一读（qí 骑），异，不同于一般的意思。奇经是十二经脉以外的另一类经脉，因异于十二经，所以叫做“奇经”。一读（jī 基），没有配偶叫做奇。因奇经没有表里的配偶，所以又叫做“奇经”。二者是从不同角度进行解释的，可以并存。

[2]“圣人” 知识渊博的人。

[3]“图” 图谋，计划。

[4]“不虞” 不测的意思。

[5]“雱霈” （pāng 乒、pèi 沛）同滂沛，形容大雨的情景。

[6]“此络脉” 即指奇经。

**[语译]** 经脉里有所谓奇经八脉的，怎么讲？答：有阳维、阴维，有阳跻、阴跻，有冲脉，有督脉，有任脉，有带脉。这八种脉都不拘束于十二经，别道单行，异于常脉，所以叫做奇经八脉。又问：经脉有十二，络脉有十五，合共为二十七脉气，是相随上下循经周行，何以八脉独不受拘束于经络系统呢？答：譬如古代圣人计划开挖沟渠，通畅疏利水道，用以防备预料不到的水灾。假如天降大雨，沟渠内的水盈满外流，滂沛的雨水泛滥妄行，在这个时候，圣人就不能再计谋开挖沟渠了。这好像奇经气血流溢一样，十二经也不能再限制它了。

**[原文]** 奇经八脉者，既不拘于十二经，皆何起何系也？然：阳维者起于诸阳之会，阴维者起于诸阴之交。阳维、阴维者，维络于身，溢畜不能环流溉灌诸经者也。阳跻者起于跟中，循外踝而上行入风池。阴跻者亦起于跟中，循内踝而上行至咽喉，交贯冲脉①。冲脉起于关元，循腹里，直上至咽喉中（一云：冲脉者，起于气冲，并阳明之经，夹脐上行，至胸中而散也）。督脉者起于下极之输[1]，并于脊里，循背，上至风府。冲脉者

阴脉之海也。督脉者阳脉之海也。任脉者起于胞门、子户，夹脐上行至胸中（一云：任脉者，起于中极之下，以上毛际，循腹里，上关元，至喉咽）。带脉者起于季肋，迴身一周。此八者，皆不系于十二经，故曰奇经八脉者也。

［校勘］

①“脉”　广本作“衇”。

［注释］

［1］“下极之输”　下极，指躯干最下部。下极之输，即前后二阴之间的会阴穴。

［语译］　又问：奇经八脉，既然不拘束于十二经之内，那么它起于何处？系于何处呢？答：阳维脉是起始在诸阳经相会合的地方，阴维脉是起始在诸阴经相交叉的地方。所谓阳维、阴维的脉，是联络周身的阴阳各脉，将溢满的气血而蓄积起来，不是随正经流行而灌溉它们。阳跷脉是在脚跟中间开始，沿着足外踝向大腿外侧上行，入风池穴。阴跷脉也是在足跟中间开始，沿着足内踝向大腿内侧上行，到咽喉部，交会贯通着冲脉。冲脉从关元穴开始，沿着腹中直上到咽喉中间。督脉是从躯干最下部的会阴穴开始，合并在脊柱里面，沿着背部上行到风府穴。冲脉为阴脉的总汇。督脉为阳脉的总汇。任脉是从胞门、子户穴开始，挟脐部两侧，向上而行，到达胸中。带脉是从季肋部开始，环绕腰部一周。这八种脉，都不维系于十二经之内，所以叫做奇经八脉。

［原文］　奇经之为病何如？然：阳维维于阳，阴维维于阴。阴阳不能相维，怅然失志[1]，容容[2]不能自收持（怅然者，其人惊，即维脉缓，缓则令身不能自收持，即失志、善忘、恍惚也）。阳维为病，苦寒热；阴维为病，苦心痛（阳维为卫，卫为寒热；阴维为荣，荣为血，血者主心，故心痛也）。阴跷为病，阳缓而阴急（阴跷在内踝。病，即其脉急，当从内踝以上急，外踝以上缓）；阳跷为病，阴缓而阳急（阳跷在外踝。病，即其脉急，其人当从外踝以上

急，内踝以上缓)。冲之为病，逆气而里急(冲脉从关元至喉咽，故其为病，逆气而里急)。督之为病，脊强而厥(督脉在脊。病，即其脉急，故令脊强也)。任之为病，其内苦结，男子为七疝[3]，女子为瘕聚[4](任脉起于胞门、子户，故其病结，为七疝、瘕聚)。带之为病，苦腹满，腰容容若坐水中状(带脉者，迴带人之身体。病，即其脉缓，故令腰容容也)。此奇经八脉之为病也。

**[注释]**

[1]“怅(chàng 畅)然失志”失志，即失意。怅然失志，是形容失意而不痛快的样子。

[2]“容容”疲倦乏力。

[3]“七疝”据《中国医学大辞典》:“《素问》以冲疝、狐疝、癞疝、厥疝、疝瘕、㿗疝、癃疝为七疝。”

[4]“瘕聚”瘕有“假”的含义，言假借他物而成形，推移可动。聚是结聚，痛无常处，聚散无常，留止不定。瘕聚，指腹部有肿块的病证。而这种肿块又有聚散无常推移可动的特点。

**[语译]** 奇经八脉发生病变的症状是怎样呢？答：阳维脉维系诸阳经脉，为身之表，阴维脉维系诸阴经脉，为身之里。假使阴维脉不能联系诸阴经脉，阳维脉不能联系诸阳经脉，就是阴阳不能维持一身，失去相互维系作用，会使精神不爽，情志抑郁，恍惚善忘，疲倦乏力不能自主。阳维脉的病变，因阳为卫，卫受邪，故发寒热；阴维脉的病变，因阴为荣，荣为血，血是心所主，故心痛。阴跻脉的病变，属阳的外侧(外踝上)弛缓，属阴的内侧(内踝上)拘急；阳跻脉的病变，属阴的内侧(内踝上)弛缓，属阳的外侧(外踝上)拘急。冲脉的病变，气逆上冲，而腹痛胀急不舒。督脉的病变，脊柱强直而厥。任脉的病变，其内凝滞气结。在男子为七疝，在女子为瘕聚。带脉的病变，腹中胀满，腰部疲倦乏力，好像坐在水里的感觉。这就是奇经八脉所发生的病变。

**[原文]** 诊得阳维脉浮者，暂起[1]目眩，阳盛实，苦肩息，洒洒如寒。

诊得阴维脉沉大而实者，苦胸中痛，胁下支满，心痛。

诊得阴维如贯珠者，男子两胁实，腰中痛，女子阴中痛，如有疮状。

诊得带脉左右绕脐腹腰脊痛，冲阴股也。

两手脉，浮之俱有阳，沉之俱有阴，阴阳皆实盛者，此为冲督之脉也。冲督之脉者，十二经之道路也。冲督用事，则十二经不复朝于寸口，其人皆苦恍惚狂痴。不者，必当由豫[2]有两心也。

两手阳脉浮而细微绵绵[3]不可知，俱有阴脉，亦复细绵绵，此为阴跻阳跻之脉也。此家曾有病鬼魅风死，苦恍惚亡人为祸也。

诊得阳跻病拘急，阴跻病缓。

**[注释]**

[1]“暂（zhǎn 斩）起”引申为猝然的意思。暂《集韵》：“疾进也”。又同暂。

[2]“由豫”即犹豫。

[3]“绵绵”延续不绝的意思。

**[语译]** 阳维脉象见浮的，猝然发生目眩，这是阳气盛而又实，病人喘息抬肩，洒淅有寒状。

阴维脉象沉大而实的，胸中痛，胁下感觉胀满而心痛。

阴维脉象一串滑动的珠子，在男子两胁满实，腰部痛，在女子阴中作痛，像有生疮样。

带脉症见左右回绕着脐腹及腰脊作痛，引向股内侧近阴处。

两手脉象，轻按俱见阳脉，重按俱见阴脉，若阴阳都见实盛脉象，这是冲脉和督脉。按冲、督两脉是十二经通行的途径。如果属于奇经的冲、督二脉所主，那正经的十二脉不会朝于寸口，患者苦恍惚不定，如狂如痴。否则也会有犹豫不决的心理。

两手阳脉浮取细微，绵绵不绝，很难触知，同时重按均见阴脉，也是细小绵绵不断，这是阴跻、阳跻的脉。这家必曾有鬼魅的病及风病死亡，精神恍惚不定，想是死人为患。

阳跻脉为病见拘急；阴跻脉为病见弛缓。

**［原文］** 尺寸俱浮，直上直下，此为督脉。腰背强痛，不得俯仰，大人癫病，小儿风痫疾。

脉来中央浮，直上下痛者，督脉也。动苦腰背膝寒，大人癫，小儿痫也。灸顶上三丸[1]。

尺寸脉俱牢（一作芤），直上直下，此为冲脉。胸中有寒疝[2]也。

脉来中央坚实，径至关者，冲脉也。动苦少腹痛①，上抢心，有瘕疝，绝孕，遗矢②溺，胁支满烦也。

横寸口边丸丸[3]，此为任脉。苦腹中有气③如指[4]，上抢心，不得俯仰，拘急。

脉来紧细实长至关者，任④脉也。动苦少腹绕脐下，引横骨，阴中切痛[5]，取脐下三寸。

**［校勘］**

①“痛” 黄本作“病”。

②“矢” 原作“失”，据杨本改。

③“气” 缪本作“疾”。

④“任” 廖、朱、张本均作“带”。

**［注释］**

[1]“三丸” 作三壮解。

[2]“寒疝” 病名。

[3]“丸丸” 此处形容脉如珠丸。

[4]“指” 作“斤”解。

[5]“切痛” 剧痛意。

[语译] 脉尺部寸部直上直下都是浮的，这是督脉为病。症状可见腰背部强直而痛，不能俯仰，在大人则患癫疾，在小儿则是风痫病。

脉来时关部浮，直上下动的，是督脉。腰背膝部寒冷，大人为癫病，小儿为痫病。灸顶上三壮。

尺部寸部脉直上直下均有牢象的，这是冲脉。症状可见胸中有寒疝。

脉来中间坚实，直达关部的，这是冲脉。少腹痛，上逆抢心，为瘕疝病，女子不孕，二便不禁，胁下胀满烦闷。

脉横着寸口边，其状如珠丸，这是任脉。腹中有气充斥，上逆抢心，不能俯仰，拘急不舒。

脉象紧细而实长到关部的，这是任脉。此脉动，往往少腹部痛绕到脐下并牵引到横骨，阴中剧痛，当取穴在脐下三寸。

[按语] 奇经是与正经相对而言。根据古代文献记载，其循行起止，通达全身上下许多部位，牵涉范围较为广泛。本篇所述，与《难经》同，而层次说法稍异。

篇中言“容容”者有二：前“容容”作轻容解，像轻纱疲倦无力。后“容容”宜加水爿，乃水静流貌，见《杜牧赋》“二川溶溶”。所以造句不同，意义自别。

# 卷三

## 肝胆部第一

［提要］ 本篇叙述肝胆相互关系。由于气候变化，邪正虚实，而形成脉象太过与不及。又以五行生克，来分析疾病轻重和预后。

［原文］ 肝象木（肝于五行象木），与胆合为府（胆为清净之府）。其经足厥阴（厥阴肝脉），与足少阳为表里（少阳胆脉也，臓阴府阳，故为表里）。其脉弦（弦肝脉之大形也）。其相，冬三月（冬水王木相）；王，春三月；废，夏三月（夏火王木废）；囚，季夏六月（季夏土王木囚）；死，秋三月（秋金王木死）。其王日，甲乙；王时，平旦、日出[1]（并木也）。其困日；戊己；困时，食时[2]、日昳[3]（并土也）。其死日，庚辛；死时，晡时[4]、日入[5]（并金也）。其神魂（肝之所藏者魂）。其主色。其养筋（肝气所养者筋）。其候目（肝候出目，故肝实则目赤）。其声呼。其色青。其臭臊[6]（月令云：其臭羶）。其液泣（泣出肝）。其味酸。其宜苦（苦火味也）。其恶辛（辛金味）。肝俞在背第九椎，募[7]在期门（直两乳下二肋端）。胆俞在背第十椎，募在日月①（穴在期门下五分）。

右新撰[8]（并出《素问》诸经，昔人撰集或混杂相涉，烦而难了，今抄事要分别五脏名为一部）。

［校勘］

①“月” 此下朱、张本均有“穴”字。

[注释]

[1]“日出” 即卯时。

[2]“食时” 即辰时。

[3]“日昳” 即未时。

[4]“晡时” 即申时。

[5]“日入” 即酉时。

[6]“臊（sāo 骚）” 即腥羶之气味。

[7]“募（mù 目）” 指经脉之气所聚的地方，又称募穴。

[8]“新撰” 据《脉经钞》云：“为叔和自出机杼，类集而成，并自注之”。

**[语译]** 肝脏在五行中象木，同胆腑相结合。其经脉为足厥阴，同足少阳相为表里。其脉弦。得助于冬三月；旺盛于春三月；衰废于夏三月；囚闭于季夏六月；死于秋三月。旺日为甲乙；旺时为卯时。困日为戊己；困时为辰时、未时。死日为庚辛；死时为申时、酉时。魂藏于肝，故其神主魂。其主色。其养筋。其候目。在声为呼。在色为青。其臭为腥羶。其液为泣。其味酸。所喜味苦。所恶味辛。肝的俞穴在背上第九椎（椎下左右旁开各寸半），募穴在两乳下二肋端期门穴。胆的俞穴在背上第十椎（椎下左右旁开各寸半），募穴在期门下五分的日月穴。

以上是新撰之文。

**[原文]** 冬至之后得甲子，少阳起于夜半[1]，肝家王。（冬至者岁终之节，甲子日者，阴阳更始之数也，少阳胆也，胆者木也，生于水，故起夜半，其气常微少，故言少阳云夜半子者，水也。）肝者东方木（肝与胆为脏府故王东方，应木行也），万物始生，其气来耎而弱，宽而虚（春少阳气温和耎弱，故万物自生焉），故脉为弦（肝气养于筋，故其脉弦，弦亦法木体弦也）。耎即不可发汗，弱即不可下。宽者汗，开者通，通者利，故名曰宽而虚。（言少阳始起尚耎弱，人荣卫凑理开通，发即汗出不止，不可下，下之而泄利不

禁，故言宽虚通利也。）春以胃气为本，不可犯也。（胃者土也，万物禀土而生，胃亦养五脏，故肝王以胃气为本也，不可犯者，不可伤也。）

右四时经[2]。

［注释］

［1］“夜半” 即子时；或称子夜。

［2］“四时经” 据《脉经钞》载，系叔和搀杂而成，题曰“四时经”，非别有一书。

［语译］ 冬至以后得甲子日，少阳起于夜半子时，肝经旺。肝属东方木，万物刚生长，气来是温和软弱，宽虚通利，故脉为弦。软就不可发其汗，弱就不可用下法。春得宽脉则汗、开、通、利均能正常而不壅滞，所以叫宽而虚。尤其当春之令，以胃气为本，不能侵犯，以免耗伤胃气。

以上是四时经之文。

［原文］ 黄帝问曰：春脉如弦，何如而弦？岐伯曰：春脉肝也，东方木也，万物之所以始生也，故其气来濡弱轻虚而滑，端直以长，故曰弦。反此者病。黄帝曰：何如而反？岐伯曰：其气来实而强，此谓太过，病在外。其气来不实而微，此谓不及，病在中。黄帝曰：春脉太过与不及，其病皆何如？岐伯曰：大过则令人善忘（忘当作怒）忽忽[1]，眩冒而癫疾。不及则令人胸胁①痛引背，下则两胁胠满。黄帝曰：善！

［校勘］

①“胁”《素问》玉机真脏论无。

［注释］

［1］“忽忽” 恍忽不爽之意。

［语译］ 黄帝问：春天脉象如弦样，怎样来解释弦呢？岐伯答：春脉主肝，属东方木，是万物开始生长的时候，所以脉气来时软弱、轻虚而滑、端直而长，这叫做弦脉。违反的就是病。黄帝说：怎样算是违反？岐伯答：脉气来时应指实而有

力，这叫太过，主病在外。脉气来时不实而微，这叫不及，主病在里。黄帝说：春脉太过与不及，它的病怎么样呢？岐伯答：脉气太过会使人记忆力衰退，精神恍惚，头目眩冒而成巅顶疾病。脉气不及会使人胸胁痛引背部，下则引起两胁下满闷。黄帝说：讲得对！

［**原文**］ 肝①脉来濡弱，招招[1]如揭竿末梢曰②平（《巢源》云：绰绰如按琴瑟之絃，如揭长竿曰平）。春以胃气为本。肝③脉来盈实而滑，如循[2]长竿，曰肝病。肝④脉来急而益劲，如新张弓弦，曰肝死。

真肝脉至，中外急，如循刀刃责责然[3]（《巢源》云：赜然），如按琴瑟絃。色青白不泽，毛折[4]乃死。

春胃微弦曰平。弦多胃少曰肝病。但絃无胃曰死。有胃而毛⑤曰秋病。毛甚曰今病。

肝藏血，血舍魂，悲哀动中则伤魂，魂伤则狂妄不精[5]，不敢正当人[6]（不精不敢正当人，一作其精不守，令人阴缩），阴缩而筋挛，两胁骨不举[7]，毛悴色夭，死于秋。

春肝木王，其脉弦细而长，名曰平脉也⑥。反得浮涩而短者（《千金》云：微涩而短），是肺之乘肝，金之克木，为贼邪大逆，十死不治。（一本云：日月年数至三，忌庚辛。）反得洪大而散者（《千金》云：浮大而洪），是心之乘肝，子之扶⑦母为实邪，虽病自愈。反得沉濡而滑者，是肾之乘肝，母之归子为虚邪，虽病易治。反得大而缓者，是脾之乘肝，土之陵木为微邪，虽病即差。

肝脉来濯濯[8]如倚竿，如琴瑟之弦，再至曰平[9]；三至曰离经病；四至脱精[10]；五至死[11]；六至命尽[12]，足厥阴脉也。

［**校勘**］

①“肝” 此上《素问》平人气象论有“平”字。

②“曰” 此下《素问》有“肝”字。

③“肝” 此上《素问》有“病”字。

④“肝” 此上《素问》有“死”字。

⑤“有胃而毛”《素问》作“胃而有毛”。

⑥“脉也”《千金方》卷十一，肝脏脉论第一无。

⑦“扶”《千金方》作“乘”。

**[注释]**

[1]“招招” 马莳：“招，迢同。迢迢如揭长竿末梢，似弦而甚和。”形容脉象的柔弱和软。

[2]“循” 行顺也，执持而顺行之；又依也。

[3]“责责然” 锋利可畏的形容词。

[4]“毛折” 毫毛枯焦。

[5]“不精” 指神志不精明。

[6]“不敢正当人” 指不欲见人，喜独居室内。

[7]“两胁骨不举” 两胁骨陷下而不起。

[8]“濯濯（zhuó zhuó 酌酌）” 此处形容脉象如水激荡的样子。

[9]“再至曰平” 是一呼脉两至，一吸脉两至，一息脉四至，这是脉的至数。平，是气血和平，即正常的意思。

[10]“四至脱精” 脱，犹失也。一呼四至，一吸四至，一息脉八至，乃阳气乱，故脉数，数则气为热耗，耗则精竭，所以称为脱精。

[11]“五至死” 一呼五至，一吸五至，一息脉十至，为死脉。

[12]“六至命尽” 一呼六至，一吸六至，一息脉十二至，表示气血已衰，脏在神去，生命将尽。

**[语译]** 肝脉来的形状软弱，像拿长竿末梢，柔弱和软，这叫做平脉。春天以胃气为根本的。肝脉来的形状盈满充实而滑，如顺着长竿样，这叫做肝病。肝脉急，益加强劲，如按着新张的弓弦样，这叫做肝的死脉。

肝真脏脉来的时候，里外均急，如摩着刀刃一样的锋利，如按着琴瑟的纮索。面色青白而不润泽，毫毛枯焦，主死。

肝主春木，春得胃土冲和之气，脉长而软，叫做微弦，这是无病的平脉。假使弦多缺少胃土冲和之气是肝病。但弦硬全无胃土冲和之气主死。有胃土冲和之气而现肺的毛脉，应到秋得病。如果肺的毛脉轻浮过甚，现在就得病了。

血藏于肝，魂舍于血，悲哀动于中就伤了魂，魂伤则狂言妄语，神志不精明，不敢正面见人，阴缩而筋挛，两胁骨陷下而不起，皮毛憔悴，色泽不荣，死于秋天。

春令肝木当旺，脉见弦细而长，叫做平脉。假使反得浮涩而短，是肺来乘肝，即金来克木，谓之贼邪，这是大为反常的十死不治。假使反得洪大而散的脉，是主心来乘肝，即子来扶母，谓之实邪，虽然得了病也可以自然痊愈。假使反得沉濡而滑的脉，是肾来乘肝，即母来归子，谓之虚邪，虽然得了病也容易治疗。假使反得大而缓的脉，是主脾来乘肝，即土来凌木，谓之微邪，虽然有了病也很轻。

肝脉来时濯濯直上，像倚着长竿，按着琴瑟的纮索一样，一呼两至为平脉；三至为病；四至为脱精；五至为死脉；六至则命绝。是足厥阴的脉象。

［**原文**］ 肝脉急甚为恶言；微急为肥气[1]，在胁下若覆杯。缓甚为善呕；微缓为水瘕痹[2]。大甚为内痈，善呕衄；微大为肝痹阴①缩[3]，咳引少腹。小甚为多饮；微小为消瘅[4]。滑甚为癞疝；微滑为遗溺。涩甚为淡饮[5]；微涩为瘈疭挛筋②。

足厥阴气绝则筋缩③，引卵[6]与舌④。厥阴者肝脉也，肝者筋之合也，筋者聚于阴器⑤，而脉络于舌本，故脉弗营则筋缩急⑥，筋缩急则引舌与卵，故唇青舌卷卵缩，则筋先死。庚笃辛死，金胜木也。

肝死脏，浮之脉⑦弱，按之中如索不来，或曲如蛇行者，死。

右《素问》，《针经》，张仲景。

**[校勘]**

①“阴” 原无，从广、钱本、《灵枢》邪气脏腑病形篇补。

②“瘈疭挛筋”《灵枢》作“瘈挛筋痹”。

③“缩”《灵枢》经脉篇作“绝”。

④“引卵与舌”《灵枢》无。

⑤“器”《灵枢》作“气”。

⑥“筋缩急”《灵枢》作“筋急”，下句同。

⑦“脉”《千金方》卷十一，肝脏脉论第一无。

**[注释]**

[1]“肥气” 是肝积病名。在左胁下，如复杯状，突出如肉，称为肥气。

[2]“水瘕痹” 即水结在胸胁下，结聚成形而小便不通。

[3]“肝痹阴缩” 指肝气郁滞，阴器收缩。

[4]“消瘅” 即消渴病。

[5]“淡饮” 即痰饮。古淡痰通。

[6]“卵” 指睾丸。

**[语译]** 肝脉急甚，言语不和；微急为肥气病，在胁下像覆杯。缓甚会呕吐；微缓是水瘕痹证。大甚为内痈，会呕血衄血；微大为肝气郁滞，阴器收缩，咳嗽牵引到少腹部。小甚为多饮；微小为消渴病。滑甚为癫疝；微滑为遗尿。涩甚为痰饮，微涩为筋脉拘挛瘈疭。

足厥阴经气绝，筋脉收缩牵引睾丸与舌本。足厥阴经属肝脉，合于筋，筋聚于阴器，而脉络系于舌本，所以脉不营濡则筋见缩急，筋缩急则引舌与卵，故见口唇青，舌卷卵缩，说明筋先失去作用。庚日病重，辛日死，属金克木的缘故。

肝脏死脉，是轻按脉弱，中取似索而不应，屈曲像蛇走一样的，死。

以上是《素问》、《针经》、张仲景之文。

## 心小肠部第二

［提要］ 叙述心与小肠的关系，并指出心脉正常与反常和天时、季节、情志等有密切的联系，并以正常人的呼吸与病者的脉搏作比例，为诊断疾病的轻重、逆顺、与脏腑生克有关。特别提示人们脉象当以胃气为本。

［原文］ 心象火，与小肠合为府。（小肠为受盛之府也）。其经手少阴（手少阴心脉也），与手太阳为表里（手太阳小肠脉也）。其脉洪（洪心脉之大形）。其相，春三月（木王火相）；王，夏三月；废，季夏六月；囚，秋三①月（金王火囚）；死，冬三月（水王火死）。其王日，丙丁；王时、禺中[1]、日中[2]。其困日，庚辛；困时，晡时、日入。其死日，壬癸；死时，人定[3]、夜半。其藏神（心之所藏者神也）。其主臭。其养血（心气所养者血）。其候②舌。其声言（言由心出故主言）。其色赤。其臭焦。其液汗。其味苦。其宜甘（甘脾味也）。其恶咸（咸肾味也）。心俞在背第五椎（或云第七椎），募在巨阙（在心下一寸）。小肠俞在背第十八椎，募在关元（脐下三寸）。

右新撰。

［校勘］

①“三” 广本作“七”。

②“候” 广本作“喉”。

［注释］

［1］“禺中” 日近午也。即巳时。

［2］“日中” 日正午也。即午时。

［3］“人定” 即亥时。

［语译］ 心在五行中象火，同小肠府相结合。其经脉为手

少阴，同手太阳相为表里。其脉洪大。得助于春三月；旺盛于夏三月；衰废于季夏六月；囚闭于秋三月；死于冬三月。旺日为丙丁；旺时为巳时、午时。困日为庚辛；困时为申时、酉时。死日为壬癸日；死时为亥时、子时。心藏神。其主臭。其养血。其候舌。在声为言。在色为赤。在臭为焦。其液汗。其味苦。所喜味甘。所恶味咸。心的俞穴在背上第五椎（椎下左右旁开各寸半），募穴在心下一寸巨阙穴。小肠俞穴在背上第十八椎（椎下左右旁开各寸半），募穴在脐下三寸关元穴。

以上是新撰之文。

［原文］　心者南方火①（心主血，其色赤，故以夏王于南方应火行）。万物洪盛，垂枝布叶，皆下垂如曲，故名曰钩。（心王之时，太阳用事，故草木茂盛枝叶布舒皆下垂曲，故谓之钩也。）心脉洪大而长，洪则卫气实，实则气无从出。（脉洪者卫气实，卫气实则腠理密，密则气无从出。）大则荣气萌。萌洪相薄[1]，可以发汗，故名曰长。（荣者血也，萌当为明字之误耳，血王故明且大也，荣明卫实，当须发动通其津液也。）长洪相得，即引水浆溉灌经络，津液皮肤。（夏热阳气盛，故其人引水浆润灌肌肤，以养皮毛，犹草木须雨泽以长枝叶。）太阳洪大，皆是母躯。幸得戊己，用牢根株。（太阳夏火，春木为其母，阳得春始生，名曰少阳。到夏洪盛，名曰太阳，故言是母躯也。戊己土也，土为火子，火王即土相，故用牢根株也。）阳气上出，汗见于头。五月枯翤②[2]，胞中空虚，医反下之，此为重虚也。（月当为内，巳当为乾，枯燥也。皆字误耳。内字似月，由来远矣。遂以传焉。人头者，诸阳之会。夏时饮水浆，上出为汗，先从头流于身躯，以实其表。是以五内乾枯燥，则胞中空虚津液少也。胞者，膀胱津液之府也。愚医不晓，故反下之，令重虚也。）脉浮有表无里，阳无所使。（阳盛脉浮，宜发其汗，而反下之，损于阴气。阳为表；阴为里。经言：阳为阴使，阴为阳守，相须而行。脉浮，故无里也。治之错逆，故令阴阳离别，不能复相朝使。）不但危身，并中其母。（言下之，不但伤心，并复中肝。）

右四时经。

[校勘]

①“心者南方火”《千金方》卷十三，心脏脉论第一作“夏时”。

②“五月枯𦼮”《千金方》作“五内干枯”。

[注释]

[1]“萌洪相薄（bó 舶）” 作卫气实，营气强，实强相迫解。

[2]“𦼮（jiān 奸）” 作干解。

[语译] 心属南方火。万物生长茂盛发枝生叶，皆舒展而曲下，所以心脉取象为钩。心脉是洪大而长的，洪是说明卫气实，卫实则腠理致密，精气不漏。大是说明荣气强。实、强相迫，可以发汗，所以叫做长。长、洪相结合，说明夏天气候热，阳气盛，就要引饮水浆以灌溉经络，浸润皮肤。心脉到夏洪盛叫做太阳，为洪大太阳本脉，是得自母体之春木。火旺则土相，所以喜得土培，用以牢固根株。头为诸阳之会，阳气上出为汗。五月又为阳盛的时候，汗出多则枯燥。引起胞中空虚，是津液少的缘故，医者不知而反下之，犯虚虚之戒。又阳盛脉浮，是有表症无里症，单表之症，阳无所附，所谓阳为阴使，阴为阳守，本相须而行，治错反助其相离。不但危及本身，并且中伤了肝脏。

以上是四时经之文。

[原文] 黄帝问曰：夏脉如钩，何如而钩？岐伯曰：夏脉心也，南方火也，万物之所以盛长也，故其气来盛去衰，故曰钩。反此者病。黄帝曰：何如而反？岐伯曰：其气来盛去亦盛，此谓太过，病在外。其来不盛去反盛，此谓不及，病在中。黄帝曰：夏脉太过与不及，其病皆何如？岐伯曰：太过，则令人身热而肤痛为浸淫[1]。不及，则令人烦心。上见欬唾，下为气泄[2]。帝曰：善！

心①脉来，累累[3]如连珠，如循②琅玕[4]曰平③。夏以胃气为本。心④脉来，喘喘[5]（《甲乙》作累累）连属，其中微曲[6]曰心病。心⑤脉来，前曲后居⑥[7]，如操带钩。曰心死。

真心脉至，坚而搏，如循薏苡子[8]，累累然，其色赤黑不泽，毛折乃死。

夏胃微钩曰平。钩多胃少曰心病。但钩无胃[9]曰死。胃而有石曰冬病。石甚曰今病。

心藏脉，脉舍神，怵惕思虑则伤神[10]，神伤则恐惧自失，破䐃脱肉[11]，毛悴色夭，死于冬。

［校勘］

①“心” 此上《素问》平人气象论有“平”字。

②“循” 缪、朱、张本均作“顺”。

③“平” 此上《素问》有“心”字。

④“心” 此上《素问》有“病”字。

⑤“心” 此上《素问》有“死”字。

⑥“居” 缪本无。

［注释］

[1]“浸淫” 病名。《金匮》起如粟米，继而破痒，脓水蔓延。

[2]“气泄” 即矢气。

[3]“累累” 连续貌。

[4]“琅玕（gān 甘）” 温润如玉柔滑似珠的一种石。

[5]“喘喘” 形容脉来动促而急。

[6]“其中微曲” 即前钩多胃少之意。

[7]“前曲后居” 是形容心脉失却冲和之气，但钩无胃之象。张景岳：“前曲者，谓轻取则坚强而不柔；后居者，谓重取则实牢而不动。”

[8]“如循薏苡子” 形容脉象短实而坚。

[9]“但钩无胃” 脉来时疾速，去时迟缓者曰钩。但钩无胃，形容脉只见钩象而无冲和之胃气。

［10］“怵惕思虑则伤神”　怵惕是肾来乘心，思虑则脾来乘心，二邪相乘，所以伤神。

［11］“破䐃（jùn 菌）脱肉”　䐃者，肉之标，谓膝肘后肉如块者，脾主肉，故肉如脱尽，䐃如破败。

**［语译］**　黄帝问：夏脉象钩，怎样来解析钩？岐伯答：夏脉言心，属南方火，是万物生长强盛的时候，所以脉气来时强盛去时轻微，这叫做钩脉，违反就是病。黄帝说：怎样算是违反？岐伯答：脉气来时强盛，去时也强盛，这是太过，主病在外。脉气来时不强盛，去时反强盛，这是不及，主病在里。黄帝说：夏脉太过和不及，它的病状是怎样呢？岐伯答：太过会使人身热皮肤痛，发为浸淫疮。不及，会使人心烦，上见咳唾涎沫，下见矢气下泄。黄帝说：讲得对！

心脉来的形状，连续不断如串连的珠子，像扪着珠玉样温润柔滑，这叫做平脉。夏天以胃气为根本的。心脉来的形状动促而急，其中又见轻微钩曲，是钩多胃气少，叫做心病。心脉来的形状，初按只见钩曲脉象而无冲和之气，好像摸着带钩一样，叫做心的死脉。

真脏心脉来的形状，坚牢搏手，好像扪着苡米子样，连续不断，肤色现赤黑而不润泽，毫毛枯焦会死。

夏脉得微钩而有冲和胃气，这是无病的平脉。假使钩多而冲和胃气少是心病。但是钩多而无冲和胃气为死脉。虽有胃气而兼现坚沉的肾脏石脉，到冬得病。假如石脉坚沉过甚，就不到冬天而现在病了。

脉藏于心，神舍于脉，惊惧思虑过甚就伤了神，神伤就恐惧不安自己若有所失，肌肉消削，皮毛憔悴，色泽不荣，死在冬。

**［原文］**　夏心火王，其脉洪（《千金》作浮大而洪）大而散，名曰平脉。反得沉濡而滑者，是肾之乘心，水之克火为贼邪，大逆，十死不治（一本云：日月年数至二忌壬癸）。反得大而缓者，

是脾之乘心，子之扶①母，为实邪，虽病自愈。反得纮细而长者，是肝之乘心，母之归子，为虚邪，虽病易治。反得浮（《千金》浮作微）涩而短者，是肺之乘心，金之陵火，为微邪，虽病即差。

心脉来，累累如贯珠滑利，再至曰平；三至曰离经病；四至脱精；五至死；六至命尽。手少阴脉。

**［校勘］**

①“扶”《千金方》卷十三，心脏脉论第一作“乘”。

**［语译］** 夏令心火旺，脉见洪大而散，叫做平脉。假使反得沉濡而滑的脉，是主肾来乘心，即水来克火，叫做贼邪。这是大为反常的，十死不治。假使反得大而缓的脉，是主脾来乘心，即子来扶母，谓之实邪，虽得病也可自然痊愈。假使反得弦细而长的脉，是主肝来乘心，即母来归子，谓之虚邪，虽得病也容易治愈。假如反得浮涩而短的脉，是主肺来乘心，即金来凌火，谓之微邪，虽有病，也就很快告愈。

心脉来时连续不断，如联珠样滑利，一呼两至为无病；一呼三至脉离其常度，谓之离经；一呼四至精气耗散谓之脱精；一呼五至为死脉；一呼六至为命绝难救。这些是手少阴心经的脉象。

**［原文］** 心脉急甚为瘈疭；微急为心痛引背，食不下。缓甚为狂笑；微缓为伏梁[1]，在心下上下行，时唾血。大甚为喉介[2]；微大为心①痹[3]引背，善泪出。小甚为善哕；微小为消瘅②。滑甚为善渴；微滑为心疝[4]引脐少腹鸣。涩甚为瘖[5]；微涩为血溢维厥[6]，耳鸣癫疾。

手少阴气绝，则脉不通。少阴者，心脉也。心者，脉之合也。脉不通，则血不流，血不流，则发色不泽，故其面黑如漆柴者，血先死。壬笃癸死，水胜火也。

心死脏。浮之脉实如豆麻击手[7]，按之益躁疾[8]者，死。

右《素问》、《针经》、张仲景。

[校勘]

①“心” 缪、廖、朱、张本均作“喉”。

②“瘅” 原作“痹”。据杨、廖、缪、钱本改。

[注释]

[1]“伏梁” 心积，五积之一。因气血凝滞成形，大如手臂，像屋梁一样伏在心胸之下，故名。

[2]“喉介” 喉间如有物梗阻。

[3]“心痹” 五脏痹证之一。主要症状为心悸、气喘、咽干、常叹气、烦躁、容易惊恐等。

[4]“心疝” 寒邪侵犯心经而成的疝病。

[5]“瘖（yīn 音）” 发言不扬或发音不出。

[6]“维厥” 维指四维，即手足。维厥是手足厥逆意思。

[7]“豆麻击手” 形容脉象坚实大小不等的形状。

[8]“躁疾” 指脉象动速不静。

[语译] 心脉急甚为筋脉掣搐不安；微急为心痛引背，食不下。缓甚为狂笑；微缓为心积病在心下，上下动，时唾血。大甚为喉间如有物梗塞；微大为心气闭塞作痹，引及背部，容易流泪。小甚会呃逆；微小为消瘅证。滑甚为口渴；微滑为心气积而为疝，引及脐中，小腹作响。涩甚为瘖哑；微涩为血溢，手足厥冷，耳鸣、癫疾。

手少阴经气绝，脉道不通。少阴经属心脉。心与脉合。脉道不通，血就不流行，血不流行发色就不润泽，所以面色黑如漆柴，说明血先死的象征。壬日病重，癸日病死，是水胜火的缘故。

心脏死脉，轻按脉实，像豆麻击手，按之更见躁动而疾的，死。

以上是《素问》《针经》张仲景之文。

# 脾胃部第三

［提要］ 本篇叙述脾与胃的关系，并指出脾为孤脏，寄旺四季，旁通四脏，准以脉象，论其虚实，定其宜忌，以五行之生克，断疾病之顺逆；胃气之多少，决预后之良恶；季节、日时之旺衰，主病情之轻重等。

［原文］ 脾象土，与胃合为府（胃为水谷之府）。其经足太阴（太阴脾之脉也），与足阳明为表里（阳明胃脉）。其脉缓（缓，脾脉之大形也）。其相，夏三月（火王土相）；王，季夏六月；废，秋三月；囚，冬三月；死，春三月。其王日，戊己；王时，食时、日昳。困日，壬癸；困时，人定、夜半。其死日，甲乙；死时，平旦、日出（并木时也）。其神意。其主味。其养肉。其候口。其声歌。其色黄。其臭香。其液涎。其味甘。其宜辛。其恶酸。脾俞在背第十一椎，募在章门（季肋端是）。胃俞在背第十二椎，募在太仓。

右新撰

［语译］ 脾脏在五行中象土，同胃腑相结合。其经脉为足太阴，同足阳明相为表里。其脉缓。得助，于夏三月；旺盛，于季夏六月；衰废，于秋三月；囚闭，于冬三月；死，于春三月。旺日，为戊己；旺时，为辰时、未时。困日，为壬癸；困时，为亥时、子时；死日，为甲乙；死时，为寅时、卯时。意藏于脾，故其神主意。其主味。其养肉。其候口。其在声为歌。在色为黄。在臭为香。其液为涎。其味甘。所喜味辛。所恶味酸。脾的俞穴在背上第十一椎旁开各寸半，募穴在季肋端章门穴。胃俞穴在背上第十二椎旁开各寸半，募穴在中脘穴。

以上是新撰之文。

［原文］ 脾者土也，敦[1]而福[2]，敦者，厚也，万物众色不同（脾主水谷，其气微弱，水谷不化，脾为土行，王于季夏，土性敦

厚，育养万物，当此之时，草木备具，枝叶茂盛，种类众多，或青黄赤白黑色各不同矣），故名曰得福者广（土生养万物，当此之时，脾则同禀诸腑，故其德为广大）。万物悬根住茎，其叶在巅。蜎[3]蜚[4]蠕动，蚑[5]蠷[6]喘息，皆蒙土恩[7]（悬根住茎草木之类也。其次则蠛蚋几微之虫，因阴阳气变化而生者也。喘息，有血脉之类也，言普天之下，草木昆虫，无不被蒙土之恩福也），德则为缓，恩则为迟，故令太阴脉缓而迟。尺寸不同（太阴脾也，言脾王之时，脉缓而迟，尺寸不同者，尺迟而寸缓也）。酸咸苦辛，大（一作土）沙[8]（一作涉，又作妙）而生，互行其时，而以各行，皆不群行，尽可常服[9]（肝酸，肾咸，心苦，肺辛濇，皆四脏之味也。脾主调和五味，以禀四脏，四脏受味于脾，脾王之时，其脉涩，一作沙，一作妙，达于肌肉之中，互行人身躯，乃复各行，随其四肢，使其气周匝，荣诸脏腑，以养皮毛，皆不群行至一处也，故言尽可常服也）。土寒则温，土热则凉[10]（冬阳气在下，土中温暖，夏阴气在下，土中清凉，脾气亦然）。土有一子，名之曰金，怀挟抱之，不离其身。金乃畏火，恐热来熏，遂弃其母，逃归①水中。水自②金子，而藏火神，闭门塞户，内外不通，此谓冬时也（阳气在中，阳为火行，金性畏火，故恐熏之，金归水中而避火也，母子相得益盛，闭塞不通者，言水气充实，金在水中，此为强固，火无复得往克之者，神密之类也）。土亡③其子，其气衰微，水为洋溢，浸渍为池（一作其地）。走击[11]皮肤，面目浮肿，归于四肢（此为脾之衰损，土以防水，今土弱而水强，故水得陵之而妄行）。愚医[12]见水，直往下之，虚脾空胃。水遂居之，肺为喘浮（脾胃已病，宜扶养其气，通利水道。愚医不晓而往下之，此为重伤，水气遂更陵之，上侵胸中，肺得水而浮，故言喘浮）。肝反畏肺，故下沉没（肺金肝木，此为相克，肺浮则实，必复克肝，故畏之沉没于下）。下有荆棘，恐伤其身，避在一边，以为水流（荆棘木之类，肝为木，今没在下，则为荆棘，其身脾也。脾为土，土畏木，是以避在下一边，避木也。水流者，水之流路也。土本克水，而今微弱，又复触木，无复制水，故水得流行）。心衰则伏，肝微则沉，故令脉伏而沉（心火肝木，火则畏水而木畏金，金水相得，其气则实，克于肝心，故令二脏衰微，脉为沉伏也）。工医[13]来占④[14]，因⑤转[15]孔穴，利其溲便，遂通水道，甘液下流，亭[16]其阴阳，喘息则微，汗出正流。肝著其根，心气因起，阳行四肢。肺气亭亭[17]，喘息则安（转孔穴者，诸脏之荣卫转治使顺，甘液，脾之津液，亭其阴阳，得复其常所，故荣卫开通，水气消除，肝得远著其根株，肝心为母子，肝著则心气得起，肺气平调，故言亭亭，端好之意也）。肾为安声，其味为咸（肺主声，肾为其子，助于肺，故言安声，咸肾味也）。倚坐母败，洿臭如腥[18]（金为水母，而归水中，此为母往从子，脾气反虚，五脏由此而相克贼倚倒致败，则洿臭而腥，故云然也）。土得其子，则成为山[19]。金得其母，名曰邱[20]英⑥[21]。

右四时经。

［校勘］

①“归”《千金方》卷十五，脾脏脉论第一作“于”。

②“自”《千金方》作“为”。

③“亡”《千金方》作“失”。

④“工医来占”《千金方》作“上医远占”。

⑤“因”《千金方》作“固”。

⑥“英” 杨、缪、钱本、《千金方》均作“矣”。

［注释］

［1］“敦” 厚也。有“德厚配地”之说。脾象“地”属“土”，故其象征为“厚”。

［2］“福” 作“福泽”或“恩泽”解。

［3］“蜎（yuān 渊）” 古书指孑孓。

［4］“蜚（fěi 菲）” 害虫名，体轻如蚊。

［5］“蚑（qí 歧）” 虫豸的通称。有足的虫叫做虫，无足的虫叫做豸。

［6］“蠷（qú 渠）” 虫名，又叫搜夹子。

［7］“皆蒙土恩” 指冬天蛰伏的各种虫类，到了春天都开

始活动。草木昆虫皆受土之恩福。

[8]“大沙” 费解。拟从小注作“土涉”解。此处指脾土和酸咸苦辛四味关系。

[9]“服” 古代威德所驯服的地方，叫做“服”。如《书经》言：“五服”。《周礼》言：“六服”，“七服”。此处可释为脾经所循行范围。

[10]“土寒则温，土热则凉” 指冬天气候寒冷，阳气收藏在下，土壤深处反温暖，故曰土寒则温。夏天气候炎热，阳气发泄于上，阴气在下，土壤深处反清凉，故曰土热则凉。犹如井水，冬温夏凉亦然。

[11]“击” 此处作触解。

[12]“愚医” 指不高明的医生。

[13]“工医” 指高明的医生。

[14]“占” 候或视之意。此处作诊断解。

[15]“转” 作转移解。

[16]“亭” 平均。

[17]“亭亭” 耸立貌。形容为“亭亭玉立。”

[18]“洿臭如腥”“洿” 聚也。“如”与而通。即臭气聚集而腥。

[19]“山” 古代认为“山，产地也。”“山，宣也”。意思是说：宣散土气并生殖万物的高地，叫做山。

[20]“邱” 即丘。小山为邱。

[21]“英” 山形出现两重的，叫做英。

**[语译]** 脾象土，性敦厚，而施福泽，助万物诸色之品类，所以其德广大。诸凡万物草木之类，不论悬根而出，或住茎而生，其叶亦随之而生。昆虫的呼吸与蠕动，草木培植与生长，二者无不受土之福泽。在万物方面，因有所“得”而为“德”，在“地”“土”方面，因有所“赐”而为“恩”。地属阴，土性敦厚而温柔，具有厚德载物，育养万物的特点，所赐

缓缓，则所得者徐徐，所以太阴脾脉，有缓和迟的性质。尺寸随之不同，故寸脉缓而尺脉迟。酸、咸、苦、辛四脏之味，皆禀受脾土而生，各随其行，荣诸脏腑，皆不群行到一处，所以都可常服。冬时阳气下存，气候反寒，而土中温煖，夏时阴气下存，气候反热，而土中清凉。土生金是母子关系，怀抱提携，密切不离。火刑金，金是怕火热来熏的，于是弃其母，就其子，逃归水中。金水相生，而收藏火神，例如隆冬时候，闭门塞户，内外不通，即人身阳气闭藏的含义。土失了金，是表现其气衰微。土既衰微，则无制水的能力，水得凌之而妄行，好像海水洋溢，淹没地面，沉浸变成水池一样。这样泛滥的水，从内向外，刺激皮肤，就出现面目浮肿，归于四肢，则四肢肿胀。一般医生，只知见水泻水，以致脾胃更为空虚。然水聚而上凌于肺，发为喘浮。肺实必复克肝，故畏之沉没于下。肝沉在下如荆棘之木，脾气畏克，失其正位，则不能制水。水得流行，以克心火，肝木畏金，金水相得其气则实，克于肝心，故令二脏衰微，脉为沉伏。高明的医生来诊病时，转换孔穴，通利其便，水道遂通，脾胃的津液得以通调，平衡其阴阳，则喘息减轻，汗出正常。土能制水，则水气消除，肾气得治，肾水可生肝木，肝得水之滋润，还著其根，木生火，心气因之而振作，阳气得以运行于四肢。肺主气，气平则喘息安。肾为肺之子，子能助母，肺声得以安，肾味为咸。假如金畏火克，下逃水中，金水相倚，而脾又失子之助，其气乃虚五脏因此互相克贼，倚靠致败，水浊不流，则洿积为池，又腥又臭。脾土为母，肺金为子，土得金之助，好像“山”和“丘”的关系，山大而丘小，山为丘之母，脾就像成为山的作用。反之肺金得脾母的相倚，就像起“子”的作用，也就是像丘的作用，或且是两重小丘的作用。

以上是四时经之文。

**［原文］** 黄帝曰：四时之序，逆顺[①]之变异也。然脾脉独

何主？岐伯曰：脾②者土也，孤脏以灌四旁者也。曰③：然则脾善恶[1]可得见乎？曰④：善者不可得见，恶者可见。曰⑤：恶者何如⑥？曰⑦：其来如水之流者，此谓太过，病在外。如鸟之喙[2]，此谓不及，病在中。太过⑧，则令人四肢沉重⑨不举。其不及，则令人九窍壅塞⑩不通，名曰重强[3]。

脾⑪脉来，而和柔相离，如鸡足⑫践地[4]，曰⑬平。长夏以胃气为本，脾⑭脉来，实而盈数如鸡举足[5]，曰脾病。脾⑮脉来，坚兑⑯如鸟之喙，如鸟之距[6]，如屋之漏[7]，如水之溜⑰[8]，曰脾死。

真脾脉至，弱而乍疎乍散（一作数）。色青黄不泽，毛折乃死。

长夏胃微濡弱，曰平。弱多胃少，曰脾病。但弱⑱无胃，曰死。濡弱有石，曰冬病。石⑲甚，曰今病。

脾藏荣，荣舍意⑳，愁忧不解则伤意，意伤则闷㉑乱，四肢不举，毛悴色夭，死于春。

[校勘]

①“顺”《素问》玉机真脏论作“从”。

②“脾”　此下《素问》有“脉”字。

③“曰”　此上《素问》有“帝”字。

④“曰”　此上《素问》有“岐伯”二字。

⑤“曰”　此上《素问》有“帝”字。

⑥“如”　此下《素问》有“可见”二字。

⑦“曰”　此上《素问》有“岐伯”二字。

⑧“太过”　此上《素问》有“帝曰：夫子言脾为孤脏，中央土以灌四傍，其太过与不及，其病皆何如？岐伯曰”。

⑨“沉重”《素问》无。

⑩“壅塞”《素问》无。

⑪“脾”　此上《素问》平人气象论有“平”字。

⑫“足”《素问》无。

⑬“曰”　此下《素问》有“脾”字。

⑭“脾”　此上《素问》有“病”字。

⑮“脾”　此上《素问》有“死”字。

⑯“坚兑”《素问》作“锐坚”。

⑰“滔”　杨、缪、广、钱本均作“溜”。《素问》作“流”。

⑱“弱”《素问》作“代”。

⑲“石”《素问》作“弱”。

⑳“藏荣、荣舍意”《灵枢》本神篇无。

㉑“闷”《灵枢》作“悗”。

**［注释］**

［1］“脾善恶”　指脾脉的正常与异常的意思。

［2］“如鸟之喙（huì 诲）”　喙作嘴。如鸟之喙是坚曲的意思。

［3］“重强”　五脏以胃为本，脾弱则脏气不和，胃气益强，故曰重强。

［4］“如鸡足践地”　张景岳：“从容轻缓也，此即冲和之气”，形容如鸡足踏地，和缓徐行之象。

［5］“如鸡举足”　汪机：“践地，是鸡不惊而徐行也；举足，被惊时疾行也。况实数与轻缓相反，彼此对看，尤是明白”。形容脉象疾而不缓。

［6］“如鸟之距”　如鸟距的坚锐。

［7］“如屋之漏”　王冰：“屋漏，谓时动复往”。形容脉象如屋漏水，点滴无伦次。

［8］“如水之滔”　如水流去而不返的意思。

**［语译］**　黄帝问：春夏秋冬的四时次序，有着顺逆的演变。然而脾脉单独主什么呢？岐伯说：脾属土，为单独一脏以灌溉四脏。说：脾脏的正常与异常可以见到吗？说：正常的不

能见到，有病的是可以见到。说：有病的脾脉怎样？说：脉来好像水的流动，这是太过。主病在外。脉来好像鸟的嘴，这是不及，主病在中。太过的脉，令人四肢沉重不能举动。不及的脉则令人九窍壅塞不通，名叫重强。

脾脉来柔软和缓，相距像鸡足踏地一样，叫做平脉。长夏以胃气为根本，脾脉来实而满数，如鸡举足疾行，叫做脾病。脾脉来的形状，坚硬尖锐如鸟嘴，如鸟距，如屋漏滴水，如水流出而不返，叫做脾的死脉。

真脏脾脉来弱时疏时散。色青黄不光泽，毫毛枯焦，死。

脾主长夏，得胃土冲和之气，脉微软而弱，是无病的平脉。假使弱多缺少胃土冲和之气是脾病。但弱全无胃土冲和之气主死。软弱而现肾的石脉，应到冬得病。如果肾沉石之脉过甚，现在就得病了。

荣藏于脾，而意舍于荣中，忧愁不自解就伤了意，意被伤就闷乱而四肢不举，皮毛憔悴，色泽不荣，死在春三月。

**［原文］** 六月季夏建未，坤未之间土之位[1]，脾王之时，其脉大，阿阿而缓[2]，名曰平脉。反得弦细而长者，是肝之乘脾，木之克土，为贼邪。大逆，十死不治。反得浮（《千金》浮作微）涩而短者，是肺之乘脾，子之扶母，为实邪，虽病自愈。反得洪大而散者（《千金》作浮大而洪），是心之乘脾，母之归子，为虚邪，虽病易治。反得沉濡而滑者，肾之乘脾①，水之陵土，为微邪，虽病即差。

脾脉苌苌而弱（《千金》苌苌作长长）来疎去数，再至曰平，三至曰离经病，四至脱精，五至死，六至命尽，足太阴脉也。

脾脉急甚为瘈疭；微急为膈②中满③，食饮入而还出，后沃沫[3]。缓甚为痿厥[4]；微缓为风痿[5]，四肢不用，心慧然若无病[6]。大甚为击仆[7]；微大为痞④气[8]裹大⑤脓血在肠胃之外；小甚为寒热；微小为消瘅。滑甚为癞⑥癃[9]；微滑为虫毒蛕肠鸣热⑦。涩甚为肠癞[10]；微涩为内溃，多下脓血也。

足太阴气绝，则脉不营其口唇⑧，口唇者肌肉之本也，脉不营则肌肉濡⑨，肌肉濡则⑩人中满，人中满则唇反，唇反肉先死。甲笃乙死，木胜土也。

脾死脏，浮之脉大缓（一作坚），按之中如覆杯[11]，絜絜状[12]。如摇者，死（一云：漐漐状如炙肉）。

右《素问》《针经》张仲景。

［校勘］

①“脾” 黄、朱、张本均作“肺”。

②“膈” 杨、缪、广、廖本均作“脾”。

③“满” 《灵枢》邪气脏腑病形篇无。

④“痞” 《灵枢》作“疝”。

⑤“裹大” 《灵枢》作“腹里大”。

⑥“癞” 《灵枢》作“瘄”。

⑦“蚘肠鸣热” 《灵枢》作“蛸蝎腹热”。

⑧“口唇” 《灵枢》经脉篇作“肌肉”。

⑨“濡” 《灵枢》作“软”，下句同。

⑩“则” 此下《灵枢》有“舌萎”二字。

［注释］

[1]“坤未之间土之位”“坤” 卦名，位在西南；“未”辰名，位亦在西南。土居中央，寄于坤位，故曰：坤未之间土之位。

[2]“阿阿而缓” 阿阿为发语词。此处形容脉象和缓。

[3]“后沃沫” 沫从口而出。

[4]“痿厥” 指痿病与厥病。

[5]“风痿” 痿之因于风的。

[6]“心慧然若无病” 是心里很清楚，和无病的人一样。

[7]“击仆” 即卒中。

[8]“痞气” 脾之积曰痞气。在胃脘复大如盘，久不愈，

令人四肢不收，发黄瘅，饮食不为肌肤。

[9]“癞癃” 即疝气病。

[10]“肠癞”《太素》杨上善注：“脉涩，气少血多而寒，故冷气冲下，广肠脱出，名曰肠癞。”

[11]“覆杯” 似覆着的杯子，头大末小。

[12]“絜絜（xié xié 协协）” 作静静解。

**[语译]** 六月季夏月建在未，坤未中间，属土位，是脾土当旺的时候，其脉大而和缓，叫做平脉。假使反得弦细而长的脉，是肝来乘脾，木来克土，谓之贼邪，这是大为反常的，十死不治。假使反得浮涩而短之脉，是主肺来乘脾，即子来扶母，谓之实邪，虽然得了病，不治自愈。假使反得洪大而散之脉，是主心来乘脾，即母来归子，谓之虚邪，虽然得了病，容易治疗。假使反得沉濡而滑之脉，是主肾来乘脾，即水来凌土，叫做微邪，虽然得了病也很轻。

脾脉久久而弱，来的时候很慢，去的时候很快，一呼两至为平脉；三至为病；四至为脱精；五至为死脉；六至则命绝。是足太阴的脉象。

脾脉急甚为筋脉瘈疭；微急为膈中胀满，饮食入胃而又带了口涎而吐出。缓甚为手足痿软或厥病；微缓为风痿病，虽四肢不用，而精神却很清楚，好像无病一样。大甚为卒中；微大为痞气，裹了大脓血在肠胃外面。小甚为寒热；微小为消瘅。滑甚为疝气；微滑为虫毒的反映，肠中有蛕，腹热会鸣。涩甚为脱肛；微涩为肠内溃疡，会下很多的脓血。

足太阴经气绝，则血脉不营其口唇，口唇为肌肉之本，血脉不营，则肌肉濡软，肌肉濡软，则人中肿，肿则唇外反，这是肉先失去作用。甲日病重，乙日病死，是木胜土的缘故。

脾脏死脉，是轻按脉象大而缓，按之如覆杯状静静的。若摇动的死。

以上是《素问》、《针经》、张仲景之文。

## 肺大肠部第四

［提要］　本篇叙述秋为手太阴肺金主令，与大肠表里关系，正常之脉微浮而濇，反之为肺之病脉。指出脏有远近，脉有迟疾，阴阳行度以漏刻计，疟疾发作随其受邪时间而定，以脏腑五行生克结合四时顺逆来推断疾病轻重和预后。

［原文］　肺象金，与大肠合为府（大肠为传导之府也）。其经手太阴（手太阴肺脉也），与手阳明为表里（手阳明大肠脉也）。其脉浮（浮肺脉之大形也）。其相，季夏六月（季夏土王金相）；其王，秋三月；废，冬三月；囚，春三月；死，夏三月（夏火王金死）。其王日，庚辛；王时，晡时、日入。其困日，甲乙；困时，平旦、日出；其死日，丙丁；死时，禺中、日中。其神魄。其主声。其养皮毛。其候鼻。其声哭。其色白。其臭腥。其液涕。其味辛。其宜咸。其恶苦。肺俞在背第三椎（或云第五椎也），募在中府（直两乳上二肋间）。大肠俞在背第十六椎，募在天枢（侠脐傍各一寸半）。

右新撰

［语译］　肺脏在五行中象金，同大肠腑相结合。其经脉为手太阴，同手阳明相为表里。其脉浮。得助于季夏六月；旺盛于秋三月；衰废于冬三月；囚闭于春三月，死于夏三月。旺日为庚辛；旺时为申时、酉时，困日为甲乙；困时为寅时、卯时；死日为丙丁；死时为巳时、午时。魄藏于肺故其神主魄。其主声。其养皮毛。其候鼻。在声为哭。在色为白。在臭为腥。其液为涕。其味辛。所喜味咸。所恶味苦。肺的俞穴在背上第三椎，募穴在两乳上二肋间中府穴。大肠俞穴在背上第十六椎，募穴在侠脐旁各一寸半天枢穴。

以上是新撰之文。

［原文］　肺者西方金，万物之所终（金性刚，故王西方，割断万物，万物是以皆终于秋也）。宿叶落柯[1]，萋萋枝条，其杌[2]然独在。其脉为微浮毛①，卫气迟（萋萋者，零落之貌也。言草木宿叶，得秋，随风而落，但有枝条，杌然独在，此时阳气则迟，脉为虚微如毛也）。荣气数，数则在上，迟则在下，故名曰毛（诸阳脉数，诸阴脉迟，荣为阴，不应数，反言荣气数，阴得秋节而升，转在阳位，故一时数而在上也，此时阴始用事，阳即下藏，其气反迟，是以肺脉数散如毛也）。阳当陷而不陷，阴当升而不升，为邪所中（阴阳交易，则不以时定，二气感激，故为风寒所中）。阳中邪则捲，阴中邪则紧[3]，卷则恶寒，紧则为栗，寒栗相薄，故名曰疟。弱则发热，浮乃来出（捲者，其人拘捲也，紧者，脉紧也，此谓初中风寒之时，脉紧，其人则寒，寒止而脉更微弱，弱则其人发热，热止则脉浮，浮者，疟解王脉出也）。旦中旦发，暮中暮发（言疟发皆随其初中风邪之时也）。脏有远近，脉有迟疾，周有度数，行有漏刻（脏谓人五脏，肝心脾肺肾也。心肺在膈上，呼则其气出，是为近。呼为阳，其脉疾。肾肝在膈下，吸则其气入，是为远也。吸为阴，其脉迟。度数为经脉之长短。周身行者，荣卫之行也。行阴阳各二十五度为一周也，以应漏下百刻也）。迟在上，伤毛采[4]。数在下，伤下焦，中焦有恶则见，有善则匿（秋则阳气迟，阴气数，迟当在下，数当在上，随节变，故言伤毛采也。人之皮毛，肺气所行，下焦在脐下，阴之所治也。其脉应迟，今反数，故言伤下焦。中焦脾也。其平善之时，脉常自不见，衰乃见耳，故云有恶则见也）。阳气下陷，阴气则温（言阳气下陷，温养诸脏），阳反在下，阴反在巅，故名曰长而且留（阴阳交代，各顺时节，人血脉和平，言可长留竟一时）。

右四时经。

［校勘］

①“毛”《千金方》卷十七，肺脏脉论第一无。

［注释］

［1］“柯”　木的枝茎。

［2］“杌（wù 悟）”　树无枝曰杌。

［3］“紧” 作筋脉紧解。

［4］“伤毛采” 形容损伤毛色意思。

**［语译］** 肺属西方金，为万物收成时候，旧叶纷纷凋落，剩下光秃的枝条。脉微浮而软，是卫气迟，荣气数的缘故。荣为阴，数为阳，脉在上，卫为阳，迟为阴，脉在下，所以脉象叫做毛。阳气当收藏而不收藏，阴气当上升而不上升，就是被不正之气所伤。阳中于邪则身缩，阴中于邪则脉紧，蜷缩则恶寒，紧则颤栗，恶寒与颤栗相迫，是为疟疾。脉弱则发热，脉浮是疟邪出来，如旦中风邪则旦发，暮中则暮发。五脏距离有远近，脉行有偏迟偏疾或长或短，在一定范围内按度数而周行全身，以应漏水时刻。如脉迟在上则伤毛采，脉数在下则伤下焦，中焦为脾脉，无病之时不可见，有病之时乃见。阳气下存，阴气得而温养，阳反在下，阴反在上，此阴阳交代各顺时节，是血脉和平的表现，所以叫做长留。

此上是四时经之文。

**［原文］** 黄帝问曰：秋脉如浮，何如而浮？岐伯对曰：秋脉肺也，西方金也，万物之所以收成也。故其气来，轻虚而浮，其气①来急去散，故曰浮。反此者病。黄帝曰：何如而反？岐伯曰：其气来毛而中央坚，两傍虚，此谓太过，病在外。其气来毛而微，此谓不及，病在中。黄帝曰：秋脉太过与不及，其病何如？岐伯曰：太过，则令人气逆而背痛温温②然[1]。不及，则令人喘，呼吸少气而咳，上气见血，下闻病音[2]。

肺③脉来，厌厌聂聂[3]，如落榆荚[4]，曰肺平。秋以胃气为本（《难经》云：厌厌聂聂，如循榆叶，曰春平，脉蔼蔼如车盖。按之益大，曰秋平脉）。肺④脉来，不上不下[5]如循鸡羽[6]，曰肺病（《巢源》无不字）。肺⑤脉来，如物之浮[7]，如风吹毛[8]，曰肺死。

真肺脉至，大而虚，如以毛羽中人肤色赤白不泽，毛折乃死。

秋胃微毛，曰平。毛多胃少，曰肺病。但毛无胃，曰死。毛而有弦，曰春病。弦甚，曰今病。

肺藏气，气舍魄，喜乐无极则伤魄，魄伤则狂，狂者意不存人[9]，皮革焦[10]，毛悴色夭，死于夏。

［校勘］

①“其气”《素问》玉机真脏论无。

②“温温”《素问》作“愠愠”。

③“肺” 此上《素问》平人气象论有“平”字。

④“肺” 此上《素问》有“病”字。

⑤“肺” 此上《素问》有“死”字。

［注释］

［1］“温温然” 郁闷而不舒畅的样子。

［2］“下闻病音” 指喘息时喉间有声音。

［3］“厌厌聂聂” 厌厌是安静貌；聂聂是轻小样。

［4］“如落榆荚（jiá 颊）” 榆的荚轻薄且小，风吹易落，肺脉轻浮，故以榆荚落下比之。

［5］“不上不下” 吴鹤皋解为涩难，有往来阻滞之象。

［6］“如循鸡羽”形容脉象轻虚兼涩。

［7］“如物之浮” 象物之虚浮无根。

［8］“如风吹毛” 是脉散乱已极，有如风之吹毛然。

［9］“意不存人” 作旁若无人解。

［10］“皮革焦” 肺主皮毛，形容皮肤干枯。

［语译］ 黄帝问：秋脉的比象为浮，怎样来解析浮呢？岐伯答：秋脉属肺，属西方金，是万物收成的时候。所以脉来轻虚而浮，其气来时急，去时散，这叫做浮脉。违反的就是病。黄帝说：怎样算是违反？岐伯答：脉气来时轻虚而浮，中间坚两旁虚，这叫太过，主病在外。脉气来时轻虚而微，这叫不及，主病在里。黄帝说：秋脉太过与不及，它的病怎么样呢？

岐伯答：脉气太过，会使人气上逆，背痛愠愠不舒服。脉气不及，会使人喘息，呼吸短气作咳，气喘，有时见血，喉间有喘息声。

肺脉来的形状，轻小而安静地好像榆荚落地一样，这是肺的平脉。秋天以胃气为根本。肺脉来往来阻滞，如摩鸡羽轻虚而涩，叫做肺病。肺脉的形状，虚浮散乱，叫做肺的死脉。

真脏肺脉来的形状，又大又虚，轻如毛羽之触人肤，面色赤白不光泽，毫毛枯焦死。

肺主秋金，秋得胃土冲和之气，脉来轻虚而浮叫做微毛，这是无病的平脉。假如毛多缺乏胃土冲和之气是肺病。但纯毛全无胃土冲和之气主死。有胃土冲和之气而现肝的弦脉，应到春得病。如果春的脉弦过甚，现在就得病了。

气藏于肺，魄舍于气，喜乐无度就伤了魄，魄伤则神志发狂，狂则言动不能自主，旁若无人，肌肤焦，皮毛憔悴，色泽不荣，死于夏天。

**［原文］** 秋金肺王，其脉浮（《千金》浮作微）涩而短，曰平。脉反得洪大而散者（《千金》作浮大而洪），是心之乘肺，火之克金，为贼邪，大逆，十死不治（一本云：日月年数至四，恶丙丁）。反得沉濡而滑者，是肾之乘肺，子之扶母，为实邪，虽病自愈。反得大而缓者，是脾之乘肺，母之归子，为虚邪，虽病易治。反得弦细而长者，是肝之乘肺，木之陵金，为微①邪，虽病即差。

肺脉来，汎汎[1]轻如微风吹鸟背上毛，再至曰平；三至曰离经病；四至脱精；五至死；六至命尽。手太阴脉也。

肺脉急甚为癫疾②；微急为肺寒热，怠堕，咳唾血，引腰背胸，苦鼻息肉不通。缓甚为多汗；微缓为痿偏风[2]（一作漏风），头以下汗出不可止。大甚为胫肿；微大为肺痹，引胸背，起腰内。小甚为飧泄[3]；微小为消瘅。滑甚为息贲[4]上气；微滑为上下出血。涩甚为呕血；微涩为鼠瘘[5]，在颈支腋之间，下不胜其上，其能喜酸[6]。

手太阴气绝，则皮毛焦。太阴者，行气温皮毛者也。气弗营则皮毛焦，皮毛焦则津液去，津液去则皮节伤，皮节伤者③，则爪枯毛折，毛折者，则气④先死。丙笃丁死，火胜金也。

肺死脏，浮之虚，按之弱如葱叶，下无根者，死。

右《素问》、《针经》、张仲景。

［校勘］

①“微”广本作“虚”。

②“为癫疾”缪本作“为癫病”。廖本作“为瘨疾”。朱、张本均作“为瘨”。

③“皮毛焦则津液去，津液去则皮节伤，皮节伤者”《灵枢》经脉篇作“皮毛焦则津液去皮节，津液去皮节者”。

④“气”《灵枢》作“毛”。

［注释］

[1]“汎汎”轻浮流动的形容词。

[2]“偏风”即偏枯，亦称半身不遂。

[3]“飧（sūn孙）泄”病名。指泄泻完谷不化。

[4]“息贲”病名。五积病之一，属肺之积。

[5]“鼠瘘”瘰疬之别称。因破溃后，久不收口，可形成瘘管。

[6]“其能喜酸”能、古通态，其能喜酸，形容足膝酸软无力之态。

［语译］　秋令肺金当旺，脉见浮涩而短，叫做无病的脉。假如反得洪大而散之脉，是心乘肺，即火来克金，谓之贼邪，这是大为反常的十死不治。假使反得沉濡而滑，是主肾来乘肺，即子来扶母，谓之实邪，虽然得了病也可以自然痊愈。假如反得大而缓之脉，是主脾来乘肺，即母来归子，谓之虚邪，虽然得了病也容易治疗。假如反得弦细而长之脉，是主肝来乘

肺，即木反侮金，谓之微邪，虽然有病也很轻。

肺脉来时轻浮流动像微风吹着鸟背上毛，一呼二至为平；三至为病；四至为脱精；五至为死脉；六至则命绝。以上是手太阴肺的脉象。

肺脉来时急甚，为发癫疾；微急为肺发寒热、体倦、咳嗽、唾血、引及胸部腰背不爽，病患鼻塞或有息肉不通。缓甚为汗多；微缓为偏风痿证，头以下汗出不可止。大甚为小腿部肿；微大为肺痹病，引胸背到腰内。小甚为食不消化发为飧泄；微小为消渴病。滑甚为息贲病，气促；微滑为上下出血。涩甚为呕血；微涩为鼠瘘病，在颈侧及腋下之间，如影响到下肢无力不能胜任上身，故足膝痿软。

手太阴经气绝，则皮毛焦枯。手太阴肺，主行气以温养皮毛。气不能温养则皮毛焦，皮毛焦则表现津液不足，津液不足，则皮肤骨节伤，皮节伤则爪甲干枯燥毫毛脱落，毫毛脱落，则气先绝。丙日病重，丁日死，属火克金的缘故。

肺脏死脉，是轻按见虚，中取弱似葱叶，重取无根的，死。

以上是《素问》、《针经》、张仲景之文。

## 肾膀胱部第五

**[提要]** 本篇叙述冬为足少阴肾水主令与膀胱表里关系，正常之脉为沉，反之者，为肾之病脉，冬季喻为万物闭藏，百虫蛰伏，阳气下降，阴气上升的时候，在治疗上禁用汗、下、烧针之法，反之则生变逆。

**[原文]** 肾象水，与膀胱合为府（膀胱为津液之府）。其经足少阴（足少阴肾脉也），与足太阳为表里（足太阳膀胱脉也）。其脉沉（沉肾脉之大形也）。其相，秋三月（秋金王水相）；其王，冬三月；废，春三月；囚，夏三月；其死，季夏六月。其王日，

壬癸；王时，人定、夜半。其困日，丙丁；困时，禺中、日中。其死日，戊己；死时，食时、日昳。其神志（肾之所藏者志也）。其主液。其养骨。其候耳。其声呻。其色黑。其臭腐。其液唾。其味咸。其宜酸。其恶甘。肾俞在背第十四椎，募在京门。膀胱俞在第十九椎，募在中极[①]（横骨上一寸，在脐下五寸前陷者中）。

右新撰

［校勘］

①“极”朱、张本均无。

［语译］肾脏在五行中象水，同膀胱腑相结合。其经脉为足少阴同足太阳相表里。其脉沉。得助于秋三月；旺盛于冬三月；衰废于春三月；囚闭于夏三月；死于季夏六月。旺日为壬癸；旺时为亥时、子时。困日为丙丁；困时为巳时、午时。死日为戊己；死时为辰时、未时。肾藏志，故其神主志。所主液。其养骨。其候耳。其声呻。其色黑。其臭腐。其液为唾。其味咸。所喜酸。所恶甘。肾俞穴在背上第十四椎，募穴在监骨下腰中挟脊季肋下一寸八分，京门地方。膀胱俞穴在背第十九椎，募穴在中极，横骨上一寸，在脐下五寸前陷者中。

以上是新撰之文。

［原文］肾者，北方水，万物之所藏（冬则北方用事，王在三时之后，肾在四藏之下，故王北方也，万物春生夏长秋收冬藏）。百虫伏蛰（冬伏蛰不食之虫，言有百种也），阳气下陷，阴气上升，阳气中出。阴气烈为霜，遂不上升，化为雪霜。猛兽伏蛰，蜾虫匿藏（阳气下陷者，谓降于土中也。其气犹越而升出。阴气在上寒盛，阳气虽升而出，不能自致。因而化作霜雪，或谓阳气中出，是十月则霜降。猛兽伏蛰者，盖谓龙蛇冬时而潜处。蜾虫无毛甲者，得寒皆伏蛰，逐阳气所在，如此避冰霜，自温养也）。其脉为沉，沉为阴，在里，不可发汗。发则蜾虫出，见其霜雪（阳气在下，故冬脉沉，温养于脏腑，此为里实而表虚，复从外发其汗，此为逆治，非其法也。犹百虫伏蛰之时，而反出土见于冰霜，必死不疑。逆治者死，此之谓

也）。阴气在表，阳气在藏，慎不可下，下之者伤脾，脾土弱即水气妄行（阳气在下，温养诸脏故不可下也。下之，既损于阳气，而脾胃复伤，土以防水，而今反伤之，故令水得盈溢而妄行也）。下之者，如鱼出水，蛾入汤（言治病，逆则杀人，如鱼出水，蛾入汤火之中，即死），重客在里，慎不可熏，熏之逆客，其息则喘（重客者，犹阳气也。重者，尊重之貌也。阳位尊处于上，今一时在下，非其常所，故言客也。熏谓烧针，及以汤火之辈，熏发其汗，如此，则客热从外入，与阳气相薄，是为逆也。气上熏胸中，故令喘息）。无持客热，令口烂疮（无持者，无以汤火发熏其汗也。熏之则火气入里为客热，故令其口生疮）。阴脉且解，血散不通，正阳遂厥，阴不往从（血行脉中，气行脉外，五十周而复会，如环之无端也。血为阴，气为阳，相须而行。发其汗，使阴阳离别，脉为解散，血不得通。厥者，逆也，谓阳气逆而不复相朝使，治病失所，故阴阳错逆，可不慎也）客热狂入，内为结胸（阴阳错乱，外热狂入，留结胸中也），脾气遂弱，清溲痢通（脾主水谷，其气微弱，水谷不化，下痢不息。清者，厕也。溲从水道出，而反清溲者，是谓下痢至厕也。）。

右四时经

**［语译］** 肾主北方水，为万物潜藏的时候。百虫蛰伏不出，阳气下藏，阴气上升，但是阳气虽然下藏，有时还会升出。在上之阴气盛，阳气中出而止，阴气不得阳化，凝为霜雪，就不上升。猛兽虫蛇都伏匿蛰藏。肾脉为沉，沉属阴，病在里，不能发其汗。若发其汗，是为逆治，譬如在昆虫蛰伏之候，令其出土，遇见冰霜，就难活了。冬时阳气潜藏，阴气在表阳气在里，慎勿用下法，用下法则伤及脾土，脾土弱会引起水气妄行。下之如鱼出水，如蛾投汤，阳气伏藏，慎勿乱用烧针熏熨之法，迫阳外越，熏发其汗，致生喘息。勿助客热使口生烂疮。而且阴络分解，血不随经通行，阳逆而阴不从，外热入内留结胸中，脾气弱小便清长，下痢不息。

以上是四时经之文。

**［原文］** 黄帝问曰：冬脉如营[1]，何如而营？岐伯对曰：

冬脉肾也，北方水也，万物之所以含①藏，故其脉②来沉而搏，故曰营。反此者病。黄帝曰：何如而反？岐伯曰：其气来如弹石者，此为③太过，病在外。其去如数者，此谓不及，病在中。黄帝曰：冬脉太过与不及，其病皆如何？岐伯曰：太过，则令人解㑊[2]，脊脉痛，而少气，不欲言。不及，则令人心悬[3]如病饥[4]，眇④中清[5]，脊中痛，小腹满，小便黄赤⑤。

肾⑥脉来，喘喘累累如钩，按之而坚，曰肾平。冬以胃气为本。肾⑦脉来如引葛[6]，按之益坚，曰肾病。肾⑧脉来，发如夺索[7]，辟辟如弹石[8]，曰肾死。

真肾脉至，搏而绝[9]，如以指弹石，辟辟然⑨，其色黑黄⑩不泽，毛折乃死。

冬胃微石，曰平。石多胃少，曰肾病。但石无胃，曰死。石而有钩，曰夏病。钩甚，曰今病。（凡人以水谷为本，故人绝水谷则死，脉无胃气亦死。所谓无胃气者，但得真脏脉，不得胃气也。所谓脉不得胃气者，肝但弦，心但钩，胃但弱，肺但毛，肾但石也。）

［校勘］

①“含”　杨、广、缪、钱、廖、朱、张本均作“合”。

②“脉”　杨、广、缪、廖、钱、朱、张本，《素问》玉机真脏论均作“气”。

③“为”《素问》作“谓”。

④“眇”　广、廖本均作“胫”。

⑤“小便黄赤”《素问》作“小便变”。

⑥“肾”　此上《素问》平人气象论有“平”字。

⑦“肾”　此上《素问》有“病”字。

⑧“肾”　此上《素问》有“死”字。

⑨“如以指弹石，辟辟然”　广本作“如以石投诸水”，朱、张本均作“如以指弹石然”。

⑩“黑黄”　原作“黑赤”，杨、缪、钱本均作“黄黑”，据《素问》改。

**[注释]**

[1]“营” 营守。冬主闭藏，脉象沉潜，如固守营舍一样。

[2]“解㑊（yì 亦）” 解，懈同。是指人体感觉困倦和骨节解散怠惰烦疼。

[3]“心悬” 心中虚悬。

[4]“如病饥” 肾水不能济心火，见心中嘈哝如病饥。

[5]“眇（miǎo 秒）中清” 季胁之下曰眇中，在侠背两傍空软处清冷也。肾之生阳不足，故眇中清。

[6]“如引葛” 指如葛蔓之相附，引之不绝。

[7]“发如夺索” 此处形容坚而长的脉象。

[8]“辟辟如弹石” 辟辟，坚硬貌。辟辟如弹石，此处形容硬实，毫不柔和的脉象。

[9]“搏而绝” 但沉无胃，故搏击而绝。

**[语译]** 黄帝问：冬脉像营守一样，怎样来解析像营守呢？岐伯答：冬脉言肾，属北方水，是万物闭藏的时候，所以脉来沉坚而搏，故叫做营脉。反之就有病。黄帝说：怎样算是反？岐伯答：脉气来时象以指弹石，这是太过，主病在外。脉气去时快，这是不及，主病在中。黄帝说：冬脉太过与不及，它的病状都是什么呢？岐伯答：脉气太过会使人肢体困倦，骨节烦疼，脊中痛，气短不爱说话。脉气不及会使人心虚悬，像饥饿样心中嘈哝，季肋下空软处有清冷感，脊骨痛，少腹胀满，小便黄赤。

肾脉来的形状沉疾而滑利如钩，按之坚而搏，这叫做肾的平脉。冬天以胃气为根本的。如肾脉来的形状坚而不柔，很像引着葛蔓而不绝，按之益坚，这叫做肾的病脉。肾脉来的形状，如夺绳索，辟辟然如以指弹石，这是肾的死脉。

肾真脏脉来的形状，沉取搏指而无冲和之气，如以指弹石样坚硬，色见黑黄不光泽，毫毛枯焦会死。

肾主冬水，冬得胃土冲和之气，脉坚而沉，叫做微石，这是无病的平脉。假如石多缺少胃土冲和之气，是肾病。但石，如指弹石全无胃土冲和之气，主死。石坚而有钩曲之脉，应到夏得病。如果钩曲过甚，现在就会得病。

**［原文］** 肾藏精，精舍志①，盛怒而不止，则伤志，志伤则善忘其前言，腰脊痛②，不可以俛仰屈伸，毛悴色夭，死于季夏。

冬肾水王，其脉沉濡而滑，曰平。脉反得大而缓者，是脾之乘肾，土之克水③，为贼邪，大逆，十死不治（一本云：日月年数至一，忌戊己）。反得弦细而长者，是肝之乘肾，子之扶母，为实邪，虽病自愈。反得浮（《千金》作微）涩而短者，是肺之乘肾，母之归子，为虚邪，虽病易治。反得洪大而散者（《千金》作浮大而洪），是心之乘肾，火之陵水，为微邪，虽病即差。

肾脉沉细而紧，再至曰平；三至曰离经病；四至脱精；五至死；六至命尽。足少阴脉也。

肾脉，急甚为骨痿④，癫疾[1]；微急为奔豚[2]，沉厥[3]，足不收不得前后。缓甚为折脊[4]；微缓为洞下⑤[5]，洞下⑤者，食不化，入咽还出。大甚为阴痿；微大为石水[6]，起脐⑥下以至小腹，肿垂垂然⑦[7]，上至胃脘，死不治。小甚为洞泄；微小为消瘅。滑甚为癃癀⑧；微滑为骨痿，坐不能起，目⑨无所见，视见黑花⑩。涩甚为大痈；微涩为不月水⑪[8]，沉痔[9]。

足少阴气绝，则骨枯。少阴者，冬脉也。伏行而濡⑫骨髓者也，故骨不濡，则肉不能著骨也。骨肉不相亲，则肉濡而却，肉濡而却，故齿长而垢，发无泽，发无泽者，骨先死。戊笃己死，土胜水也。

肾死脏，浮之坚，按之乱如转丸，益下入尺中者，死。

右《素问》《针经》张仲景。

**［校勘］**

①“藏精，精舍志”《灵枢》本神篇无。

②“痛”《灵枢》无。

③“是脾之乘肾，土之克水” 缪本作“是脾之虚，言土之克水”。

④“痿”《灵枢》邪气脏腑病形篇无。

⑤“下”《灵枢》无。

⑥“脐” 此下《灵枢》有“已”字。

⑦“肿垂垂然”《灵枢》作“睡睡然”。

⑧“癞”《灵枢》作“瘄”。

⑨“目” 此上《灵枢》有“起则”。

⑩“视见黑花”《灵枢》无。

⑪“水”《灵枢》无。

⑫“濡” 缪本作“濇”。

**[注释]**

[1]“骨痿癞疾” 是癞疾的危重症，病深在骨，脾肾两败。如张介宾曰：“骨痿癞疾者，病深在骨也”。

[2]“奔豚” 病名。奔豚为肾积发自少腹，上至胸咽，若豚之奔突故名。

[3]“沉厥” 杨上善注：“足脚沉重，逆冷不收”。

[4]“折脊” 形容腰脊痛如折。

[5]“洞下” 指饮食不消，下泄如水样。

[6]“石水” 是水肿病的一种。以腹水，腹部胀满为主症。如《金匮要略》云“石水，其脉自沉，外症腹满不喘”。

[7]“垂垂然” 下垂貌。

[8]“不月水” 指月经不行。

[9]“沉痔” 沉，深也。沉痔指深部的痔，即内痔。

**[语译]** 精藏于肾，志舍于精，大怒不止就伤了志，志伤则说话容易忘记，腰脊痛不能俯仰，屈伸，皮毛憔悴，色泽不荣，死在季夏。

冬令肾水当旺，脉见沉濡而滑，叫做平脉。假使反得大而缓，是脾来乘肾，即土来克水，谓之贼邪，这是大为反常的，十死不治。假使反得弦细而长的脉，是肝来乘肾，即子来扶母，谓之实邪，虽然得了病可自然痊愈。假使反得浮涩而短的脉，是肺来乘肾，即母来归子，谓之虚邪，虽然得了病，也容易治疗。假使反得洪大而散的脉，是心来乘肾，即火来凌水，谓之微邪，虽然有了病也很轻。

肾脉来时沉细而紧，一呼两至为平脉；三至为病；四至为脱精；五至为死脉；六至则命绝。是足少阴的脉象。

肾脉来时急甚，为癫疾危重，病深在骨，微急为奔豚病，足脚沉重，逆冷不收，两足软弱不得前后。缓甚为脊痛如折；微缓为饮食不消，下为泄利，食入吐出。大甚，为阴痿；微大为石水，起脐下以至小腹部，肿胀下坠感，上至胃脘，死不治。小甚为泄泻；微小为消渴。滑甚为小便癃闭，睾丸肿；微滑为骨痿，坐不能起，目无所见，眼黑花。涩甚为大痈肿；微涩为月经不行，或内痔。

足少阴肾经气绝，气绝则骨枯。肾在时主冬，应时令，正常应沉，故称冬脉。濡养骨髓，如不能濡骨，骨失其养，则肉不能附着于骨，骨肉不相亲，则肉自软而无力，在上可见龈缩齿长而垢，发干枯不光泽，发不泽，在内之骨先失去作用。戊日病重，己日病死，属土克水的缘故。

肾脏死脉，是轻按坚如石，中取乱似转丸，这种脉象，重按连尺部都这样的，死。

以上是《素问》《针经》张仲景之文。

［按语］ 综上五篇，强调五脏之脉当以胃气为本，有胃气则生，无胃气则死，又指出形、气、色、脉要和调统一，所谓“形气相得”属于可治、易治范围。如色夭不泽，脉逆四时，所谓“形气相失”属于难治、不治范围，这是王氏宗《内经》之旨，从病者身上观察总结出来的。阐述了气候的变化，外在环境的影响，而机体和脉象也随之而异，以五脏应五脉，主五

时、五行、五志、五液、五候、五声、五色、五臭、五味等是紧密联系在一起的，要综合加以观察为临床诊断、治疗的根据。此乃古人实践积累下来的经验，对研究脉学者，有一定参考价值。

# 卷四

## 辨三部九候脉证第一

**［提要］** 本篇历叙三部九候的部位和诊脉的方法，从而讨论病情和预后的吉凶。

**［原文］** 经言：所谓三部者，寸关尺也。九候者，每部中有天地人也。上部主候从胸以上至头，中部主候从膈以下至气街[1]，下部主候从气街以下至足。浮、沉、牢、结、迟、疾、滑、涩，各自异名，分理察之，勿怠观变，所以别三部九候，知病之所起，察而明之，针灸亦然也。故先候寸脉①中（寸中，一作十中于九），浮在皮肤，沉细在里。昭昭[2]天道，可得长久。

**［校勘］**

①“寸脉” 杨、广、缪本均作“脉寸”。廖、朱、张本均作“脉十”。

**［注释］**

［1］“气街” 属足阳明胃经。在曲骨穴旁开二寸。

［2］“昭昭” 光明的意思。

**［语译］** 医经说：所谓三部，是指寸部、关部和尺部。所谓九候，每部中各有上中下三候，合于天地人，共为九候。上部主察自胸以上至头部，中部主察自膈以下至小腹部气街，下部主察自小腹部气街穴至足部。浮脉、沉脉、牢脉、结脉、迟脉、疾脉、滑脉、涩脉，各有不同之名，分脉理候察，要认真观其脉象变化，所以要分辨三部九候，才能知道病的发生部

位，细为思考，针灸辨证也是同样的。故先候寸口脉象，脉浮主皮肤，沉细脉主里。明白这种自然的道理，来区别病之所在，自可维持长久的性命。

**［原文］** 上部之候，牢、结、沉、滑，有积气在膀胱。微细而弱，卧引里急，头痛，咳嗽逆气上下，心膈上有热者，口干渴燥，病从寸口邪入上者，名曰解[1]。脉来至状如琴弦，苦少腹痛，女子经月不利，孔窍生疮，男子病痔，左右胁下有疮，上部不通者，苦少腹痛，肠鸣，寸口中虚弱者伤气，气不足，大如桃李实，苦痹也。寸口直上者，逆虚也。如浮虚者，泄利也。

**［注释］**

［1］“解” 缓解。

**［语译］** 寸部脉见牢、结、沉、滑，说明有积气在膀胱。微细而弱的脉象，卧时牵引腹部拘急，头痛，咳嗽气逆上下，心膈间有热者，口干燥渴，病邪如从寸口而入上者，叫做解。脉象来的形状如张琴弦，患少腹痛，女子月经不利，阴道生疮，男子痔病，胁下生有痈疽之类。上部不通者，患少腹部痛，腹中肠鸣，寸口中脉见虚弱的气伤，气伤则气不足，腹中结块如桃李核一样，病人患痹痛。寸口脉直上的，为病虚逆。如寸口脉浮虚的，为下利泄泻。

**［原文］** 中部脉结者，腹中积聚，若在膀胱两胁下有热。脉浮而大，风从胃管入，水①胀干呕，心下澹澹[1]，如有桃李核。胃中有寒时，苦烦痛不食，食即心痛，胃胀支满，膈上积。胁下有热时，寒热淋露[2]，脉横出上者，胁气在膀胱。病即著右横关入寸口中者，膈中不通，喉中咽难，刺关元，入少阴。

**［校勘］**

①“水” 朱、张本均作“腹”。

**［注释］**

[1]“心下澹澹（dàn dàn 弹弹）”《说文》“澹，水摇也，动也”。王冰：“为似欲不定也”。指心下摇动的意思。

[2]“淋露” 汗出如露滴。

**[语译]** 关部脉结的，腹中有积聚，如在膀胱及两胁下为有热。脉浮而大，为风邪从胃脘入，可见腹胀干呕，心下如水液在摇动，像有桃李核梗阻不适。胃中有寒的，病患烦痛不能食，食即心下痛，胃胀支胁满闷，膈上有积。两胁下有热时，寒热汗出如淋露水，脉横出寸上者，邪迫真气结在膀胱。病邪如从右入关脉横出寸口中的，膈中满闷不通，咽喉中吞咽困难，宜刺关元，治从少阴。

**[原文]** 下部脉者，其脉来至浮大者脾①也。与风集合时[1]，上头痛引腰背，小滑者厥也。足下热，烦满，逆上抢心，上至喉中，状如恶肉[2]，脾伤也。病少腹下，在膝诸骨节间，寒清不可屈伸[3]，脉急如弦者筋急，足挛结者，四肢重。从尺邪入阳明者，寒热也。大风[4]邪入少阴，女子漏白下赤，男子溺血，阴萎不起，引少腹疼。

**[校勘]**

①“脾” 此下缪本有“热”字。

**[注释]**

[1]“与风集合时” 指与风邪聚会结合时。

[2]“恶肉” 病名，状如赤小豆粒突出，包括疣赘及瘢痕疙瘩等。

[3]“寒清不可屈伸” 指局部肌肉冰冷色青，不可屈伸。

[4]“大风” 即厉风。此处作“风邪之火”解。

**[语译]** 尺部脉以沉为主，如脉浮大者为脾病。与风邪聚合时，可上至头部，痛引腰背，脉如见小滑为肢厥。下肢热，烦满，逆上冲心，而至喉中，形状如疣赘及疙瘩，是为脾伤。病在少腹下，在膝诸骨节之间，肌肉寒冷不可屈伸，脉急如弦，筋脉拘急，下肢拘挛的，四肢沉重。从尺部邪入阳明的，

病寒热。大风邪入少阴，女子病赤白漏下，男子病尿血，阴萎不起，引至少腹疼痛。

**[原文]** 人有三百六十脉，法三百六十日，三部者寸关尺也。尺脉为阴，阴脉常沉而迟，寸关为阳，阳脉俱浮而速，气出为动，入为息。故阳脉六息七息十三投[1]。阴脉八息七息十五投，此其常①也。

**[校勘]**

①“常” 钱本作“脉”。

**[注释]**

[1]“投” 动也。

**[语译]** 人有三百六十脉，比象三百六十日，脉三部者寸关尺。尺部为阴，阴脉经常沉而迟，寸部关部为阳，阳脉都是浮而数，气出叫做动，气入叫做息。气从鼻孔出来，叫做动，也就是呼。气从鼻孔进入，叫做息，也就是吸。所以阳脉在六息或七息，脉搏跳动十三次。阴脉在八息或七息，脉搏跳动十五次。这种脉象是正常的。

**[原文]** 二十八脉[1]相逐上下，一脉不来知疾所苦，尺胜治下，寸胜治上，尺寸俱平治中央。脐以上阳也，法于天。脐以下阴也，法于地。脐为中关，头为天，足为地，有表无里，邪之所止得鬼病[2]。何谓有表无里①？寸尺为表，关为里。两头有脉，关中绝不至也。尺脉上不至关为阴绝[3]，寸脉下不至关为阳绝[4]，阴绝而阳微，死不治。三部脉或至或不至，冷气在胃中，故令脉不通也。

**[校勘]**

①“有表无里” 杨、缪本均作“表里”。

**[注释]**

[1]“二十八脉” 即：左右十二经脉（二十四脉）及任、督、阴跻、阳跻。

[2]“鬼病” 指病人精神恍惚不安意思。

[3]“阴绝” 尺脉居下，以候肝肾之阴，主降，降极而升，升不至关，是为独阴，故曰：“尺脉上不至关为阴绝”。

[4]“阳绝” 寸脉居上，以候心肺之阳，主升，升极而降，降不至关，是为孤阳，故曰：“寸脉下不至关为阳绝也”。

**[语译]** 人的呼吸，运行全身，相逐上下，如果有一脉循行失常，就知道这一脉发生病态。尺脉胜，应治疗下焦，寸脉胜，应治疗上焦，尺寸都是正常脉象，应治疗中焦。脐部以上为阳，比象天。脐部以下为阴，比象地。脐部居中央。头为天，足为地，脉有表无里，邪之所凑，得病见精神恍惚。什么叫有表无里呢？寸部尺部为表，关部为里。寸部尺部有脉，关脉摸不到。尺脉不上行至关，此为阴绝，寸脉不下行至关，此为阳绝。阴绝而阳微者，死不治。寸关尺三部脉或至或不至，冷气凝在胃中，所以使脉气不通。

**[原文]** 上部有脉，下部无脉，其人当吐，不吐者死。上部无脉，下部有脉，虽困无所苦①。所以然者，譬如人之有足②，树之有根，虽枝叶枯槁，根本将自生。木③有根本，即自有④气，故知不死也。寸口脉平而死者，何也？然：诸十二经脉者，皆系于生气之原[1]，所谓生气之原者，非⑤谓十二经之根本也，谓肾间动气[2]也。此五脏六府之本，十二经之根，呼吸之门[3]，三焦之原[4]，一名守邪之神[5]也。故气者人根本也，根绝则茎⑥枯矣。寸口脉平而死者，生气独绝于内也。（肾间动气谓左为肾，右为命门。命门者，精神之所舍，原气之所系也。一名守邪之神，以命门之神固守，邪气不得妄入，入即死矣。此肾气先绝于内，其人便死，其脉不复，反得动气也。）

[校勘]

①“所苦”《难经》十四难作“能为害”。

②“尺” 原作“足”。据杨、广、缪、廖、钱本、《难经》改。

③“木”《难经》作“脉”。

④“即自有”《难经》作“人有元”。

⑤“非”《难经》八难无。

⑥“茎” 此下《难经》有“叶”字。

[注释]

[1]“生气之原” 生气就是正气，元气。原，是根源的意思。

[2]“肾间动气” 是两肾之间所藏的生气。静为阴，动为阳。动气者，是指肾间阳气具有动力作用。

[3]“呼吸之门” 就是司呼吸之气开合出入的门户之处。

[4]“三焦之原” 指三焦气化的发源地。

[5]“守邪之神” 是指人体防御外邪侵袭的功能。肾气充盛则外邪不得侵犯。

**[语译]** 寸部有脉，尺部无脉，其人应当吐，不吐的死。寸口无脉，尺部有脉，虽危困是无能为害的。其所以这样，比喻人的尺脉，树的根本，枝叶虽枯槁，有树根存在，还会自然生长的。树木有根本，说明自身有生气，所以知道不会死亡。寸口的脉象见正常，而竟然会死亡，这是什么道理？答：因人体有十二经脉，都连属于生气之原，所谓生气之原，不是指十二经之根本，而是指两肾之间的动气，这是五脏六腑的基本，十二经脉的根源，呼吸之气开合出入的门户，三焦气化的发源地，又可称为防御外邪侵袭的功能。所以说，生气是人体的根本，如果根本已绝，茎就会枯萎了。寸口正常脉象竟然会死的，就是因为生气已先绝于内部的缘故。

**[原文]** 岐伯曰：形盛脉细，少气不足以息者，死。形瘦脉大，胸中多气者，死。形气相得者，生。参伍不调[1]者，病。三部九候皆相失者，死。上下左右之脉，相应如参舂[2]者，病甚。上下左右相失，不可数者，死。中部之候①虽独调，与众脏相失者，死。中部之候相减者，死。目内陷[3]者，死。

［校勘］

①“候”钱本作“脉”。

［注释］

［1］“参伍不调”　此处指形体与脉气不相协调的意思。

［2］“参舂”（chōng 充）言如舂杵，此上彼下，彼上此下，轻重不一。

［3］“目内陷”　目眶内陷。

**［语译］**　岐伯说：形体盛，脉反细，气短呼吸困难的，死。形体瘦弱，脉反大，胸中多气的，死。一般说形体和脉气相称的，主生；形体和脉气不相协调的，主病。三部九候与疾病完全不相适应的，死。上部下部左手右手的脉，彼此轻重不一的，病重。如见上部下部左手右手的脉，相互失去调匀，不能计其至数的，死。中部的脉虽然独自调匀，而与其他众脏不相协调的，死。中部脉衰减，与其他各部不相协调的，死。目内陷的，死。

**［原文］**　黄帝曰：冬阴夏阳奈何？岐伯曰：九候之脉，皆沉细悬绝者，为阴主冬，故以夜半死。盛躁喘数者，为阳主夏，故以日中死。是故寒热者，平旦死。热中及热病者，日中死。病风者，以日夕死。病水者，以夜半死。其脉乍数乍疏，乍迟乍疾者，以日①乘四季[1]死。形肉已脱，九候虽调犹死。七诊[2]虽见，九候皆顺者，不死。所言不死者，风气之病及经月之病[3]，似七诊之病而非也，故言不死。若有七诊之病，其脉候亦败者，死矣。必发哕噫[4]，必审问其所始病，与今之所方病，而后各切循其脉，视其经络浮沉，以上下逆顺循之。其脉疾者，不病，其脉迟者，病。脉不往来者，死。皮肤著者，死[5]。

［校勘］

①“日”廖、朱、张本均作“月”。

［注释］

[1]“日乘四季” 因脾脏居中，属土，寄于四季，日乘四季，指辰、戌、丑、未之时。

[2]“七诊” 独小、独大、独疾、独迟、独热、独寒、独陷下。

[3]“经月之病” 指月经之病。

[4]“哕噫” 即呃逆。

[5]“皮肤著者，死” 著同着。张景岳：“血液已尽，谓皮肤枯槁着骨也。”即言久病肉脱，皮肤干槁着骨，故死。

**[语译]** 黄帝说：冬为阴，夏为阳，脉象与之如何相应？岐伯说：九候的脉象，都是沉细悬绝的主冬天，所以夜半死。如果都是盛躁喘数的主夏天，所以日中死。寒热交作的病，于平旦之时死。热中及热病，于日中时死。病风的于傍晚时死。病水的于夜半时死。其脉忽密忽疏，忽迟忽快的，日乘四季死。形坏肉脱，虽九候协调，还是死。假如七诊之脉虽然出现，而九候都顺于四时的，不死。所说不死的病，如风气所致之病，或月经之病，虽见类似七诊之病脉，而实是假象，所以说不死。若七诊出现，其脉与病候均已败坏的，死。每病必见呃逆，应该询问它的起病情形和现在症状，然后按部切脉，循其所主之经，以观察其经络之气的浮或沉，以及上下逆候。切其脉来流利的不病，脉来迟滞的是病。脉不往来的，死。久病肉脱，皮肤干枯着于筋骨的，也是死。

**[原文]** 两手脉结上部者濡，结中部者缓。结三里者豆[1]起，弱反在关，濡反在巅，微在其上，涩反在下。微即阳气不足，沾热汗出，涩即无血，厥而且寒。

黄帝问曰：余欲毋视色持脉，独调其尺，以言其病，从外知内为之奈何？岐伯对曰：审其尺之缓急小大滑涩，肉之坚脆，而病形变定矣。调之何如？对曰：脉急者，尺之皮肤亦急，脉缓者，尺之皮肤亦缓。脉小者，尺之皮肤减而少。脉大者，尺之皮肤亦大。脉滑者，尺之皮肤亦滑。脉涩者，尺之皮肤亦涩。凡此六变，有微有甚。故善调尺者，不待于寸。善调脉者，不待于色，能参合行之，可为上工。

**[注释]**

[1]“豆” 形容脉如豆状。

**[语译]** 两手脉来缓一止复来，在寸部者叫做濡，在关部者叫做缓。在手三里者可按如豆状，脉弱反而表现在关部，脉濡反而表现在寸部，阳气原应居上，因脉结故兼见濡象，微脉见在寸部，涩脉见在尺部，微是阳气不足，遇热汗出，涩是血不足，四肢厥而且畏寒。

黄帝问：我想不用望色和切三部的脉象，而单独诊察尺肤与尺脉来说明所患之病，从外在的表现推测内在的变化，怎么才能达到这个目的呢？岐伯答：诊察尺部脉的缓急、大小、滑涩，兼外察其肌肉的坚实或脆弱，两相结合，即可确定属于哪种疾病了。怎样观察脉象和尺脉的变化呢？答：脉象急的，尺的皮肤也紧急。脉象缓的，尺肤也弛缓。脉象小的，尺肤也瘦小。脉象大的，尺肤也肥大。脉象滑的，尺肤也滑润。脉象涩的，尺肤也枯涩。这六种变化，是有轻重不同的，所以善于诊察尺肤的，不必等待诊察寸口的脉象，就能知道病情了。善于诊察脉象的，不必等待观察面部五色表现，只要将尺脉和尺肤的表现，加以综合，就可使诊断明确而成为高明的医生。

**[原文]** 尺肤滑以淖泽[1]者，风也。尺内弱解㑊安卧脱肉者，寒热①也。尺肤涩者，风痹也。尺肤粗如枯鱼之鳞[2]者，水淡饮也。尺肤热甚脉盛躁者，病温也。其脉盛而滑者，汗且出。尺肤寒者，脉小（一作急）者，泄少气。尺肤炬②然[3]（炬然，《甲乙》作热炙人手），先热后寒者，寒热也。尺肤先寒久持③之而热者，亦寒热也。尺炬然热，人迎大者，当④夺血。尺紧人迎⑤脉小，甚则少气，色白⑥有加者，立死。肘所独热者，腰以上热。肘前独热者，膺前热。肘后独热者，肩背热。肘后粗以下三、四寸⑦，肠中有虫。手所独热者，腰以上热。

臂中独热者，腰腹热。掌中热者，腹中热。掌中寒者，腹中寒。鱼上[4]白肉有青血脉者，胃中有寒。诸浮诸沉，诸滑诸涩，诸弦诸紧，若在寸口，膈以上病。若在关上，胃以下病。若在尺中，肾以下病。

［校勘］

①“热” 以下《灵枢》论疾诊尺篇有“不治”二字。

②“烜”《灵枢》作“炬”。

③“持”《灵枢》作“大”。

④“当” 原作“掌”，从《灵枢》改。

⑤“紧人迎”《灵枢》作“坚大”。

⑥“色白”《灵枢》作“悗”。

⑦“寸” 此下广本有“热者”二字。《灵枢》有“热”字。

［注释］

［1］“淖（nào 闹）泽” 湿润而不干枯。

［2］“尺肤粗如枯鱼之鳞” 皮肤粗如干枯的鱼鳞。

［3］“烜（xuǎn 选）然” 热盛貌。

［4］“鱼上” 即鱼际上。

**［语译］** 尺之皮肤润滑，湿润而不干枯，是风病。尺部肌肉松软柔弱，精神不振，身体懈怠，好眠肌削的，是寒热病。尺之肌肤涩滞不滑的，是血少营虚的风痹病。尺之肌肤粗糙像干枯的鱼鳞，是脾土虚衰，水饮不化的痰饮病。尺之肌肤灼热，脉盛大而躁动的，是温病。若脉过于旺盛而现滑利的，是将要汗解的现象。尺之肌肤寒冷而脉小的，是泄泻与短气病。尺之肌肤高热灼手，先发热后发冷者，属寒热往来一类的病。尺之肌肤先觉寒冷，久按之而觉得热，也是寒热往来一类的疾病。尺之肌肤高热炙手，左寸口脉大的，属热盛伤阴，当主失血。尺肤紧急，左寸口脉小的，则见于气虚，如再兼见尺肤苍白逐渐加甚，是气血交虚达到极度，立刻死。肘部皮肤单独发

热的，是腰以上部位发热。肘前部单独发热的，是胸膺部发热。肘后部单独发热的，是肩背部发热。肘后肌肤粗糙达三、四寸，是肠中有虫。手腕部皮肤单独发热的，是腰以上部位也发热。臂之中部单独发热的，是腰腹部也发热。手掌心发热的，是腹中发热。手掌心发凉的，是腹中发凉。手鱼际白肉有青色血脉的，是胃中有寒。凡是浮脉、沉脉、滑脉、涩脉、弦脉、紧脉表现在寸口，说明上焦膈以上有病变。表现在关部，说明中焦胃肠有病变。表现在尺部，说明肾以下包括下焦及下肢有病变。

［**原文**］ 寸口脉滑而迟，不沉不浮，不长不短，为无病，左右同法。

寸口太过与不及，寸口之脉中手①短者曰头痛。中手长者曰足胫痛。中手促上击者曰肩背痛。

寸口脉浮而盛者，病在外。

寸口脉沉而坚者，病在中。

寸口脉沉而弱者曰寒热②（一作气，又作中）及疝瘕，少腹痛。

寸口脉沉而弱，发必坠落。

寸口脉沉而紧，苦心下有寒，时痛，有积聚。

寸口脉沉，胸中短气。

寸口脉沉而喘者，寒热。

寸口脉但实者，心劳。

寸口脉紧或浮，膈上有寒，肺下有水气。

脉紧而长过寸口者，注病[1]。

脉紧上寸口者，中风。风头痛，亦如③之（《千金翼》云：亦为伤寒头痛）。

脉弦上寸口者，宿食；降者，头痛。

脉来过寸入鱼际者，遗尿④。

脉出鱼际，逆气喘息。

寸口脉瀫瀫[2]如羹上肥[3]，阳气微。连连如蜘蛛丝，阴气衰。

寸口脉偏绝，则臂偏不遂。其人两手俱绝者，不可治。两手前部阳绝者，苦心下寒毒，喙中热。

［校勘］

①“中手” 朱、张本均作“手中”。

②“热” 朱、张本均无。

③“如” 钱本作“知”。

④“尿” 廖、朱、张本均作“屎”。

［注释］

［1］“注病”“注” 同“疰”。注病，此处指劳瘵。

［2］“瀫瀫” 空浮貌。

［3］“羹上肥” 指羹上漂浮的肥肉。

［语译］ 寸口脉流利而不急疾，不沉不浮，不长不短，为无病表现，左右两手是同样道理。

寸口脉的太过和不及的诊察，如应指而短为头痛。应指而长为足胫痛。应手脉促而有力，向上搏指的为肩背痛。

寸口脉浮而盛的，主病在外。

寸口脉沉而坚硬的，主病在中。

寸口脉沉而弱的，主寒热及疝气瘕聚，少腹疼痛。

寸口脉沉而弱的，为阴血亏虚病，每表现为头发脱落。

寸口脉沉而紧的，患心下有寒邪，时时作痛，腹内有积块。

寸口脉沉，病见胸中短气。

寸口脉沉而促急，主病寒热。

寸口脉来去俱盛按之有力，主病心劳症。

寸口脉紧或浮，主病膈上有寒邪，水气凌肺下。

脉紧而长，超过寸部者，主劳瘵病。

脉紧，上至寸部，病中风和伤寒头痛。

脉弦，上至寸部，病主饮食停滞胃中。见寸部以下的，主头痛。

脉来超出寸部上至鱼际者，病主遗尿。

脉超出鱼际以上者，主气逆喘息。

寸口脉浮，如羹上肥肉一般，是阳气衰微。如脉细而极微，难以把握，脉管旋绕如蜘蛛丝一般的细微，是阴气衰竭。

寸口脉一手无脉，多见这侧臂手不能活动和感觉。若病人两手脉俱无者，很难治愈。两手关以上脉不应指者为阳绝，患心下寒邪毒害，口中热。

**[原文]** 关上脉浮而大，风在胃中，张口肩息，心下澹澹，食欲呕。

关上脉微浮，积热在胃中，呕吐蚘虫，心健忘。

关上脉滑而大小不匀（《千金》云：必吐逆），是为病方欲进，不出一二日，复欲发动，其人欲多饮，饮即注利[1]。如利止者，生；不止者，死。

关上脉紧而滑者，蚘动。

关上脉涩而坚大而实，按之不减有力，为中焦实。有伏结在脾，肺气塞，实热在胃中。

关上脉襜襜[2]大而尺寸细者，其人必心腹冷积，癥瘕结聚，欲热饮食①。

关上脉时来时去，乍大乍小，乍疏乍数者，胃中寒热，羸劣[3]不欲饮食，如疟状。

**[校勘]**

①“饮食” 此下广本有“复欲发动，其人欲多饮，饮即注利。如利止者，生；不止者，死”。

**[注释]**

[1]“注利” 形容泄泻，大便倾注的情况。

[2]“襜襜” 摇动貌。

[3]“羸劣” 形容消瘦疲弱无力。

[语译] 关部上脉浮而大，风邪在胃中，呼吸急促张口抬肩，心中摇动，食后欲呕。

关部上脉微浮，邪热积于胃中，呕吐蚘虫，记忆力减退。

关部上脉流利而大小不均匀，是病情开始发展趋势，不过一、二日会重复发病。如果病人爱多饮，饮后会发生大便倾注的情况。如果大便下利停止者，病情会恢复；不停止者，死。

关部上脉紧而且流利者，是腹中有蚘虫扰动。

关部上脉往来不利而坚大实强，如按之还是有力的，为中焦实证。有隐伏结聚在脾，肺气阻塞，实热留在胃中。

关部上脉摇动洪大而尺寸部脉却细微的，病人必然心腹部有冷积，癥瘕积聚，爱热饮食。

关部上脉有时来有时去，忽然大忽然小，忽迟忽快者，胃中有寒热，其人消瘦疲弱无力，不爱饮食，如疟疾状。

[原文] 尺脉浮者，客阳[1]在下焦。

尺脉细微，溏泄下冷利。

尺脉弱寸强，胃络脉伤。

尺脉虚小者，足胫寒，痿痹脚疼。

尺脉涩，下血，下①利，多汗（《素问》又云：尺涩脉滑，谓之多汗）。

尺脉滑而疾为血虚。

尺脉沉而滑者，寸白虫[2]。

尺脉细而急者，筋挛痹不能行。

尺脉粗常热者，谓之热中[3]。腰胯[4]疼，小便赤热。

尺脉偏滑疾，面赤如醉，外热为病。

[校勘]

①“下” 杨、广、缪、廖本均作“不”。

[注释]

[1]“客阳” 外来阳邪。

[2]“寸白虫” 即绦虫。寸寸成节色白，故又名寸白虫。

[3]“热中”　病名。《灵邪》五邪篇属“中消”。

[4]“胯（kuà跨）”　腰与大腿之间的部分。

**[语译]**　尺部脉浮，外来阳邪在下焦。

尺部脉细微，便泄属寒泻。

尺部脉弱而寸部脉强劲的，胃络脉有所伤。

尺部无力而又细小的，多见小腿部冷，下肢肌肉痿软无力，麻痹疼痛。

尺部脉涩，多见下血，下利，多汗。

尺部脉流利而快，为血虚。

尺部脉重按而得流利的，多为寸白虫病。

尺部脉细小而急的，筋脉挛急麻痹不能行走。

尺部脉见粗大而尺肤常热的，多为热中病。腰股间疼痛，小便色赤而有热感。

尺部脉过偏于流利而快的，面部红赤如酒醉，肌肤热的，就会发病。

**[按语]**　本节以三部九候的脉证为主，在诊脉的方法和部位中，特别强调尺脉的重要性，由于两尺属肾，肾主真阴，又主真阳，乃人体元气之根本，生命之所系。如肾气不足，或将绝，便显现尺部脉微或无脉，病极险恶。王氏喻为脉之有尺，如人之有足，树之有根。就是“上部无脉，下部有脉，虽困无所苦”。若肾间动气内绝，寸脉虽平，如无根之木，难以存活。故指出“中部之候虽独调，与众脏相失者死”，“寸口脉平而死者，生气独绝于内也”。反复说明了肾脏为生气之原，气为人身之本。同时应该结合“六变”、“七诊”、尺肤色脉合参。若“形肉已脱，九候虽调犹死”，“七诊虽见，九候皆顺者不死”。王氏这些论点给我们有很大启发。故为医者，当善调色脉，知其常，察其变，才能调察病情，明确诊断，为辨证论治提供有力依据。

其次本节讨论尺部尺脉的重要性，是以元气为本，与第一卷所叙述寸口为脉之大会，“独取寸口以决五脏六腑死生吉凶”是截然不同。“独取寸口……”是言谷气充盛，泛指寸、关、尺三部而言。两者是各有所指，绝不能混淆。

## 平杂病脉第二

**［提要］** 叙述杂病的脉象。

**［原文］** 滑为实，为下，又为阳气衰①。数为虚，为热。浮为风，为虚。动为痛，为惊。

沉为水，为实，又为鬼疰②[1]。弱为虚，为悸。

迟则为寒③，涩则少血，缓则为虚，洪则为气（一作热）。

紧则为寒，弦数为疟。

疟脉自弦，弦数多热，弦迟多寒。微则为虚，代散则死。

弦为痛痹（一作浮为风疰），偏弦为饮，双弦则胁下拘急而痛，其人啬啬④[2]恶寒。

脉⑤大，寒热在中。

伏者，霍乱。

安卧脉盛，谓之脱血[3]。

凡亡汗[4]，肺中寒，饮冷水，咳嗽，下利，胃中虚冷，此等，其脉并紧。

浮而大者，风。

浮而大者，中风，头重鼻塞。

浮而缓，皮肤不仁，风寒入肌肉。

滑而浮散者，摊缓风[5]。

滑者，鬼疰。

涩而紧，痹病⑥。

浮洪大长者，风眩癫疾[6]。

大坚疾者，癫病。

弦而钩，胁下如刀刺，状如蜚尸[7]。至困不死。

[校勘]

①“又为阳气衰” 杨、广、缪、廖、钱本均作小注。

②“又为鬼疰” 杨、广、缪、廖、钱本均作小注。

③“寒” 缪本作“虚”。

④“啬啬” 原作“濇濇”，据钱本改。

⑤“脉” 此上广本有“濇”字。

⑥“病” 廖、朱本均作“散”。

[注释]

[1]“鬼疰（zhù 住）”今据《肘后方》：即劳瘵。《中医简明辞典》劳瘵：病名。《三因极一病证方论·劳瘵叙论》一作劳瘵，又作劳极、传尸劳、传尸、尸注、殗殜、转注、鬼注等名。

[2]“啬啬（sè sè 色色）”形容怕冷畏缩的形状。

[3]“脱血”失血。

[4]“亡汗”汗液损耗的意思。

[5]“摊缓风”作瘫痪病解。

[6]“风眩癫疾”据《巢氏病源》：“风头眩者由血气虚，风邪入脑而引目系，……则脑转而目系急，目系急故成眩也。”此癫疾是指癫顶的疾病。

[7]“蜚（fēi 非）尸”《集韵》蜚与飞通。据《巢氏病源》卷二十三·尸病诸候：“飞尸者，发无由渐，忽然而至，若飞走之急疾，故谓之飞尸。”

[语译] 滑脉为实证，为下焦病，又为阳气衰微的证候。数脉为虚证，为热病。浮脉为外感风邪，为虚的证候。脉为症，为受惊风。

沉脉为水气病，为实证，又为劳瘵病。脉弱为虚，为悸证。

脉迟为寒，涩为血少。缓主虚证。洪为主阳气盛。

紧脉为寒邪，弦数主疟疾。

疟疾脉象自弦，弦数为热重，弦迟为寒重。脉微为虚。代散的，死。

脉弦主痛痹，单手弦是饮病。两手均弦主胁下拘急作痛，病人怕冷。

脉大是寒热在中。

伏脉主霍乱。

安卧时而脉来反盛，主有失血。

凡是汗出淋漓欲脱，肺受寒饮冷水，咳嗽泄泻胃中寒其脉都可出现紧象。

浮大脉主风。

外感风邪，头痛鼻塞，脉主浮而大。

浮而缓脉，主皮肤麻木不仁，是风寒侵袭肌肉。

滑而浮散脉，主偏中，半身不遂病。

脉滑主痨瘵病。

涩而紧脉主痹证。

浮洪大而长脉主风眩颠疾。

大坚疾脉主癫病。

弦而钩脉主胁下痛如刀刺，状若飞尸，来去都很快，虽然困极无害。

**［原文］** 紧①而急者，遁尸[1]。

洪大者，伤寒热病。

浮洪大者，伤寒，秋吉，春成病。

浮而滑者，宿食。

浮滑而疾者，食不消，脾不磨。

短疾而滑，酒病。

浮而细滑，伤饮。

迟而涩，中寒，有癥结。

驶而紧，积聚，有击痛。

弦急，疝瘕，小腹病，又为癖病[2]（一作脾病）。

迟而滑者，胀。

盛而紧者，胀。

弦小者，寒澼[3]。

沉而弦者，悬饮[4]内痛。

弦数，有寒饮，冬夏难治。

紧而滑者，吐逆。

小弱而涩，胃反。

迟而缓者，有寒。

微而紧者，有寒。

沉而迟，腹藏有冷病。

微弱者，有寒，少气。

实紧，胃中有寒，苦不能食，时时利者，难治（一作时时呕，稽留难治）。

滑数，心中结，热盛。

滑疾，胃中有热。

缓而滑，曰热中[5]。

沉（一作浮）而急，病伤寒，暴发虚热。

［校勘］

①“紧” 朱本作“坚”。

［注释］

［1］“遁尸”《诸病源候论》尸病诸候：“遁尸者，言其停遁在人肌肉血脉之间，若卒有犯触，即发动。亦令人心腹胀满刺痛，气息喘急，傍攻两胁，上冲心胸，瘥后复发，停遁不消，故谓之遁尸也。”

［2］“癖（pǐ 匹）病” 积聚之潜匿于两胁间者，按之无物，有时而痛，如觉有物。

［3］“寒澼” 因寒而引起的肠泄。

［4］“悬饮” 饮后水流在胁下，咳唾引痛，谓之悬饮。

［5］“热中” 病名。《素问》腹中论：“多饮数溲为热中。”

[语译] 遁尸之证，脉紧而急。

伤寒热病，脉主洪大。

伤寒病，出现浮洪大脉，在秋季为顺，如果在春季，须防病情发展。

宿食不化，脉主浮而滑。

脾运失常，食积不化，脉主浮滑而疾。

酒食积滞，脉主短疾而滑。

病人被水饮所伤，脉象浮而细滑。

中寒所致癥结病，脉主迟而涩。

积聚叩击病，脉见数而紧。

疝瘕所致小腹疼痛，其脉主弦急。

癖病，其脉亦主弦急。

胀症，脉迟而滑。

胀症，脉亦有盛而紧。

寒湿下注所致泄泻，其脉弦小。

悬饮胸肋疼痛，脉沉而弦。

寒饮出现弦数脉，冬季和夏季难治。

呕吐呃逆，脉紧而滑。

反胃脉，小弱而涩。

有寒的，脉迟而缓。

有寒的，脉亦有微而紧。

腹内冷，脉沉而迟。

气虚有寒，脉微而弱。

胃中有寒，脉实紧，饮食不进，时时下利，难治。

心中结热盛，脉滑数。

胃中有热，脉滑疾。

热中病，脉缓而滑。

病伤寒暴发，邪入阴经，有虚热的，脉沉而急。

[原文] 浮而绝者，气急[①]。

辟大[1]而滑，中有短气。

浮短者，其人肺伤，诸气微少，不过一年死，法当嗽也。

浮②而数，中水[2]，冬不治，自愈。

短而数，心痛心烦。

弦而紧，胁病藏伤，有瘀血（一作有寒血）。

沉而滑，为下重[3]，亦为背膂痛。

脉来细而滑，按之能虚，因急持直[4]者僵仆[5]，从高堕下，病在内。

微浮，秋吉，冬成病。

微数③，虽甚不成病，不可劳。

浮滑疾紧者，以合百④病，久易愈。

阳邪来，见浮洪。

阴邪来，见沉细。

水谷来，见坚实。

脉来乍大乍小、乍长乍短者，为祟[6]。

脉来洪大嫋嫋[7]者，社[8]祟。

脉来沉沉泽泽[9]，四肢不仁而重，土祟。

脉与肌肉相得，久持之至者，可下之。

弦小紧者，可下之。

紧而数，寒热俱发，必下乃愈。

弦迟者，宜温药。

紧数者，可发其汗。

[校勘]

①“急”　杨、广、缪、廖、钱、黄、朱本均无。

②“浮”　杨、广、缪本均作“沉”。

③“数”　廖、朱本均作“浮”。

④“合百”　缪本作“百合”。

[注释]

[1]“辟大”　辟通阚，辟大此处形容脉大。

[2]“中水” 病名，即水毒病。

[3]“下重” 下部重滞也。

[4]“持直” 持，执而不释。直，柄也。“持直”执柄也。

[5]“僵仆” 卒然倒地，不省人事也。

[6]“祟”《寓意草》云：男女祟病，食减肌削，精神恍惚，唾时口流白沫，或战栗，绝而复苏。

[7]“嫋嫋（niǎo niǎo 鸟鸟）” 柔软摆动的样子。

[8]“社” 五土之神为社。此处可引伸为五脏之土。

[9]“沉沉泽泽” 沉沉是深邃貌。泽泽指水草交错而滑润。沉沉泽泽用来形容脉象深伏又不定。

**[语译]** 病人脉浮而无胃气的，多见呼吸急促。

脉滑兼见阔大，病人会有短气。

肺气损伤，气短不足，脉见浮短，这种病会发生咳嗽，估计一年以内死。

水毒之病，脉主浮数，如果得自冬天，可以不必治水自愈。

脉短而数，为心痛心烦。

脉弦而紧，为内脏损伤，血瘀胁痛。

脉沉而滑，为下肢重滞，或背膂部痠痛。

脉来细而滑重按无力，由于急执柄登高而下坠，卒然倒地，病在内脏。

微浮脉在秋为顺，在冬为病。

脉微数虽甚，一般不会发病，但不可劳累。

浮滑疾紧的病脉，与病情相符合，虽然病久，也容易痊愈。

阳邪致病，脉现浮洪。

阴邪致病，脉现沉细。

水谷不化，积滞为患，脉现坚实。

脉来忽大忽小，忽长忽短，为祟病。

脉来洪大又柔软摆动的，为社祟病。

脉来深伏又不定，四肢麻木而重的，为土祟病。

脉与肌肉相等，久按之脉动的，可用下法。

脉弦小又紧的，可用下法。

脉紧而数，寒热俱发，必须用下法才能治愈。

脉弦迟，须用温药治疗。

脉紧数，可用发汗治疗。

［按语］　此篇系结合临床实践而成。间有出于经者，其中有的条文应活看。如“数为虚为热”，一般说，数脉主热主实，然而杂病虚证亦可见数脉，似应理解为细数或数而无力，往往临床阴虚的多现细数脉。又如“迟而滑者胀盛而紧曰胀。”似应理解为胀病现迟而滑是为虚胀；大而紧是为实胀，在兼见脉中，应结合证候，分别主次，方能作出诊断。

## 诊五脏六腑气绝证候第三

［提要］　本篇论述脏腑，脏之“合”与气绝证候。

［原文］　病人①肝绝[1]，八日死，何以知之？面青，但欲伏眠，目视而不见人，汗（一作泣）出如水不止。（一曰：二日死）

病人胆绝，七日死，何以知之？眉为之倾。

病人筋绝，九日死，何以知之？手足爪甲青，呼骂不休。（一曰：八日死）

病人心绝，一日死，何以知之？肩息[2]回视[3]，立死。（一曰：目亭亭，二日死。）

病人肠（一曰：小肠）绝，六日死，何以知之？发直如干麻不得屈伸，自②汗不止。

病人脾绝，十二日死，何以知之？口冷足肿，腹热胪胀[4]，泄利不觉，出无时度。（一曰：五日死）

病人胃绝，五日死，何以知之？脊痛腰中重，不可反复。（一曰：腓肠平，九日死。）

病人肉绝，六日死，何以知之？耳干，舌皆肿，溺血，大便赤泄。（一曰：足肿，九日死。）

病人肺绝，三日死，何以知之？口张，但气出而不还。（一曰：鼻口虚张，短气。）

病人大肠绝，不治，何以知之？泄利无度，利绝[5]则死。

病人肾绝，四日死，何以知之？齿为暴枯[6]，面为正黑[7]，目中黄色，腰中欲折，自③汗出如流水。（一曰：人中平，七日死。）

病人骨绝，齿黄落④，十日死。

诸浮脉无根者，皆死⑤。

［校勘］

①“病人” 缪本无。

②“自” 杨、广本均作“白”。

③“自” 杨、缪、广本均作“白”。

④“落” 朱本无。

⑤“死” 此下杨、广、缪、廖本均有“已上五脏五腑为根也。”钱、朱本同，但均作小注。

［注释］

［1］“绝” 作断或不通解。以下同。

［2］“肩息” 气喘息时，肩臂耸动。

［3］“回视” 眼向上凝视，视线似乎欲返到眼内，目光呆滞不动。

［4］“胪（lū 卢）胀” 腹前称胪，胀即膨胀。

［5］“利绝” 肠中无物可再泻。

［6］“暴枯” 突然枯干。

［7］“正黑” 即纯黑。

**［语译］** 病人肝气绝不通，到八天死，怎么知道肝气绝

呢？面部发青，但欲伏卧，目不见人，汗出如水而不止。

病人胆气绝不通，到七天死，怎么知道胆气绝呢？眉毛为之倾斜。

病人筋绝，到九日死，怎么知道筋绝呢？手足爪甲发青，而又呼骂不止。

病人心气绝不通，在一天内死，怎么知道心气断绝呢？喘息引动肩臂，眼向上凝视，所以立死。

病人小肠气绝不通，到六天死，怎么知道小肠断绝呢？头发发直像干麻一样，摸之不应手屈伸，同时可见自汗不止。

病人脾气断绝不通，到十二天死，怎么知道脾气断绝呢？口冷足肿，腹部有热而臌胀，大便不禁，溏泄自流，而且次数频繁。

病人胃气断绝不通，到五天死，怎么知道胃气断绝呢？脊柱痛，腰里有重坠感觉，身体不能翻转。

病人肉绝，到六天死，怎么知道肉绝呢？耳干，舌体都肿，尿血，大便泄泻而色赤。

病人肺气断绝不通，到三天死，怎么知道肺气断绝呢？张口呼吸，只有呼出，没有吸入气。

大肠气断绝不通，是危险难治之症，怎么知道大肠气绝呢？泄泻次数不能计算，到无物可泻就会死。

病人肾气断绝不通，到四天死，怎么知道肾气断绝呢？牙齿突然枯干，面色纯黑。目中出现黄色，腰痛如断，自汗出像流水一样。

病人骨绝，牙齿发黄而脱落，到十天死。

所有浮脉没有根的，都会死。

［**按语**］本篇论五脏气绝，并及所相联的主“表”之腑，但独缺膀胱。可能是有散佚。篇中在各脏腑后面，论述各脏之合，独于肝、脾、肾之“合”——筋、肉、骨有论及，而于心肺之“合”——脉、皮，独付缺如，彼时王氏汇集，当不如

此，似更可证实其原文必有散佚。至几天死，亦是克制作用。

## 诊四时相反脉证第四

［提要］ 论四时相反脉证及其禁忌时节的危候。

［原文］ 春三月木王，肝脉治[1]当先至[2]；心脉次之；肺脉次之；肾脉次之；此为四时王相顺脉也。到六月土王，脾脉当先至，而反不至，反而肾脉，此为肾反脾也，七十日死。何谓肾反脾？夏火王，心脉当先至，肺脉次之，而反得肾脉，是谓肾反脾。期五月六月，忌丙丁。

脾反肝，三十日死。何谓脾反肝？春肝脉当先至，而反不至，脾脉先至，是谓脾反肝。期正月、二月，忌甲乙。

肾反肝，三岁死。何谓肾反肝？春肝脉当先至，而反不至，肾脉先至，是谓肾反肝也。期七月、八月，忌庚辛。

肾反心，二岁死。何谓肾反心？夏心脉当先至，而反不至，肾脉先至，是谓肾反心也。期六月，忌戊己。

［注释］

［1］“治” 治理。此处作平治解。

［2］“至” 此处指脉从下而上。

［语译］ 春天三个月，在天地来说，木气旺盛，在人身来说，肝脉应时壮旺，应当先出现在脉象上；其次，心脉；再次，肺脉；最后，肾脉，这是因为春、夏、秋、冬的四时，各换次序而旺盛协调，是正常的顺脉。到六月，土气旺盛，脾脉应当先出现，可是反而不出现，相反地出现了肾脉，这是肾水反侮脾土，病人到七十天死。什么叫做肾反脾呢？因为六月后七十天，已到秋末，正是肾水发生的时候，肾水更旺，脾土更为衰弱的缘故。这种情况，故叫做肾反脾。夏天火旺盛，心脉应当先出现，其次出现肺脉，在心火与肺金之间，时当六月，正土旺的时候，脾脉当出现，可是反出现肾脉。病期在五月、

六月，因五月火旺，心脉当旺则可生土而制水，六月土应旺而反弱，不能制水，所以叫做肾反脾。也忌丙、丁的年、月、日、时，因丙丁属火。心脉当旺，方能生土，所以忌逢丙、丁，心脉不至，这是肾反脾的先兆，可预测脾病当加剧。

"脾反肝"到三十天死，什么是脾反肝呢？春天属木，肝脉也属木，应当先出现，而反不出现，脾脉却先出现，这叫做脾反肝。病期在正月二月，禁忌年、月、日、时，碰到甲、乙，这是因为正月、二月和甲、乙都属木，脉当见肝旺脾弱，忌见相反脉，这样就是脾反侮肝的"脾反肝"的脉象。

肾反肝到三年死。什么是肾反肝呢？春天属木，肝脉也属木，应当先出现，而反不出现，肾脉却先出现，这叫做肾反肝，病期在七月、八月，禁忌年、月、日、时，碰到庚、辛。这是因为七月、八月和庚、辛都属金。金能制木，同时又能生水，所以可以预测在这时候病当加剧。

肾反心到二年死。什么是肾反心呢？夏天属火，心脉也属火，应当先出现，而反不出现，肾脉却先出现，这叫做肾反心。病期在六月，禁忌年、月、日、时，碰到戊己。这是说夏主火，心脉当时而旺。反见肾脉水来克火。碰到六月和戊、己都属土旺之时，因火衰无力生土来制水，水益泛滥，所以预测到土旺之时，病每加剧。

[**按语**]　五行之中，每行与其他四行有生、克、乘、侮的关系。所以《难经》五十难有虚邪、实邪、贼邪、微邪、正邪的阐述。本篇只述及肾反脾、心，及脾、肾反肝的例子，以概其余，意在使人举一反三，由此类推。

## 诊损至脉第五

[**提要**]　阐述损至脉的种类，诊切法，病症，治法和病的变化归宿。

**[原文]** 脉有损至[1]，何谓也？然：至之脉，一呼再至曰平；三至曰离经；四至曰夺精[2]；五至曰死；六至曰命绝[3]；此至之脉也。何谓损？一呼一至曰离经；二呼一至曰夺精；三呼一至曰死；四呼一至曰命绝；此损之脉也。至脉从下上，损脉从上下也。损脉之为病奈何？然：一损，损于皮毛，皮聚[4]而毛落。二损，损于血脉，血脉虚少，不能荣于五脏六腑也。三损，损于肌肉，肌肉消瘦，食饮不为肌肤。四损，损于筋，筋缓不能自收[5]持。五损，损于骨，骨痿[6]不能起于床。反此者至之为①病也。从上下者，骨痿不能起于床者，死。从下上者，皮聚而毛落者，死。治损之法奈何？然：损其肺者，益其气。损其心者，调②其荣卫。损其脾者，调其饮食，适其寒温。损其肝者，缓其中[7]。损其肾者，益其精气，此治损之法也。

**[校勘]**

①“之为” 杨、广、缪、钱本均作“于收”。

②“调” 广本作“益”。

**[注释]**

[1]“脉有损至” 损是减损，有退的含义；至是臻至，有进的含义。阴独盛而脉搏至数减少的，就是损；阳独盛而脉搏至数增多的，就是至。所以损和至的脉象，实际上也是包括一般的迟脉与数脉而言。

[2]“夺精” 是人体的精气被耗散了的意思。虞庶：“一呼四至乃阳气乱，故脉数，数则气耗，耗则精无所归，犹如夺去，故曰夺精。又二呼而脉至，……其人气耗血枯，神惨色夭，精华犹如夺去。故亦夺精。”

[3]“命绝” 生气将绝，指必死无疑。

[4]“聚” 绉缩。

[5]“收” 收缩，收敛。

[6]“痿” 肢软而无力，百节缓纵而不收。

［7］“缓其中” 缓是和缓的意思。《素问》脏气法时论：“肝苦急，急食甘以缓之”。又《灵枢》五味篇：“肝色青，宜食甘”。这些都是以甘味和缓其中的治法。

［语译］ 脉搏有损和至的现象，怎么讲呢？答：至的脉，在一呼气的时间内，脉跳动两次的，这是平和正常的脉象，叫做平脉；若一呼脉动三次的，已离开了经常的搏动标准，叫做离经；一呼脉动四次的，是精气被耗夺的表现，叫做夺精；一呼脉动五次的，多属预后不良，叫做死脉；一呼脉动六次的，已表示生命将绝，叫做命绝；这些就是至脉的现象。损脉是怎么讲呢？在一次呼气的时间内，脉跳动一次，离开了经常的搏动标准，叫做离经；两次呼气的时间，脉动一次的，是精气已被耗夺的表现，叫做夺精；三次呼气的时间，脉动一次的，多属预后不良，叫做死脉；四次呼气的时间，脉动一次的，表示气血已尽，脏败神去，生命将绝，叫做命绝。这些就是损脉的现象。至脉致病，由肾脏上传到肺，是从下向上传变的；损脉则由肺脏下传到肾，是从上向下传变的。损脉病症应该怎样？答：一损的症状，出现在肺脏所主的皮毛部，主要是皮肤皱缩和毛发脱落。二损的症状，出现在心脏所主的血脉，主要是血脉虚衰不足，不能正常的运行以营养五脏六腑。三损的症状，出现在脾脏所主的肌肉，主要是肌肉消瘦，饮食物的养料不能输布到肌肉与皮肤，俟其丰满润泽。四损的症状，出现在肝脏所主的筋，主要是筋缓弱，不能自动收缩和支持。五损的症状，出现在肾脏所主的骨，主要是骨萎软无力，不能起床。和这种情况相反的，就是至脉的病症。损脉的病症，自肺脏顺次到肾，从上向下传变，到了骨萎无力不能起床的程度就是死症。至脉的病，自肾脏顺次到肺，从下向上传变，到了皮肤皱缩毛发脱落的程度，也将成为死症。治损的方法应该怎样？答：肺脏虚损的，当补益其肺气。心脏虚损的，当调和其营卫，促使气血的正常运行。脾脏虚损的，当调其饮食，并保持

起居冷热适宜。肝脏虚损的，当疏肝解郁，以甘药和缓其中。肾脏虚损的，当补益其精气，这就是治疗虚损的方法。

**[原文]** 脉有一呼再至，一吸再至；一呼三至，一吸三至；一呼四至，一吸四至；一呼五至，一吸五至；一呼六至，一吸六至；一呼一至，一吸一至；再呼一至，再吸一至。呼吸再至，脉来如此，何以别知其病也？然：脉来一呼再至，一吸再至，不大不小，曰平。一呼三至，一吸三至，为适得其病。前大后小[1]，即头痛目眩。前小后大，即胸满短气。一呼四至，一吸四至，病适欲甚，脉洪大者，苦烦满。沉细者，腹中痛，滑者，伤热。涩者，中雾露。一呼五至，一吸五至，其人当困[2]。沉细即夜加，浮大即昼加，不大①小，虽困可治。其有大小者，为难治。一呼六至，一吸六至，为十②死[3]脉也。沉细夜死，浮大昼死。一呼一至，一吸一至，名曰损。人虽能行，犹当（一作犹未）着床，所以然者，血气皆不足故也。再呼一至，再吸一至③，名曰无魂。无魂者，当死也。人虽能行，名曰行尸[4]。

**[校勘]**

①“大” 此下《难经》十四难有“不”字。

②“十” 《难经》无。

③“至” 此下《难经》有“呼吸再至”。

**[注释]**

[1]“前大后小” 根据寸关尺的部位，关之前为寸属阳，关之后为尺属阴，所以前是指寸部，后是指尺部，前大后小，病气在阳，会出现头痛目眩，相反的，前小后大，病气在阴，也就会出现胸满短气。

[2]“其人当困” 困，是指热盛，使病人困倦，病势趋于危急的意思，因为一呼吸之间，脉跳动十次，可见热甚已极，耗伤阴液，由阴虚而陷于困倦，所以说其人当困。

[3]“十死”“十” 字有完足之意，如十分十成，此处

“十死”即俗语所说百分之百必死之意。

［4］“行尸” 是形容病人生机已绝，濒于死亡，虽能勉强行走，实际上等于尸体在行走一样，所以称为行尸。

**［语译］** 脉有在一呼气的时间内，跳动两次，一吸气的时间内，跳动两次；有在一呼气跳动三次，一吸气跳动三次；有在一呼气跳动四次，一吸气跳动四次；有在一呼气跳动五次，一吸气跳动五次；有在一呼气跳动六次，一吸气跳动六次。另外在一呼气的时间内跳动一次，一吸气的时间内跳动一次；有在两次呼气的时间跳动一次，两次吸气的时间跳动一次的；有的呼吸间各跳动两次。脉来如此，怎样去辨别和推断它所生的病症呢？答：脉搏在一呼气的时间跳动两次，一吸气也跳动两次，不大不小，是正常的脉象。假使一呼气脉跳三次，一吸气脉跳也三次的，是刚刚开始得病的脉象。如果出现属阳的寸脉大，属阴的尺脉小，主发生头痛目眩的病。假如寸脉小而尺脉大，主发生胸部烦满，呼吸短促的病。一呼气脉跳动四次，一吸气也跳动四次的，是病势将要进展的脉象。如脉现洪大的，则见胸中烦躁满闷。如脉现沉细的，主腹部疼痛，如脉现滑象的，是伤于热邪。脉象现涩的，是受了雾露之邪。假如一呼气脉跳动五次，一吸气也跳动五次的，病情相当危重。如脉现沉细的，病情在夜里加重，脉现浮大的，病情在白天加重。如脉搏没有大小不一的，虽病危重，还可以治疗。假使发现大小不一，那就难治了。一呼气脉跳动六次，一吸气也跳动六次，是预后十分不良的死脉。如脉现沉细的死在夜里，脉现浮大的死在白天。一呼气脉跳一次，一吸气脉也跳一次的，称为损脉。病人虽然还能够行走，但快要卧床不起了。为什么会这样，是由于气血俱不足的缘故，两次呼气脉跳动一次，两次吸气脉也跳动一次的，叫做没有魂的人，这种已没有魂的病人，当趋于死亡。纵使能够勉强行走，生气已绝，好象尸体在行走一样，叫做行尸。

**[原文]**　扁鹊曰：脉一出[1]一入[2]，曰平。再出一入少阴；三出一入太阴；四出一入厥阴。再入一出少阳；三入一出阳明；四入一出太阳；脉出者为阳，入者为阴。故人一呼而脉再动，气行三寸，一吸而脉再动，气行三寸。呼吸定息，脉五动，一呼一吸为一息。气行六寸，人十息。脉五十动，气行六尺，二十息。脉百动，为一备[3]之气，以应四时。天有三百六十五日，人有三百六十五节，昼夜漏下水百刻，一备之气。脉行丈二尺。一日一夜，行于十二辰，气行尽，则周遍于身，与天道相合，故曰平。平者无病也。一阴一阳是也。

**[注释]**

[1]“出”　出现，触指。

[2]“入”　隐没、不见、休止。

[3]“备”　古代解为具，即完全之意。

**[语译]**　扁鹊说：脉搏无休止地一出一入时间，是一比一地相等，属于正常的脉象。假如入的时间多于出的时间，属于阴盛脉象。例如脉搏二次出的时间，只等于一次入的时间，也就是入的阴象二倍于出的阳象，是初生的阴，叫做少阴；如果脉搏三次出的时间只等于一次入的时间，也就是入的阴象三倍于出的阳象，是正盛的阴，叫做太阴；如果脉搏四次出的时间只等于一次入的时间，也就是入的阴象四倍于出的阳象，是阴极而尽的阴，叫做厥阴；相反地，假如脉搏出的时间多于入的时间，属于阳盛脉象。例如脉搏入二次的时间，只等于一次出的时间，也就是出的阳象二倍于入的阴象，是初生的阳，叫做少阳；如果脉搏三次入的时间，等于一次出的时间，也就是出的阳象三倍于入的阴象，是正盛的阳，也是两阳合照的阳，叫做阳明；如果脉搏四次入的时间，等于一次出的时间，也就是出的阳象四倍于入的阴象，是为巨阳，叫做太阳；脉搏的阴和阳区别，出的叫做阳，入的叫做阴。所以在人一呼气的时间，脉搏动二次，气循经脉行走三寸。在人一吸气的时间，脉搏也

动二次，气也循经脉行走三寸。这样一呼气和一吸气定为一息。脉搏动五次。因为一呼气和一吸气的中间，脉搏动一次，脉经上称为“闰以太息”，加上述搏动四次，所以共动五次，一呼气和一吸气合成一息。气循经脉行走六寸。按此计数，人十次呼吸气。脉搏动是五十次，气循经脉行走六尺，人二十次呼吸气。脉搏动是一百次，看做一个完全的气，以应天气的春、夏、秋、冬四时。天有三百六十五天，人有三百六十五节，天人相应，一天一夜的时间，在计时器的“漏壶”所滴下来的水，恰恰溢浮到“壶”里的一百刻的标志，正符合一个完全的气。脉行走在经络上为一丈二尺，一天一夜，走过了十二时辰，气走到经脉终点，刚好绕遍全身，和天道运行相符合，所以叫做正常的脉。意思是平常的人没有疾病，阴阳平衡，恰好是一比一。

**[原文]** 脉再动为一至[1]，再至而紧，即夺气。一刻百三十五息，十刻千三百五十息，百刻万三千五百息，二刻为一度，一度气行一周身，昼夜五十度。脉三至者离经。一呼而脉三动，气行四寸半，人一息脉七动，气行九寸。十息脉七十动，气行九尺，一备之气，脉百四十动，气行一丈八尺，一周于身，气过百八十度，故曰离经。离经者，病，一阴二阳是也。

**[注释]**

[1]“一至” 脉再动为一至。至字应解释为已至三寸的运行，又脉三至者离经的至字，应解释为脉动次数。

**[语译]** 脉搏动二次，而刚好到达它的予定点——三寸，再次到达它的予定点，就是六寸。如果脉搏出现紧脉，这是气受到剥夺的缘故。一刻的时间合一百三十五息，十刻的时间合一千三百五十息，一百刻的时间合一万三千五百息，二刻的时间，共有二百七十息，每次呼吸气时间，气行走六寸，二刻共走十六丈二尺，刚好围绕全身一周，这样叫做一度，一天一夜

刚好围绕全身五十周，这样叫做五十度。脉搏一呼吸各动三次，是离其经常的脉，这因为一呼气脉搏动三次，以动二次脉行三寸的标准计算，即三次的脉气应行四寸半，加上一吸气脉搏也动三次，呼气吸气中间，脉搏动一次，那么一呼气一吸气脉搏共动七次，气沿着经脉行走九寸的长度，呼吸气十次，脉搏动七十次，气沿着经脉行走九尺。一个完全周天的气即呼吸气二十次，脉搏共动一百四十次，气沿着经脉行走一丈八尺，这样情况，气一周转全身的计算标准本来为二百七十次呼吸气，一次呼吸气现在行走九寸，二百七十次呼吸气脉行走二十四丈三尺，按全身经脉一周的长度为十六丈二尺计算，恰恰超过八丈一尺，如以一周天三百六十度为标准来衡量，八丈一尺恰为周身十六丈二尺之半，好象气超过到一百八十度的角度。所以说，脉搏动一呼吸各为三次的叫做离经。离经常的就生病。这样阳盛于阴的程度，恰为阳二阴一的比重。

**[原文]** 三至而紧，则夺血。脉四至，则夺精。一呼而脉四动，气行六寸。人一息脉九动，气行尺二寸。人十息脉九十动，气行一丈二尺。一备之气，脉百八十动，气行二丈四尺。一周于身，气过三百六十度，再遍于身，不及五节，一时之气而重①至。诸脉浮涩者，五脏无精，难治。一阴三阳是也。

**[校勘]**

①“重” 廖本作“动”。

**[语译]** 如果一呼吸脉搏动各三次又出现紧脉，这是血受到剥夺的缘故。如果一呼吸脉搏各动四次，这是精受到剥夺的缘故。那是一呼气时间脉搏动四次，按动一次气行一寸半计算，那么气行六寸。人的一吸气也六寸，加上呼吸之间脉搏动一次，共计一呼吸时间，脉搏动九次，气行走一尺二寸。按此标准推算，人的呼吸气十息，脉搏就动九十次，气行走一丈二尺。一个完全周天的气，即呼吸气各二十次，脉搏就动一百八十次，气行走二丈四尺。这样情况，气一周转全身的计算标准

本来为二百七十次呼吸气，一次呼吸气现在行走一尺二寸，二百七十次的呼吸气行走三十二丈四尺，按全身经脉一周的长度为十六丈二尺计算，恰恰超过十六丈二尺，以周天为三百六十度为标准来衡量，超过的十六丈二尺，恰恰达到周身长度的一倍，就像周天又转了三百六十度一样，这样，本应一次遍到全身而却二次行遍全身，还没有达到周身后的五个骨节，一时的气而重复合倍地来到了。左右寸关尺各脉出现浮涩脉象，是反映有关的脏器没有精水，病症难以治疗。因为浮脉为阳，涩主血少，亦主精伤，浮涩兼现，阳盛精竭可知，阴阳对比，形成阳三阴一。

［原文］　四至而紧，则夺形，脉五至者，死。一呼而脉五动，气行七①寸半（当行七寸半）。人一息，脉十一动，行尺五②寸（当行尺五寸）。人十息，脉百一十动，气行丈五③尺（当行丈五尺）。一备之气，脉二④百二十动，气行三丈⑤（当行三丈）。一周于身，三百六十五节，气行过五百四十度。再周于身，过百七十度。一节之气，而至此，气浮涩，经行血气竭尽，不守于中，五脏痿痟，精神散亡。脉五至而紧则死。三阴（一作二）三阳是也，虽五，犹未如之何也。

［校勘］

①“七”　原作“六”，据廖本改。

②“五”　原作“三”，据廖本改。

③“五”　原作“三”，据廖本改。

④“二”　廖本作“一”。

⑤“三丈”　原作“二丈六尺”，据廖本改。

［语译］　如果呼吸气时，脉搏各动四次，而又出现紧象，这是形受到剥夺。如果呼吸气时，脉搏各动五次的死。这样脉，一呼气时，脉搏动了五次，应当气行走七寸半。一吸气时，脉搏也动五次，加上呼气吸气之间，脉搏也动一次。所以一呼吸气时间，脉搏共动了十一次，气行走一尺五寸。按此计

算，呼吸气十次，脉搏共动一百一十次。气行走一丈五尺。一个完全周天的气，即呼吸气各二十次，脉搏共动二百二十次，气行走三丈。这样情况，气一周转全身的计算标准本来为二百七十次呼吸气，一次呼吸气现在行走一尺五寸，二百七十次的呼吸气，行走四十丈另五尺。按全身经脉一周的长度为十六丈二尺计算，恰恰超过二十四丈三尺，超过一周天为十六丈二尺，合三百六十度，超过半周身为八丈一尺，合一百八十度，两者相加，为二十四丈三尺，应为气超过五百四十度。这样一周于身的经脉，过了三百六十五节，气行过五百四十度。如果照这样速度，脉搏两次周绕全身，应为行走八十一丈，气行过一千另八十度。如以每周天为三百六十度计算，共分为三次周天，末次周天为三百六十度，超过一百七十度。三百六十五节，每一节的气到了这样情况，气浮，因为阳横，气也涩，因为精血竭，经脉流行的气血竭尽。"阴者存精而起亟"阴亡所以不守在中，五脏痿软和消瘦。精神散亡。如果一呼吸气脉搏各动五次，而又出现紧的脉象，就会死。没有生气的证候，因为三阴三阳都竭了，三阴三阳的气已竭，五脏的形迹虽具，仍是无能为力了。

**[原文]** 脉一损一乘[1]者，人一呼而脉一动，人一息而脉再动，气行三寸。十息脉二十动，气行三尺。一备之气，脉四十动，气行六尺，不及周身，百八十节。气短不能周遍于身，苦少气，身体懈惰矣。

**[注释]**

[1]"一乘" 物双四乘。正常脉一呼两动，一吸亦两动，所谓"一乘"意指一呼一吸脉仅有两动。

**[语译]** 一损一乘的脉象，就是人一呼脉动一次，一吸脉也动一次。呼吸一次，脉动二次，气行三寸。呼吸十次，脉动二十次，气行三尺。一备之气，脉动四十次，气行六尺，不及绕身一周，一百八十节。故气短而不能行遍全身，苦气不足，

身体懈惰疲惫。

[原文] 脉再损者，人一息而脉一动，气行一寸五分。人十息脉十动，气行尺五寸。一备之气，脉二十动，气行三[①]尺，不及周身二百节[②]。凝[③]血气尽，经中不能及，故曰离经，血去不在其处，大小便皆血也。

[校勘]

①“三” 缪本作“二”。

②“节” 杨、广、钱本均无。

③“凝” 杨、广、钱本均作“疑”。

[语译] 再损的脉象，人呼吸各一次，脉动一次，气行一寸五分。呼吸各十次，脉动十次，气行一尺五寸。一备之气，脉动二十次，气行三尺，不及周身二百节。血凝气尽，经脉不能适当其时而运行，叫做离经。血离经脉，所以大小便皆见出血。

[原文] 脉三损者，人一息复一呼而脉一动。十息脉七动，气行尺五寸（当行尺五分）。一备之气，脉十四动，气行三[①]尺一寸（当行二尺一寸）。不及周身二百九十七节，故曰争。气行血留[②]，不能相与俱微，气闭实则胸满藏枯，而争于中，其气不朝，血凝于中死矣。

[校勘]

①“三” 廖本作“二”。

②“留” 广本作“流”。

[语译] 三损的脉象，人呼吸后，又加一次呼气，脉动一次。十次呼吸，脉动七次，气行一尺五寸。一备之气，呼吸各二十次，脉动十四次，气行二尺一寸。经脉不及周身二百九十七节，所以叫气血互相矛盾，互相竞争。气喜欢行走，血不随气行，因而未协调，俱变衰微，气一到闭塞，邪实于内，就胸部闷满，脏器枯槁，气血相争于中，其气不朝于血，就而血凝结于中，死了。

［原文］ 脉四损者，再息而脉一动。人十息脉五动，气行七寸半。一备之气，脉十动，气行尺五寸。不及周身三百一十五节，故曰亡血。亡血者，忘失其度，身羸疲，皮裹骨，故血气俱尽，五脏失神，其死明矣。

［语译］ 四损的脉象，两次呼吸，脉动一次。呼吸十次，脉动五次，气行七寸半。一备之气，脉动十次，气行一尺五寸。不及周身三百一十五节，叫做亡血。亡血的意思是失掉血行平常度数，身体羸弱疲惫，皮包着骨，气血俱尽，五脏失去所藏之神，很明显的会死。

［原文］ 脉五损者，人再息复一呼而脉一动。人十息脉四动，气行六寸。一备之气，脉八动，气行尺二寸。不及周身三百二十四节，故曰绝。绝者，气急不下床，口气寒，脉俱绝，死矣。

［语译］ 五损的脉象，二次呼吸，再加上一呼，脉动一次。呼吸十次，脉动四次，气行六寸。一备之气，脉动八次，气行一尺二寸。不及周身三百二十四节，这病叫做绝。绝的意思，是气急促不能下床，口气寒，脉俱绝，死了。

［原文］ 岐伯曰：脉失四时者，为至启[1]。至启者，为损至之脉也。损之为言，少阴①主骨为重，此志损也。饮食衰减，肌肉消者，是意损也。身安卧，卧不便利，耳目不明，是魂②损也。呼吸不相通，五色不华，是魄③损也。四肢皆见脉为乱，是神损也。大损三十岁，中损二十岁，下损十岁，损各以春夏秋冬。平人，人长脉短者，是大损，三十岁。人短脉长者，是中损，二十岁。手足皆细，是下损，十岁。失精气者，一岁而损。男子左脉短，右脉长是为阳损，半岁。女子右脉短，左脉长，是为阴损，半岁。春脉当得肝脉，反得脾肺之脉，损。夏脉当得心脉，反得肾肺之脉，损。秋脉当得肺脉，反得肝心之脉，损。冬脉当得肾脉，反得心脾之脉，损。

［校勘］

①“阴” 朱、张本均作“骨”。

②“魂” 朱、张本均作“魄”。

③“魄” 朱、张本均作“魂”。

[注释]

[1]“脉失四时者，为至启” 此处所指之“至”即脉失常度的损脉。“启”含开始的意思。言脉先失四时的平脉，是损至脉的开始。

**[语译]** 岐伯说：脉象和春、夏、秋、冬四时正常脉相矛盾者，叫做至启脉。所谓至启脉，是说损脉和至脉的开始。损脉的内容，是按五脏分类，少阴属肾，肾主骨，骨感沉重，是肾所存的志有所损害。饮食减少，肌肉消瘦，是脾所藏的意有所损害。身体安逸躺在床上，躺着反感身体不便利而不能安卧，耳目感到不清晰，是肝所藏的魂有所损害。呼气和吸气不是互相通畅，面上五色不现光华，是肺所藏的魄有所损害。四肢都出现脉者为乱，是心所藏的神有所损害。大损影响寿命约三十年，中损影响寿命约二十年，下损影响寿命约十年，损脉各用四时的春、夏、秋、冬的脉象出现。平常无病的人，人长而脉搏很短是大损，影响寿命约三十年。如果人短而脉搏很长是中损，影响寿命约二十年。手足都细小，是下损，影响寿命约十年。失去精气的，损害影响寿命约一年。男子左脉短，右脉长，是阳损，影响寿命约半年。女子右脉短，左脉长，是阴损，影响寿命约半年。春天脉象应当得到肝脉，反而得到脾脉肺脉是损脉。夏天脉象应当得到心脉，反而得肾脉肺脉是损脉。秋天脉象应当得到肺脉，反而得到肝脉、心脉是损脉。冬天脉象应当得到肾脉，反而得心脉脾脉是损脉。

**[原文]** 当审[1]切寸口之脉，知绝不绝，前后去为绝。掌上相击，坚如弹石，为上脉虚尽，下脉尚有，是为有胃气（上脉尽，下脉坚一如弹石，为有胃气）。上下脉皆尽者，死。不绝不消[2]者，皆生，是损脉也。至之为言，言语音深，远视愦

愦[3]，是志之至也。身体粗大，饮食暴多，是意之至也。语言妄见[4]，手足相引[5]，是魂①之至也。茏葱[6]华色，是魄②之至也。脉微小不相应，呼吸自大[7]，是神之至也，是至脉之法也。死生相应，病各得其气者，生。十得其半也。黄帝曰：善。

［校勘］

①“魂” 朱、张本均作“魄”。

②“魄” 朱、张本均作“魂”。

［注释］

［1］“审” 详细，熟悉。

［2］“消” 灭。

［3］“愦愦（kuì kuì 匮匮）” 扰乱貌。

［4］“妄见” 视觉有虚诞的幻觉。

［5］“引” 相牵。

［6］“茏葱” 草木蕃盛貌。此处指气色荣华。

［7］“呼吸自大” 呼吸自动增强之义。大，可引伸为“强”。

**［语译］** 应当详细审察寸口的脉，好像是绝又不是绝，前寸部和后尺部的脉搏只现隐没的“去”，而切不出触指的“来”，叫做断绝不通的绝脉。脉搏在掌上有击指的动脉，坚硬像弹石，这是上脉虚竭，而下脉还有，根本未亡，是还有胃气。但是上脉和下脉都不现者，就会死。脉搏不断绝和不消灭，都是有生气的，这些都是阐述损脉。至脉的内容，也是按五脏分类，言语声音好像由下腹出来的，眼睛看到远处，有扰乱的异物幻觉，这是肾所藏志的太过脉，身体粗大，饮食突然加多，是脾所藏意的太过脉。讲话的时候好像有所幻觉，手足抽搐，是肝所藏魂的太过脉。脸上颜色好像蕃盛的草木，气色荣华，浮在皮肤外面，是肺所藏魄的太过脉。脉搏动微小而各脉不相协调，呼吸自动增强，是心所藏神的太过脉。这些所述，是太

过脉的诊察方法。危候的脉和有生气的脉，互相呼应，同时出现，而各种的病，得到气的贯注的，病人会得到活命，因十成中有五成向好，生机已占了一半了。黄帝说：讲得很对。

［按语］ 本篇论损至的脉，从五脏之损肺、损心、损脾、损肝，损肾，而推论到五脏之“合”；损皮、损脉、损筋、损骨，再进论及五脏所藏之损魄、损神、损意，损魂，损志。损脉与至脉均分别为四度，即：离经、夺精、死、命绝。系根据一次呼吸气与若干次脉动而订定。本篇三阴三阳的脉搏与《素问》六节脏象篇互有异同，兹列表比较于下：

上面《素问》六节脏象篇三阴三阳脉搏的阴阳消长对比，与《灵枢》经脉篇完全相同。均以寸口或人迎过盛的程度，而定阴或阳之大若干倍。本篇以脉的出或入的久暂倍数，而定阴或阳之大若干倍，从而定为三阴或三阳，原无不可。但本篇厥阴，太阳均以阴或阳四倍于阳或阴，与《灵枢》或《素问》所指厥阴的阴大一倍于阳，太阳的阳大二倍于阴出入最巨。孰是孰非，有待于进一步考证和研究。

| | 本篇阐述 | | 《素问》六节脏象篇阐述 | |
|---|---|---|---|---|
| | 原文 | 含义 | 原文 | 含义 |
| 少阴 | 再出一入 | 阴二倍于阳 | 寸口二盛病在少阴 | 阴大二倍于阳 |
| 少阳 | 再入一出 | 阳二倍于阴 | 人迎一盛病在少阳 | 阳大一倍于阴 |
| 太阴 | 三出一入 | 阴三倍于阳 | 寸口三盛病在太阴 | 阴大三倍于阳 |
| 阳明 | 三入一出 | 阳三倍于阴 | 人迎三盛病在阳明 | 阳大三倍于阴 |
| 厥阴 | 四出一入 | 阴四倍于阳 | 寸口一盛病在厥阴 | 阴大一倍于阳 |
| 太阳 | 四入一出 | 阳四倍于阴 | 人迎二盛病在太阳 | 阳大二倍于阴 |

## 诊脉动止投数疏数死期年月第六

［提要］ 阐明代脉是脏气衰竭的表现，并指出了出现代脉的治疗和预后。

［原文］ 脉一动一止，二日死（一经云：一日死）。二动一止，三日死。三动一止，四日死，或五日死。四动一止，六日死。五动一止，五日死，或七日死。六动一止，八日死。七动一止，九日死。八动一止，十日死。九动一止，九日死。又云：十一日死（一经云：十三日死，若立春日死）。十动一止，立夏死（一经云：立春死）。十一动一止，夏至死（一经云：立夏死。一经云：立秋死）。十二、十三动一止，立秋死（一经云：立冬死）。十四、十五动一止，一岁死，若立秋死。二十一动一止，二岁死。二十五动一止，立冬死（一经云：一岁死，或二岁死）。三十动一止，二岁若三岁死。三十五动一止，三岁死。四十动一止，四岁死。五十动一止，五岁死，不满五十动一止，五岁死。

［语译］ 脉搏动一次而出现一停的，二日死。脉搏动二次而出现一停的，三日死。脉搏动三次而出现一停的四日或五日死。脉搏动四次而出现一停的，六日死。脉搏动五次而出现一停的，五日或七日死。脉搏动六次而出现一停的，八日死。脉搏动七次而出现一停的，九日死。脉搏动八次而出现一停的，十日死。脉搏动九次而出现一停的，九日死。有的说十一日死。脉搏动十次而出现一停的，立夏死。脉搏动十一次而出现一停的，夏至死。脉搏动十二次或十三次而出现一停的，立秋死。脉搏动十四次或十五次而出现一停的，立冬死。脉搏动二十次而出现一停的，一岁死，或立秋死。脉搏动二十一次而出现一停的，二岁死。脉搏动二十五次而出现一停的，立冬死。脉搏动三十次而出现一停的，二岁或三岁死。脉搏动三十五次而出现一停的，三岁死。脉搏动四十次而出现一停的，四岁死。脉搏动五十次而出现一停的，五岁死。脉搏动不满五十次而出现一停的，五岁死。

［原文］ 脉来五十投而不止者，五脏皆受气，即无病（《千金方》云：五行气毕，阴阳数同，荣卫出入，经脉流通，昼夜百

刻，五德相生）。脉来四十投而一止者，一藏无气[1]。却后四岁，春草生而死。脉来三十投而一止者，二藏无气。却后三岁，麦熟而死。脉来二十投而一止者，三藏无气，却后二岁，桑椹赤而死。脉来十投而一止者，四脏无气，岁中死。得节不动，出清明日死，远不出谷雨死①矣。脉来五动而一止者，五脏无气，却后五日而死。

**［校勘］**

①“死”　廖本无。

**［注释］**

［1］“一脏无气”　根据《难经》十一难云：“故知一脏无气者，肾气先尽也。”后人以五脏深浅排列加以推论，就是说其它四脏均以肾为主，如“二脏无气”指肾肝；“三脏无气”指肾肝脾；“四脏无气”指肾肝脾心；“五脏无气”指肾肝脾心肺。

**［语译］**　寸口脉搏动五十次而无停止，这是五脏康健，精气旺盛的征象，是无病。如脉搏动四十次而出现一停的，是一脏（肾的脏气）衰败的征象。过四年后，春草生长时死。脉搏动三十次而出现一停的，是两脏（肾、肝脏气）衰败的征象。过三年后，麦熟时节死。脉搏动二十次而出现一停的，是三脏（肾、肝、脾脏气）衰败的征象。过二年后桑椹成熟时节死。脉搏动十次而出现一停的，是四脏（肾、肝、脾、心脏气）衰败的征象。半年以内死。如逢节气病情没有好转，过清明节就会死，最迟也不会拖过谷雨节气。脉搏动五次而出现一停的，是五脏气都已衰败的征象，过五日后死。

**［原文］**　脉一来而久住[1]者，宿病在心主中治。脉二来而久住者，病在肝支中治。脉三来而久住者，病在脾下中治。脉四来而久住者，病在肾间中治。脉五来而久住者，病在肺支中治。五脉[2]病，虚羸人得此者，死。所以然者，药不得而治，针不得而及，盛人可治，气全故也。

[注释]

[1]“久住”　久，暂之反。住，止也。“久住”犹言脉来暂时歇止而又跳动的意思。

[2]“五脉”　指五脏脉。

[语译]　如果病人脉搏动一次，暂时歇止而又跳动的，原来有心病，应该治疗心经。如果病人脉搏动二次，暂时歇止而又跳动的，应该治疗肝经。如果病人脉搏动三次，暂时歇止而又跳动的，应该治疗脾经。如果脉搏动四次，暂时歇止而又跳动的，应该治疗肾经。如果脉搏动五次，暂时歇止而又跳动的，应该治疗肺经。如果衰弱的人，寸口五脏脉位皆表现虚弱的，死。所以致此，因为形、脉都虚，针药无济于事，故属险候。如果形气强健，正气尚足，虽然五脏皆现虚脉，但还有治疗的可能。

[按语]　此篇论歇止脉与脏气衰竭的关系。出现歇止，说明心脏功能受损。其它脏气将得不到充分的精气供养。歇止出现愈频繁，是心脏功能受损愈严重，影响范围愈广泛，所以有“一脏无气”到“五脏无气”作为判断疾病予后的依据。在临床上所出现歇止的脉，多属气血虚弱。而气滞血瘀之实证也可出现歇止，亦可偶见于正常人。故临床出现歇止究竟涉及何脏疾病，应该结合其它症状来分析。至于判断死期，王氏指出与季节气候是有紧密的联系，且含有脏腑生克之意，道理深奥难明，留待研究，从实践检验，定其菁芜而进行取舍。

## 诊百病死生诀第七

[提要]　阐明判断疾病死生的脉象。

[原文]　诊伤寒，热盛，脉浮大者，生。沉小者，死。

伤寒，已得汗，脉沉小者，生。浮大者，死。

温病，三四日以下，不得汗，脉大疾者，生。脉细小难得者，死不治。

温病，穰穰[1]大热，其脉细小者，死（《千金》穰穰作时行）。

温病，下利，腹中痛甚者，死不治。

温病，汗不出，出不至足者，死。厥逆汗出，脉坚强急者，生。虚缓者，死。

温病，二、三日，身体热，腹满，头痛，食饮如故，脉直而疾①者，八日死。四、五日，头痛，腹痛而吐，脉来细强，十二日死。八、九日，头不疼，身不痛，目不赤，色不变，而反利，脉来喋喋[2]按之不弹②手，时大，心下坚，十七日死。

热病，七、八日，脉不软（一作喘）不散（一作数）者，当瘖，瘖后三日，温③[3]汗不出者，死。

热病，七、八日，其脉微细，小便不利，加暴[4]口燥，脉代，舌焦干黑者，死。

热病，未得汗，脉盛躁疾，得汗者，生。不得汗者，难差。

热病，已得汗，脉静安者，生。脉躁者，难治。

热病，已得汗，常大热不去者，亦死（大一作专）。

热病，已得汗，热未去，脉微④躁者，慎不得刺治。

热病，发热，热⑤甚者，其脉阴阳皆竭，慎勿刺。不汗出，必下利。

［校勘］

①“疾”《千金方》卷二十八，诊百病死生要诀第十五作“绝”。

②“弹” 缪本作“声”。

③“温”《千金方》无。

④“微” 廖本无。

⑤“热” 廖本无。

［注释］

[1]“穰穰（ráng ráng 禳禳）” 丰盛意思。引用发热

之状。

[2]“牒牒（die die 迭迭）” 累累意思。成无已曰：“累累指沉迟脉象。”

[3]“温” 与“蕰”通。

[4]“暴” 仓猝意思。

**[语译]** 诊察伤寒，发高热，脉浮大，生。脉沉小，死。

伤寒，发汗后，脉沉小，生。脉浮大，死。

温病，已过三、四天，还没发汗，脉大而数，生。脉细小而微很难扪到的死。

温病，发壮热，脉细小，死。

温病，下利，腹中痛甚的死。

温病，汗不出，即使汗出也不到足的死。如果汗出四肢厥逆，脉坚强而快的，生。脉空虚而缓慢，死。

温病二、三日，肌热，腹胀满，头痛，饮食照常，脉弦直而数，到八天死。温病已四、五天，头痛，腹痛而吐，脉来细而有力，到十二天，死。温病八、九天，头不疼，身不痛，目不红，面色如常，反见下利，脉来沉迟，按下去不弹手，有时忽大，胃脘硬满的，十七日死。

热病七、八日，脉不软不散的，应当喑哑，假如声哑已经三天了，蕴汗不出的，死。

热病七、八天，如果脉微细，小便不利，加上突然口干，脉见歇止，舌焦而干黑的，死。热病，无汗出，脉洪大而动数，如果得汗出，生。不得汗出，病在发展，不容易瘥减。

热病，已经得汗，脉安静的，生。如见躁动的，很难治疗。

热病，已经得汗，仍时常高热不退的，也是死。

热病，已经发汗，但热不退，脉微躁的，应该慎重处理，不能随便用针刺治疗。

热病，发高热，寸尺脉都非常微弱欲绝，应当慎重处理，不能随便用针刺方法治疗。如果热甚不汗出，必迫下成利。

［**原文**］ 诊人被风，不仁痿蹶，其脉虚者，生。紧急疾者，死。

诊癫病，虚则可治，实则死。

癫疾，脉实坚者，生。脉沉细小者，死。

癫疾，脉搏大滑者，久久自已。其脉沉小急实，不可治。小坚急，亦不可疗。

诊头痛目痛，久视无所见者，死（久视一作卒视）。

诊人心腹积聚，其脉坚强急者，生。虚弱者，死。又实强者，生。沉者，死。其脉大，腹大胀，四肢逆冷，其人脉形长者，死。腹胀满，便血，脉大时绝，极下血，脉小疾者，死。心腹痛，痛不得息，脉细小迟者，生。坚大疾者，死。

肠澼，便血，身热则死。寒则生。

肠澼，下白沫，脉沉则生。浮则死。

肠澼，下脓血。脉悬绝则死。滑大则生。

肠澼之属，身热①，脉不悬绝，滑大者，生。悬涩者，死。以藏期之。

肠澼，下脓血，脉沉小流连②者，生。数疾且大，有热者，死。

肠澼，筋挛，其脉小细，安静者，生。浮大紧者，死。洞泄，食不化，不得留③，下脓血，脉微小迟者，生。紧急者，死。

泄注，脉缓时小结者，生。浮大数者，死。

䘌蚀阴疰④[1]，其脉虚小者，生。紧急者，死。

［校勘］

①“热” 此上《素问》通评虚实论有“不”字。

②“连” 廖、朱本均作“通”。

③“不得留”《千金方》卷二十八，诊百病死生要诀第十

五无。

④“疘” 缪、钱本、《千金方》均作“疰”。

［注释］

［1］“䘌蚀阴疘” 䘌，虫蚀病。阴疘指肛门病。䘌蚀阴疘是䘌虫蚀烂肛门。

［语译］ 诊察风病的人，四肢痿痹颠仆，如果脉虚，生。脉紧而数急，死。

诊察癫病，脉虚的可以治疗，脉实的就会死。

癫疾，脉实坚，生。脉沉细小，死。

癫疾，如果脉滑大搏手的，过一段时间可以自愈。如果脉沉小数实的，很难治疗。脉小坚数的，也不容易治疗。

诊察头痛目痛病人，如果病人久视而看不见东西的，死。

诊察心腹积聚病人，脉坚硬有力而数的，生。脉虚弱的，死。脉实而强，生。脉沉，死。如果脉象大，又见腹胀大，四肢厥冷，又兼脉的形状长的，死。如果腹胀满，便血，脉大有时不显，下血甚多，脉细数的，死。

心腹痛不止，脉细小而迟，生。脉坚大而数，死。

痢疾，下血，身热就会死。身寒就会生。

痢疾，下白沫，脉沉就会生。脉浮就会死。

痢疾下脓血，脉微欲绝，就会死。脉滑大就会生。

痢疾之类的病，身热，脉不微细，滑大的生。脉涩的，死。因为痢疾不一定专属于肠，与其它脏腑有联系，可从其它脏腑的病变表现测其预后。

痢疾，下脓血便，脉沉小流利的生。脉数大，而且发热，死。

痢疾，出现筋脉挛急，脉细小安静，生。脉浮紧而大，死。

泄泻病，食入未经消化，即行泻出，如果夹有脓血，脉微小迟的，生。脉紧急的，死。

泄泻不禁，如果脉缓偶有微结，生。脉浮大而数，死。

䘌虫引起肛门病，如果脉虚小，生。脉紧数，死。

**[原文]**　咳嗽，脉沉紧者，死。浮直者，生。小沉伏匿者，死。

咳嗽，羸瘦，脉形坚大者，死。

咳嗽①，脱形，发热，脉小坚急者，死。肌瘦，下脱形，热不去者，死。

咳而呕，腹胀且泄，其脉弦急欲绝者，死。

吐②血，衄血，脉滑小弱者，生。实大者，死。

汗出若衄，其脉小滑者，生。大躁者，死。

唾血，脉紧强者，死。滑者，生。

吐血而咳，上气[1]，其脉数，有热，不得卧者，死。

上气③，脉数者④，死。谓其形损故也。

上气，喘息低昂[2]，其脉滑，手足温者，生。脉涩，四肢寒者，死。

上气，面浮肿，肩息，其脉大，不可治，加利必死（一作又甚）。

上气，注液[3]，其脉虚宁宁伏匿者，生。坚强者，死。

寒气上攻，脉实而顺滑者，生。实而逆涩者，死。（太素云：寒气暴上，脉满实何如？曰：实而滑则生，实而逆则死矣。其形尽满何如？曰：举形尽满者，脉急大坚，尺满而不应，如是者，顺则生，逆则死。何谓顺则生，逆则死？曰：所谓顺者，手足温也，谓逆者，手足寒也。）

痟瘅，脉实大，病久可治。脉悬⑤小⑥坚急，病久不可治。

消渴，脉数大者，生。细小浮短者，死。

消渴，脉沉小者，生。实坚大者，死。

[校勘]

①“嗽”　杨、广、缪本均无。

②“吐”　杨、广、缪、黄、朱、张本均作“唾”。

③“上气”　此上《千金方》卷二十八，诊百病死生要诀

第十五有“伤寒家咳而”。

④“者” 此上《千金方》有“数”字。

⑤“脉悬”《千金方》作“弦”。

⑥“小” 廖、朱、张本均作“上”。

**[注释]**

[1]“上气” 证名。指肺气上逆。

[2]“喘息低昂” 喘促气急，其头一招一低之状。

[3]“注液” 注，住留也。液指痰液。“注液”谓痰液停留。

**[语译]** 咳嗽病，如果脉沉紧，死。脉浮弦直，生。脉浮软，生。脉沉小欲绝，死。

咳嗽病，形体羸弱清瘦，脉象坚大，死。

咳嗽病，脱形，发热，脉小坚数的，死。肌瘦，下脱形，热不退的，死。

咳嗽呕吐，兼见腹胀泄泻，脉弦数又欲绝的，死。

吐血，衄血，脉滑小弱，生。脉实大，死。

汗出若兼见衄，脉小滑，生。脉大而躁动，死。

唾血，脉紧而坚强，死。脉滑，生。

吐血兼咳嗽，气促，脉数，又有发热，不能安卧，死。气促，脉数，死。因其形体衰损的缘故。

气促喘息起落不平息，脉滑，四肢温，生。脉涩，四肢冷，死。

气促，面浮肿，抬肩，脉大，很难治疗，如果兼见下利，必死。

气促痰液停留，脉虚静不浮，生。脉坚劲，死。

寒气犯肺喘息，脉实而顺滑，生。脉实而逆涩，死。

消渴病，病程虽然很久了，但脉仍实大，还可治疗。如果脉小而坚数，病程又很久，是难以治疗的。

消渴病，脉数大，生。脉细小而浮短，死。

消渴病，脉沉小，生。脉有力坚大，死。

［原文］　水病，脉洪大者，可治。微细者，不可治。

水病，胀闭，其脉浮大软者，生。沉细虚小者，死。

水病，腹大如鼓，脉实者，生。虚者，死。

卒中恶[1]，吐血数升，脉沉数细者，死。浮大疾快者，生。

卒中恶，腹大，四肢满，脉大而缓者，生。紧大而浮者，死。紧细而微者，亦生。

病疮，腰脊强急，瘈疭者，皆不可治。

寒热，瘈疭[2]，其脉代绝者，死。

金疮[3]，血出太多，其脉虚细者，生。数实大者，死。

金疮出血，脉沉小者，生。浮大者，死。

斫[4]疮出血一、二石，脉来大，二十日死。

斫刺俱有，病①多，少血，出不自止断者，其血止，脉来大者②，七日死。滑细者，生③。

从高顿④仆，内有血，腹胀满，其脉坚强者，生。小弱者，死。

人为百药所中伤，脉浮涩而疾者，生⑤。微细者，死。洪大而迟⑥者，生⑦（《千金》迟作速）。

［校勘］

①“病”《千金方》卷二十八，诊百病死生要诀第十五，无。

②“其血止，脉来大者”原作“其脉止，脉来大者”廖、朱、张本均无此句。据钱本改。

③“滑细者，生”《千金方》无此句。

④“顿”广本作“倾”。

⑤“脉浮涩而疾者，生”《千金方》无此句。

⑥“迟”《千金方》作“速”。

⑦“生”缪本无。

［注释］

［1］“中恶” 病名。出《肘后方·救卒中恶死方》。古人所谓中邪恶鬼祟所致病者。

［2］“瘈疭” 证名。瘈，筋脉拘急。疭，筋脉弛张。

［3］“金疮” 病名。指由金属器刃损伤肢体所致创伤。

［4］“斫（zhuó 浊）” 用刀、斧等砍。

［语译］ 水肿病，脉洪大，可治。脉微细，难治。

水肿病，腹胀二便不通，脉浮大而软，生。脉沉细小而虚，死。

水肿病，腹胀如鼓，脉实，生。脉虚，死。

突然冒犯不正之气而得中恶病，吐血数升，脉沉细数，死。脉浮大而数，生。

中恶病，腹胀，四肢浮肿，脉大而缓，生。脉浮紧而大，死。脉细紧而微，也可生。

疮疡病，腰脊强硬，四肢抽搐，都难以治愈。

如果发热恶寒，抽搐，脉代欲绝，死。

金刃创伤，血出过多，脉虚细，生。脉数大而实，死。

金刃创伤出血，脉沉小，生。脉浮大，死。

刀击伤出血一、二石之多，脉大，二十日死。

金刃击伤兼有刺伤，伤较复杂，如血出虽少，但连续不断，即使血止，其脉来大，七日死。脉滑细，生。

从高处跌仆，内出血，腹部胀满，脉坚强，生。脉小弱，死。

误服药中毒的人，如果脉浮涩而数，生。脉微细，死。脉洪大而迟，生。

［原文］ 人病甚而脉不调者，难差。人病甚而脉洪者，易差。

人内外俱虚，身体冷而汗出，微呕而烦扰，手足厥逆，体不得安静者，死。

脉实满，手足寒，头热，春秋生。冬夏死。

老人脉微，阳羸阴强者，生。脉焱大[1]加息（一作如急）者，死。阴弱阳强，脉至而代，奇（一作寄）月[2]①而死。

尺脉涩而坚，为血实气虚也。其发病腹痛，逆满气上行，此为妇人胞中绝伤，有恶血，久成结瘕。得病以冬时，黍穄[3]赤而死。

尺脉细而微者，血气俱不足，细而来有力者，是谷气不充，病得节辄动，枣叶生而死，此病秋时得之。

左手寸口脉偏动，乍大乍小不齐，从寸口至关，关至尺，三部之位，处处动摇，各异不同，其人病，仲夏得之此脉，桃花落而死（花一作叶）。

右②手寸口脉偏沉伏，乍小乍大，朝来浮大，暮夜沉伏，浮大即太过③，上出鱼际，沉伏即下不至关中，往来无常，时时复来者，榆叶枯落而死（叶一作荚）。

右④手尺部脉，三十动一止，有顷更还，二十动一止，乍动乍疏，连连相因⑤，不与息数相应，其人虽食谷，犹不愈⑥，蘩草[4]生而死。

左手尺部脉，四十动而一止，止而复来，来逆如循直木，如循张弓弦，絙絙然[5]如两人共引一索，至立冬死（《千金》作至立春而死）。

［校勘］

①“奇月”　廖、朱、张本均作“寄者”。《千金方》卷二十八，诊百病死生要诀第十五作“期月”。

②“右”　缪本作“左”。

③“太过”　缪本作“脉之”。

④“右”　缪本作“左”。

⑤“连连相因”　《千金方》无此句。

⑥“愈”　廖、朱、张本均作“食”。

［注释］

[1]“焱（yàn 彦）大” 焱，火花也。焱大形容像火花一样大。

[2]“奇（qí 骑）月” 此处作越月解。

[3]“黍穄（jì 寄）” 黍，禾稼之属，质粘。穄和黍相似，但不粘。

[4]“蘩草” 草名，即今之白蒿。

[5]“絙絙然” 絙同縆。絙絙然形容缫（缲）绳时两绳子紧张的绞动。

**[语译]** 病人病情重而脉不调和，不容易治愈。

病人病情重而脉洪，容易治愈。

病人内外俱虚，身冷而汗出，微呕吐而胸中烦扰，四肢厥冷，躁动不安，死。

脉实而有力，四肢冷，头热，如病在春秋季，生。在冬夏季，死。

老年人脉微，如果寸脉弱，尺脉强，生。脉乍大兼急数，死。如果尺脉弱，寸脉强，出现代脉，越月会死。

尺部脉涩而坚，出现腹痛，胸满，短气，此为血实气虚，这是因为妇人胞中损伤，瘀血内停所致，时间久了，可以转成癥瘕。如果发病于冬季，到黍穄成熟季节就会死。

尺部脉细而微，是为气血不足，脉细而有力的，是谷气不充，中气不足，每逢节气病情就会发作，这种病多得自秋季的时候，到枣叶生的季节就会死。

左手寸口脉偏动，乍大乍小不整齐，从寸至关，从关至尺，三部脉跳动不一样，人在五月出现这样的脉象，到明年桃花落的季节就会死。

右手寸口脉偏沉伏，乍大乍小，早晨脉象浮大，夜晚脉象沉伏，浮大脉时上出鱼际，沉伏脉下不至关中，来去无规律，来时有停至。这种病人到榆树叶枯落季节就会死。

右手尺部脉，跳动三十至一歇止，旋即更跳动，二十至又一歇止，一会儿跳动，一会儿又停止，反复出现，没有规律性，脉的跳动与呼吸不相应，病人虽然能食，但病还不会好转，这种病人到蘩草生长的时候就会死。

左手尺部脉，跳动四十至而一歇止，歇止后又来，而且来如手触直木，又如张开弓弦那样，只觉强劲不柔，并如两人共縲一绳，既强直又紧绞不停，得这种脉的人，到立冬就会死。

［**按语**］　此篇叙述二十一种病证出现的死生脉象，以及老人、妇人、病变过程而出现的脉象等，来判断病人的生死。此外，还从六种脉象的变化中，推究疾病的死生期，可供临床参考。至于会出现这各种脉的所以然，则有待进一步探讨。

## 诊三部脉虚实决死生第八

［**提要**］　阐述寸口脉虚实，判断疾病的预后。

［**原文**］　三部脉调而和者，生。

三部脉废[1]者，死。

三部脉虚，其人长[2]病得之，死。虚而涩，长病亦死。虚而滑亦死。虚而缓亦死。虚而弦急，癫病亦死。

三部脉实而大，长病得之，死。实而滑，长病得之，生。卒[3]病得之，死。实而缓亦生。实而紧亦生。实而紧急，癫痫可治。

三部脉强[4]，非称[5]其人病便死。

三部脉羸，非其人①（一作脉）得之，死。

三部脉麤②，长病得之，死。卒病得之，生。

三部脉细而软，长病得之，生。细而数，亦生。微而紧③亦生④。

三部脉大而数，长病得之，生⑤。卒病得之，死⑥。

三部脉微而伏，长病得之，死。

三部脉软（一作濡），长病得之，不治自愈。治之⑦，死。卒病得之，生。

三部脉浮而结，长病得之，死。浮而滑，长病亦死。浮而数，长病风[6]得之，生。卒病得之，死。

［校勘］

①“非其人”《千金方》卷二十八。诊三部脉虚实诀死生第十六作“非称其人病”。

②“羸” 缪、朱、张本均作“羸”。

③“紧” 缪、朱、张本均作“缓”。

④“生” 缪、朱、张本均作“死”。

⑤“生” 缪、廖、朱、张本均作“死”。

⑥“卒病得之，死” 缪、廖、朱、张本均无。

⑦“之” 此下《千金方》有“反”字。

［注释］

[1]“废” 坏乱也，停止也。

[2]“长” 久也。

[3]“卒” 急也，忽然也。

[4]“强” 有力也，有余也。

[5]“称（chèn 趁）” 指相称。

[6]“风” 指风湿病。

［语译］ 寸关尺三部脉调和的，生。

寸关尺三部脉乱而不齐的，死。

寸关尺三部脉皆虚，如果久病得此脉，死。虚而涩的，亦会死。虚而滑，或虚而缓的，亦会死。癫病，出现虚而弦急的脉，亦会死。

寸关尺三部脉实而大，久病见此脉，死。寸关尺三部脉实而滑，久病见此脉，生。忽然得病的，死。实而缓或实而紧的，都可得生。癫痫病人寸关尺三部脉见实而紧数的，可治。

寸关尺三部脉强有力，但形体显得非常衰弱，与脉气不相符的病，会死。

寸关尺三部脉虚弱，不是出现在羸弱的人，也是脉症不相符，死。

寸关尺三部脉粗大，久病见此脉，死。忽然得病的得此脉，生。

久病，寸关尺三部脉细而软，或细而数，或微而紧的，均可得生。

久病，寸关尺三部脉大而数，生。忽然得病，见此脉，死。

久病，寸关尺三部脉微而伏的，死。

久病，寸关尺三部脉软，不要治疗可以自愈。如果治疗不得法，反会死。忽然得病，见此脉的，生。

久病，寸关尺三部脉浮而结或浮而滑，都会死。久患风病，寸关尺三部脉浮而数的，生。忽患风病，见此脉的，死。

**［原文］**　三部脉芤，长病得之，生。卒病得之，死①。

三部脉弦而数，长病得之，生。卒病得之，死。

三部脉革，长病得之，死②。卒病得之，生③。

三部脉坚而数，如银钗股[1]，蛊毒病[2]，必死。数而软，蛊毒病得之，生。

三部脉潎潎如羹上肥，长病得之，死。卒病得之，生。

三部脉连连如蜘蛛丝，长病得之，死。卒病得之，生。

三部脉如霹雳[3]，长病得之，死。三十日死④。

三部脉如弓弦，长病得之，死。

三部脉累累如贯珠，长病得之，死。

三部脉如水淹然流，长病不治自愈。治之反死。（一云：如水流者，长病三十日死。如水不流者，长病不治自愈。）

三部脉如屋漏[4]，长病十日死（《千金》云：十四日死）。

三部脉如雀啄[5]，长病七日死。

三部脉如釜中汤沸[6]，朝得暮死。夜半得，日中死。日中得，夜半死。

三部脉急，切腹间病，及⑤婉转腹痛，针上下差。

［校勘］

①“卒病得之，死”《千金方》卷二十八，诊三部脉虚实诀死生第十六无。

②“死”《千金方》作“生”。

③“生”《千金方》作“死”。

④“三十日死” 杨、广本均作“七十日死”。《千金方》无此句。

⑤“及” 杨、广本，《千金方》均作“又”。

［注释］

［1］“银钗股” 是妇人银制首饰品，比较粗而硬。

［2］“蛊（gǔ 古）毒病” 泛指由虫结聚，肝脾受伤，络脉瘀塞所致的蛊胀，如虫蛊、蛊胀、臌胀等简称。

［3］“霹雳” 喻雷之急击。

［4］“屋漏” 七怪脉之一。脉搏很久才跳动一次，且间歇时间不匀，如屋漏滴水之状。

［5］“雀啄” 七怪脉之一。脉象急数，节律不调，止而复作，如雀啄食之状。

［6］“釜中汤沸” 即釜沸脉，七怪脉之一。脉象浮数之极，有出无入，如锅中水沸，绝无根脚。

［语译］ 久病，寸关尺三部脉芤的，生。忽然得病的，死。

久病，寸关尺三部脉弦而数的，生。忽然得病的，死。

久病，寸关尺三部脉革，死。忽然得病的，生。

寸关尺三部脉坚而数，像银钗股那样粗硬的，由蛊毒引起臌胀病，必定死。如果寸关尺三部脉数而软，是蛊毒引起臌胀病的，生。

寸关尺三部脉浮，好像羹汤上漂浮的肥肉样，久病的见此脉，死。忽然得病的见此脉，生。

寸关尺三部脉，好像蜘蛛丝连着那样细微，久病的见此脉，死。忽然得病的见此脉，生。

久病，寸关尺三部脉动如雷急击，到三十天，死。

久病，寸关尺三部脉如弓弦，死。

久病，寸关尺三部脉，好像连贯起来的珠子样，死。

久病，寸关尺三部脉，好像水流缓缓而去，不要治疗可以自愈。如果治疗不得法，反会死。

久病，寸关尺三部脉，出现像屋漏滴水形状的，十天死。

久病，寸关尺三部脉，出现像雀啄食样的，七天死。

寸关尺三部脉，出现像锅中水沸样，绝无根脚的怪脉，早见此脉，夜晚会死。半夜见此脉，第二天中午死。中午见此脉，当天半夜死。

寸关尺三部脉急，腹部切按时，病人辗转腹痛，只要施以针刺疼痛部位的上下穴位，可以治愈。

［按语］ 阐述寸口脉象虚实，来判断疾病的生死。这是古人传述下来的经验，可供我们参考。至于××日死，×日死等，是一种推测方法，并不是绝对的，应灵活地去理解。文中有“三部脉软，长病得之，不治自愈，治之死”，意思是说长病的人，脉象出现软或缓的，这是佳兆，只要注意调摄，可以自愈，不要治疗。如治疗不当，反而促使死亡。总的精神是认为脉症相合者，易治，脉症相忤者，难治。辨证察脉应紧密配合，足资效法。

# 卷五

## 张仲景论脉第一

［提要］ 以平脉为总纲，从人身之荣卫气血循行情况，指出变化相乘，阴阳相干，以审脏腑脉象之顺逆，来推断疾病的良恶。

［原文］ 问曰①：脉有三部，阴阳相乘。荣卫气血②，在人体躬（《千金方》作而行人躬）。呼吸出入，上下于中，因息游布[1]，津液流通。随时动作，傚象形容[2]，春弦秋浮，冬沉夏洪。察色观脉，大小不同，一时之间，变化经常，尺寸参差，或短或长。上下乖错[3]，或存或亡。病辄改易，进退低昂[4]。心迷意惑，动失纪纲[5]。愿为缕陈[6]，令得分明。

师曰：子之所问，道之根源。脉有三部，尺寸及关。荣卫流行，不失衡铨[7]。肾沉心洪，肺浮肝弦，此自经常，不失铢分[8]。出入升降，漏刻周旋，水下二③刻，脉一周身④，旋⑤复寸口，虚实见焉。变化相乘，阴阳相干。风则浮虚，寒则紧弦⑥，沉潜水滀[9]，支饮急弦，动弦⑦为痛，数洪⑧热烦。设有不应，知变所缘，三部不同，病各异端。太⑨过可怪，不及亦然。邪不空见，中⑩必有奸。审察表里，三焦别分⑪。知邪⑫所舍，消息[10]诊看，料度腑脏，独见若神。为子条记，传与贤人。

［校勘］

①“问曰” 杨、缪本均无。

②“气血”　杨本、《伤寒论》平脉法第二均作“血气”。

③“二”　《伤寒论》作“百”。

④“脉一周身”　《伤寒论》作“一周循环”。

⑤“旋”　《伤寒论》作“当”。

⑥“紧弦”　《伤寒论》作“牢坚”。

⑦“弦”　《伤寒论》作“则”。

⑧“洪”　《伤寒论》作“则”。

⑨“太”　《伤寒论》作“大”。

⑩“中”　杨、广本，《伤寒论》均作“终”。

⑪“分”《伤寒论》作“焉”。

⑫“邪”　《伤寒论》作“其”。

**[注释]**

[1]“因息游布”　随着呼吸而周游一身，输布津液。

[2]“俲象形容”　仿效取法之意，取象来描写脉的形状。

[3]“乖错”　乖，背也；错，舛也。乖错，是彼此不相合。

[4]“进退低昂”　来去快慢，高低。

[5]“纪纲”　纪，绪也，理之为纪。纲者总纲，网之大绳，张之为纲。在此处可作纲理解。

[6]“缕（lǚ 吕）陈”　条分缕析，详细陈述。

[7]“衡铨”　衡是平轻重的器具，铨是量轻重的器具。在这里喻为法度。

[8]“铢分”　作为厘解。

[9]“水滀”　即水聚。

[10]“消息”　此处作细心思考解。

**[语译]**　问：诊脉有三个部位，都受到阴阳相互的制约。同时荣卫气血，在人体内部随着呼吸出入，循行于上下周身，由于气息的游行输布，津液流通无阻。脉象也随着四时不同的季节而显出各种活动状态，这些活动状态，可以取象来描写脉

的形状，春天脉象弦，秋天脉象浮，冬天脉象沉，夏天脉象洪。诊察病人的气色和脉象，有大小不同，一时之间，变化是没有固定的，尺寸之间，彼此不齐，有短有长。上下乖错，或存在，或消失。病情常有改变，脉即随着或快或慢，或强或弱。使人很易迷惑不解，往往得不到要领。所以我愿意听到详细的陈述，使我心里明白。

师答：你所询问的，都是医学上的根本问题。所谓脉有三部，就是寸、关、尺。若荣卫气血流行，不失其常度。则肾脉沉、心脉洪、肺脉浮、肝脉弦，这是各脏本脉的正常情况，不会有厘毫的差错。就是呼吸出入，阴阳升降，也有一定的规律，与漏壶里的计时刻度相应。漏壶水滴下二刻，脉循经络行走周身，复回又会寸口，所以从寸口的脉搏，可以诊察人体的虚实。如有病变影响，阴阳偏胜，脉搏也就有所变化。例如风病则脉现浮虚，寒病则脉现紧弦、沉潜的脉是水饮停滀，急弦的脉是支饮所致。动弦脉说明病人有疼痛，数洪脉说明病人有心烦而热。若脉和证不相符合，应该分析其原因，寸、关、尺三部的脉搏不同，病情也随之而异。总的说来，脉太过是病态，不及也是病态。邪气不会无缘无故而凭空出现的，其中必然有乱。所以应当审察其在表或在里，还要分别上中下三焦。从而了解病邪所在，再细心诊察其所属脏腑的病情，这样就能得出准确的诊断。上面为你所概括的一条一条都很重要，可传授给有修养的人。

**［按语］** 本篇用四言韵语来概括各种脉象。首重阴阳，从阴阳而联系及四时，五脏与《素问》“脉要精微论”若合季节。阴阳调和则无病，阴阳偏胜则病生，说明荣卫气血，呼吸出入，阴阳升降对脉的影响，相对的平衡，合于规律的就是平脉，为正常生理之反映，本节的“风则浮虚，寒则紧弦，沉潜水滀，支饮急弦……”，为从脉辨证，从证辨脉，指出了方向，进而又审察表里、三焦、脏腑，才能得到正确

的诊断。

## 扁鹊阴阳脉法第二

［提要］ 阐述三阴三阳常脉及其病脉，并例举阴阳表里相乘的病例。

［原文］ 脉：平旦曰太阳，日中曰阳明，晡时曰少阳，黄昏曰少阴，夜半曰太阴，鸡鸣曰厥阴，是三阴三阳时也。

［语译］ 三阴三阳经脉的运行：寅时到太阳经，午时到阳明经，申时到少阳经，戌时到少阴经，子时到太阴经，丑时到厥阴经。这些是三阴三阴经脉运行的时辰。

［原文］ 少阳之脉，乍小乍大，乍长，乍短，动摇六分。王十一月甲子夜半，正月、二月甲子王。

太阳之脉，洪大以长，其来浮于筋上，动摇九分。三月、四月甲子王。

阳明之脉，浮大以短，动摇三分。大前小后，状如科斗，其至跳。五月、六月甲子王。

少阴之脉紧细，动摇六分。王五月甲子日七月、八月甲子王。

太阴之脉，紧细以长，乘于筋上，动摇九分。九月、十月甲子王。

厥阴之脉，沉短以紧，动摇三分。十一月、十二月甲子王。

［语译］ 少阳的脉，忽小，忽大，忽长，忽短，脉动摇的幅度占有六分范围。少阳旺盛，在十一月份甲子夜半子时，而到了正月或二月甲子日，少阳也旺盛。

太阳的脉，洪大又长，其应手在筋的上面，脉动摇的幅度占有九分范围。三月或四月甲子日，太阳旺盛。

阳明的脉，浮大又短，脉动摇的幅度占有三分范围。脉前头大而后面小，好像蝌蚪，应手有跳动状。到了五月或六月甲子日，阳明旺盛。

少阴的脉，紧细。脉动摇的幅度占有六分范围。少阴旺盛在五月份甲子午时，而到了七月或八月甲子日，少阴也旺盛。

太阴的脉，紧细又长。脉在筋的上面，脉动摇的幅度占有九分范围。到了九月或十月甲子日，太阴旺盛。

厥阴的脉，沉短又紧，脉动摇的幅度，占有三分范围。到了十一月或十二月甲子日，厥阴旺盛。

**［原文］** 厥阴之脉急弦，动摇至六分已上，病迟脉寒①，少腹痛引腰，形喘者，死。脉缓者，可治，刺足厥阴入五分。

少阳之脉乍短，乍长，乍大，乍小，动摇至六分已上。病头痛，胁下满，呕可治。扰[1]即死（一作伛可治，偃即死）。刺两季肋端足少阳也，入七分。

阳明之脉洪大以浮，其来滑而跳，大前细后，状如科斗，动摇至三分已上。病眩头痛腹满痛，呕可治。扰即死。刺脐上四寸，脐下三寸，各六分。

**［校勘］**

①“病迟脉寒”　缪本作“病寒脉迟”。

**［注释］**

［1］“扰”　烦扰。

**［语译］** 厥阴的脉，又急又弦，脉动摇的幅度如果超出六分范围以上，而病程长，又出现寒脉，少腹疼痛牵引到腰，出现喘息体形的，死。如果脉搏和缓，可以治疗。针刺厥阴经，可刺入五分。

少阳的脉，忽短，忽长，忽大，忽小，脉动摇的幅度，达到六分范围以上。症状是头痛胁下满，如果见呕症，可以治疗。如果烦扰不安会很快死。针刺两侧季肋末端，足少阳经的穴位，可刺入七分。

阳明的脉，洪大兼浮，如果脉应手出现前头大，后面小，好像蝌蚪，脉象滑利而又有跳动，动摇范围在三分以上。病状是目眩，头痛，腹部又满又痛，如果见呕症可以治疗。如果烦扰不安，会很快死。针刺脐上四寸中脘穴和脐下三寸关元穴，刺入穴内各六分。

**［原文］** 从二月至八月，阳脉在表，从八月至正月，阳脉在里。附阳脉强；附阴脉弱。至即惊，实则瘛疭。细而沉，不瘛疭即泄，泄即烦，烦即渴，渴即腹满，满即扰，扰即肠澼，游即脉代，乍至乍不至。大而沉即咳，咳即上气，上气甚则肩息，肩息甚则口舌血出，血出甚即鼻血出。

**［语译］** 从二月到八月，阳脉在表，从八月到正月，阳脉在里。如果脉搏有力，是阳气增加的表现；如果脉搏无力，是阴气增加的表现。阴阳如果极端偏盛，就出现惊的症状，实邪在内，就出现筋脉忽拘急忽弛缓。如果脉沉细，不出现拘急或弛缓，而出现泄泻，泄泻后就心烦，心烦后就口渴，口渴后就腹胀满，腹胀满就见躁扰，躁扰发痢疾，出现代脉，忽动忽不动。如果脉沉大，病人会咳嗽，气上冲，病甚时，呼吸会耸动肩部，再厉害就口舌出血，再发展下去鼻部就会出血。

**［原文］** 变出寸口。阴阳表里，以互相乘。如风有道，阴脉乘阳也。寸口中，前后溢者，行风。寸口中，外实内不满者，三风；四温。寸口者，劳风，劳风者，大病亦发，驶行汗出亦发。耎风者，上下微微扶[1]骨，是其诊也。表缓缓内急者，耎风也。猥雷实夹者，飘风，从阴趋阳者，风邪，一来调，一来速，鬼邪也。阴缓阳急者，表有风来①入藏也。阴急者，风已抱阳入腹，上逯逯，下宛宛[2]，不能至阳，流饮[3]也。上下血微，阴强者，为漏澼，阳强者，酒澼也。伛[4]偷[5]不过[6]微反阳，澹浆②[7]也。阴，扶骨绝者，从寸口前顿[8]趋于阴，汗水也。来调四布者，欲病水也。阴脉不偷，阳脉伤，复少津。寸口中后大前兑，至阳而实者，澼食。小过阳。一分者，七日澼。二分者，十日澼。三分者，十五日澼。四分者，

二十日癖。四分中伏不过者，半岁癖。敦敦[9]不至胃阴一分，饮餔饵[10]癖也。外勾者，久癖也。内卷者，十日以还[11]。外强内弱者，裹大核也。并浮而弦者汁核。并浮紧而数，如沉，病暑食粥（一作微）。有内紧而伏，麦饭若饼。寸口脉倚阳，紧细以微，瓜菜③皮也。若倚如紧，荠藏菜也。赜赜[12]无数，生肉癖也。附阳者，炙④肉癖也。小倚生，浮大如故，生麦豆也。

[校勘]

①“来” 廖本无。

②“澹浆” 缪本作“澹澹”。

③“菜” 缪本作“菓”。

④“炙” 廖、朱、张本均作“多”。

[注释]

[1]“扶” 作附解。

[2]“上逯逯（lù lù 路路），下宛宛” 指上部迟缓，下部柔弱。

[3]“流饮” 《巢氏病源》“流饮者，由饮水多，水流走于肠胃之间漉漉有声。”

[4]“伛（yǔ 宇）” 曲背。

[5]“偷” 作薄弱解。

[6]“过” 作病解。如《素问》：“上取下取，内取外取，以求其过。”

[7]“澹（dàn 蛋）浆” 作痰饮解。

[8]“顿” 遽，立时，突然之意。

[9]“敦敦（dūn 蹲）” 厚重之意。

[10]“餔饵” 粉饼。

[11]“还” 作内解。

[12]“赜赜” 深貌。

[语译] 脉搏变化，出现在寸口。它的阴阳表里之间，此

消彼长，出现盛衰的变化。如风的途径，“巽”为风，“巽”下一阴而乘上二阳，仿此以比风脉，恰合阴脉乘阳之象。寸口脉，前后都满溢的，是游走风。寸口脉，浮按脉硬，而沉按脉不满，三分为风证；四分为温证。寸口脉，可以诊别劳风，而它的症状是大病并发，即疾行汗出也会并发。痪风病，按尺寸部到骨面，脉微微应指，这是它的脉象。而表证和缓，腹里拘急，才是它的症状。飘风病，脉如连声雷样连续而两侧有力，而风邪病，脉从阴到阳，搏动快速，如果“来”脉忽而调和，忽而快速，又是鬼邪病。脉阴缓阳急的，是风邪从外表侵入内脏。只阴脉急的，是风邪卷抱阳气并侵入腹内。如果寸脉缓，而尺脉弱，搏动不达到表层，是流饮病。上下部少血，而阴部脉强的，是漏癖病。如阳部脉强的，是酒癖病。曲背，体质弱，身无病，微脉反而出现在阳部，这是澹浆病。尺部重按到骨无脉，而寸部至尺部之间搏动疾速，是汗水病。仅仅“来”脉调和，如雨露四布，是水病的先兆。尺部不弱，寸部有伤象，病中将再度出现少津液症状。寸口脉，尺部大，寸部搏指到表层出现实象，是癖食病。脉象小，其病在于阳，如脉动摇一分的，是癖块达七天。二分的，是癖块达十天。三分的，是癖块达十五天。四分的，是癖块达二十天。如果脉动摇四分，但隐伏在深部，身无他病，是癖块已达半年。如右手关部深层，脉搏触指有重感而动摇一分的，是吃粉饼和水引起的癖块。脉表层出现弯钩象，是患很久癖块。脉深层现拳象，是十天以内的癖块。脉经按硬而重按软，是患包着大核的癖块。脉左右手均浮弦，是癖块里有液有核。脉左右手浮取现紧数象，恰与沉取相似，是暑病吃稀饭所致。脉极重按则到骨才现紧象，是吃麦饭或饼积滞所致。靠近阳部的寸口脉，出现紧细，又似微脉，是吃瓜菜皮积滞所致。如果极重按着骨，似有紧象，是吃久藏荠菜所致。脉按到深部，无法辨别至数，是吃生肉的癖块。深部出现阳脉，是吃炙肉的癖块。脉深部小，但与时令，面部却有相生迹象，而浮取仍然是大，是吃生麦豆的癖块。

［**按语**］ 本篇所讲阴阳，是以一岁之中的十二个月，一日之中的十二时辰为主的，并分别将脉的大小，长短，洪细，迟急，浮沉等象；彼此交叉兼见，而定为三阴三阳脉象。篇中说明，颇为详细，但其中与《素问·诊要经终论篇》、《难经》、《伤寒论》所说，出入较大，兹分述之：

《素问》以正月、二月，人气在肝。肝属厥阴。而本篇以之属于少阳。《素问》以三月、四月，人气在脾，脾属太阴。而本篇以之属于太阳。《素问》以五月、六月，人气在头。头为诸阳之首，而本篇以之属于阳明。《素问》以七月、八月，人气在肺，肺属太阴。而本篇以之属于少阴。《素问》以九月、十月，人气在心。心属少阴，而本篇以之属于太阴。《素问》以十一月、十二月，人气在肾。肾属少阴，而本篇以之属于厥阴。这是本篇三阴三阳之脉与《素问》人气所在之五脏，在一岁十二个月的分配方面，差异甚大。

又《难经》一年之中，在冬至之后，每六十天，即约二个月，各按少阳、阳明、太阳、太阴、少阴、厥阴等先后次序而为当令的旺脉。而本篇当令的旺脉次序，却是少阳、太阳、阳明、少阴、太阴、厥阴。不同之处即太阳、阳明、少阴、太阴、厥阴。不同之处即太阳与阳明，太阴与少阴在两书中，次序相反颠倒。

在旺脉脉象方面：本篇与《难经》亦有不同。《难经》说："太阴之至，紧大而长。"本篇说："太阴之脉，紧细而长"。前者说："大"与后者说"细"，恰恰相反，两者不能同时俱见。《难经》说："少阴之至，紧细而微，"本篇只说"少阴之脉，紧细，"两者相似，并非相同。

《伤寒论》的六经乘旺之时为：太阳从巳至未，阳明从申至戌，少阳从寅至辰，太阴从亥至丑，少阴从子至寅，厥阴从丑至卯。本篇以为脉平旦曰太阳（寅时）。日中曰阳明（午时）。晡时曰少阳（申时），黄昏曰少阴（戌时）。夜半曰太阴（子时）鸡鸣曰厥阴（丑时）。这是十二时辰分配于三阴三阳在两经典中阐述不同。

这种差异，可能是古代医家对这方面有不同的见解，本篇一并收采，以供参考。

## 扁鹊脉法第三

**［提要］** 本节叙述诊脉的要诀，要知其常，察其变，结合视色、听声、察病而进行辨证。

**［原文］** 扁鹊曰：人一息[1]脉二至谓平脉，体形无苦。人一息脉三至谓病脉。一息四至谓痹①者，脱脉气。其眼睛青者，死。人一息脉五至以上，死，不可治也。都（一作声）息病，脉来动，取极五至，病有六、七至也。

**［校勘］**

①“谓痹”　缪本作“痹脉”。

**［注释］**

[1]“一息”　此处作一吸解。

**［语译］** 扁鹊说：人一吸脉搏动二次，这是正常的脉象，说明形体健康，没有痛苦。假如一吸脉搏动三次，这是病脉。假如一吸脉搏动四次，这是痹病，脉气脱的缘故。如果病人眼睛出现青色的，死。假如病人一吸脉搏动五次以上属死候，就很难治疗了。喘息病，一吸脉搏动都在五次以上，有的竟至六、七次。

**［原文］** 扁鹊曰：平和之气，不缓不急。不滑不涩。不存不亡。不短不长。不俛[1]不仰，不从[2]不横，此谓平脉。肾（一作紧）受如此（一作刚），身无苦也。

**［注释］**

[1]“俛（fǔ 府）”　即俯。

[2]“从（cōng 丛）”　古同纵。

**[语译]**　扁鹊说：调和之脉气，不缓不急，从容不迫。不像滑脉那样往来流利，也不像涩脉那样往来蹇涩。脉象似存又亡，似亡又存，表现不显露。轻按脉象不会过于本位，重按本位脉象仍有。不会俯仰不齐，不像纵横交叉那样散乱无序，这才是正常的脉象。如果肾脏出现如此正常的脉象，其他脉位虽有非常，根本不乱，说明身体还是基本健康的。

**[原文]**　扁鹊曰：脉气弦急，病在肝。少食多厌，里急，多言，头眩目痛，腹满筋挛，癫疾上气，少腹积坚①，时时唾血，咽喉中干。相疾之法，视色听声，观病之所在，候脉要诀岂不微乎。脉浮如[1]数，无热者，风也。若浮如[1]数，而有热者，气也。脉洪大者，又两乳房胡②[2]，脉复数，加有寒热，此伤寒病也。若羸长病，如脉浮溢[3]寸口，复有微热，此疰气[4]病也。如复咳又多热，乍剧乍差，难治也。又疗无剧者，易差。不咳者，易治也。

**[校勘]**

①“坚”　张本作“紧”。

②“胡”　杨、广、缪、钱本均作“动”

**[注释]**

[1]“如”　与“而”通。此处作而解。

[2]“乳房胡”　指乳房下垂。

[3]“浮溢”　溢，滑伯仁说：“溢如水之溢，由内而出乎外也”。浮溢作浮大解。

[4]“疰气”　谓邪气居住人身内，故名疰气。

**[语译]**　扁鹊说：脉气弦急，病变在肝。食欲不佳，食量减少，里拘急，多言，头眩目痛，腹部胀满，筋脉挛急，巅顶疼痛，气促，少腹积聚癥结，经常吐血，咽喉干燥。诊察之法是通过望色闻声了解病所，要从望色、听声结合脉象来作诊

断，所以辨脉的要诀不是简单的事情。如果脉浮数，身无发热，此为风邪。如果脉浮数，身有发热，此为邪在气分。如果脉洪大，又加两乳房下垂，和脉象又数，且有寒热的，此为伤寒病。假如久病衰弱的人，寸口脉浮大，又有微热者，这是疰气为患。如果又见咳嗽，发热，病情有时剧，有时瘥的，难治。如果病情表现不剧的易治。没有咳嗽的，更易治疗。

**[按语]** 本篇乃王氏引用《扁鹊脉法》讨论诊脉、定色、听声、观病，作为中医辨证的要领。特别在辨证中首先强调要掌握平脉和病脉，再结合其它症状来辨别证情的轻重缓急，这样既知其常，复察其变，尽管证情错综复杂，就能够执简驭繁地进行论治，给临床辨证有很大的启发和帮助。

## 扁鹊华佗察声色要诀第四

**[提要]** 本篇根据精、气、神充沛与否，来判断疾病的预后吉凶。

**[原文]** 病人五脏已夺，神明不守，声嘶者，死。

病人循衣缝[1]，谵言者，不可治。

病人阴阳俱绝，掣衣掇空，妄言者，死。

病人妄言①错乱及不能语者，不治。热病者，可治。

病人阴阳俱绝，失音不能言者，三日半死。

**[校勘]**

①“言” 杨、广、缪本作“语”。

**[注释]**

[1]“循衣缝” 手摸衣角，即循衣摸床之意。

**[语译]** 病人五脏精气衰竭，神志不清，声音低微而嘶哑的，死。

病人循摸衣缝，语无伦次的，病属危殆之候，难治。

病人阴阳均绝，揭衣撮空，独自乱语的，死。

病人妄言错乱，问不会答的，不治。热病的，可治。

病人阴阳均绝，失音不能言的，三天半死。

［原文］　病人两目皆①有黄色起者，其病方愈。

病人面黄目青者，不死。青如草滋[1]，死。

病人面黄目赤者，不死。赤如衃血，死。

病人面黄目白者，不死。白如枯骨，死。

病人面黄目黑者，不死。黑如炲[2]，死。

病人面目俱等者，不死。

病人面黑目青者，不死。

病人面青目白者，死。

病人面黑目白者，不死。

病人面赤目青者，六日死。

病人面黄目青者，九日必死，是谓乱经[3]。饮酒当风，邪入胃经，胆气妄泄，目则为青，虽有天救，不可复生。

病人面赤目白者，十日死。忧恚思虑，心气内索[4]，面色反好，急求棺椁[5]。

病人面白目黑者，死。此谓荣华[6]已去，血脉空索②。

病人面黑目白者，八日死。肾气内伤，病因留积。

病人面青目黄者，五日死。

［校勘］

①“皆”　杨、广、缪、钱、米、张本均作“眥”。

②“索”　廖本作“存”。

［注释］

[1]“草滋”　青色沉夭如草之滋汁，青而带白。

[2]“炲（tāi 抬）”　烟尘凝成的黑灰。

[3]“乱经”　正气紊乱。

[4]“索”　作尽解。

[5]“棺椁”　古代棺木有二层，内棺外椁。

[6]“荣华”　指肌肤外面的颜色润泽光华。

［语译］ 病人两眼都有黄的气色起的，病正趋向痊愈。

病人面色黄而目青的，不死。如果像草滋之色青而带白的，死。

病人面色黄而目赤色的，不死。如果像败恶凝聚血样，又赤又黑的，死。

病人面色黄，而目白色的，不死。如果像枯骸样白色，死。

病人面色黄而目黑色的，不死。如果黑色像煤灰样，死。

病人面目颜色相等的，不死。

病人面色黑而目青色的，不死。

病人面色青而目白色的，死。

病人面色黑而目如白色的，不死。

病人面色赤而目青色的，六天死。

病人面色黄而目青色的，九天必死，这是正气紊乱。饮酒当风，风邪侵犯胃经，胆气不顺行而妄泄，故目出现青色，这时纵有天大的治疗本领，也是无能为力了。

病人面色赤而目白色的，十天死。因为病人忧郁忿怒思虑，致心气内尽，浮阳外露，所以面色反好，这是已到危候，赶快准备棺椁。

病人面色白而目黑色的，死。这是精气已竭，血脉尽空。

病人面色黑而目白色的，八天死。这是肾气内伤，病因留滞发展造成的。

病人面色青而目黄色的，五天死。

［原文］ 病人著床，心痛短气，脾竭内伤，百日后愈。能起徬徨[1]，因坐于地，其立①倚床，能治此者，可谓神良。

病人面无精光若土色，不受饮食者，四日死。

病人目无精光，及牙齿黑色者，不治。

病人耳目鼻口有黑色起，入于口者，必死。

病人耳目及颧颊赤者，死在五日中。

病人黑色出于额，上发际，下直鼻脊，两颧上者，亦死在五日中。

病人黑气出天中，下至年上颧上者，死。（《千金翼云》：天中当鼻直上至发际，年上在鼻上两目间。）

病人及健人，黑色若白色起，入目及鼻口，死在三日中。

病人及健人，面忽如马肝色，望之如青，近之如黑者，死②。

病人面黑，目直视，恶风者，死。

病人面黑唇青者，死。

病人面青唇黑者，死。

病人面黑，两胁下满，不能自转反者，死。

病人目③直视，肩息者，一日死。

病人头目久痛，卒视无所见者，死。

病人阴结[2]阳绝，目精脱，恍惚者，死。

病人阴阳绝竭，目眶陷者，死。

病人目④系[3]倾[4]者，七日死。

［校勘］

①“立”　杨、广、缪本、《千金翼方》卷二十五，诊气色法第一均作“亡”。

②“死”　此上《千金翼方》有“必卒”二字。

③“目”　此下杨、缪本均有“回回”二字。广本作“面回回”。

④“目”　杨、广、缪本均作“眉”。

［注释］

[1]“徬徨”　徘徊。

[2]“阴结”　大便不通属于阴的。《伤寒论》辨脉法第一：脉沉而迟，不能食，身体重，大便反硬，名曰“阴结”。

[3]“目系”　眼球连脑的脉络。

[4]“倾”　偏侧不正。

［语译］　病人不能起床，心痛，呼吸气短，这是脾气衰竭的内伤症状，一百天左右，病症缓解。但只能起床徘徊，无力走步，就坐在地上，纵使站着，也要倚靠床边。脾为后天之本，脾气衰竭，极难治愈，所以能治疗这病的，可称神医，良医。

病人面部没有精神光彩，像泥土色样，饮食不进的，四天死。

病人眼睛没有精神光彩，牙齿黑色的，不治。

病人的耳目鼻口，有黑色起贯串入口的，必死。

病人的耳、目和颧部颊部现赤色的，死在五天之内。

病人黑色出现在头额，上发际一直向下到鼻梁和两边颧颊部的地方，也是死在五天之内。

病人黑气出自天中下至年上到颧上的，死。

病人和健康人，出现黑色或白色贯串到眼睛和鼻、口的，死在三天之内。

病人和健康人，面部忽然像马肝的颜色，远看像青色，近看像黑色的，死。

病人的面黑，眼睛直视，怕风的，死。

病人面黑唇青的，死。

病人面青唇黑的，死。

病人面黑，两胁下满闷，不能自转反侧的，死。

病人眼睛直视，气喘抬肩的，一天之内，死。

病人头部和眼睛，疼痛很久，突然看不见东西的，死。

病人寸脉下不至关部，尺脉上不至关部，这是阴结阳绝，目失精光，精神恍惚的，死。

病人阴阳绝竭，目眶下陷者，死。

病人目系倾侧的，七天死。

［原文］　病人口如鱼口，不能复闭，而气出多不反者，死。

病人口张者，三日死。

病人唇青，人中反者，三日死。

病人唇反，人中满[①]者，死。

病人唇口忽干者，不治。

病人爪甲青者，死。

病人爪甲白者，不治。

病人手足爪甲下肉黑者，八日死。

病人荣卫竭绝，面浮肿者，死。

病人卒肿，其面苍黑者，死。

病人手掌肿，无文者，死。

病人脐肿，皮出者，死。

病人阴囊茎俱仲者，死。

病人脉绝，口张足肿者，五日死。

病人唇肿齿焦者，死。

病人阴阳俱竭，其齿如熟小豆，其脉驶者，死（《千金方》驶作躁）。

病人齿忽变黑者，十三日死。

病人舌卷卵缩者，必死。

病人汗出不流，舌卷黑者，死。

病人发直者，十五日死。

病人发如干麻，善怒者，死。

病人发与眉冲起者，死。

病人足趺肿，呕吐头重者，死。

病人足趺上肿，两膝大如斗者，十日死。

病人卧，遗屎[②]不觉者，死。

病人尸臭者，不可治。

［校勘］

①“满”　广本作“反”。

②“屎”　缪本作“尿”。

［语译］ 病人口像鱼口，开着不能再合，呼气多，不容易吸入的，死。

病人口开的，三天死。

病人口唇青，人中反的，三天死。

病人口唇外翻，人中满的，死。

病人唇口突然干燥的，不治。

病人爪甲发青的，死。

病人爪甲发白的，不治。

病人手足爪甲下肌肉出现黑色的，八天死。

病人荣卫二气竭绝，面浮肿的，死。

病人突然浮肿，面部苍黑色，死。

病人手掌肿到没有手纹的，死。

病人脐肿凸出腹部的，死。

病人阴囊阴茎都肿的，死。

病人脉绝，口开，足肿的，五天死。

病人口唇肿，牙齿焦干的，死。

病人阴阳俱衰竭，牙齿好像煮熟的小豆，脉搏疾速的，死。

病人牙齿突然变成黑色，十三天死。

病人舌卷，囊缩，必死。

病人汗出粘而不流，舌卷色黑的，死。

病人头发直竖，十五天死。

病人头发像干燥的苧麻样，又容易发怒的，死。

病人的头发和眉毛向上直的，死。

病人的足趾肿，呕吐，头部重感的，死。

病人足趾以上肿，两膝肿像米斗样，十天死。

病人卧在床上，大便拉出不知觉的，死。

病人有似尸体发出的臭腐气味的，不可治。

［原文］ 肝病皮白[1]，肺之日庚辛死。

心病目黑，肾之日壬癸死。

脾病唇青，肝之日甲乙死。

肺病颊赤目肿，心之日丙丁死。

肾病面肿唇黄，脾之日戊己死。

青欲如苍璧之泽，不欲如蓝。赤欲如绵裹米，不欲如赭。白欲如鹅羽，不欲如盐。黑欲如重漆，不欲如炭。黄欲如罗裹雄黄，不欲如黄土。

目色赤者，病在心，白在肺，黑在肾，黄在脾，青在肝，黄色不可名者，病胸中。

诊目病[②]，见[③]赤脉从上下者，太阳病也，从下上者，阳明病也，从外入内者，少阳病也。

诊寒热瘰疬[④]，目中有赤脉，从上下至瞳子[④]，见一脉，一岁死。见一脉半，一岁半死。见二脉，二岁死。见二脉半，二岁半死。见三脉，三岁死。

诊龋齿痛，按其阳明之脉来，有过者独热。在右右热。在左左热。在上上热。在下下热。

诊血脉者[⑤]，多赤多热，多青多痛，多黑为久痹。多赤多黑多青皆见者，寒热身痛，面色微黄，齿垢黄，爪甲上黄，黄疸也。安卧，小便[⑥]黄赤，脉小而涩者，不[⑦]嗜食。

[校勘]

①“白”　杨、广、缪、黄、朱、张本均作“黑”。

②“病”　《灵枢》论疾诊尺篇作“痛”。

③“见”　杨、广、缪、廖、钱、朱、张本、《灵枢》均无。

④“诊寒热瘰疬……至瞳子”　《灵枢》作寒热，“赤脉上下至瞳子”。

⑤“脉者”　杨、广、钱本均作“者脉”。

⑥“小便”　原作“少”，从钱本、《灵枢》改。

⑦“不”　廖本作“亦”。

［语译］ 肝病皮肤出现白色，到肺气当旺之时，庚、辛日死。

心病眼睛黑，到肾气当旺之时，壬、癸日死。

脾病口唇发青，到肝气当旺之时，甲、乙日死。

肺病颊部赤色，眼睛肿，到心气当旺之时，丙、丁日死。

肾病面肿，唇黄，到脾气当旺之时，戊己日死。

青色欲像深青色的璧玉那样润泽，不欲像蓝色，赤色欲像白绸裹朱，外见润泽，不欲像赭色泥土。白色欲像鹅毛，白中有光泽，不欲像盐色，黑色欲像浓漆，黑而光亮，不欲像炭色。黄色欲像白沙罗裹着雄黄，外见润泽，不欲如黄土色。

眼睛色赤，病在心。色白病在肺。色黑病在肾。色黄病在脾。色青病在肝。像黄色，又说不出什么样的，病在胸中。

诊察眼睛病，见赤色筋脉由上向下伸展的，是太阳经病。由下向上伸展的，是阳明经病。由外侧向内侧伸展的，是少阳经病。

诊察瘰疬病发寒热，目中有赤色筋脉由上向下伸展到瞳子，有一条这样的筋脉，病人一年死。有一条多的筋脉，一年半死。有二条筋脉，二年死。有二条多筋脉，二年半死。有三条筋脉，三年死。

诊察蛀齿痛，按其阳明之脉来有太过的，单纯热病。发现在右，右热。在左，左热。在上，上热。在下，下热。

诊其血脉，多赤多病热，多青多病痛，多黑，为久痹。赤色、黑色、青色出现都很多的，是患寒热身痛，面部微黄，齿垢黄，爪甲上面黄，是黄疸病，如果黄疸病的人。喜欢卧床，小便又黄又赤，脉小而涩的，食欲不振。

［按语］ 本篇阐述面目色泽与疾病的关系，作为临床辨证的指导。色贵润泽有神，称为生气外荣。忌枯槁不荣，则为真气内脱，色之润泽与枯槁，主要是观察精、气、神，充足与衰败的表现，藉以判断疾病预后的良恶。如同样出于面黄目青的

病人，一主不死，一主九日死，虽不言颜色润泽与枯槁，其中色之荣槁是不言而喻了。古人省略文法往往彼见此略，避免重复。因此我们对本篇的认识，不能执一而论，应全面理解，互相参照，就不难看出全文的大意。

## 扁鹊诊诸反逆死脉要诀第五

［提要］ 从形、症、息的相互关系，来阐述病的反、逆、死之可能转归。

［原文］ 扁鹊曰：夫相死脉之气，如群鸟之聚，一马之驭系[1]，水交驰之状，如悬石之落。出筋之上，藏筋之下，坚关之里，不在荣卫，伺候[2]交射，不可知也。

［注释］

［1］“驭系” 牵制之意。

［2］“伺候” 观察。

［语译］ 扁鹊说：凡诊察死脉的脉气，有的像群鸟聚集在一起，彼啄此跳，有的像一匹马受到驾驭，啣索在水中跑来跑去，也有的像悬挂的石头，从上落下。这些死脉，有时出现在筋的上面，有时藏伏在筋的下间，有时好像藏在严密坚固的城关里面，脉气的流行，不随荣气和卫气流转。在切诊时，纵使通过“举按推寻”以候脉气，“关”前、“关”后交互按寻，也不能够明了。这些就是死脉的脉气出现。

［原文］ 脉病人不病，脉来如屋漏、雀啄者，死。（屋漏者，其来既绝而止，时时复起，而不相连续也。雀啄者，脉来甚数，而疾绝止复顿来也。）又经言：得病七、八日，脉如屋漏、雀啄者，死（脉弹人手如黍米也）。

脉来如弹石，去如解索者，死。（弹石者，辟辟急也。解索者，动数而随散乱，无复次序也。）

脉困[1]病人脉如蝦之游，如鱼之翔者，死。（蝦游者，苒苒而起，寻复退没，不知所在，久乃复起，起辄迟而没去速者是也。鱼翔者，似鱼不行，而但掉尾动，头身摇而久住者，是也。）

脉如悬薄[2]卷索者，死。脉如转豆者，死。脉如偃刀[3]者，死。脉涌涌[4]不去者，死。脉忽去忽来暂止复来者，死。脉中侈[5]者，死，脉分绝者，死（上下分散也）。

**［注释］**

［1］“困” 此处作“乱”解。

［2］“悬薄” 作悬帘解。

［3］“偃（yǎn 演）刀” 其来如仰起之刀，口锐背厚者。

［4］“涌涌” 水上溢貌。

［5］“侈（chǐ 耻）” 作大解。

**［语译］** 病脉出现而人无病状，脉来好像屋漏滴水之状，很久才跳动一次，又如麻雀之啄的，脉象多数，节律不调，止而复作，这些都是死脉。又医经讲：得病七八天的时候，脉如屋漏、雀啄的，死脉。

脉来时，像弹石之硬，去时，像解索之散乱无次序的，死脉。

脉乱，病人脉出现如虾之游，静止之中，忽然一跳，又好像鱼之翔游，掉尾动头，而身不移的，死脉。

脉象有似挂帘卷索，这样脉迟钝而微动带紧的，死。脉如旋转的豆，捉摸不定的，死。脉象刀仰起，沈按坚大急的，死。脉象水上溢而没有止息的，死。脉忽去忽来，暂时停止又来的，死。脉中部大的，死。脉上下部分散的，死。

**［原文］** 脉有表无里者，死。经名曰结，云即死。何谓结？脉在指下如麻子动摇，属肾，名曰结，去死近也。

脉五来一止，不复增减者，死。经名曰代。何谓代？脉五来一止也。脉七来是人一息，半时不复增减，亦名曰代，正死不疑。

**［语译］** 脉轻按有，重按无，死。医经叫做结脉，会即

死。什么叫做结脉呢？在指下如麻子动摇，这是人身之本的肾脏先绝，叫做“结”，出现这种脉象，是生气已绝，死期很近。

脉跳动五次停止一下，不增也不减重复出现的，死。医经叫做代脉。什么叫做代脉呢？就是脉跳动五次，又停止一下的脉，如果脉变快，跳动七次停止一下，恰恰在病人一呼一吸的时间里，半时不再有增减变化，也叫做代脉，正是死证，没有什么怀疑。

**[原文]** 经曰：病或有死，或有不治自愈，或有连年月而不已。其死生存亡，可切脉而知之耶？然：可具知也。设病者若闭目不欲见人者，脉当得肝脉，弦急而长，反得肺脉，浮短而涩者，死也。病若开目而渴，心下牢者，脉当得紧实而数，反得沉滑而微者，死。病若吐血，复鼽衄者，脉当得沉细，而反浮大牢者，死。病若谵言妄语，身当有热，脉当洪大，而反手足四逆，脉反沉细微者，死。病若大腹而泄，脉当细微而涩，反得紧大而滑者，死。此之谓也。

经言：形脉与病相反者，死，奈何？然：病若头痛目痛，脉反短涩者，死。病若腹痛，脉反浮大而长者，死。

病若腹满而喘，脉反滑利而沉者，死。

病若四肢厥逆，脉反浮大而短者，死。

病若耳聋，脉反浮大而涩者，死。（《千金翼》云：脉大者生，沉迟细者，难治。）

病若目䀮䀮，脉反大而缓者，死。

**[语译]** 医经说：病有的死证，有的不加治疗而自愈，有的缠绵到累年累月的时光，而病情仍然没有好转。要断其生死存亡，可否通过切脉而预知？答：可以完全知道。假使病人闭着眼睛不喜欢见人的，脉象应当得强急而长的肝脉，可是反得浮短而涩的肺脉，这是肝木为肺金所克，死。假如病人开着眼睛，且感到口渴，心胸部以下坚硬的，脉象应当得紧张有力而快的实脉，可是反得沉滑而微弱无力的虚脉，死。假如病人吐

血，兼有鼻衄，脉象应当得沉细的虚脉，若反得浮大有力的，死。假使病人胡言乱语，身当发热，脉象应当得洪大，若反出现手足厥冷，脉象反沉细而微弱的，死。假如病人腹部虚满，兼有便泄，脉象应当得细微而涩，若反得紧大而滑的，死。这就是切脉可以完全了解病症的例子。

医经说：人的形态脉象和病证相反的，死。是怎样呢？答：病证假如是头痛、眼病，脉反短涩的，死。

病若是腹痛，脉象反而浮大而长的，死。

病若是腹部满兼有气喘，脉反见滑利而沉的，死。

病若是四肢厥冷，脉象反浮大而短的，死。

病若是耳聋，脉象反浮大而涩的，死。

病若是眼睛视物如无所见，脉象反见大而缓的，死。

**[原文]** 左有病而右痛，右有病而左痛，下有病而上痛，上有病而下痛，此为逆，逆者死，不可治。

脉来沉之绝濡，浮之不止，推手者，半月（一作半日）死。

脉来微细而绝者，人病当死。

人病脉不病者，生。脉病人不病者，死。

人病尸厥[1]，呼之不应，脉绝者，死。

脉当大反小者，死。

肥人脉细小如丝欲绝者，死。

羸人得躁脉者，死。

人身涩，而脉来往滑者，死。

人身滑，而脉来往涩者，死。

人身小，而脉来往大者，死。

人身短，而脉来往长者，死。

人身长，而脉来往短者，死。

人身大，而脉来往小者，死。

尺脉不应寸，时如驰，半日死。（《千金》云：尺脉上应寸口，太迟者，半日死。）

［注释］

［1］“尸厥”　古病名。厥证之一。症状见突然昏倒，不省人事，状如昏死。

［语译］　左有病，见右侧痛，右有病，见左侧痛，下部有病而上部痛，上部有病而下部痛，这是相反的逆证，相反的逆证会死，不可治。

脉来，重取细软如无，轻取或推手而脉不至的，半月死。

脉来触指微细而绝的，人病当死。

人有病而脉无病的，生。脉有病而人无病的，死。

尸厥病，突然昏倒，不省人事，呼而不答，脉摸不到的，死。

论证应见脉大，反见脉小，死。

胖人脉象细小如丝，欲断绝的，死。

衰弱人得躁动脉象的，死。

人身形干涩，但脉象往来滑利的，死。

人身形润滑，但脉象往来干涩的，死。

人身小，但脉象往来大的，死。

人身短，但脉象往来长的，死。

人身长，但脉象往来短的，死。

人身大，但脉象往来小的，死。

尺部脉不应寸，同时像奔马一样，半天死。

［原文］　肝脾俱至，则谷不化。肝多即死。

肺肝俱至，则痈疽，四肢重。肺多即死。

心肺俱至，则痹，消渴懈怠。心多即死。

肾心俱至，则难以言，九窍不通，四肢不举。肾多即死。

脾肾俱至，则五脏败坏。脾多即死。

肝心俱至，则热甚，瘛疭，汗不出，妄见邪。

肝肾俱至，则疝瘕，少腹痛，妇人月使不来。

肝满肾满肺满皆实则为肿。肿之雍[1]喘而两胠满。肝雍两胠满，卧则惊，不得小便。肾痈脚下至小腹满，胫有大小，髀胻大跛，易偏枯。

心脉满大，痫瘛筋挛。

肝脉小急，痫瘛筋挛。

肝脉鹜①暴[2]，有所惊骇，脉不至，若瘖，不治自已。

肾脉小急，肝脉小急，心脉小急，不鼓，皆为瘕。

肾肝并沉，为石水。并浮，为风水。并虚，为死。并小弦，欲惊。

肾脉大急沉，肝脉大急沉，皆为疝。

心脉搏滑急为心疝。肺脉沉搏，为肺疝②。

脾③脉外鼓沉为肠澼，久自已。

肝脉小缓为肠澼，易治。

肾脉小搏脉沉，为肠澼，下血，血④温身热者，死。心肝澼，亦下血。二藏同病者，可治。其脉小沉涩者，为肠澼。其身热者，死。热见七日死。

胃脉沉鼓涩，胃外鼓大，心脉小，肾⑤急背⑥膈偏枯。男子发左，女子发右，不瘖舌转，可治，三十日起。其顺者瘖，三岁起。年不满二十者，三岁死。

**［校勘］**

①“鹜” 朱、张本均作“惊”。

②“肺脉沉搏，为肺疝” 廖、朱、张本均无此句。

③“脾” 黄、朱、张本均作“肺”。

④“血” 原无。据《素问》大奇论篇第四十八补。

⑤“肾” 杨、广、缪本均作“紧”。《素问》作“坚”。

⑥“背” 杨、广、缪、钱本、《素问》均作“皆”。

**［注释］**

［1］“痈” 作“壅塞”解。

［2］“鹜（wù 务）暴” 疾速之意。

**［语译］** 肝和脾同时出现病脉，主五谷不能消化。如果肝

脉更见有力而克制太过，即死。

肺和肝同时出现病脉，主生痈疽，四肢沉重。如果肺脉更见有力而克制太过，即死。

心和肺同时出现病脉，主生痹病，消渴，身体疲倦懈怠。如果心肺更见有力而克制太过，即死。

肾和心同时出现病脉，言难发出，九窍闭塞不通，四肢不能举。如果肾脉更见有力而克制太过，即死。

脾和肾同时出现病脉，则五脏败坏。如果脾脉更见有力而克制太过，即死。

肝和心同时出现病脉，为热甚，可见筋脉拘急抽搐，汗不出，如见鬼邪。

肝和肾同时出现病脉，可见疝瘕病，少腹痛，妇人月经不来。

肝、肾、肺之气满溢，脉为邪气壅滞而满实，出现浮肿。如肺脉壅塞，则气喘而两胁胀满。肝脉壅塞，则两胁胀满，睡眠则惊骇不宁，小便不通。肾脉壅塞，可见从脚下至少腹部胀满，胫骨有大小不同，如果髀部与胫部肿大，而成足跛，容易偏瘫。

心脉满大，可出现痫病，筋脉拘急和痉挛。

肝脉小急，可出现痫病，筋脉拘急和痉挛。

肝脉出现疾速，如受到惊骇，肝脉不至，突然失音，这是因惊引起的，不需治疗，待其自愈。

肾脉、肝脉、心脉小急，虽不鼓指，皆为瘕病。

肾和肝脉都出现沉象，为石水病。若俱出现浮象，为风水病。若俱现虚象，死。若俱出现小而弦的，将要发作惊病。

肾脉和肝脉出现大急沉，都是疝病。

心脉搏指而滑急，为心疝病。

肺脉沉而搏指，为肺疝病。

脾脉见沉而有向外鼓动之象，为痢疾，时间久了，病自会痊愈。

肝脉小而缓，为痢疾，容易治愈。

肾脉沉小而搏指，为痢疾下血，血分热兼有身热的，死。心肝痢，同样下血。两脏同病可治。若其脉沉小涩，为痢疾。又兼身发热的，死。如果发热七天不减的，死。

胃脉沉鼓指而又带涩，右关以外脉亦大而鼓指，或心脉小，肾脉急，病人可见背部和膈肌出现偏枯。男子发生在左侧，女子发生在右侧，如果没有发现喑哑，舌头运转正常，气血还能上输，可以治愈，预计三十天左右可以基本全愈。有上述脉证，兼有音哑，纵使顺从男发左女发右的规律，也要三年左右方可治愈。如病人年龄不满二十岁的，三年会死。

**[原文]** 脉至而搏，血衄身有热者，死。

脉来如悬钩，浮为热①。

脉至如喘，名曰气②厥。气厥者，不知与人言（《素问》《甲乙》作暴厥）。

脉至如数，使人暴惊，三、四日，自已。

脉至浮合，浮合如数，一息十至③、十至以上，是为经气予不足也。微见[1]，九十日，死。

脉至如火新④然，是心精之予夺也。草干而死。

脉至如散叶[2]，是肝气予虚也。木叶落而死（木叶落作枣华）。

脉至如省客[3]，省客者，脉塞而鼓[4]，是肾气予不足也。悬去[5]枣华而死。

脉至如泥丸[6]，是胃⑤精予不足也。榆荚落而死（《素问》荚作叶）。

脉至如横格⑥[7]，是胆气予不足也。禾熟而死。

脉至如弦缕[8]，是胞精予不足也。病善言，下霜而死，不言，可治。

脉至如交漆[9]，交漆者，左右旁至也，微见，四十日死（《甲乙》作交棘）。

脉至如涌泉，浮鼓肌中，是太阳气予不足也。少气，味韭英而死[10]。

脉至如委⑦土[11]（《素问》作颓土）之状，按之不得，是肌气[12]予不足也。五色先见黑，白垒（一作藟）发⑧死[13]。

脉至如悬雍[14]，悬雍者，浮揣切之益大，是十二俞之予不足也。水凝而死。

脉至如偃刀，偃刀者，浮之小急，而按之坚大急，五藏菀热[15]，寒热独并于肾也。如此，其人不得坐，立春而死。

脉至如丸滑，不直手[16]，不直手者，按之不可得也，是大肠气予不足也。枣叶生而死。

脉至如春者，令人善恐，不欲坐卧，行立常听，是小肠气予不足也。季秋而死。

［校勘］

①“热”　《素问》大奇论篇第四十八作“常脉”。

②“气”　《素问》作“暴”。

③“十至”　钱本、《素问》均无。

④“新”　《素问》作“薪”。

⑤“胃”　缪本作“肾”。

⑥“格”　缪本作“相”。

⑦“委”　《素问》作“颓”。

⑧“发”　缪本作“废”。

［注释］

[1]“微见”　始见解。

[2]“散叶”　浮泛无根。

[3]“省客”　如省问之客，或去或来。

[4]“脉塞而鼓”　脉或无而止或有而搏。

[5]“悬去”　张景岳注：“悬是花之开，去是花之落”。高士宗注：“悬去犹言虚度，虚度枣花之初夏，而死于土令之长夏”。

［6］“泥丸” 泥弹之状，形容坚强短涩。

［7］“横格” 即脉长而坚，如物横格在中央。

［8］“弦缕” 形容脉象紧张又细小。

［9］“交漆” 交与绞通，形容脉搏如绞滤漆汁，四面流散。

［10］“味韭英而死” 英即叶子，韭英就是韭菜叶子，马莳：“当至味韭英之时而死”，意思是说，当死于尝到新韭菜的时候。

［11］“委土” 如土委放在地。形容脉象虚大无力，重按即朽软而凹下。

［12］“肌气” 即脾气。脾主肌肉也。按肌气为肌肉精气，肌气属脾土，因脾藏能化生精气，滋养肌肉。

［13］“白垒发死” 垒同藟，即蓬藟之属。藟有五种，白色的藟发于春，本旺克土，脾病到春，故预后不良。

［14］“悬雍” 脉如悬空之瓮，头小本大。

［15］“菀热” 即郁热。

［16］“不直手” 即不顺手。

**［语译］** 脉触指有搏击象，血衄身上有热的，死。

脉来好像悬挂的钩一样。浮是发热的病症。

脉触指一来一急，好像在喘气，这是气逆的气厥病。气厥的病人，气逆而闭，昏晕不能与人问答。

脉触指如果很快，会使人突然惊惧，经过三、四天，自然痊愈。

脉触指好像波浮水面，游走汇合，泛无常形，如再兼数一呼一吸十至以上，是经气已经衰微。从开始到九十天，死。

脉触指好像火材燃烧，来时焰很锐，去时灭很快，是心经的精气已耗损。到草枯的季节，死。

脉触指有似浮泛无根的散叶，这是肝气已经空虚，到了木叶落地的时候，死。

脉触指有似省问的客人，或去或来，来去无定，脉有时闭塞不见，有时又复鼓指，是肾气已经不足。到了枣花开落的季节，死。

脉触指有似泥丸，是胃中的精气不足。到了榆叶落的季节，死。

脉触指有似横木，是胆气已经不足。到了秋天禾熟的季节，死。

脉触指像弓弦那样紧张，又像细线那样细微，是胞脉精气已经不足。病者爱讲话，是阴气不藏，虚阳外越，到下霜季节，死。如果病人静默不喜讲话，那是阴气还可系住阳气，尚可治疗。

脉触指像漆汁下滴，左右绞转，缠绵不清，从始见脉后四十天之内，死。

脉触指像泉水涌出，有升无降，浮鼓于肌肉之中，是足太阳膀胱之气不足。病人少气，到吃新韭菜的时候，死。

脉触指如土委放在地，按之触不到脉，是脾所主的肌肉精气不足。皮肤出现黑色，故所呈之色外露，到了春天白藥发时候，死。

脉触指如悬空之瓮，头小本大，浮取小，沉取大，这是背部的十二经俞穴的气已经空虚。到了水凝时节，死。

脉触指像偃卧的刀，浮按又小又急，重按又硬又大又急，这是五藏郁热久不解，寒热独并于肾。这样的病，使患者不能起坐，到了立春而死。

脉触指像圆形的丸子一样，又滑又小而无根，按之不顺手，这是大肠精气不足。到了初夏枣叶生的季节，死。

脉触指像舂臼一样，病人容易恐惧，不喜欢坐卧，喜欢行走或站着，倾听周围声音，这是心气怯而不安宁，正是小肠精气不足。到了九月而死。

［**原文**］ 问曰：常以春二月中，脉一病人，其脉反沉。师

记言：到秋当死。其病反愈，到七月复病，因往脉之，其脉续沉。复记言：至冬死。问曰：二月中，得沉脉，何以故处之至秋死也？师曰：二月之时，其脉自当濡弱而弦，得沉脉，到秋自沉。脉见浮即死，故知到秋当死也。七月之时，脉复得沉，何以处之至冬当死？师曰：沉脉属肾，真脏脉也，非时妄见。

经言：王、相、囚、死。冬脉本王脉，不再见，故知至冬当死。然后至冬复病，正以冬至日死，故知为谛[1]。华佗傚此。

［注释］

［1］“谛（dì帝）” 义同真言。

［语译］ 问：曾在春天二月中，切诊一个病人的脉象不是浮弦，反而是沉脉。老师当时有讲，到秋天当死。可是二月中以后反而全愈，到秋天七月又病，因此又往老师那里，再度切脉，其脉仍然是沉脉。老师又讲：到冬天会死。问：二月诊得沉脉，为什么决定他到秋天会死？老师讲：二月的时候，脉象应当细软兼弦，这是合时令的平脉，而现在只见沉脉，是在内的精气不足，不能上升，到了秋天，脉本自沉。今应时而浮，内更不足，即死。所以预知到秋当死。又问：七月的时候，脉象又见沉脉，为什么断定到冬天会死？老师讲：沉脉属肾，应见于冬，在秋出现单纯沉脉，是无胃脉的真脏脉，不当时而妄见。

医经说：时令和脉象的关系，有与时令相同的“王”，生我的时令的“相”，我克的时令的“囚”和克我的时令的“死”等类型。现在沉脉，到了冬季，应当是“王”脉，但是春季秋季都已是沉脉，到冬时，不可能再现应时的“王”脉，所以知道到冬季会死。以后到了冬天又病了，恰恰到冬至时俱死，在临床上确是以此为真理。华佗治病，就是用这种方法来诊断和治疗的。

［按语］ 死脉之中，有属反常者，即体征与脉象相反，如

身小脉大，身长脉短；有属五行相克者，如肝脾俱至，肝多即死，脉至如横格，禾熟而死；有属真脏出现，命根耗竭者，如屋漏，雀啄，鱼翔，虾游之类。又有“左有病而右痛，右有病而左痛……此为逆，逆者死。”我们熟究其理，可供参考，似不必刻舟求剑，按条套病。

# 卷六

## 肝足厥阴经病证第一

[提要] 本篇阐明肝及足厥阴肝经病证的病因、病理、治疗方法，以及足厥阴经脉、经别的循行径路和发病情况。

[原文] 肝气虚则恐；实则怒。肝气虚则梦见园苑[1]生草，得其时则梦伏树下不敢起。肝气盛则梦怒。厥气[2]客于肝，则梦山林树木。

病在肝①，平旦慧，下晡甚，夜半静。

病先发于肝者，头目眩，胁痛支满[3]。一日之脾，闭塞不通，身痛体重。二日之胃而腹胀。三日之肾，少腹腰脊痛，胫痠。十日不已，死。冬日入，夏早食。

肝脉搏坚而长[4]，色不青，当病坠堕②，若搏，因血在胁下，令人喘逆。若软而散[4]，其色泽者，当病溢饮[5]。溢饮者，渴③暴多饮，而溢（一作易）入肌皮、肠胃之外也。肝脉沉之而急，浮之亦然，若胁下痛，有气支满引少腹而痛，时小便难，苦目眩头痛，腰背痛，足为逆寒，时癃，女人月信不来，时无时有，得之少时，有所坠堕。

青脉之至也，长而左右弹，诊曰④有积气在心下支胠，名曰肝痹。得之寒湿，与疝同法，腰痛、足清、头痛⑤。

[校勘]

①“病在肝” 《素问》脏气法时论作“肝病者”。

②“堕” 《素问》脉要精微论无。

③“渴”　杨本均作“湿”。

④“诊曰”　《素问》五脏生成论无。

⑤“足清、头痛”　缪本作“足青、头软”。

[注释]

[1]“园苑”　指花园。

[2]“厥气”　犹言邪气。

[3]“支满”　支撑胀满。

[4]“搏坚而长”　“软而散”徐春甫：“搏坚皆为太过；软而散皆为不及。五脏各因太过、不及而病也”。

[5]“溢饮”　病名。水气外溢于皮肤四肢。

[语译]　肝气虚则恐惧；肝气实则忿怒。肝气虚则梦见花园里生出青草，如果逢肝旺之时，则梦伏树下不敢起。肝气盛则梦中多怒。邪气客于肝，则梦见山林树木。

患病在肝，到天刚亮时，神志比较清爽，到傍晚，病情就比较重，到半夜，便安静了。

病先发于肝，头晕目眩，胁痛胀满。因木克土，故一日传入脾，出现痞满，闭塞不通，身痛、体重。因脾胃表里相传，故二日传入胃，出现腹胀。因土克水，故三日传入肾，出现少腹痛，腰脊痛，小腿酸楚。如果十日病势不减就会死。在冬天多死于酉时，夏天多死于辰时。

肝脉搏坚而长，面部不见青色的，当为跌伤或击伤等病，因瘀血积在胁下，所以会使人喘逆。如其脉软而散，面色反见光泽的，当患溢饮病。溢饮病是由口渴暴饮，以致水气流入肌肉皮肤之间，肠胃之外所引起。寸口肝脉轻取或重取皆急促者，病患胁下痛，有气支撑胀满牵引少腹痛，有时小便难通，目眩头痛，腰背痛，两足厥冷，有时小便癃闭，女人月经不调，时无时有，是在年少时有跌伤病史。

肝脉来，长而左右弹指，这是病气积聚在心下，支撑胠胁，名叫肝痹。病因是受了寒湿，其病理机转和疝气相同，有腰痛、足冷、头痛等症状。

**[原文]** 肝中风者，头目瞤①，两胁痛，行常伛[1]，令人嗜甘如阻妇状②。

肝中寒者，其人洗洗[2]恶寒，翕翕发热[3]，面翕然赤，漐漐有汗[4]，胸中烦热。肝中寒者，其人③两臂不举，舌本（又作大）燥，善太息，胸中痛，不得转侧，时时盗汗，咳④，食己吐其汁⑤。

肝主胸中喘，怒骂。其脉沉，胸中必窒，欲令人推按之，有热，鼻窒。

凡有所坠堕，恶血留内，若有所大怒，气上而不能下，积于左胁下则伤肝，肝伤者其人脱肉，又卧，口欲得张，时时手足青，目瞑瞳人痛，此为肝脏伤⑥所致也。

肝胀者，胁下满而痛，引少腹。肝水者，其人腹大，不能自转侧，而胁下腹中痛，时时[5]津液微生，小便续通。

肺乘肝，即为痈肿。心乘肝，必吐利。

肝著[6]者，其病人常欲蹈其胸上，先未苦时[7]，但欲饮热⑦。

肝之积，名曰肥气，在左胁下，如覆杯，有头足如龟鳖状⑧，久久不愈，发⑨咳、逆，痎疟[8]，连岁月不已，以季夏戊己日得之，何也⑩？肺病传肝，肝当传脾，脾适以季夏王，王者不受邪，肝复欲还肺，肺不肯受，因留结为积，故知肥气以季夏⑪得之。

肝病，其色青，手足拘急，胁下苦满，或时眩冒，其脉弦长，此为可治。宜服防风竹沥汤[9]、秦艽散[10]。春当刺大敦[11]，夏刺行间，冬刺曲泉[12]，皆补之。季夏刺太冲，秋刺中郄[13]，皆泻之。又当灸期门百壮，背第九椎五十壮。

肝病者，必⑫两胁下痛，引少腹，令人善怒。虚则目䀮䀮[14]，无所见，耳无所闻，善恐，如人将捕之。若欲治之，当取其经⑬。

足厥阴与少阳气逆，则头目⑭痛，耳聋不聪，颊肿，取血者。

［校勘］

①“瞤” 廖、朱、张本均作“痛”。

②“如阻妇状” 《金匮要略》五脏风寒积聚病脉证并治第十一无。

③“其人” 《金匮要略》无。

④“时时盗汗，咳” 廖、朱、张本均作“时时盗汗”。《金匮要略》无此句。

⑤“食已吐其汁” 《金匮要略》作“食则吐而汗出也”。

⑥“伤” 廖、黄、朱、张本均无。

⑦“热” 此下《金匮要略》有“旋覆花汤主之”。

⑧“如龟鳖状” 《难经》五十六难无。

⑨“发” 此上《难经》有“令人”。

⑩“何也” 《难经》作“何以言之”。

⑪“季夏” 此下《难经》有“戊己日”。

⑫“必” 《素问》脏气法时论无。

⑬“若欲治之，当取其经” 朱、张本、《素问》均无此句。

⑭“目” 《素问》无。

［注释］

[1]“行常伛（yǔ宇）” 谓经常曲背而行。

[2]“洗洗” 洗与洒同。指恶寒貌。

[3]“翕翕（xī xī吸吸）发热” 形容鸟羽闭合之状，指发热的轻浅。

[4]“漐漐有汗” 不断微微出汗。

[5]“时时” 上“时”字是动词。时时，意若待过一段时间。

[6]“肝著” 病名。即肝脏气血郁滞不行的意思。

[7]“先未苦时” 谓在疾病痛苦未发作之前。

[8]“痎（jiē 皆）疟” 疟疾的统称。

[9]“防风竹沥汤” 待考。

[10]“秦艽散” 待考。

[11]“大敦” 属足厥阴肝经。在足大趾端，去爪甲如韭叶。

[12]“曲泉” 属足厥阴肝经。在膝上内侧辅骨下，大筋上，小筋下。

[13]“中郄（xì 隙）” 属足厥阴肝经，在内踝上七寸，胻骨中，又名中都。

[14]“䀮䀮（huāng huāng 荒荒）” 视物不清。

**[语译]** 肝脏受了风邪侵袭，头部及眼部的肌肉牵动，两胁疼痛，走路时常曲背，病人喜欢吃甜的食物，好像怀孕妇人恶阻偏嗜的状态。

肝脏受了寒邪侵袭，病人洒淅恶寒，轻浅发热，面热而赤，不断微微汗出，胸中烦热。肝脏受了寒邪侵袭，病人两只手臂不能上举，舌根部干燥，经常叹气，胸中疼痛，身体不能转动，经常盗汗，咳嗽，吃了食物就吐出汁来。

肝病，胸闷而气促，怒骂。如现脉沉，胸中必有窒息感，喜欢叫人推按胸部，有发热，鼻塞。

凡是有跌伤病人，瘀血多会停留于体内，假使有大怒，就会使肝气逆上而不下，积聚于左胁下而伤肝。肝被损伤，人渐消瘦，睡觉时候张口呼吸，经常手足出现青色，目合眼睛作痛，这些都是肝脏损伤所引起的症状。

肝胀病，胁下胀满疼痛，并向下牵引至少腹部。由肝病产生水气的患者，腹部胀大不能转动，胁下腹中疼痛，等待一段时间，如病情有好转津液微生，小便可以继续通利。

肺金克肝木，会发生肝痈肿。心火侮肝木，会发生吐利证。

患肝着病的人时常要人重重地踏着他的胸前，在疾病痛苦未发作的时候，欲饮热水。

肝积病名叫肥气，在左胁以下，如覆下的杯子，触诊似有头足，像龟鳖形状，日久不愈，使人发咳嗽、气逆，痎疾，连年不愈，其病是季夏戊己日得的。这是什么道理呢？因肺病传肝，肝应当传给脾，脾土在季夏是当旺的时候，旺时是不受邪的，肝复要还给肺，肺不肯接受，故留结而为积病，所以知道肥气是季夏戊己日得的。

肝病的人，面色青，四肢拘急，胁下苦满，或时时头晕而郁冒，脉弦长的，可以治疗。宜服防风竹沥汤、秦艽散，春天当刺大敦穴，夏天刺行间穴，冬天刺曲泉穴，皆用补的手法。季夏刺太冲穴，秋天刺中郄穴，皆用泻的手法。还要灸期门穴百壮，灸背第九椎五十壮。

肝病的患者，两胁下必然疼痛，牵引少腹，并且使人容易发怒，这是属于肝实的症状。如果肝虚，则两眼昏花，看不清东西，耳朵也听不清声音，容易产生恐惧心理，好像怕人来捕他一样。如果要治疗，应当取足厥阴与少阳两经的穴位。

足厥阴与少阳的气上逆，则有头目痛，耳聋不聪，颊肿等症状，应该取厥阴、少阳经脉刺其出血。

**［原文］** 邪在肝，则两胁中痛。寒中，恶血在内，行①善瘈，节时肿②。取之行间，以引胁下，补三里，以温胃中，取血脉，以散恶血，取耳间青脉[1]，以去其瘈。

足③厥阴之脉，起于大指蘖毛[2]之际，上循足趺上廉，去内踝一寸，上踝八寸，交出太阴之后，上腘内廉，循股阴，入阴④毛中，环⑤阴器⑥，抵少腹，侠胃，属肝，络胆，上贯膈，布胁肋，循喉咙之后，上入颃颡[3]，连目系，上出额，与督脉会于巅。其支者，从目系，下颊里，环唇内。其支者，复从肝别贯膈⑦，上注肺中⑧。是动则病[4]，腰痛不可以俛仰，丈夫㿗疝，妇人少腹肿，甚则嗌干，面尘，脱色。是主肝所生病者[4]，胸满，呕逆，洞⑨泄，狐疝[5]，遗溺，闭癃⑩。盛者，则寸口大一倍于人迎；虚者，则寸口反小于人迎也。

足厥阴之别，名曰蠡沟[6]，去内踝上五寸，别走少阳⑪。其别者，循经⑫上睾，结于茎。其病气逆，则睾肿卒疝。实则挺长，热⑬虚则暴痒。取之所别。

肝病，胸满胁胀，善恚怒，叫呼，身体有热，而复恶寒，四肢不举，面目白，身体滑[7]。其脉当弦长而急，今反短涩，其色当青，而反白者，此是金之克木，为大逆，十死不治。

［校勘］

①"行"　原作"胻"，据《灵枢》五邪篇改。

②"肿"　此上《灵枢》有"脚"字。

③"足"　此上《灵枢》经脉篇有"肝"字。

④"阴"　《灵枢》无。

⑤"环"　《灵枢》作"过"。

⑥"器"　原作"气"。从杨、广、钱本、《灵枢》改。

⑦"膈"　原作"革"。从杨、广、钱本、《灵枢》改。

⑧"中"　《灵枢》无。

⑨"洞"　《类经》作"飧"。

⑩"闭癃"　此下《灵枢》有"为此诸病，盛则泻之，虚则补之，热则疾之，寒则留之，陷下则灸之，不盛不虚，以经取之。"

⑪"阳"　广本作"阴"。

⑫"循经"　《灵枢》作"经胫"。

⑬"热"　《灵枢》无。

［注释］

［1］"耳间青脉"　指耳后青筋。

［2］"蘩毛"　即丛毛。足大趾节后的横纹处多毛，故名丛毛。

［3］“颃（kàng 抗）颡（sǎng 嗓）” 在咽上颚骨的上窍。

［4］“是动则病” “是主肝所生病者”根据《难经》二十二难曰：“经言是动者，气也；所生病者，血也”。《灵枢集注》张志聪注：“夫是动者，病因于外；所生者，病因于内”。《难经经释》徐灵胎注：“是动诸病，乃本经之病；所生之病，则以类推而旁及他经者”。总之，对此二句理解不一。现多理解为：“是动病”是指经脉本身发生病变而出现的病证；“所生病”是指脏腑发生病变而出现的病证。

［5］“狐疝” 小肠坠入阴囊，时上时下，像狐的出入无常。又名偏坠。也是疝气之一。

［6］“蠡（lí 礼）沟” 属足厥阴肝经。在足内踝上五寸。

［7］“滑” 此处指虚浮不实。

**［语译］** 邪气在肝，则两胁疼痛。脾胃虚寒，恶血瘀结在内，胫部容易牵引拘急，关节常肿。治疗时应取行间穴，从下导引肝邪而止胁痛；取足三里穴，用补法，以温胃散寒；刺本经有瘀血的络脉，用放血法，以散恶血；取耳后的青筋，可以消除掣引关节疼痛的症状。

足厥阴经脉，起于足大趾丛毛的边缘，沿足背上至内踝前一寸处，再由踝上八寸，交叉到足太阴经之后，上膝弯内缘，沿股内侧，入阴毛中，环绕阴器，至少腹后，又上行挟胃，属肝，络胆，上过膈膜，散布胁肋，沿喉咙后面，过颚骨上窍，连于目系，上出额部，与督脉会合于头顶中央。有一支脉，从目系下行颊里，环行唇内。又一支脉，复从肝脏别贯膈膜，上注于肺中。本经受病，会发生腰痛不能俯仰，男子㿉疝，妇女少腹肿，病重的咽喉发干，面生垢，颜色不润泽等症状。如属本脏发生病变，则为胸中满闷、呕吐、气逆、洞泄、狐疝、遗溺或小便不利等症。这些病邪盛的则寸口脉比人迎脉大一倍；正气虚的则寸口脉反小于人迎脉。

足厥阴的别络，名叫蠡沟，在足内踝上五寸处，别行入于足少阳胆经。过别络上行，循胫骨内侧，上至睾丸，络结于阴茎。若本络邪气上逆，则睾丸肿大，突发疝痛。邪气实则阴茎挺直而长，虚热则阴囊奇痒。治疗上应取别络的蠡沟穴。

肝病，胸满胁胀，容易发怒和呼叫，身体烦热，而又感恶寒，四肢无力，面目白，身体浮而不实。其脉应当弦长而急，今反短涩，其面色应当青，而反白，这是金克木，是大为反常的逆症，一定会死亡。

## 胆足少阳经病证第二

［提要］ 本篇阐明胆及足少阳胆经病证的病因、病理、治疗方法，以及足少阳经脉、经别的循行径路和发病情况。

［原文］ 胆病者，善太息，口苦，呕宿汁，心①澹澹恐，如②人将捕之，嗌[1]中介介然[2]，数唾，候③在足少阳之本末。亦见④其⑤脉之⑥陷下者灸之；其寒热，刺阳陵泉[3]。善呕有苦汁，长太息，心中澹澹善悲恐，如人将捕之⑦。邪在胆，逆在胃，胆溢⑧则口苦；胃气逆则呕苦汁，故曰呕胆。刺三里以下胃气逆；刺足少阳血⑨络以闭胆；却调其虚实以去其邪也。

胆胀者，胁下痛胀，口苦，太息⑩。

厥气客于胆，则梦斗讼⑪[4]。

［校勘］

①“心” 此下《灵枢》邪气脏腑病形篇有“下”字。

②“如” 《灵枢》无。

③“候” 《灵枢》无。

④“见” 《灵枢》作“视”。

⑤“其” 廖本作“于”。

⑥“之” 廖本作“脉”。

⑦“将捕之” 廖本作“捕”。

⑧“胆溢” 杨、广、缪、廖本均作“胆液”；钱本作“胆液泄”。

⑨“血” 广本作“经”。

⑩“口苦，太息” 《灵枢》胀论作“口中苦，善太息”。

⑪“讼” 此下《灵枢》淫邪发梦篇有“自刳”。

**［注释］**

［1］“嗌” 即咽。

［2］“介介然” 似有物阻隔的样子。

［3］“阳陵泉” 属足少阳胆经。在膝下一寸外辅骨陷中。

［4］“斗讼” 争辩。

**［语译］** 胆病，喜欢叹气，口苦，呕出隔夜食汁，心跳不宁，恐惧，好像有人要捕他，咽喉部感到阻隔不舒，常吐唾液，这些病变主要在于少阳起止的经脉。如果经气下陷者灸之；如果寒热者，针刺阳陵泉。如果频呕苦水，喜欢长叹气，心中跳动不宁，无故悲伤恐惧，好像有人要捕他，这是因为病邪在胆，侵犯于胃，致胃气上逆，胆汁外溢，故呕吐苦水。治疗的方法，针刺三里穴以降胃气；针刺足少阳经络穴位以安胆腑；然后再调其虚实以驱邪气。

胆胀病，胁下胀满疼痛，口苦叹气。

邪气侵犯胆，会梦与人争辩。

**［原文］** 足①少阳之脉，起于目兑眦，上抵头角，下耳后，循颈行手少阳之脉②前，至肩上却交③手少阳之后，入缺盆。其支者，从耳后入耳中，出走耳前，至④兑眦后。其支者，别兑眦，下大迎，合手少阳⑤于颇[1]（一本云：别兑眦上迎手少阳于巅），下加颊车，下颈，合缺盆，以下胸中，贯膈，络肝，属胆，循胁里，出气街，绕毛际，横⑥入髀厌[2]中。其直者，从缺盆下腋，循胸中⑦，过季胁，下合髀厌中。以下循髀

阳[3]，出膝外廉，下外辅骨[4]之前，直下抵绝骨[5]之端，下出外踝之前，循足跌上，出⑧小指次指之端⑨。其支者，跌⑩上入大指之间，循大指岐⑪[6]内出其端，还贯入⑫爪甲，出三毛。是动则病口苦，善太息，心胁痛，不能反⑬侧，甚则面微⑭尘[7]，体无膏泽，足外反热，是为阳厥[8]。是主骨所生病者，头痛角⑮，额⑯痛，目兑眦痛，缺盆中肿痛，腋下肿痛⑰，马刀挟瘿[9]，汗出振寒，疟，胸中⑱、胁、肋、髀、膝外至胻⑲、绝骨、外踝前及诸节皆痛，小指次指不用⑳。盛者，则㉑人迎大一倍于寸口；虚者，则㉑人迎反小于寸口也。

［校勘］

①“足” 此上《灵枢》经脉篇有“胆”字。

②“脉” 《灵枢》无。

③“交” 此下《灵枢》有“出”字。

④“至” 此下《灵枢》有“目”字。

⑤“阳” 此下《灵枢》有“抵”字。

⑥“横” 廖、朱、张本均作“头”。

⑦“中” 《灵枢》无。

⑧“出” 《灵枢》作“入”。

⑨“端” 《灵枢》作“间”。

⑩“跌” 此上《灵枢》有“别”字。

⑪“岐” 此下《灵枢》有“骨”字。

⑫“入” 《灵枢》无。

⑬“反” 《灵枢》作“转”。

⑭“微” 此下《灵枢》有“有”字。

⑮“角” 《灵枢》无。

⑯“额” 杨、广本、《灵枢》均作“颔”。

⑰“痛”　《灵枢》无。

⑱“中”　《灵枢》无。

⑲“肪”　《灵枢》作“胫”。

⑳“用”　此下《灵枢》有“为此诸病，盛则泻之，虚则补之，热则疾之，寒则留之，陷下则灸之，不盛不虚，以经取之。”

㉑“则”　《灵枢》无。

**[注释]**

[1]“颇（zhuō 拙）”　颧骨。

[2]“髀（bǐ 比）厌”　即髀枢。

[3]“髀阳”　髀即股，俗名大腿。髀阳，即髀的外侧。

[4]“外辅骨”　肪骨为辅骨，在外的叫外辅骨。

[5]“绝骨”　属足少阳胆经。在足外踝上三寸，又名悬钟穴。

[6]“岐”　即岐骨，大趾与次趾交叉处。

[7]“面微尘”　形容面色灰暗，像有灰尘的样子。

[8]“阳厥”　病名。此处是指足外反热的胆病。因为本经循髀阳，出膝外廉，下出外踝之前，病则足外反热。

[9]“马刀挟瘿”　瘰疬一类的病，生在颈项及腋下部位。

**[语译]**　足少阳经脉，起于眼外角，上行头角，下至耳后，沿颈走手少阳经的前面，至肩上，又交叉到手少阳经的后面，入缺盆。有一支脉，从耳后入耳内，出于耳前面，至眼外角的后方。又一支脉，从眼外角下行至大迎与手少阳经脉会合于眼，下颊车，再下颈会合于缺盆，然后下行至胸中，过膈膜，联络肝脏，入属胆腑，复沿胁里，出少腹下毛际两旁气街穴位，绕阴毛处，横入髀厌中；直行的脉，从缺盆下腋下，沿着胸部过季胁，与前一支脉在髀厌中会合，沿大腿的外侧，下行至膝外缘，下走外辅骨的前方，直下至外踝上方的腓骨凹陷处，出于踝前，入足第四趾的尖端。又一支脉，由足背走大趾

之间，沿大趾次趾侧的骨缝，至大趾尖端，再回走穿过爪甲，至甲后的三毛处。这一支脉，与足厥阳相接。本经受病，就会发生口苦，时常叹气，胸胁部作痛，身体不能转动，病重的面色似微有灰尘一样，全身肌肤失去润泽，足外侧发热等症，这叫做阳厥。本经所主骨发生病变而影响经脉，则为头角痛，额部痛，眼外角痛，缺盆中肿痛，腋下肿，马刀挟瘿，汗出战栗恶寒，疟疾，胸、胁、肋、髀，膝外侧直到胫，绝骨，外踝前以及诸关节都痛，足的第四趾不能运动。这些病，邪气盛的，则人迎脉比寸口脉大一倍；正气虚的，则人迎脉反小于寸口脉。

## 心手少阴经病证第三

［提要］　本篇阐明心及手少阴心经病证的病因、病理、治疗方法，以及手少阴经脉、经别的循行径路和发病情况。

［原文］　心气虚，则悲不已，实则笑不休。心气虚，则梦救火，伤①物，得其时则梦燔灼。心气盛，则梦喜②笑及③恐畏。厥气客于心，则梦兵④烟火。

病在心⑤，日中慧，夜半甚，平旦静。

病先发于心者，心痛⑥。一日之肺喘咳⑦，三日之肝胁痛支满⑧，五日之脾闭塞不通，身痛体重⑨。三日不已死。冬夜半，夏日中。

心脉搏坚而长，当病舌卷不能言。其软而散者，当病消渴⑩，自已。心脉沉之小而紧。浮之不喘，苦心下聚气而痛，食不下，喜咽唾。时手足热，烦满，时忘不乐，喜太息，得之忧思。

赤脉之至也，喘而坚。诊曰，有积气在中，时害于食，名曰心痹。得之外疾，思虑而心虚，故邪从之。

心脉急，名曰心疝，少腹当有形。其以心为牡脏[1]，小肠为之使，故少腹当有形⑪ 。

［校勘］

①“伤”　杨、广、缪、廖、钱、黄、朱、张本均作“阳”。

②“喜”　《灵枢》淫邪发梦篇作“善”。

③“及”　《灵枢》无。

④“兵”　杨、广、钱本、《灵枢》均作“见邱山”。

⑤“病在心”　《素问》脏气法时论作“心病者”。

⑥“者，心痛”　《灵枢》病传篇无。

⑦“喘咳”　《灵枢》无。

⑧“胁痛支满”　《灵枢》无。

⑨“闭塞不通，身痛体重”　《灵枢》无。

⑩“当病消渴”　《素问》脉要精微论作“当消环”。

⑪“当有形”　广本无。

［注释］

［1］“牡脏”　即阳脏。牡为阳，牝为阴，心属火，居于膈上，故名牡脏。

［语译］　病人心气虚，就悲伤不已；心气实，就笑不止。心气虚，就梦救火、伤物。如果心气虚又恰恰碰到心火旺盛的时节，就会梦见烧炙的东西。心气旺盛，会做喜笑和可怕的梦。邪气侵犯心部，会梦见兵甲和烟火。

病在心，病人在午时精神清爽，子时加重，寅时安静。

病先发在心部，见心痛。如循着相克的次序传变，一天传变到肺部，会见气喘和咳嗽。三天传变到肝部，见胁痛胀满。五天传变到脾部，出现痞满闭塞不通，身体疼痛，四肢沉重。如果三天病势不减，就会死。在冬天多死于子时；夏天多死于午时。

心脉搏指又硬又长，病应见舌卷曲，不能言语。心脉软而又散，病应见消渴症状。由于心脉软散，心火不炽，所以消渴又会自愈。心脉沉按又小又紧，浮按没有急疾的脉象，症状是心下有气结聚而疼痛，东西吃不下，爱吞口水和吐痰饮，手足常热，心烦胸满，善忘，心情不畅，爱叹息，这是因心里忧虑所致。

心脉来急疾而坚强，诊断为有气积聚在中脘，常由伤食而得，这病叫做心痹。得自外邪又兼思虑过度，使心气内虚，致外邪乘虚而入。

心脉急，病名叫心疝，少腹部位当有结聚出现。因为心属阳脏，和小肠相表里，小肠在少腹部，所以心疝病少腹部当有结聚出现。

**［原文］** 邪哭使魂魄不安者，血气少也。血气少者，属于心。心气虚者，其人即畏（一作衰），合目欲眠，梦远行而精神离散，魂魄妄行。阴气衰者，即为癫；阳气衰者，即为狂。五脏者，魂魄之宅舍，精神之所依讬也。魂魄飞扬者，其五脏空虚也。即邪神居之，神灵所使，鬼而下之，脉短而微，其脏不足，则魂魄不安，魂属于肝，魄属于肺，肺主津液即为涕泣。肺气衰者，即为泣出。肝气衰者，魂不安，肝主善怒，其声呼。

心中风者，翕翕发热，不能起，心中饥而欲食①，食则呕②

心中寒者，其人③病心如啖[1]蒜状。剧者，心痛彻背，背痛彻心，如虫注④，其脉浮者，自吐乃愈。

愁忧思虑则伤心，心伤则苦惊，喜⑤忘善怒。心伤者，其人劳倦，即头面赤而下重，心中痛彻背，自发烦热，当脐跳⑥手，其脉弦，此为心脏伤所致也。

心胀⑦者，烦心短气，卧不安。

心水者，其人身体重⑧（一作肿）而少气，不得卧，烦而躁⑨，其阴大肿⑩。

肾乘心，必癃。

［校勘］

①“而欲食” 《金匮要略》五脏风寒积聚病脉证并治无。

②“食则呕” 《金匮要略》作“食即呕吐”。

③“人” 此下《金匮要略》有“苦”字。

④“如虫注” 广本作“如蛊注”。《金匮要略》作“譬如蛊注”。

⑤“喜” 广本作“善”。

⑥“跳” 杨、广本均作“挑”。

⑦“心胀” 缪本作“心脉虚”。

⑧“其人身体重” 《金匮要略》水气病脉证并治作“其身重”。

⑨“躁” 缪本作热。

⑩“其阴大肿” 《金匮要略》作“其人阴肿”。

［注释］

［1］“噉（dàn淡）” 即啖。作吃解。

［语译］ 邪气使病人悲伤哭泣，和心神不安，原因是气血虚少。因为气血虚少，是属于心的疾病。由于心气虚，病人常常发生恐怖情绪，闭目欲睡，梦往远方，这是心气虚少，心神失守，精神不安的缘故。阴气衰，就成为癫疾；阳气衰，就为狂病。五脏中，肝藏魂，肺藏魄，肾藏精，心藏神，所以五脏是魂魄所在和精神所依附的地方。因此心神失守则飞越，五脏空虚，则邪气乘虚而入，心神反为鬼邪所制，表现脉短而微。脏气虚弱则魂魄不安。魂属肝，魄属肺，肺主津液即为涕泣，若肺气衰则涕泣出。肝气衰则魂不安，肝在志为怒，故善怒，其声为呼。

心经受了风邪侵袭，病人翕翕发热，不能起床，心中饥而欲食，食后随即吐出。

心经受了寒邪侵袭，病人心里难过，像吃大蒜那样。病剧的时候，心痛透到背，背痛透到心，像虫在里面啃着一样，如果病人脉浮，不因服药而自己会吐的，病就会缓解。

愁忧思虑会伤心，心伤则神失所守，遇事常为惊恐，善忘记，易发怒。心受损伤的病人，稍有劳倦，即见头面发赤，下肢沉重，心中疼痛透到背部，自觉烦热，以手按之其脐有跳动感，脉见弦，这是由于心脏损伤的缘故。

心胀病，心中烦闷，呼吸气短，睡卧不安。

心水病的患者，身体会感到沉重，呼吸短促，睡卧不安，心烦而躁，阴部肿大。

肾水乘心，会见小便不利。

［**原文**］ 真心痛，手足清①至节，心痛甚，旦发夕死，夕发旦死。

心腹痛，懊侬[1]发作，肿聚，往来上下行，痛有休作，心腹中热，苦渴涎出是蚘咬也。以手聚而坚，持之毋令得移，以大针刺之。久持之，虫不动，乃出针，肠中有虫蚘咬，皆不可取以小针。

心之积，名曰伏梁，起于脐上，上至心，大如臂②，久久不愈，病③烦心，心痛④，以秋庚辛日得之，何也⑤？肾病传心，心当传肺，肺适以秋王，王者不受邪，心复欲还肾，肾不肯受，因⑥留结为积，故知伏梁，以秋⑦得之。

心病，其色赤，心痛短气，手掌烦热[2]，或啼笑骂詈[3]，悲思愁虑，面赤身热，其脉实大而数，此为可治。春当刺中冲[4]，夏刺劳宫[5]，季夏刺大陵[6]，皆补之。秋刺间使[7]，冬刺曲泽[8]，皆泻之。（此是手厥阴心包络经）又当灸巨阙五十壮，背第五椎百壮。

［**校勘**］

①“清” 缪、朱、张本均作“青”。

②“上至心，大如臂” 《难经》五十六难作“大如臂，上至心下”。

③“病” 此上《难经》有“令人”。

④“心痛”　《难经》无。

⑤“何也”　《难经》作“何以言之”。

⑥“因”　《难经》作“故”。

⑦“以秋”　此下《难经》有“庚辛日”。

[注释]

[1]“懊侬”　心下热如火灼不宁，得吐则止。是一种烧灼嘈嗽感的症状。

[2]“烦热”　烦意为闷，作郁解。烦热即郁热。

[3]“骂詈（lì 利）”　当面斥责叫骂。旁面讽刺叫詈。

[4]“中冲”　属手厥阴心包经。在手中指末端去爪甲少许。

[5]“劳宫”　属手厥阴心包经。以中指与无名指屈向掌心，当两指尖所着之中间取之。

[6]“大陵”　属手厥阴心包经。手掌后横纹两筋间陷中。

[7]“间使”　属手厥阴心包经。从手掌后横纹两筋间，再直上三寸两筋间。

[8]“曲泽”　属手厥阴心包经。肘窝横纹正中。

[语译]　真心痛症，手足冷到肘节，疼痛剧烈，早晨发作，到夜晚死，夜晚发作，到翌晨死。

心腹部疼痛，胸中烦乱不宁，心下似肿气聚结，往来上下走动，痛有起伏。心腹中热，口渴流涎，是蛔虫上行骚扰的缘故。用手掐聚痛部，紧紧夹住，不使移动，用粗针刺入，留针到一定时间，到了蛔虫不动时才拔针。肠中有蛔虫骚扰，都不可以用细针刺治。

心积病，名叫伏梁。起于脐上，向上到心部，大如手臂，很久不痊愈，使病人心烦而痛，这病是从秋季庚辛日子得的，为什么呢？这是由于肾病传心，心又当传肺，肺金在秋天是当旺的时候，肺金旺是不受邪传的，心复将邪还归到肾，肾不肯受，因而留结为积病，所以知道伏梁病是在秋天得来的。

心病，面色赤，心痛短气，掌心烦热。有时啼哭，嘻笑，骂人或冷言冷语，时而悲伤忧虑。面赤，发热，脉搏有力，既大且数，其病可以治愈。春天应当针刺中冲穴，夏天针刺劳宫穴，六月针刺大陵穴，都用补法。秋天针刺间使穴，冬天针刺曲泽穴，都用泻法。又当灸巨阙五十壮，背部第五椎下神道穴一百壮。

［**原文**］ 心病者，胸内[①]痛，胁支满，两[②]胁下痛，膺背肩甲间痛，两臂内痛，虚则胸腹大，胁下与腰背[③]相引而痛，取其经，手[④]少阴太阳舌下血者，其变病，刺郄中血者。

邪在心，则病心痛，善悲，时眩仆，视有余不足，而调其输。

黄帝曰：手少阴之脉独无输，何也？岐伯曰：少阴者心脉也。心者五脏六腑之大主也。心为帝王[⑤]，精神之所舍，其脏坚固，邪不能客[⑥]，客[⑦]之则伤心，心伤则神去，神去则身死矣。故诸邪在于心者，皆在心之包络，包络也者，心主之脉也。故少阴[⑧]无输焉。少阴[⑨]无输，心[⑩]不病乎？对曰：其外经腑[⑪]病，脏不病，故独取其经于掌后兑骨之端也。

［**校勘**］

①“内” 《素问》脏气法时论作“中”。

②“两” 《素问》无。

③“背” 《素问》无。

④“手” 《素问》无。

⑤“心为帝王” 《灵枢》邪客篇无。

⑥“邪不能客” 《灵枢》作“邪弗能容也”。

⑦“客” 《灵枢》作“容”。

⑧“少阴” 《灵枢》作“独”。

⑨“少阴” 此下《灵枢》有“独”字。

⑩“心” 《灵枢》无。

⑪“腑”　《灵枢》无。

［语译］　心病患者，胸内疼痛，胁部闷满，两胁下痛，胸背和肩胛痛，两臂内侧痛，如果是虚证，胸腹部胀大，胁下与腰背相牵引疼痛，取它的相关经脉，即手少阴心经和与它相表里的手太阳小肠经，循经取穴，并在舌下廉泉穴针刺出血，如果疾病有变化，则刺阴郄穴出血。

邪气在心，则病心痛，容易产生悲伤，常目眩仆倒。治疗时，应根据病的有余和不足，取腧穴以调和虚实。

黄帝说：为什么唯独手少阴经脉无腧穴？岐伯说：手少阴是心脉，心是五脏六腑的主宰，好比一君主，是藏精神的所在，其脏器坚固，邪气就不会侵犯，如果邪气侵犯会伤心，心伤可致神气离散，神气离散人即死亡。所以诸邪气侵犯心脏，实际皆在心包络，包络是心主外卫的脉络，代心受邪，所以手少阴没有腧穴。如果照这样的说法，那么，心就不会受病吗？岐伯说：病发生在脏器之外的经脉和在表之腑，本脏不受邪，故独取手少阴的掌后侧锐骨末端的神门穴。

［原文］　手心主之脉，起于胸中，出属心包，下膈，历络三焦。其支者，循胸出胁，下腋三寸，上抵腋下，循臑内，行太阴少阴之间，入肘中，下臂，行两筋之间，入掌中，循中指，出其端。其支者，别掌中，循小指次指出其端。是动则病：手心热，肘臂挛急，腋肿，甚则胸胁支满，心中谵谵大动，面赤目黄，善[①]笑不休。是主脉所生病者，烦心，心痛，掌中热[②]。盛者，则寸口大一倍于人迎；虚则寸口反小于人迎也。

手心主之别，名曰内关，去腕二寸。出于两筋间，循经以上，系于心包络，心系气[③]实则心痛；虚则为烦心[④]，取之两筋间。

心病，烦闷少气，大热，热上荡心，呕吐，咳逆，狂语，汗出如珠，身体厥冷，其脉当浮，今反沉濡而滑，其色当赤，而反黑者，此是水之克火，为大逆，十死不治。

[校勘]

①“善” 廖本，《灵枢》经脉篇均作“喜”。

②“掌中热” 此下《灵枢》有“为此诸病，盛则泻之，虚则补之，热则疾之，寒则留之，陷下则灸之，不盛不虚，以经取之。”

③“气” 《灵枢》无。

④“烦心” 《灵枢》作“头强”。

[语译] 心主的脉，起于胸中，出属心包络，下过横膈膜，顺序联络三焦。它的支脉，由胸部到胁部再行到腋部三寸，上行到腋窝，沿着上臂内侧行于手太阴和手少阴两经的中间，走入肘中，下行到前臂的两筋之间，进入掌中，沿中指直达指尖。又一支脉由掌中沿着无名指直达指尖。本经受病就会见手心热，肘臂拘挛，腋部肿，甚则胸胁胀满，心中跳动不宁，面赤，目黄，喜笑不止。如果因心经传变所生的病，就会出现心内烦，心部痛，掌中热，如果手心主经络实，则寸口脉比人迎脉大一倍；如果虚，则寸口脉比人迎脉反小。

手心主厥阴经的别络，名叫内关，在腕后内侧二寸处，从两筋中间出来，循本经上行，系于心包络，心系邪气实，则心痛；正气虚则烦心。针刺治疗，取腕上内侧两筋之间二寸处。

心病，烦闷，少气，大热，热气上冲心部，呕吐，咳嗽，气逆，言语发狂，汗出像珠一样，身体冰冷。这种病，脉搏应当浮，现在反而沉软而滑。面色应当赤，现反黑，这是水克火，是大为反常的逆证，一定会死。

## 小肠手太阳经病证第四

[提要] 本篇阐明小肠及手太阳小肠经病证的病因、病理、治疗方法，以及手太阳经脉、经别的循行径路和发病

情况。

**[原文]** 小肠病者，少腹痛，腰脊控睾而痛，时窘乏，复①耳前热，苦寒甚，独②肩上热③，及手小指次指之间热。若脉陷者，此其候也④。

少腹控睾，引腰脊，上冲心，邪在小肠者，连睾系，属于脊，贯肝肺，络心系，气盛则厥逆，上冲肠胃，动肝肺，散于肓，结于厭[1]（一作齐），故取之肓原[2]以散之，刺太阴以与之，取厥阴以下之，取巨虚下廉[3]以去之，按其所过之经以调之。

小肠有寒，其人下重，便脓血，有热，必痔。

小肠有宿食，常暮发热，明日复止。

小肠胀者，小腹䐜胀引腹而痛。

厥气客于小肠⑤，取梦聚邑[4]街衢⑥[5]。

**[校勘]**

①“乏，復” 杨、广、钱、朱、张本均作“之，復”。《灵枢》邪气脏腑病形篇作“之后，当”。

②“独” 此上《灵枢》有“若”字。

③“热” 此下《灵枢》有“甚”字。

④“此其候也” 此下《灵枢》有“手太阳病也，取之巨虚下廉”。

⑤“小肠” 缪、廖、朱、张本均作“于肠”。

⑥“街衢” 缪本作“街冲”；《灵枢》淫邪发梦篇作“冲衢”。

**[注释]**

[1]“厭” 会厌。

[2]“肓原” 即关元穴，小肠的募穴。

[3]“巨虚下廉” 即下巨虚。属足阳明胃经。在足三里下六寸。

[4]“聚邑（yì，易）” 人烟稠密，货物聚集的城市。

[5]“街衢（qú 瞿）” 交通便利的街道。

**[语译]** 小肠的部位盘屈在少腹，后附腰脊，下连睾丸，所以病则出现少腹痛，腰脊牵引睾丸而痛，同时还有不得大小便而窘急的感觉，或者沿手太阳经脉循行的部位发病，而耳前发热，假如小肠寒冷厉害，独肩上发热和手小指与次指的中间发热。同时小肠相应的脉却出现陷下脉象，这是小肠寒甚的证候。

少腹作痛，而且牵引着睾丸和腰脊，自下向上冲心，这是病邪在小肠。小肠连着少腹和睾，向后联系腰脊，上贯肝肺，联络心系。假如邪气过盛，则逆气上冲到肠胃，振动肝肺，散布到肓原，聚结于会厌。所以要取脐下的关元穴以散之。刺手太阴以补肺经之虚，刺足厥阴以下肝经之气。取足巨虚下廉以去小肠的邪气，并按它所经过的经脉，循经取穴以调治病症。

小肠有寒，病人大便不畅，肛门有重坠感，兼有脓血及热感，必有痔疮。

小肠有积食阻滞，常常傍晚发热，天明又停止。

小肠胀的病者，是小腹部胀满，牵引腹部作痛。邪气在小肠，就会梦见人物聚集的城市和交通便利的街道。

**[原文]** 手太阳之脉，起于小指之端，循手外侧，上腕，出踝[1]中，直上，循臂骨下廉，出肘内侧两骨①之间[2]，上循臑[3]外后廉，出肩解[4]，绕肩甲，交肩上，入缺盆，向腋②，络心，循咽，下膈，抵胃属小肠。其支者，从缺盆，循颈上颊，至目兑眦，却入耳中。其支者，别颊，上䪼抵鼻，至目内眦，斜络于颧。是动则病，嗌痛颔肿，不可以顾，肩似拔，臑似折。是主液所生病者，耳聋，目黄，颊颔③肿，颈④、肩、臑、肘、臂外后廉痛⑤。盛者，则人迎大再倍于寸口；虚者，则人迎反小于寸口也。

**[校勘]**

①“骨” 《灵枢》经脉篇作“筋”。

②“向腋” 《灵枢》无。

③“颌” 《灵枢》无。

④“颈” 此下《灵枢》有“颔”字。

⑤“后廉痛” 此下《灵枢》有“为此诸病，盛则泻之，虚则补之，热则疾之，寒则留之，陷下则灸之，不盛不虚，以经取之。”

**[注释]**

[1]“踝” 此处指手腕后方小指侧的高骨。

[2]“两骨之间” 此处指尺骨与上膊骨的肘关节。

[3]“臑” 指上膊。

[4]“肩解” 是肩胛棘端与上臂骨交会之处。

**[语译]** 手太阳经脉，起于手小指末端的外侧，沿着手外侧到腕部，过锐骨直上，沿前臂骨下缘，出肘后内侧，在尺骨与上膊骨的肘关节的中间，上循上膊外侧后缘，出肩后骨缝绕行肩胛，左右交于肩上。下入于缺盆，向腋窝后，联络心脏，沿食道下膈膜至胃，下行入属小肠本腑。有一支脉，从缺盆沿颈上颊，至眼外角，转入耳内。又一支脉，从颊别走眼眶下面，至鼻抵眼内角，斜行而络于颧骨部。本经受病就会出现喉咙痛，下颏肿，头不能左右回顾，肩痛好像被拉着拔着，上膊痛好像折断一样。如果由于本经传变，则所生疾病属于水液运化方面，可见耳聋、目黄、颊部下颌肿，颈部、肩部、上膊、肘、前臂的外侧后部痛。邪气盛的，人迎的脉大二倍于寸口；正气虚的，人迎的脉反小于寸口。

## 脾足太阴经病证第五

**[提要]** 本篇阐明脾及足太阴脾经病证的病因、病理、治疗方法，以及足太阴经脉、经别的循行径路和发病情况。

**[原文]** 脾气虚，则四支不用，五脏不安，实则腹胀，泾

溲[1]不利。

脾气虚，则梦饮食不足，得其时，则梦筑垣盖屋。脾气盛，则梦歌①乐，体重，手足不举②。厥气客于脾，则梦丘陵大泽，坏屋风雨。

病在脾③，日昳慧，平旦④甚，日中持⑤，下晡静。

病先发于脾，闭塞不通，身痛，体重⑥，一日之胃，而腹胀⑦。二日之肾，少腹腰脊痛，胫痠⑧。三日之膀胱⑨，背胎筋痛，小便闭⑩。十日不已，死，冬人定，夏晏食[2]。

脾脉搏坚而长，其色黄，当病少气，其耎而散，色不泽者，当病足骭⑪肿，若水状。

脾脉沉之而濡，浮之而虚，苦腹胀，烦满，胃中有热，不嗜食，食而不化，大便难，四肢苦痹，时不仁，得之房内，月使不来，来而频并。

黄脉之至也，大而虚，有积气在腹中，有厥气，名曰厥疝。女子同法。得之疾使⑫四肢，汗出当风。

［校勘］

①“歌”　广、缪、朱、张本均无。

②“体重，手足不举”　《灵枢》淫邪发梦篇作：“身体重不举。”

③“病在脾”　《素问》脏气法时论作“脾病者。”

④“平旦”　《素问》作“日出”。

⑤“日中持”　《素问》无。

⑥“闭塞不通，身痛，体重”　《灵枢》病传篇无。

⑦“而腹胀”　《灵枢》无。

⑧“少腹腰脊痛，胫痠”　《灵枢》无。

⑨“膀胱”　此上《灵枢》有“膂”字。

⑩“背胎筋痛，小便闭”　《灵枢》无。

⑪“骭　《素问》脉要精微论作“骱”。

⑫“使”　此下廖、朱、张本均有“内”字。

[注释]

[1]“泾溲” 泾指大便，溲指小便。

[2]“晏食” 寅时。《素问》杨元如注“夏晏食为寅”。

[语译] 脾气虚，会使四肢失却正常功用，五脏失去滋养，致使五脏不安。脾气实，则腹胀，大小便不利。

脾气虚，则梦饮食不饱。如得土旺时节，则梦筑墙垣盖房屋。脾气盛，就梦歌唱欢乐而身体沉重手足不举。病气侵犯脾脏，就会梦见起伏的丘陵和巨大的湖泊，或见风雨破坏房屋。

病在脾，午后未时神志比较清爽，在寅时，病情较重，午时维持一般情况，到申时以后便安静了。

疾病先发生在脾脏，出现痞满闭塞不通，身体疼痛沉重。第一天病传变到胃，症状是腹胀。第二天传变到肾，症状是少腹部，腰部，脊骨都痛，胫部酸。第三天，传变到膀胱，症状是臂部和脊椎的筋痛，小便不通。如果十天，病势仍不减，就会死。冬天多死于戌亥时，人静入睡以后；夏天多死于寅时。

脾脉坚硬而长，脸色黄，当有气短而不通畅的病候。如果脉象软而散，面色不润泽，会见足胫浮肿，像水肿之状。

脾脉沉按细软，浮按无力，患腹胀烦闷而满，胃中有热，不爱吃东西，吃了也不消化，大便困难，四肢麻痹不仁，这病得自房事之后。在妇女会出现闭经，或者月经妄行而量多。

脾脉来大而虚，这是病气积聚在腹中，病人自觉有一股逆气作痛，这种病名叫厥疝，女子亦同样有这种情况；它的得病原因，是由于剧烈劳动，汗出当风所致。

[原文] 寸口脉弦而滑，弦则为痛。滑则为实，痛即为急，实即为踊[1]，痛踊相①搏，即胸胁抢急[2]。

趺阳脉浮而涩，浮即胃气微，涩即脾气衰，微衰相搏，即呼吸不得，此为脾家失度。

寸口脉双紧即为入，其气不出，无表有里，心下痞坚。

趺阳脉微而涩，微即无胃气，涩即伤脾，寒在于膈，而反下之，寒积不消，胃微脾伤，谷气不行，食已自噫。寒在胸膈，上虚下实，谷气不通，为秘②塞之病。

寸口脉缓而迟，缓则为阳，卫③气长。迟则为阴，荣气促，荣卫俱和，刚柔相得，三焦相承，其气必强。

趺阳脉滑而紧，滑则胃气实，紧则脾气伤，得食而不消者，此脾不治也。能食而腹不满，此为胃气有余，腹满而不能食，心下如饥，此为胃气不行，心气虚也。得食而满者，此为脾家不治。

脾中风者，翕翕发热，形如醉人，腹中烦重，皮肉④瞤瞤而短气也。

［校勘］

①“相” 缪本作“热”。

②“秘” 广本作“闭”。

③“卫” 杨、广、缪、钱本均作“其”。

④“肉” 《金匮要略》五脏风寒积聚病脉证并治第十一作“目”。

［注释］

［1］“踊” 本意为跳动。此处形容筋肉瞤动不安。

［2］“抢急” 气逆而拘急窜痛。舟迎侧面之风而行曰抢，胸胁居身体之侧，气逆而胸胁紧痛，故称抢急。

［语译］ 寸口脉弦而滑，弦主痛，滑主实，疼痛是筋脉拘急的表现，气实而逆会造成筋肉的瞤动，两者相合，就出现胸胁紧急窜痛的感觉。

趺阳脉浮而涩，浮是胃气微，涩是脾气衰，胃气微与脾气衰相搏，就会呼吸不舒适，这是脾胃失其常度。

两寸口都出现紧脉，病的趋向，是走向里面，其气不能外达，病不在表而在里，症状会见心下痞硬。

趺阳脉微而涩，趺阳是胃脉，脉微是无胃气；脉涩是脾伤的表现，这病是因为寒气在膈所致。在治疗时，若反用攻下法，寒气因而积留在内，不能消退，致使胃弱脾伤，谷气不能运行，进食后，胃气受阻不能下行，上逆发为噫气。寒滞在胸膈，上虚下实，谷气不得畅通，而为闭塞的病症。

寸口脉缓而迟，以迟缓而分阴阳，则缓脉属阳，主卫气充盛；迟脉属阴，主荣气丰盈，荣卫和调，刚柔相得的正常脉象，三焦均能受气，故见气强而有力。

趺阳脉滑而紧，滑是胃气实，紧是脾气伤，食后不消化，是脾病而胃不能运化。如果能食腹不胀满，这是胃气实而有余的迹象。如果腹满而不能食，心下有饥饿感，这是胃气不得运行，由于心气虚，火不能生土，以致胃气不行。假如食后腹即胀满，这是脾家有病，不能运化的缘故。

脾受风邪的侵袭，病人会出现轻微发热，形状好像酒醉一样，腹中不适，烦满而重，皮肉跳动，而且有呼吸短促的现象。

**［原文］** 凡有所击仆，若醉饱入房，汗出当风则伤脾，脾伤，则中气阴阳离别，阳不从阴，故以三分候死生。

脾气弱，病利下白，肠垢，大便坚，不能更衣，汗出不止，名曰脾气弱。或五液注下青、黄、赤、白、黑。

病人鼻下平者，胃病①也。微赤者，病发痈。微黑者，有热。青者，有寒。白者，不治。唇黑者，胃先病。微燥而渴者，可治。不渴者，不可治。脐反出者，此为脾先落（一云：先终）。

脾胀者，善哕，四肢急②，体重不能衣③（一作枚）。

脾水者，其人④腹大，四肢苦重，津液不生，但苦少气，小便难。

趺阳脉浮而涩，浮则胃气强，涩则小便数，浮涩相搏，大便则坚，其脾为约⑤。脾约者，其人大便坚，小便利，而反不渴。

凡人病脉已解，而反暮微烦者，人见病者差安[1]，而强与谷，脾胃气尚弱，不能消谷，故令微烦，损谷则愈。

[校勘]

①“病” 缪本作“气”。

②“四肢急” 《灵枢》胀论篇作“四肢烦悗。”

③“不能衣” 《灵枢》作“不能胜衣，卧不安。”

④“人” 《金匮要略》水气病脉证并治第十四无。

⑤“约” 此下《金匮要略》五脏风寒积聚病脉证并治第十一有“麻子仁丸主之。”

[注释]

[1]“差安” 稍愈。

[语译] 凡是由于受到击伤或跌仆，若醉饱后房事不节，汗出当风，则损伤了脾。脾伤，就出现中气、阴气、阳气相互分离，使阳不恋阴。所以可根据中气、阴气、阳气三部分的是否协调来诊候其死生。

脾气衰弱，病就下利色白，有粘液，或大便坚硬闭结不通，汗出不止，这是脾气弱的症状。也有的表现为五液注下，症见泻下青、黄、赤、白、黑的液体。

病人鼻下平坦的，说明胃有病。鼻下略有赤色的，病发痈疮。略有黑色的，是热病。有青色的是寒病。有白色的预后不良。口唇色黑的，胃先发病。口唇略干燥而口渴的，经治疗，预后尚好。口不渴的，不容易治疗。脐翻出的，是脾气先竭的象征。

脾胀病，常发呃逆，手足拘急，身体沉重无力，连穿衣服都感困难。

脾有水气的患者，腹部肿大，四肢沉重，水气不化，津液不生，感到呼吸细促，小便困难。

趺阳脉浮而涩，浮是胃气强的表现，涩是脾阴不足，会出现小便次数多。浮涩两脉象并见，大便就会坚硬，脾受约束不能为胃行其津液，所以患脾约病的人，大便硬，小便利，反而口不渴。

凡是患者病症和脉象都已缓解，而在傍晚时，反有微烦不安的，这是认为病已稍愈，而强与饮食，因脾胃之气还衰弱。不能消化水谷，所以出现微烦，只要减少饮食，就会痊愈。

［原文］ 脾之积，名曰痞气。在胃脘，覆大如盘，久久不愈。病①四肢不收，黄②瘅，食饮不为肌肤。以冬壬癸日得之，何也③？肝病传脾，脾当传肾，肾适以冬王，王者不受邪。脾复欲还肝，肝不肯受，因④留结为积，故知痞气以冬⑤得之。

脾病，其色黄，饮食不消，腹苦胀满，体重节痛，大便不利，其脉微缓而长，此为可治。宜服平胃丸、泻脾丸[1]、茱萸丸[2]、附子汤。春当刺隐白[3]，冬刺阴陵泉[4]，皆泻之。夏刺大都[5]，季夏刺公孙[6]，秋刺商丘[7]，皆补之。又当灸章门，五十壮，背第十一椎，百壮。

脾病者，必⑥身重，苦饥⑦，足痿⑧不收（《素问》作善饥肉痿足不收），胻善瘈，脚下痛。虚则腹胀⑨、肠鸣、溏⑩泄、食不化。取其经足太阴，阳明，少阴血者。

邪在脾⑪则肌肉痛，阳气有余，阴气不足，则热中善饥；阳气不足，阴气有余，则寒中肠鸣腹痛。阴阳俱有余，若俱不足，则有寒有热，皆调其三里。

［校勘］

①“病”　《难经》五十六难作“令人”。

②“黄”　此上《难经》有“发”字。

③“何也”　《难经》作“何以言之。”

④“因”　《难经》作“故”。

⑤“以冬”　此下《难经》有“壬癸”。

⑥“必”　《素问》脏气法时论无。

⑦“苦饥”　《素问》作“善饥肉痿”。

⑧“痿”　《素问》无。

⑨“胀”　《素问》作“满”。

⑩“溏”　《素问》作“飧”。

⑪“脾”　此下杨、广、钱、廖本，《灵枢》五邪篇均有“胃”字。

[注释]

[1]“泻脾丸”　待考。

[2]“茱萸丸”　待考。

[3]“隐白”　属足太阴脾经。足大趾内侧距甲爪角一分许，下陷中。

[4]“阴陵泉”　属足太阴脾经。膝内侧辅骨之下。

[5]“大都”　属足太阴脾经。足大趾内侧本节前陷中。

[6]“公孙”　属足太阴脾经。足大趾内侧本节后。

[7]“商丘”　属足太阴脾经。内踝下微前陷中。

[语译]　脾的积聚病，名叫痞气，在胃脘部，根大顶凸，像覆着的盘子。很久不愈。病人四肢难以屈伸，发为黄疸病，饮食不能充养肌肤，这病是在冬天壬癸日得的，这是什么道理呢？因为肝病传脾，脾应当传给肾，肾水在冬天当旺，旺时是不受邪的，脾复还给肝，肝不肯受，故留结在脾而成积。所以知道痞气是在冬天壬癸日得的。

脾病，肤色黄，饮食不消化，腹部胀满，身体沉重，关节痛，大便不利，脉象微缓而长的，可以治疗。宜服平胃丸、泻脾丸、茱萸丸、附子汤。如在春天应当针刺隐白，冬天应当针刺阴陵泉，都用泻的手法。夏天应当针刺大都，六月份针刺公孙，秋天针刺商丘，都用补的手法。又当灸章门五十壮，背部第十一椎脊中穴一百壮。

脾病患者，必身体沉重，常会感到饥饿，足痿软难以屈伸，小腿部位会抽筋，腿的下部疼痛。脾虚的，就有腹胀满，肠鸣，泄泻，食不运化。治疗方法，取足太阴经脾脉，足阳明经胃脉，足少阴经肾脉，刺其出血。

邪气在脾，则出现肌肉疼痛。如阳气有余而阴气不足，则出现中消，消谷善饥；如阳气不足而阴气有余，则出现内寒，肠鸣，腹痛。假如阴阳俱有余，或俱不足，就有寒、有热，都可以取足三里穴，用有余则泻，不足则补的方法加以调治。

**［原文］** 足太阴之脉，起于大指之端，循指内侧白肉际，过核骨[1]后，上内踝前廉，上腨内，循胻骨后交出厥阴之前，上循①膝股内前廉，入腹属脾，络胃，上膈，侠咽，连舌本，散舌下。其支者，复从胃别上膈，注心中。是动则病，舌本强，食则呕（一作吐），胃管痛，腹胀善噫，得后与气[2]，则快然而食②，身体皆重。是主脾所生病者，舌本痛，体不能动摇，食不下，烦心③，心下急痛，寒疟④，溏瘕泄[3]，水闭，黄疸，好卧⑤，不能食肉，唇青⑥，强立，股膝内痛⑦、厥，足大趾不用⑧。盛者，则寸口大三倍于人迎；虚者，则寸口反小于人迎也。

足太阴之别，名曰公孙。去本节后一寸，别走阳明。其别者入络肠胃，厥气上逆则霍乱；实则腹中切痛；虚则鼓胀。取之所别。

脾病，其色黄，体青，失溲，直视，唇反张，爪甲青，饮食吐逆，体重，节痛，四肢不举。其脉当浮大而缓，今反弦急⑨，其色当黄，今反青，此是木之尅土，为大逆，十死不治。

**［校勘］**

①“循” 《灵枢》经脉篇无。

②“得后与气，则快然而食” 杨、广、缪、钱本均作“得后而气，则快然而衰”。廖、朱、张本均作“得酸与热，则快然而食。”《灵枢》经脉篇作“得后与气，则快然如衰。”

③“烦心” 黄本作“颊心”。

④“寒疟” 《灵枢》无。

⑤“好卧” 《灵枢》作“不能卧”。

⑥“不能食肉，唇青” 《灵枢》无。

⑦“内痛” 朱本作“肉痛”。《灵枢》作“内肿”。

⑧“用” 此下《灵枢》有“为此诸病，盛则泻之，虚则补之，热则疾之，寒则留之，陷下则灸之，不盛不虚，以经取之。”

⑨“急” 朱本作“细”。

[注释]

[1]“核骨” 指大趾本节后内侧的圆骨。

[2]“得后与气” 得后即解大便，气即矢气。

[3]“瘕泄” 即痢疾。

[语译] 足太阴经脉，起于足大趾尖端，沿大趾内侧赤白肉分界处，经过大趾后的核骨的后面，上行于足内踝的前方，再上行于腿肚的内侧，沿胫骨后方，穿过足厥阴肝经的前面，上行于膝股内侧的前缘，直达腹内，属脾脏，连络胃腑，从胃上膈膜挟行咽喉，连于舌根，散于舌下。它的支脉，又从胃分别上行过膈膜，注于心中。这一支脉，与手少阴经相接。本经受病会发生舌根强硬，食即作呕，胃脘作痛，腹胀，常发噫气。在大便或矢气后，觉得松快并且有食欲。但身体仍感到沉重。本经联属的脾脏发生病变，会出现舌根疼痛，身体不能动摇，食不下，心烦不安，心下掣引作痛，寒多微有热或但寒不热的寒疟病。大便溏泄或下痢，或小便不通，或全身及面目发黄而成黄疸，喜欢卧床，不喜吃肉类，唇部色青，勉强站立，则股膝部内侧痛而兼冷厥，足大趾不能运动。脾气盛，寸口脉比人迎脉大三倍，脾气虚，寸口脉比人迎脉反而小了。

足太阴的别络，名叫公孙，在大趾本节后一寸处，别行入于足阳明经。其别脉上行入腹，络于肠胃。如果病气上逆，则发生霍乱。邪气盛，则腹中剧痛；正气虚，则腹胀如鼓。在治疗上，是有所区别的。

脾病，出现面色黄，肌肤带有青色，遗尿不禁，目直视，唇外翻，爪甲发青，饮食后即吐逆，身体沉重，关节痛，手足不能上举等症，此时脉应当浮大而缓，现在反而弦急；肌肤应当黄色，现在反见青色，这是木克土，是大为反常的逆症，一定会死亡。

## 胃足阳明经病证第六

**[提要]** 本篇阐明胃及足阳明胃经病证的病因、病理、治疗方法，以及足阳明胃经脉的循行径路和发病情况。

**[原文]** 胃病者，腹①胀，胃脘当心而痛，上支两胁，膈咽不通，饮食不下，取三里。

饮食不下，膈塞不通，邪在胃脘，在上脘，则抑而刺之。在下脘，则散而去之。

胃脉抟坚而长，其色赤，当病折髀，其软而散者，当病食痹[1]，髀痛②。胃中有癖[2]，食冷物者，痛不能食，食热则能食③。胃胀者，腹满，胃脘痛，鼻闻焦臭，妨于食，大便难。

诊得胃脉，病形何如？曰：胃实则胀，虚则泄。

**[校勘]**

①“腹” 此下《灵枢》邪气脏腑病形篇有“䐜”字。

②“髀痛” 《素问》脉要精微论无。

③“食” 广本无。缪本作“痛”。

**[注释]**

[1]“食痹” 病名。食入则脘中痛闷也。

[2]“癖” 作痞积解。

**[语译]** 胃病患者，腹胀满，胃脘当中疼痛，上引两胁痛，膈与咽部阻滞不通，饮食不下，取三里穴。

饮食不下，膈部阻碍不通，是病邪在胃脘，如果在上脘，应当用抑制手法而针刺；如果在下脘，应当用散泄手法而针刺。

胃脉坚硬而长，面色赤，当是髀痛如折，如果脉软而散，当病食痹，髀区痛。胃中有痞积，吃冷物，则胃痛不能食。吃热物，则能食，胃胀病，腹部胀满，胃脘疼痛，鼻闻有焦臭气味，不仅妨碍了饮食，而且大便也感困难。

诊得胃有病脉，病的症状怎样？答：胃脉实而有力，会见胀满，如果虚而无力，会见泄泻。

**[原文]** 病先发于胃，胀满①，五日之肾，少腹、腰、脊痛，胫痠②，三日之③膀胱，背胎筋痛，小便闭④。五日上之脾⑤，闭塞不通，身痛，体重⑥，(《灵枢》云：上之心）六⑦日不已，死。冬夜半后⑧，夏日昳。(六日一作三日）

脉浮而芤，浮则为阳，芤则为阴，浮芤相搏，胃气生热，其阳则绝。

趺阳脉浮者，胃气虚也。趺阳脉浮大者，此胃家微，虚烦，圊必日再行。芤而有胃气者，脉浮之大而耎，微按之芤，故知芤而有胃气也。趺阳脉数者，胃中有热，即消谷引食。趺阳脉涩者，胃中有寒，水谷不化⑨。趺阳脉粗粗而浮者，其病难治。趺阳脉浮迟者，故久病。趺阳脉虚则遗溺，实则失气[1]。

动作头痛重，热气朝者，属胃。

厥气客于胃，则梦饮食。

**[校勘]**

①“胀满” 《灵枢》病传篇无。

②“少腹、腰、脊痛，胫酸” 《灵枢》无。

③“之” 此下《灵枢》有“膂”字。

④“背胎筋痛，小便闭” 《灵枢》无。

⑤“脾” 《灵枢》作“心”。

⑥“闭塞不通，身痛体重” 《灵枢》无。

⑦“六” 《灵枢》作“二”。

⑧“后” 《灵枢》无。

⑨“化” 廖、朱、张本均作“死”。

［注释］

［1］“失气” 即矢气。

［语译］ 病先发生在胃，症见胀满，五天传入肾，症见少腹、腰、脊痛，胫部酸。再三天又传入膀胱，症见背和脊的筋痛，小便不通。复经五天病又上传入脾，症见痞满闭塞不通，身痛，体重。若连续六天不已，死。冬天死在子时；夏天死在未时。

脉浮而芤，浮是阳象，芤是阴象，浮芤脉相搏，胃气发生热象，阳气不能入阴，被隔绝在外。

趺阳脉浮，是胃气虚弱。趺阳脉浮而大，这是胃气微弱，病人感到虚烦，每天大便必两次。芤脉而有胃气的，应当是轻按大而软，稍重按，又得中空软而两边实，这样就可以知道芤脉是有胃气的。趺阳脉数是胃中有热，消化力强，善饥。趺阳脉涩是胃中有寒，水谷不能消化。趺阳脉粗大而浮的，这病难治。趺阳脉浮迟的，是患久病。趺阳脉虚，则遗溺；脉实，则频作矢气。

病人动作时，头痛而重，发热有时间的，病在胃部。

邪气侵犯胃部，常于梦中得饮食。

［原文］ 足阳明之脉，起于鼻交頞中[1]，旁约①太阳之脉，下循鼻外，入上齿中，还出侠口，环唇，下交承浆[2]，却循颐[3]后下廉出大迎[4]，循颊车[5]，上耳前，过客主人[6]，循发际，至额颅。其支者，从大迎前下人迎[7]，循喉咙入缺盆[8]，下膈，属胃，络脾。其直者，从缺盆下乳内廉，下侠脐，入气街[9]中。其支者，起胃下口②，循③腹里，下至气街中而合，以下髀关[10]，抵伏菟[11]，下入④膝膑中，下循胻⑤外廉，下足跗，入中指内间。其支者，下膝⑥三寸而别，以下入中指外间。其支者，别跗上，入大指间，出其端。是动则病，悽悽⑦然振寒[12]，善伸，数欠，颜⑧黑。病至则恶人与火，闻木音则惕然而惊，心⑨动，欲⑩独闭户牖而处，甚则欲上高而

歌，弃衣而走，贲响[13]腹胀，是为骭⑪（一作骱）厥[14]。是主血（血一作胃）所生病者，狂，疟（一作瘈），温，淫汗出，鼽衄，口㖞，唇紧⑫，颈肿，喉痹，大腹，水肿，膝膑⑬痛，循膺、乳、街⑭、股、伏菟、骭外廉、足跗上皆痛，中指不用。气盛，则身以前皆热，其有余于胃，则消谷善饥，溺色黄。气不足，则身以前皆寒栗。胃中寒则胀满⑮。盛者，则人迎大三倍于寸口；虚者，则人迎反小于寸口也。

[校勘]

①“约” 《灵枢》经脉篇作“纳”。

②“起胃下口” 《灵枢》作“起于胃口”。

③“循” 此上《灵枢》有“下”字。

④“入” 《灵枢》无。

⑤“胻” 《灵枢》作“胫”。

⑥“膝” 《灵枢》作“廉”。

⑦“悽悽” 《灵枢》作“洒洒”。

⑧“颜” 缪本作“颊”。

⑨“心” 此下《灵枢》有“欲”字。

⑩“欲” 《灵枢》无。

⑪“骭” 廖、朱、张本均作“髀”。

⑫“紧” 《灵枢》作“胗”。

⑬“膑” 此下《灵枢》有“肿”字。

⑭“街” 此上《灵枢》有“气”字。

⑮“满” 此下《灵枢》有“为此诸病。盛则泻之，虚则补之，热则疾之，寒则留之，陷下则灸之，不盛不虚以经取之”。

[注释]

[1]“频中” 即鼻上端凹陷处，亦称山根。

[2]“承浆” 穴位名，属任脉。在颐前唇下凹陷处。

[3]“颐” 在口角后，颞的下部。

[4]“大迎” 属足阳明胃经。曲颊前一寸三分，骨陷中动脉应手处。

[5]“颊车” 属足阳明胃经。耳下曲颊端凹陷中。

[6]“客主人” 又名上关。属足少阳胆经。耳前颧骨弓上侧，张口有空。

[7]“人迎” 属足阳明胃经。挟结喉两旁一寸五分，有动脉应手之处。

[8]“缺盆” 属足阳明胃经。肩下横骨上陷中。

[9]“气街” 属足阳明胃经。在归来下一寸。

[10]“髀关” 属足阳明胃经。在伏菟后交纹中。

[11]“伏菟” 属足阳明胃经。在膝上六寸。

[12]“悽悽然振寒” “悽悽”，病弱貌。悽悽然振寒，形容病人阵阵寒栗。

[13]“贲响” 贲同奔。肠中气体窜动而鸣响。

[14]“骭厥” 骭是足胫。骭厥，是阳明之气自胫上逆而厥冷。

**[语译]** 胃足阳明经脉，起于鼻梁上端凹陷处，旁入足太阳经脉，向下循着鼻的外侧入上齿龈内，复出环绕口唇，交于唇下承浆穴，再退沿腮下后方出大迎穴，沿颊车穴，上行耳前，过客主人穴。沿发际，至额颅。其分出的支脉，从大迎穴前面，向下走人迎穴，沿喉咙向左右进入缺盆穴，下膈膜，入属胃腑，络于脾脏。其直行的脉，由缺盆下行于乳部的内缘，向下挟脐而入气街中。又一支脉，从胃的下口，循腹内，下至气街穴，和前脉汇合。由此下行至髀关穴，经伏菟穴，下至膝膑，沿胫骨前外侧至足背，入足中趾内侧与次趾之间。又一支脉，从膝下三寸处，别走中趾外侧。又一支脉，从足背走入足大趾，出大趾尖端，这一支脉，与足太阴经脉相接。本经受病会见到全身虚弱感觉阵阵寒栗，常伸腰

挺足以舒筋骨，常常呵欠，颜面暗黑。病发作的时候，厌恶见人和火光，听到木的声音，就惊恐心动不安，只想关闭门窗，独居室内，若发作剧烈的，欲登高歌呼，脱衣奔跑，肠鸣，腹胀，这叫做骭厥。由本腑所主血发生的病变，则为狂疾、疟疾、温热，大汗出，鼻塞不通，或鼻血，口角抽掣歪斜，口唇紧张，颈部肿，喉部肿闭，气不畅行，腹内停水而肿大，膝盖痛，沿胸侧、乳部、气街、股部、伏菟、胫外缘、足背均痛。中趾不能屈伸。本经气盛有余，身前均发热。如胃气盛而有余，则消化力强盛，容易饥饿，小便黄。胃气虚而不足，身前均恶寒振栗。胃中寒，则发生胀满。胃气盛，人迎脉大于寸口脉三倍；胃气虚，人迎脉反小于寸口脉。

## 肺手太阴经病证第七

**[提要]** 本篇阐明肺及手太阴肺经病证的病因、病理、治疗方法，以及手太阴经脉、经别的循行径路和发病情况。

**[原文]** 肺气虚，则鼻息①利，少气。实则喘喝，胸凭②仰息[1]。肺气虚，则梦见白物，见人斩血藉藉③[2]。得其时，则梦见兵战。肺气盛，则梦恐惧哭泣④。厥气客于肺，则⑤飞扬，见金铁之器⑥奇物。

病在肺⑦，下晡慧，日中甚，夜半静。

病先发于肺，喘咳⑧，三日之肝，胁痛支满⑨。一日之脾，闭塞不通，身痛体重⑩。五日之胃，腹胀⑪。十日不已，死。冬日入，夏日出。

肺脉搏坚而长，当病吐⑫血。其濡⑬而散者，当病漏⑭汗（漏一作灌），至今不复散发。

肺脉沉之而数，浮之而喘，苦洗洗寒热，腹满，肠中热，小便赤，肩背痛，从腰已上汗出，得之房内汗出当风。

白脉之至也，喘而浮大⑮，上虚下实，惊，有积气在胸中，喘而虚，名曰肺痹。寒热，得之因⑯醉而使内也。

［校勘］

①“息” 此下《灵枢》本神篇有“不”字。

②“悒” 缪本作“懑”。《灵枢》作“盈”。

③“藉藉” 缪本作“病藉”。

④“泣” 此下《灵枢》淫邪发梦篇有“飞扬”二字。

⑤“则” 此下杨、广、缪本，《灵枢》均有“梦”字。

⑥“器” 《灵枢》无。

⑦“病在肺” 《素问》脏气法时论作“肺病者”。

⑧“喘咳” 《灵枢》病传篇无。

⑨“胁痛支满” 《灵枢》无。

⑩“闭塞不通，身痛体重” 《灵枢》无。

⑪“腹胀” 《灵枢》无。

⑫“吐” 杨、广、缪本，《素问》脉要精微论均作“唾”。

⑬“濡” 《素问》作“软”。

⑭“漏” 《素问》作“灌”。

⑮“大” 《素问》五脏生成篇无。

⑯“因” 《素问》无。

［注释］

［1］“胸悒仰息” 即胸满壅塞，仰面呼吸。

［2］“藉藉” 交横貌。杂乱而众多也。

［语译］ 肺气虚，鼻息虽通畅，但气短不足，肺气实，则气促声粗，胸部满闷壅塞而仰面呼吸。肺气虚，则梦见白物，或见血溅四处，杂乱众多。如逢肺旺之时，则梦见刀兵战争。肺气盛，则梦中恐惧，哭泣。邪气客于肺，则梦腾空飞扬，或见金属及奇异的物品。

病邪在肺，在傍晚时神志比较清爽，到中午病情较重，半夜以后较为安静。

病先发在肺，则喘促，咳嗽。三日传入肝，胁痛，支撑胀满，再一日又传入脾，痞满闭塞不通，身痛，体重。五日又传入胃，腹胀。如果十日病势不减，就会死。如在冬天，多死于酉时，夏天多死于卯时。

肺脉搏坚而长的，是肺火盛，当病吐血。如脉软而散，会汗出不止，就不能再用发散的方法治疗。

肺脉沉取而数，浮取而急，病人恶寒发热，腹满，肠中热感，小便赤，肩背痛，腰以上汗出，得自房事后汗出受风所引起的。

肺脉来急而浮大，这是上虚下实，善惊，这是气积聚在胸中，所以气喘而肺虚，这病名叫肺痹，或寒热。它的病因是由于酒醉入房所致。

**［原文］** 肺中风者，口燥而喘，身运[1]而重，冒而肿胀。

肺中寒者，其人①吐浊涕。

形寒寒饮②则伤肺，以其两寒相感，中外皆伤，故气逆而上行。肺伤者，其人劳倦则咳唾血，其③脉细紧浮数，皆吐血，此为操④扰嗔怒得之，肺伤气拥所致。

肺胀者，虚而满，喘咳逆倚息，目如脱状，其脉浮⑤。

肺水者，其人身体重，而小便难⑥，时时大便⑦鸭溏。

肝乘肺必作虚满。

脉耎而弱。弱反在关，耎反在巅[2]。浮反在上[3]，弱反在下[4]，浮则为阳，弱则血不足，必弱为虚。浮弱自别。浮则自出，弱则为入。浮则为出不入，此为有表无里。弱则为入不出，此为无表有里。阳出极汗，齐腰而还，此为无表有里，故名曰厥阳[5]。在当汗出不汗出。

趺阳脉浮缓，少阳微紧，微为血虚，紧为微寒，此为鼠乳[6]，其病属肺。

[校勘]

①“者，其人”　《金匮要略》五脏风寒积聚病脉证并治第十无。

②“寒饮”　缪本作“饮冷”。

③“其”　廖、朱、张本均作“气”。

④“操”　杨、广本均作“躁”；缪本作“燥”。

⑤“逆倚息，目如脱状，其脉浮”　《灵枢》胀论无。

⑥“其人身体重，而小便难”　《金匮要略》水气病脉证并治第十四作“其身肿，小便难”。

⑦“大便”　《金匮要略》无。

[注释]

[1]“运”　与晕同。

[2]“颠”　此处指关部脉的浮取部分。

[3]“上”　指寸脉部位。《医宗金鉴》云：“上谓寸也。”

[4]“下”　指尺脉部位。《医宗金鉴》云：“下谓尺也。”

[5]“厥阳”　《说文》“厥，气逆也”。厥阳，是孤阳之气。

[6]“鼠乳”　病名。见《巢氏病源》。常发于颈项及胸背，初为米粒大或绿豆大的半球状隆起，表面呈蜡样光泽，中央凹陷如脐窝，呈散在分布，挤之可见豆腐渣样软疣小体，轻度瘙痒。

[语译]　肺脏受了风邪的侵袭，口中干燥而气喘，身体活动感到沉重，头晕而肿胀。

肺脏受了寒邪，病者吐浊涕。

形体受寒或饮冷，皆会伤肺，因为两寒相迫，中外皆伤，所以气逆而上行。肺气受伤的病人，稍劳倦则咳血、唾血，脉细紧浮数，均会吐血，是由于操劳烦扰嗔怒，引起肺伤气壅所致。

肺胀病，胸中虚满，咳嗽气促，倚息不能平卧，目肿如脱状，脉浮。

肺水患者，身体沉重，小便困难，时常水粪夹杂而下，像鸭子的稀便。

肝木侮肺，会作虚满。

脉软而弱，应三部及浮沉俱见，今仅见关部，沉取是弱，浮取是软。而寸部反见浮脉，尺部反见弱脉。浮为在上，主阳以候卫，弱脉在下，主虚，为阴血不足。浮主上盛，弱主下虚，自有分别。寸脉浮是阳气外出而不入阴，故为有表无里。尺脉弱是里阴虚，阴气内入而不外出，故为无表有里。阳气外出，大汗出到腰部为止，病不在表，亦属无表有里，这是孤阳无阴而附，名叫厥阳。病因在于当汗出而不能汗出。

趺阳脉浮缓，少阳脉微紧，微为血虚，紧为微寒，这是因为气血虚，风寒搏结于皮毛肌肉，而发为鼠乳，亦属于肺经。

**［原文］** 肺之积，名曰息贲，在右胁下，覆大如杯。久久不愈①，病洒洒②寒热，气逆③喘咳，发肺痈④，以春甲乙日得之，何也⑤？心病传肺，肺当传肝，肝适以春王，王者不受邪，肺复欲还心，心不肯受，因⑥留结为积。故知息贲以春⑦得之。

肺病，其色白，身体但寒无热，时时咳，其脉微迟，为可治。宜服五味子大补肺汤[1]、泻肺散[2]。春当刺少商[3]，夏刺鱼际，皆泻之。季夏刺太渊，秋刺经渠[4]，冬刺尺泽，皆补之。又当灸膻中百壮，背第三椎二十五壮。

肺病者，必⑧喘咳逆气肩息⑨，背痛，汗出，尻[5]、阴、股、膝挛⑩，髀、腨[6]、胻、足皆痛。虚则少气，不能报息[7]，耳聋嗌乾。取其经手太阴、足太阳之外，厥阴内少阴血者。

邪在肺，则⑪皮肤痛，发⑫寒热，上气，气⑬喘汗出，咳动肩背。取之膺中、外输⑭[8]，背第三椎之傍⑮，以手痛⑯按之快然，乃刺之，取之缺盆中以越之。

**[校勘]**

①“愈” 《难经》五十六难作“已”。

②“病洒洒” 《难经》作“令人洒淅”。

③“气逆” 《难经》无。

④“痈” 《难经》作“壅”。

⑤“何也” 《难经》作“何以言之。”

⑥“因” 《难经》无。

⑦“以春” 此下《难经》有“甲乙日”。

⑧“必” 《素问》脏气法时论无。

⑨“息” 《素问》无。

⑩“挛” 《素问》无。

⑪“则” 此下《灵枢》五邪篇有“病”字。

⑫“发” 《灵枢》无。

⑬“气” 《灵枢》无。

⑭“输” 缪、廖、黄本均作“轮”。

⑮“背第三椎之傍” 《灵枢》作“背三节五脏之旁。”

⑯“痛” 《灵枢》作“疾”。

**[注释]**

[1]“五味子大补肺汤” 待考。

[2]“泻肺散” 待考。

[3]“少商” 属手太阴肺经。在大拇指桡侧，去爪甲角一分。

[4]“经渠” 属手太阴肺经。在桡骨茎突起之内侧。

[5]“尻（kāo 考）” 尾骶部的通称。

[6]“腨（chuǎi 揣）” 腓肠肌。俗称腿肚。

[7]“不能报息” 呼吸气短，难于接续。

[8]“膺（yīng 英）中、外输” 指中府、云门二穴。均在胸正中线外开六寸处，中府当乳上三肋间陷中。云门当中府穴上一寸。同属手太阴肺经。

**[语译]** 肺积病名叫息贲，在右胁下，覆大如杯子一般，日久不愈，使人洒洒恶寒发热，气逆喘咳，发为肺痈。其病是春天甲乙日得的，这是什么道理呢？因心病传肺，肺当传给肝，肝木在春天当旺时是不受邪的，肺复欲还心，心不肯受，故留结而为积病，所以知道息贲是春季得的。

肺病患者，面色皖白，自觉畏寒无热，时时作咳，脉象微迟，这是可治的病。应该服五味子大补肺汤、泻肺散。春天当刺少商穴，夏天针刺鱼际穴，都用泻的手法。季夏针刺太渊穴，秋天针刺经渠穴，冬天针刺尺泽穴，都用补的手法。同时灸膻中百壮，背第三椎二十五壮。

肺病患者，必咳喘气逆抬肩呼吸，背痛，自汗，尻、阴、股、膝痉挛，髀骨，腓肠，胻，足等均有疼痛。如果肺虚，有短气不足，呼吸不能接续，耳聋不聪，咽部干燥，取手太阴、足太阳经脉的外侧，厥阴经脉的内侧少阴经，刺出血。

邪气侵肺，则出现皮肤疼痛，发热恶寒，气上逆而喘，汗出，咳急引动肩背，取肺经的中府、云门，及背部第三椎傍，以手重压这部位，若患者觉得爽快，然后再进针。同时又取缺盆穴以散越肺中的邪气。

**[原文]** 手太阴之脉起于中焦，下络大肠，还循胃口[1]，上膈属肺，从肺系横出腋下①，下循臑内，行少阴，心主之前②，下循③臂内上骨下廉[2]，入寸口，上鱼[3]，循鱼际，出大指之端。其支者，从腕后直④次指内廉出其端。是动则病，肺胀满，膨膨[4]而喘咳，缺盆中痛，甚则交两手两瞀[5]，是为臂厥。是主肺所生病者，咳，上气，喘喝⑤，烦心，胸满，臑臂内前廉痛，掌⑥中热。气盛有余则肩背痛，风，汗出⑦，小便数而欠。气虚则肩背痛，寒，少气不足以息，溺色变，卒遗

失无度⑧。盛者则寸口大三倍于人迎，虚者则寸口反小于人迎也。

手太阴之别，名曰列缺，起于腋下⑨（一云：腕上）分间[6]，别走阳明。其别者⑩，并太阴之经，直入掌中，散入于鱼际。其⑪实则手锐掌[7]起⑫，虚则欠㰦，小便遗数。取之去腕一寸半⑬。

肺病身当有热，咳嗽短气，唾出脓血，其脉当短涩，今反浮大，其色当白，而反赤者，此是火之尅金，为大逆，十死不治。

**［校勘］**

①“腋下” 廖、朱、张本均作“肘中”。

②“下循臑内，行少阴，心主之前，下” 廖本无。

③“循” 此上杨、广、缪、钱本均有“肘中后”三字。《灵枢》经脉篇有“肘中”二字。

④“直” 此下《灵枢》有“出”字。

⑤“喝” 《灵枢》作“渴”。

⑥“掌” 此上《灵枢》有“厥”字。

⑦“风，汗出” 《灵枢》作“风寒，汗出，中风。”

⑧“卒遗失无度” 《灵枢》无。此下有“为此诸病，盛则泻之，虚则补之，热则疾之。寒则留之，陷下则灸之，不盛不虚，以经取之。”

⑨“下” 《灵枢》作“上”。

⑩“别走阳明。其别者” 《灵枢》无。

⑪“其” 此下《灵枢》有“病”字。

⑫“起” 《灵枢》作“热”。

⑬“一寸半” 《灵枢》作“半寸，别走阳明也。”

**［注释］**

[1]“胃口” 指胃的上口贲门。

[2]“廉” 侧边。

[3]“鱼” 手大指本节后，掌侧隆起的肉叫鱼。

[4]“膨膨” 气不宣畅而胀大的意思。

[5]“瞀（mào 冒）” 视物不清。

[6]“分间” 即分肉之间。

[7]“手锐掌” 手掌上小下大，故称锐掌。

**[语译]** 手太阴经的脉起于中焦，下联络大肠，由大肠向上又循胃的上口贲门，上贯膈膜，入属肺经，从肺系，横出腋下，沿上臂内侧向下，从手少阴与手厥阴二经的前方，下循前臂内侧上骨的下缘，至寸口前行至鱼，循鱼际，出拇指的尖端。支脉从腕后直走食指内侧（拇指侧）的尖端。本经受病会发生肺部胀满，膨胀满闷而喘咳，缺盆中痛，甚至叉手抱胸，视物不清，这叫臂厥。凡是本脏所发生的病变而影响到经脉的，就有咳嗽，气上逆而喘，声音粗急，心烦不安，胸部烦闷，臑臂部的内侧前缘作痛，掌心热等症。本经气盛而有余的，就会出现肩背疼痛，如中于风，则自汗出，小便次数多量少等。本经气虚，就会出现肩背疼痛，如伤于寒会见气短呼吸急促，小便变色，忽然大便失禁无度。这些病，邪气盛的则寸口脉比人迎脉大三倍，正气虚的则寸口脉反小于人迎脉。

手太阴经的别络，名叫列缺，起于腋下分肉之间，本络即从此处入于手阳明经。其别络与本经并行，直入手掌的内侧而散布于鱼际。如本络的邪气实，则手掌心热；正气虚则多呵欠伸腰，小便不禁而频数，应该针取腕后一寸半的列缺穴。

肺病应当会发热，咳嗽气促，咳唾脓血，其脉应当短涩，今反见浮大脉，其面色应当皖白而反赤，这是火来克金，是大为反常的逆症，一定会死。

# 大肠手阳明经病证第八

**[提要]** 本篇阐明大肠及手阳明大肠经病证的病因、病理、治疗方法，以及手阳明大肠经脉的循行径路和发病情况。

**[原文]** 大肠病者，肠中切痛而鸣濯濯，冬日重感于寒则泄。当脐而痛，不能久立。与胃同候。取巨虚上廉[1]。肠中雷鸣，气上冲胸，喘不能久立，邪在大肠。刺盲之原、巨虚上廉、三里。

大肠有寒，鹜①溏[2]。有热，便肠垢。大肠有宿食，寒栗发热，有时如疟状。大肠胀者，肠鸣而痛，寒则泄食不化②。

厥气客于大肠，则梦田野。

**[校勘]**

①“鹜” 此上《金匮要略》五脏风寒积聚病脉证并治第十有“多”字。

②“肠鸣而痛，寒则泄食不化” 《灵枢》胀论作“肠鸣而痛濯濯，冬日重感于寒，则飧泄不化。”

**[注释]**

[1]“巨虚上廉” 即上巨虚，属足阳明胃经。在足三里下三寸。

[2]“鹜（wù务）溏” 鹜即鸭。鹜溏，谓如鸭之大便，水粪杂下。

**[语译]** 大肠病者，腹中绞痛，伴有如水流动的声音，若是冬天再感受寒邪，就会泄泻。腹部当脐疼痛，甚则不能久立。诊治与胃经同，取上巨虚穴位。如果腹中雷鸣，气上冲胸，气促不能久立者，这是邪在大肠。刺关元、上巨虚、足三里。

大肠有寒，多水粪夹杂而下，好像鸭的大便。大肠有热，会排出粘液。大肠有宿食，则恶寒战栗，发热，有时如疟状。

大肠胀的，肠鸣疼痛，若感受寒邪，则大便泄泻和食不消化。

邪气客于大肠，则梦田野。

**[原文]** 手阳明之脉，起于大指次指[1]之端外侧①，循指上廉，出合谷[2]两骨之间，上入两筋之中，循臂上廉，上②入肘外③廉，循④臑外前廉，上肩，出髃骨[3]之前廉，上出柱骨之会上[4]，下入缺盆，络肺，下膈，属大肠。其支者，从缺盆直入⑤，上颈⑥，贯颊，入下齿缝⑦中，还出侠口，交人中，左之右，右之左，上侠鼻孔。是动则病齿痛，颈⑧肿。是主津⑨所生病者，目黄、口干、鼽衄[5]，喉痹，肩前臑痛，大指次指痛不用。气盛⑩有余，则当脉所过者热肿；虚则寒栗不复⑪[6]。盛者则人迎大三倍于寸口；虚者则人迎反小于寸口也。

**[校勘]**

①“外侧” 《灵枢》经脉篇无。

②“上” 《灵枢》无。

③“外” 广本作“后”。

④“循” 《灵枢》作“上”。

⑤“直入” 《灵枢》无。

⑥“颈” 廖本作“头”。

⑦“缝” 《灵枢》无。

⑧“颈” 朱、张本均作“顺”。

⑨“津” 此下《灵枢》有“液”字。

⑩“盛” 《灵枢》无。

⑪“復” 此下《灵枢》有“为此诸病，盛则泻之，虚则补之，热则疾之，寒则留之，陷下则灸之，不盛不衰，以经取之。”

**[注释]**

[1]“大指次指” 是大指侧的次指，即食指。

[2]“合谷” 属于阳明大肠经。在手大、次两指的岐

骨间。

[3]“髃骨” 即肩端之骨，肩胛骨头臼之上棱骨。今谓肱骨头。

[4]“柱骨之会上” 肩背之上，颈项之根叫天柱骨，大推穴位在其下。诸阳脉会于大椎，是谓会上。

[5]“鼽（qiú 求）衄（nǜ 女去）” 鼻塞叫鼽。鼻出血叫衄。

[6]“寒栗不復” 寒栗是发寒战，不復是不能恢复正常意思。此处指难得温暖之意。

**[语译]** 手阳明经脉，起自大指、食指尖端外侧，沿着食指（拇指侧）上缘出合谷，通过第一、二掌骨的中间，前入腕上至拇指后，从两筋中间凹陷处，沿前臂上方，至肘外侧，再沿上臂外侧前缘，上肩，出肩峰前缘，上出于背，与诸阳经相会于柱骨大椎穴上，下入缺盆，联络肺脏，下膈，入属大肠腑。其支脉从缺盆直入上颈，贯通颊部，下入齿龈中，回转重绕上唇，左脉向右，右脉向左，交叉于人中，复夹行鼻孔两侧。本经受病，就会发生牙齿痛、颈部肿。凡本脏所主津液而发生的病变，影响到经脉的，则为眼睛发黄，口中发干，鼻塞或出血，喉中肿闭，肩前及臑内作痛，拇指和食指疼痛，不能屈伸。本经气盛而有余，在经脉循行的部位上，发热而肿；经气虚不足，则恶寒战栗，难于恢复温暖。邪气盛，则人迎脉比寸口脉大三倍；正气虚的，则人迎脉反小于寸口脉。

## 肾足少阴经病证第九

**[提要]** 本篇阐明肾及足少阴肾经病证的病因、病理、治疗方法，以及足少阴经脉、经别的循行径路和发病情况。

**[原文]** 肾气虚，则厥逆；实，则胀满，四肢正黑。肾气虚，则梦见舟船溺人，得其时梦伏水中，若有畏怖。肾气盛，

则梦腰脊两解不相①属。厥气客于肾，则梦临渊，没居水中。

病在肾②，夜半慧，日乘③四季甚，下晡静。

病先发于肾，少腹腰脊痛，胫痠④，三日之⑤膀胱，背胎[1]筋痛，小便闭⑥，二⑦日上之心，心痛⑧，三日之小肠，胀⑨，四⑩日不已，死。冬大食⑪[2]，夏晏⑫晡[3]。

肾脉搏坚而长，其色黄而赤，当病折腰，其软而散者，当病少血⑬。

肾脉沉之大而坚，浮之大而紧，苦手足骨肿厥而阴不兴，腰脊痛，小腹肿。心下有水气，时胀闭，时泄。得之浴水中，身未干而合房内，及劳倦发之。

黑脉之至也，上坚而大，有积气在小腹与阴，名曰肾痹。得之沐浴清水而卧。

凡有所用力举重，若入房过度，汗出如浴水，则伤肾。

**[校勘]**

①“相” 《灵枢》淫邪发梦篇无。

②“病在肾” 《素问》脏气法时论作“肾病者。”

③“日乘” 《素问》无。

④“少腹腰脊痛，胫痠” 《灵枢》病传篇无。

⑤“之” 《灵枢》作“而之膂。”

⑥“背胎筋痛，小便闭” 《灵枢》无。

⑦“二” 《灵枢》作“三”。

⑧“心痛” 《灵枢》无。

⑨“胀” 《灵枢》无。

⑩“四” 《灵枢》作“三”。

⑪“大食” 廖本作“早食”，《灵枢》作“早晨”。

⑫“晏” 《灵枢》作“早”。

⑬“血” 此下《素问》脉要精微论有“至今不复也”。

**[注释]**

[1]“背胎” 背脊。

[2]“大食” 《内经》作大晨。大食在未时。

[3]“晏晡” 戌时。

**[语译]** 肾气虚，则四肢寒冷；肾气实，则胀满，四肢纯黑色。肾气虚，则梦见舟船翻复，有人淹没。如得水气旺盛时，则梦伏在水中，感到恐怖。肾气盛，则梦腰部和脊椎两相散解不相连属。邪气侵犯肾脏，梦涉深水，或淹没在水中。

病在肾，子时精神清爽。在每日夜的辰、戌、丑、未四个时辰，病势加重，傍晚申时始渐安静。

病先发生在肾，小腹，腰部，脊椎疼痛，小腿痠。三天病传膀胱，背部和脊部筋痛，小便闭塞。再过二天，病传到心，心区痛，再过三天，病传到小肠，小肠局部胀。如果四天病势不减，会死，冬天多死于未时，夏天多死于戌时。

肾脉坚硬有力而长，病人颜色黄而赤，应当是腰痛如折。若脉软而散，当患血少。

肾脉重按大而坚，轻按紧而大，病患手足骨节冷而肿，阳痿不举，腰脊痛，少腹肿，心下有水气，腹胀便闭，时泄泻。病得自浴后身未干时，而行房事，以及劳力过度所触发的。

肾脉来上部坚而大，有邪气积聚在少腹与阴部，病叫肾痹。得自洗冷水后入睡。

凡用力举重或入房过度，汗出如浴水样，则会使肾脏损伤。

**[原文]** 肾胀者，腹满引背央央然[1]，腰①髀痛。肾水者，其人腹大脐肿，腰重痛，不得溺②，阴下湿如牛鼻头汗，其足逆寒，大便反坚③。

肾著之为病，从腰以下冷，腰④重如带五千⑤钱。肾著之病，其人身体重，腰中冷如冰状⑥（一作如水洗状；一作如坐水中，形如水状）。反不渴，小便自利，食饮⑦如故，是其证也⑧，病属下焦。从⑨身劳汗出，衣里冷湿故⑩，久久得之。

肾之积，名曰奔豚，发于小腹，上至心下，如豚奔走之状，上下无时[11]，久久不愈，病喘逆[12]，骨痿，少气，以夏丙丁日得之，何也[13]？脾病传肾，肾当传心，心适以夏王，王者不受邪，肾复欲还脾，脾不肯受，因[14]留结为积。故知奔豚，以夏[15]得之。

[校勘]

①“腰” 廖、朱、张本均无。

②“腰重痛，不得溺” 《金匮要略》水气病脉证并治第十四作“腰痛，不能溺”。

③“头汗，其足逆寒，大便反坚” 《金匮要略》作“上汗，其足逆冷，面反瘦”。

④“从腰以下冷，腰” 《金匮要略》五脏风寒积聚病脉证并治第十一作“从腰以下冷痛，腹”。

⑤“千” 廖、朱、张本均作“车”。

⑥“如冰状” 廖本作“如水状”，《金匮要略》作“如坐水中，形如水状。”

⑦“饮” 黄本作“欲”。

⑧“是其证也” 《金匮要略》无。

⑨“从” 《金匮要略》无。

⑩“故” 《金匮要略》无。

⑪“如豚奔走之状，上下无时” 《难经》五十六难作“若豚状，或上或下无时。”

⑫“久久不愈，病喘逆” 《难经》作“久久已，令人喘逆。”

⑬“何也” 《难经》作“何以言之。”

⑭“因” 《难经》作“故”。

⑮“夏” 此下《难经》有“丙丁日”三字。

[注释]

[1]“央央然” 广貌。《司马相如赋》览曲台之央央。

［语译］ 肾胀病，腹满牵引背部扩大到腰、股骨部都痛起来。肾水病的患者，腹部胀大，脐部肿，腰部沉重而痛，小便不利，阴部像牛鼻出汗一样湿润，足部逆冷，大便反而坚硬。

肾着的病，病人由腰以下寒冷，腰部沉重，好像带五千铜钱那样重。肾著的病证，病人身体沉重，腰中寒冷如冰样，口反不渴，小便自利，饮食如常，这就是肾著的病证了。病属下焦，其原因是由于身体过劳，汗出衣服湿冷的缘故，经久这样而得病的。

肾积病名叫奔豚，发于少腹，上至心下，好像猪豚奔走的样子，或上或下，没有定时，久而不愈，则病气逆而咳，骨痿软，少气，这病是夏天丙丁日得的，这是什么道理呢？因脾病传肾，肾病当传给心，心火在夏天当旺，旺时是不受邪的，肾复欲还脾，脾不肯受，故留结而为积。所以知道奔豚病是夏季得的。

［原文］ 水流夜疾何以故？师曰：土休，故流疾而有声，人亦应之，人夜卧，则脾不动摇，脉为之数疾也。

肾病，其色黑，其气虚弱，吸吸[1]少气，两耳苦聋，腰痛，时时失精，饮食减①少，膝以下清。其脉沉滑而迟，此为可治。宜服内补散[2]、建中汤、肾气丸、地黄煎[3]。春当刺涌泉[4]，秋刺伏留[5]，冬刺阴谷[6]，皆补之②。夏刺然谷[7]，季夏刺太豁，皆泻之。又当灸京门五十壮，背第十四椎百壮。

肾病者，必腹大，胫肿痛③，喘咳④，身重，寝汗出，憎风。虚即胸中痛，大腹，小腹痛，清厥，意不乐。取其经，足少阴、太阳血者。

邪在肾，则骨痛阴痹。阴痹者，按之而不得，腹胀腰痛，大便难，肩背颈项强⑤痛，时眩。取之涌泉、昆仑[8]，视有血⑥者，尽取之。

［校勘］

①“减” 黄本作“满”。

②“之”　此下广本有“夏补之”三字。

③“必腹大，胫肿痛”　《素问》脏气法时论作“腹大，胫肿。”

④“喘咳”　缪本作“咳逆。”

⑤“强”　《灵枢》五邪篇无。

⑥“血”　黄本作“命”。

**[注释]**

[1]“吸吸”　少气貌，即言语，气息不能接续。

[2]“内补散”　待考。

[3]“地黄煎”　待考。

[4]“涌泉”　属足少阴肾经。在足心陷中，足趾踡曲时，陷处取之。

[5]“伏留”　属足少阴肾经。在足内踝上二寸。

[6]“阴谷”　属足少阴肾经。在腘横纹内侧，小筋大筋之间。

[7]“然谷”　属足少阴肾经。在足内踝前大骨下陷中，高骨之下。

[8]“昆仑”　属足太阳膀胱经。在足外踝后，外踝与跟腱之间凹陷中。

**[语译]**　水的流行，夜里较快，是什么缘故？师答：土能够壅遏水流，夜里土气安静，所以水流较快而有声。因为人的身体，常受自然界的影响，在夜里睡觉，则脾部不输动，所以脉搏也像水流一样变为疾数。

肾病，病人面色黑，其气虚弱，气短不能连续，两耳聋，腰痛，时常遗精，饮食减少，膝盖以下清冷，脉沉滑而迟，这病是可以治疗的。应服内补散、建中汤、肾气丸、地黄煎。春天应针刺涌泉，秋天针刺复溜，冬天针刺合谷，皆用补的手法。夏天针刺然谷，季夏针刺太谿，皆用泻的手法。又应当灸京门穴五十壮，背部第十四椎命门穴一百壮。

肾病的患者，必腹部大，胫部肿痛，气喘，咳嗽，身体沉重，睡中出汗，怕风。如果肾虚，就有胸中疼痛，大腹与少腹均感疼痛，身体厥冷，心中不乐，取本经足少阴，足太阳两经出血。

邪气在肾，则骨痛而发生阴痹病。阴痹的症状是按压身体，触不到具体痛的部位，腰痛、腹胀、大便难，肩、颈、项强痛，常常头眩。取涌泉、昆仑等有血脉处，都进行针刺出血。

**[原文]** 足少阴之脉，起于小指之下，斜趣①[1]足心，出然骨②[2]之下，循内踝之后，别入跟中，以上腨内，出腘中③内廉，上股内后廉，贯脊属肾[3]，络膀胱。其直者，从肾上贯肝膈，入肺④中，循喉咙，侠舌本。其支者，从肺出络心，注胸⑤中[4]。是动则病，饥而不欲食，面黑如炭色⑥（一作地色），咳唾则有血，喉鸣⑦而喘，坐而欲起，目䀮䀮无所见，心⑧悬若饥状，气不足，则善恐，心惕惕若人将捕之，是为肾⑨厥（一作痿）。是主肾所病者，口热舌干，咽肿上气，嗌干及痛，烦心，心痛，黄疸，肠澼，脊股内后廉痛，痿厥，嗜卧，足下热而痛⑩。灸则强食生肉⑪[5]，缓带被发，大杖重履而步。盛者，则寸口大再倍于人迎；虚者，则寸口反小于人迎也。

足少阴之别，名曰大冲。当踝后绕跟，别走太阳。其别者，并经上走于心包，下贯腰脊。其病，气逆则烦闷，实则闭癃；虚则腰痛，取之所别。

肾病手足逆冷，面赤目黄，小便不禁，骨节烦疼，小腹结痛，气冲于心，其脉当沉细而滑，今反浮大，其色当黑而反黄，此是土之克水，为大逆，十死不治

**[校勘]**

①“斜趣”《灵枢》经脉篇作“邪走”。

②“骨”《灵枢》作“谷”。

③“中”《灵枢》无。

④“肺”黄本作“脉”。

⑤“胸”《灵枢》作“胃”。

⑥“面黑如炭色”《灵枢》作“面如漆柴”。

⑦“喉鸣”《灵枢》作“喝喝”。

⑧“心”此下《灵枢》有“如”字。

⑨“肾”杨、广、缪本，《灵枢》均作“骨”。

⑩“痛”此下《灵枢》有“为此诸病，盛则泻之，虚则补之，热则疾之，寒则留之，陷下则灸之，不盛不虚，以经取之。”

⑪“生肉”原作“而生害”，《黄帝内经太素》卷八，经脉之一作“生食”。《千金方》肾脏作“生灾”。据《灵枢》、《甲乙经》卷二、十二经脉络脉支别第一改。

**[注释]**

[1]“斜趣”趣同趋。即斜行。

[2]“然骨”即舟骨粗隆。《太素》卷八首篇注：“然骨在内踝下近前起骨是也。”

[3]“贯脊属肾”《十四经》注：“由阴谷上股内后廉，贯脊会于脊之长强穴，还出于前，循横骨、大赫、气穴、四满、中注、肓俞之所，脐之左右属肾。”

[4]“其支者，从肺出络心，注胸中”《十四经》注：“两乳间为胸中，支者自神脏别出绕心，注胸之膻中，以交于手厥阴也。”

[5]“强食生肉”《太素》卷八首篇注：“自火化以降，并食熟肉，生肉令人热中，人多不欲食之。肾有虚风冷病，故强令人生食豕肉，温肾补虚，脚腰轻健。人有患脚风气，食生猪肉得愈者众，故灸肾病须食助之。”《灵枢集注》经脉篇张志聪注：“生，当作牲……强食牲肉，以助肾气上升，而与火土之相合也。”今从《灵枢集注》经脉篇张志聪注解。

**[语译]** 足少阴经脉，起于小趾下面，斜走足心，出然骨

穴之下，沿着内踝骨的后面，转走足跟，由此上小腿肚内侧，出膝弯内缘，上股内侧后面，贯穿脊椎，入属肾脏，联络膀胱。直行的脉，从肾脏贯过肝膈，入肺中，循喉咙，挟舌根。支脉从肺出，联络心脏，再灌注于胸中。本经受病会出现饥饿而不欲食，面黑如木炭的颜色，咳嗽唾痰有血，喘气咽喉有声，坐不安定，视物不清，心似悬虚，状如饥饿。气不足，则多恐惧心中动荡，像有人要捕捉他，这是肾厥病。如属本脏传变所发生的病，会出现口热舌干，咽肿，气上逆，喉咙干而痛，心烦，心痛，黄疸，痢疾，脊股内后缘作痛，痿软厥冷，嗜卧，足心热而痛。用灸法治疗，并应令多食牲畜之肉，并宽缓衣带，披散头发，大杖重履，缓步而行，使气得流通，与灸法相配合。如本经气盛，寸口脉比人迎脉大二倍；气虚，则寸口脉比人迎脉反而见小。

足少阴经的别络，名叫大钟。从足内踝，环绕足跟，入手足太阳经。它的另外一条支络，合并于本经，向上走于心包，下贯穿腰脊。它的病证，气上逆，则心烦闷乱，邪气盛实，则小便闭塞或淋沥不通；正气虚，则腰痛，在治疗上，应取本经别络大钟穴。

肾病，手足寒冷，面赤目黄，小便不禁，骨节烦疼，小腹部拘急而痛，气上冲心。其脉象应是沉滑细，今反浮大，病人颜色应当黑色，反出现黄色，属于土克水，是大为反常的逆证，一定会死亡。

## 膀胱足太阳经病证第十

［提要］ 本篇阐明膀胱及足太阳膀胱经病证的病因、病理、治疗方法，以及足太阳经脉、经别的循行径路和发病情况。

［原文］ 膀胱病者，小腹偏肿而痛，以手按之，则欲小便

而不得，肩上热。若脉陷，足小指外侧①，及胫踝后皆热。若脉陷者，取委中②。

膀胱胀者，少腹满而气癃。

病先发于膀胱者，背胎筋痛，小便闭③。五日之肾，小腹腰脊痛，胫痠④。一日之小肠，胀⑤。一日之脾⑥，闭塞不通，身痛体重⑦。二日不已，死。冬鸡鸣；夏下晡（一云：日夕）

厥气客于膀胱，则梦游行。

［**校勘**］

①“侧” 《灵枢》邪气脏腑病形篇作“廉”。

②“中” 此下《灵枢》有“央”字。

③“背胎筋痛，小便闭” 《灵枢》病传篇无。

④“小腹腰脊痛，胫痠” 《灵枢》无。

⑤“胀” 《灵枢》无。

⑥“脾” 《灵枢》作“心”。

⑦“闭塞不通，身痛体重” 《灵枢》无。

［**语译**］ 膀胱病，少腹部偏侧肿痛，用手按压，则有尿意，但又不能排出，肩上热。如发现脉下陷，足小趾外侧及胫、踝后部皆热。脉陷的，取委中。

膀胱胀病，少腹部胀满，气闭而小便不通。

病先发于膀胱，背脊筋痛，小便不通。五天传到肾，少腹、腰、脊痛，胫酸。再过一天，传到小肠，少腹胀。再过一天，传到脾，痞满闭塞不通，身体痛而沉重。如果二天病势不减，就会死亡。冬天多死于鸡鸣时；夏天多死于日晡时。

邪气侵犯膀胱，会梦到处游走。

［**原文**］ 足太阳之脉，起于目内眥，上额交巅上①。其支者，从巅至耳上角。其直者，从巅入络脑，还出别下项，循肩髆[1]内，侠脊抵腰中，入循膂[2]，络肾，属膀胱。其支者，从腰中下会于后阴，下贯臀②，入腘中。其支者，从髆③内左右，别下贯髋④（一作胂），过髀枢，循髀外后⑤廉，下合⑥腘中，以

下贯腨内，出外踝之后，循京骨[3]至小指外侧。是动则病冲头痛，目似脱，项似拔，脊痛，腰似折，髀不可以曲，腘如结，腨如裂，是为踝厥[4]。是主筋所生病者，痔⑦、疟、狂、颠疾、头脑⑧项痛，目黄，泪出，鼽衄，项、背、腰、尻、腘、腨、脚皆痛，小指不用⑨。盛者，则人迎大再倍于寸口；虚者，则人迎反小于寸口也。

［校勘］

①“上”　《灵枢》经脉篇无。

②“会于后阴，下贯臀”　《灵枢》作“挟脊，贯臀。”

③“膊”　《灵枢》作“髆”。

④“贯髋”　《灵枢》作“贯胛，挟脊内。”

⑤“后”　此上《灵枢》有“从”字。

⑥“下合”　杨、广本均作“过”。

⑦“痔”　缪本作“痎”。

⑧“脑”　《灵枢》作“颇”。

⑨“用”　此下《灵枢》有“为此诸病，盛则泻之，虚则补之，热则疾之，寒则留之，陷下则灸之，不盛不虚，以经取之。”

［注释］

［1］“肩膊”　肩胛骨。

［2］“膂”　挟脊两旁的肌肉。

［3］“京骨”　属足太阳膀胱经。足外侧小趾本节后的大骨叫京骨。其穴在骨下。

［4］“踝厥”　病名。经气自踝部上逆叫踝厥。

［语译］　足太阳经脉，起于眼内角，上行额部，交于巅顶。支脉从巅顶到耳上角。其直行的脉，从巅顶入内络脑，复从脑后下行项后，挟脊柱的两旁，沿肩胛骨的内侧，平行于脊柱的两旁，直达腰中，络于肾脏而再入属膀胱本腑。又从腰中分出一支脉，下会于后阴，穿过臀部，直入膝腘窝中。又一支

脉，从左右肩胛骨分出。下行通过髋骨过至髀枢，再沿髀枢外侧后缘向下行，与前一支脉会合于膝腘窝中，由此再向下通过小腿肚，出外踝骨的后方，沿小趾本节后的京骨，至小趾外侧尖端。本经受病就会发生气上冲而头痛，疼痛剧烈时，眼睛像要脱出，项部牵引一样僵直，脊柱疼痛，腰似折断，大腿不能伸屈，膝腘窝像被捆住，小腿肚痛似撕裂，这叫踝厥。本经所主筋发生病变，会见痔疮、疟疾、发狂、癫疾、头脑顶痛，眼睛发黄，流泪，鼻流涕或出血，项、背、腰、尻、腘、腿肚、脚等部都发生疼痛，足小趾也不能活动。本经气旺盛，则人迎脉大三倍于寸口脉；气虚弱，则人迎脉反而小于寸口脉。

## 三焦手少阳经病证第十一

［提要］ 本篇阐明三焦及手少阳三焦病证的病因、病理、治疗方法，以及手少阳经脉、经别的循行径路和发病情况。

［原文］ 三焦病者，腹胀①气满，小腹尤坚。不得小便，窘急[1]，溢则为②水，留则为胀。候在足太阳之外大③络，在④太阳少阳之间，亦见于脉，取委阳[2]。少腹病肿，不得小便，邪在三焦，约取太阳大络。视其结脉[3]与厥阴小络⑤，结而血肿者，上及胃脘，取三里。

三焦胀者，气满于皮肤⑥，壳壳⑦然[4]而⑧坚，不疼⑨。

热在上焦，因咳为肺痿[5]。热在中焦，因腹⑩坚。热在下焦，因溺血。

［校勘］

①“胀” 《灵枢》邪气脏腑病形篇无。

②“为” 《灵枢》无。

③“大” 缪本无。

④“在” 此上《灵枢》有“大络”二字。

⑤“邪在三焦，约取太阳大络。视其结脉与厥阴小络”

廖、朱、张本均作“取脉与厥阴小络。”

⑥“肤” 此下《灵枢》胀论有“中”字。

⑦“殻殻” 《灵枢》作“轻轻”。

⑧“而” 此下《灵枢》有“不”字。

⑨“不疼” 《灵枢》无。

⑩“腹” 杨、广、缪本均无。

**[注释]**

[1]“窘急” 迫急解。

[2]“委阳” 属足太阳膀胱经。在委中外开一寸取之。

[3]“结脉” 指青筋。

[4]“殻殻然” 外坚中空貌。

[5]“肺痿” 病名。指肺叶枯萎，以咳血、吐唾涎沫为主症的慢性虚弱疾患。

**[语译]** 三焦病，腹胀满，小腹尤为硬满。因小便不利而感到痛苦迫急，水溢于皮肉则水肿，潴留则腹胀。诊察此病，要在足太阳经外侧之大络，大络在足太阳，足少阳之间，亦可见于筋脉，治疗时取委阳穴。少腹肿，小便不利，这是邪在三焦，气化失常所致，治疗时取太阳大络，要察其结脉与厥阴小络，若因血结而肿，上连胃脘者，取三里。

三焦胀病，气充满在皮肤，以手按之外坚硬而中空，不疼痛。

热在上焦，因咳嗽而成肺痿。热在中焦，因而腹部硬满。热在下焦，因而尿血。

**[原文]** 手少阳之脉，起于小指次指之端，上出两指之间，循手表腕，出臂外两骨之间，上贯肘，循臑外，上肩而交出足少阳之后，入缺盆，交①膻中，散络②心包，下膈，偏③属三焦。其支者，从膻中上出缺盆，上项侠④耳后，直上出耳上角，以屈下额⑤（一作頞），至頔。其支者，从耳后，入耳中，出走耳前，过客主人前，交頞，至目兑眥。是动则病耳聋，浑

浑⑥焞焞[1]，嗌肿，喉痹。是主气所生病者，汗出，目兑眥痛，颊肿⑦，耳后、肩、臑、肘、臂外皆痛⑧，小指次指不用⑨。盛者，则人迎大一倍于寸口；虚者，则人迎反小于寸口也。

［校勘］

①“交”　《灵枢》经脉篇作“布”。

②“络”　《灵枢》作“落”。

③“徧”　廖本、《灵枢》均作“循”。

④“侠”　《灵枢》作“系”。

⑤“下额”　《灵枢》作“下颊”。

⑥“浑浑”　原作“辉辉”。据《灵枢》改。

⑦“肿”　《灵枢》作“痛”。

⑧“臂外皆痛”　朱、张本均作“臂痛”。

⑨“用”　此下《灵枢》有“为此诸病，盛则泻之，虚则补之，热则疾之，寒则留之，陷下则灸之，不盛不虚，以经取之。”

［注释］

[1]“浑浑焞焞”　听觉不清的意思。

［语译］　手少阳经脉，起于无名指的尖端，上行沿无名指的外侧，循手背至手腕部，上行出前臂外侧两骨中间，向上穿过肘，沿上臂外侧上肩，交出足少阳经之后，进入缺盆向下，分布于两乳之间的膻中部，散络于心包络，下膈膜，循序属于上中下三焦。支脉从膻中上出缺盆，上走项连于耳后，直上至耳上角，由此曲而下行，绕颊，至眼眶下。又一支脉，从耳后，入耳中，再出走耳前，过客主人穴的前方，和前一条支脉交会于颊部，再至眼外角。本经受病就会发生耳聋或听觉不清，喉咙肿痛，喉痹等症。如因本腑主气所发生的病变而影响到经脉，则为自汗出，眼外角痛，颊肿，耳后、肩、臑、肘、臂等部外侧皆痛，无名指不能运动。这些病邪气盛的，则人迎

脉比寸口脉大一倍；正气虚的，则人迎脉反小于寸口脉。

［**按语**］ 本卷分类，大抵从《内经》“少阴之脉无俞”，“诸邪在于心者，皆在心之包络”之说，以心包并于心，合为论述。这与《灵枢》本输篇的要旨相吻合，却与《灵枢》经脉篇按十二经脉编列有所歧异。故在“三焦手少阳经病证第十一”之后，并无与三焦相表里的心包络之编列，而按五脏六腑分类，以阐明脏腑的虚实，疾病传变的次序，色合脉的关系，从五行生克以定病情的顺逆，从六气侵袭经络脏腑以演绎症状的变化，并细述经络循行与针刺取穴和举例。罗列颇详，取材多由《内经》、《难经》、《伤寒杂病论》而来，述而不作。但其中不无彼此矛盾之处，略述如下：

五脏危症，均按照“传于所胜”的规律而传变。其说本于《灵枢》病传篇，即《难经》第五十三难所谓“心病传肺，肺传肝，肝传脾，脾传肾，肾传心”的次序。所以本卷在阐述肝、心、脾、肺、肾各节，悉依此规律而阐述病传次第。但在胃经却变为由胃传至膀胱，再传至脾，在膀胱经却变为由膀胱传至肾，再传至小肠，又再传至脾。此不但与《灵枢》病传篇原文不同，亦与《难经》危病“传于所胜”的规律相违背。是否当时书写笔误，或者王氏另有根据加以更改，有待今后进一步研究。

关于脏腑疾病传变所需日数与《内经》亦有出入。在肝病传变部分，《灵枢》作“三日之脾……三日不已，死。”而本卷却作“一日之脾，十日不已，死。”在胃病传变部分，《灵枢》作“二日不已，死。”而本卷却作“六日不已，死。”在肾病传变部分，《灵枢》作“三日上之心……三日不已，死。”而本卷却作“二日上之心……四日不已，死。”这样日数更改，其根据难以臆测。

脾病篇第八条载：“趺阳脉浮而涩，浮即胃气微。”而第十九条又载：“趺阳脉浮而涩，浮则胃气强。”同一趺阳脉浮而涩，前者说“胃气微”，后者说“胃气强”，恰恰相反。

脾病篇第十二条载：“趺阳脉滑而紧，滑即胃气实，紧即脾气伤。”而《伤寒论》平脉法篇亦曾经王氏所厘订，载有“趺阳脉滑而紧，滑者胃气实，紧者脾气强。”“伤”与“强”亦恰相反。脉同而病证不同，所释亦异，或有所误，待考。

五脏病的针刺取穴，均遵循《内经》、《难经》“春刺井，夏刺荥，季夏刺腧，秋刺经，冬刺合”的原则。但于肝经竟改为“秋刺中郄。”而中郄穴系“井荥俞经合”五腧以外的穴位。却不刺肝的“经”穴——中封。在脾经，载“季夏刺公孙”，而公孙系脾的络脉，却不刺脾的“俞”穴——太白。唯此两脏，竟然不同，取穴意义，有待于继续探讨。

五脏病按四时针刺的补泻原则，总结起来不外四时与五脏按五行性质，相生者补；相克者泻。在进行针刺后，加灸穴位，采取腧募配穴法，背部腧穴，改取相关左右两腧穴中间，在脊椎上的督脉穴位来代替；灸法配穴，在肺经，不取肺的“募”穴——中府，代之以“气的会穴”——膻中。这都是独特之处，于临床是有指导意义的。

# 卷七

## 病不可发汗证第一

［提要］ 阐述不可发汗的脉证。

［原文］ 少阴病，脉细沉数，病为在里，不可发其汗。

脉浮而紧，法当身体疼痛，当以汗解。假令尺中脉迟[1]者，不可发其汗，何以故？然：此为荣气不足，血微少故也。

少阴病，脉微（一作濡而微弱），不可发其汗，无阳故也。

脉濡而弱，弱反在关，濡反在巅，微反在上，涩反在下，微则阳气不足，涩则无血，阳气反微，中风汗出而反躁烦，涩则无血，厥而且寒，阳微发汗，躁不得眠。

动气[2]在右，不可发汗，发汗则衄而渴，心苦烦，饮即吐水。

动气在左，不可发汗，发汗则头眩，汗不止，筋惕肉瞤。

动气在上，不可发汗，发汗则气上冲，正在心端。

动气在下，不可发汗，发汗则无汗，心中大烦，骨节苦疼，目运，恶寒，食即反吐，谷不得前（一云：谷不消化）。

咽中闭塞，不可发汗，发汗则吐血，气微绝，手足逆冷，欲得踡卧，不能自温。

诸脉数，动微弱[3]，并不可发汗，发汗则大便难，腹中干（一云：小便难，胞中干），胃燥而烦①。

脉濡而弱，弱反在关，濡反在颠，弦反在上，微反在下，弦为阳运[4]，微为阴寒，上实下虚，意欲得温。微弦为虚，不可发汗，发汗则寒慄，不能自还。咳者则剧，数吐涎沫，咽中必干，小便不利，心中饥烦，晬时[5]而发，其形似疟，有寒无热，虚而寒慄。咳而发汗，踡而苦满（满一作心痛），腹中复坚。

厥②，不可发汗，发汗则声乱，咽嘶，舌痿，谷③不得前。

诸逆发汗，微者难愈，剧者言乱，睛眩者死，命将难全。

［校勘］

①“胃燥而烦”　此下杨、广、缪、钱本、《伤寒论》辨不可发汗病脉证并治第十五均有“其形相象，根本异源”。

②“厥”　此下《伤寒论》有“脉紧”二字。

③“谷”　《伤寒论》作“声”。

［注释］

[1]“尺中脉迟”　此处尺脉迟是对紧而言。

[2]“动气”　证候名。指脐周围有气筑筑跳动。

[3]“动微弱”　指脉搏无力，不是与数脉并举。

[4]“阳运”　阳气运动于外的意思。

[5]“晬（zuì 醉）时”　周时。

［语译］　少阴病，脉细沉而数，这是病在里，不可用发汗解表法。

脉浮而紧，这是太阳伤寒证的主脉，应该伴有身体疼痛的症状，当用发汗解表法治疗。如果尺脉迟，就不能发汗解表，为什么呢？答：这是因为营气不足血少的缘故。

少阴病，脉微，不可发汗，因为阳气已经衰弱的缘故。

脉濡而弱，主要仅在关部，沉取是弱，浮取是濡，寸部反见微脉，尺部反见涩脉，寸部脉微是阳气不足，尺部脉涩是阴血亏损，阴阳不协调，阳气反微，再发其汗，则中风汗出而反躁烦，涩则无血，故手足厥冷，阳微不可发汗，汗则烦躁不得安眠。

病人脐右有动气，肺气虚，不可发汗，误汗则鼻衄，口渴，心里烦闷，饮水下去，随即吐出。

病人脐左有动气，是肝虚，不可发汗，误汗则头晕目眩，汗出不止，筋肉跳动等症状。

病人脐上有动气，是心阳虚，不可发汗，误汗则逆气向上攻冲，直达心下的部位。

病人脐下有动气，是肾气虚，不可发汗，即使用发汗方法，也不会有汗出，而且使病人反会心里发烦，骨节非常疼痛，头昏目眩，形寒怕冷，进食以后反吐出来，谷不得进。

咽喉闭塞的病证，不可发汗，如果误汗，则吐血，呼吸极度困难，四肢发冷，喜欢踡曲而卧，而且总觉得不温暖。

凡是脉数，按之微弱无力，亦不可用发汗法，如果误汗，大肠津液干燥，大便困难，胃中不和而躁烦等证。

脉濡而弱，主要仅在关部，沉取是弱，浮取是濡，寸部反见弦脉，尺脉反见微，弦为肝阳上逆，微是阴邪自盛，这是上实下虚之证，所以病人想得到温暖，才觉舒畅，微弦脉均属虚证，不可用发汗法，如果误汗，那就会导致厥逆寒栗而不能自己恢复温暖的变局。咳嗽很剧烈，常吐涎沫，咽喉一定会感到干燥，小便不通畅，心里觉得饥而烦，周时而发，很像疟疾，但仅有寒冷，并不发热，这是因为体虚而产生的寒栗。如果在开始咳嗽阶段，误用发汗法，反而导致阳气虚，会出现踡卧，胸腹满闷而坚的病变。

四肢厥逆，不可用发汗法，如果误汗，则会导致语言散乱，声音嘶哑，舌萎，谷不得进。

凡是四肢厥逆的病人，不可发汗，轻者不易治愈，重者会导致言语错乱、目眩等证，这属危险之候，多为死证。

［**原文**］ 太阳病，得之八、九日，如疟状，发热而恶寒，热多寒少，其人不呕，清便续自下①[1]，一日再三发，其脉微而恶寒，此为阴阳俱虚，不可复发汗也。

太阳病，发热恶寒，热多寒少，脉微弱则无阳也，不可复发其汗。

咽干燥者，不可发汗。

亡血家，不可攻其表②，汗出则寒栗而振。

衄家，不可攻其表，汗出必额上陷，脉急紧③，直视而不能眴[2]，不得眠。

汗家，重发其汗，必恍惚心乱④，小便已，阴疼，可与禹余粮丸[3]。

淋家，不可发汗，发其汗，必便血。

疮家，虽有身疼，不可攻其表，汗出自⑤痓（一作痉，下同）。

冬时发其汗，必吐利，口中烂，生疮。

下⑥利清谷，不可攻其表，汗出必胀满。

咳而小便利，若失小便，不可攻其表，汗出则厥逆冷。汗出多坚，发其汗，亦坚。

伤寒一、二日至四、五日，厥者必发热，前厥者后必热[4]，厥深者热亦深，厥微者热亦微，厥应下之，而反发其汗，必口伤烂赤。

病人脉数，数为有热，当消谷引食。反吐者，医发其汗，阴微，膈气虚，脉则为数，数为客阳，不能消谷，胃中虚冷，故令吐也。

伤寒四、五日，其脉沉，烦而喘满，脉沉者，病为在里，反发其汗，津液越出，大便为难，表虚里实，久则谵语。

伤寒头痛，翕翕发热，形象中风，常微汗出。又自呕者，下之益烦心，懊侬如饥，发汗则致痉，身强难以屈伸，熏之则发黄，不得小便，久则发咳唾。

［校勘］

①“下” 杨、广、缪、钱本均作“可”。

②“亡血家，不可攻其表” 《伤寒论》辨不可发汗病脉证并治第十五作“亡血，不可发汗”。

③“汗出必额上陷，脉急紧”　原作“汗出必额陷，脉上促急而紧”，据《伤寒论》改。

④“汗家，重发其汗，必恍惚心乱”　《伤寒论》作“汗家，不可发汗，发汗必恍惚心乱。”

⑤“自”　杨、广本，《伤寒论》均作“则”。

⑥“下”　廖、朱本均作“不”。

**[注释]**

[1]“清便续自下”　清同圊，古代称路厕为“行清”。清便续自下，是大小便尚能如常。

[2]“眴（xuàn 渲）”　目睛转动。

[3]“禹余粮丸”　《伤寒论》方，已缺。

[4]“前厥者后必热”　指郁极而厥，是阳邪外达，后必发热。

**[语译]**　患太阳病，已经八、九天了，仍像患疟疾那样发热恶寒，热的时间长，寒的时间短，不呕吐，二便正常，一天之中寒热发作二、三次，脉微并有恶寒的现象，这是表里俱虚所致，不可再行发汗法。

太阳病，发热恶寒，热的时间长，寒的时间短，脉微弱，这是阳虚的象征，不能再用发汗法。

病人咽喉干燥，不能发其汗。

常有失血的病人，不能峻发其汗，如果误汗，则会导致恶寒战栗。

常有流鼻血的病人，不能峻发其汗，如果误汗，就会导致额部下陷，筋脉拘急，两目直视，眼珠不能转动，也不能安眠。

常会出汗的人，不能峻发其汗，如果误汗则会导致心神恍惚，难以自主，小便以后，溺道作疼等症状，可用禹余粮丸治疗。

素患小便淋沥剧痛的病人，不可用发汗法，如果误汗则会导致尿血。

素患疮疡的人，虽然身体疼痛，也不能峻发其汗，如果误汗则会导致筋脉强急，角弓反张等变证。

冬天患病的人，如果误用发汗会导致呕吐，下利，口唇糜烂生疮等症状。

下利完谷不化的病人，虽有外感表邪，也不能峻发其汗，如果误汗则会导致脘腹胀满。

咳而溺出，或小便失禁的病人，不能峻发其汗，如果误汗则会导致四肢厥冷，病人汗已出，大便多硬，或再发其汗后，则更会促使大便硬结。

伤寒病已经一二天至四五天了，出现四肢冷，厥冷前必曾发热，如果先前发热，其后必会出现四肢厥冷，厥冷程度严重者，说明郁伏的热邪就深重；厥冷程度轻微者，郁伏的热邪也就轻微，这种厥冷是由于阳热深郁于里所致，应治以泻下利，如果发其汗，必导致口舌生疮，红肿糜烂等变证。

病人脉数，数为有热，病人应该善饥索食，而反出现呕吐症状的，是医生误发其汗，使阳气衰微，膈气虚弱，脉现数象，这种数脉是虚阳，不能消谷，由于胃阳虚冷，所以呕吐。

伤寒病已四、五天，脉沉，心烦而喘满，脉沉是病邪入里，应治其里，如果反发其汗，会致津液外泄，肠中干燥，而大便排出困难，这是表虚里实，如不及时治疗，久则出现谵语症状。

伤寒头痛，轻微发热，像太阳中风证，常微汗出。又自呕吐的，用泻药攻下，则更觉烦闷，心中像饥饿一样的难过；用发汗则会引起痉证，身体强直难以屈伸；若用火熏治疗，则引起全身发黄，而小便不通，病久不愈，就会引起咳唾。

［**原文**］ 太阳病，发其汗，因致痓。

伤寒，脉弦细，头痛而反发热，此属少阳，少阳不可发其汗。

太阳与少阳并病，头项强痛，或眩冒，时如结胸，心下痞坚者，不可发其汗。

少阴病，欬而下利，谵语者，此被火气劫故也。小便必难，以强责[1]少阴汗也。

少阴病，但厥，无汗而强发之，必动其血，未知从何道出，或从口鼻，或从目出者，是为下厥上竭[2]，为难治。

伤寒有五，皆热病之类也。其形相象，根本异源①，同病异名，同脉异经，病虽俱伤于风，其人自有痼疾，则不得同法，其人素伤于风，因复伤于热，风热相薄，则发风温，四肢不收，头痛身热，常汗出不解，治在少阴、厥阴，不可发汗，汗出谵语独语，内烦，躁扰不得卧，善惊，目乱无精，治之复发其汗，如此者医杀之也。

伤寒湿温，其人常伤于湿，因而中暍[3]，湿热相薄，则发湿温，病苦两胫逆冷，腹满叉胸，头目痛苦，妄言，治在足太阴，不可发汗，汗出必不能言，耳聋，不知痛所在，身青，面色变，名曰重暍[4]，如此者②医杀之也。（右二首出《医律》）

**[校勘]**

①“其形相象，根本异源” 杨、广、缪本均无。

②“者” 此下杨、广、缪本均有“死”字。

**[注释]**

[1]“强责” 过分强求。

[2]“下厥上竭” 厥逆因于下焦阳虚，故称下厥，阴血因上出而耗竭，故称上竭。

[3]“暍（yè 业）” 作热盛解。

[4] “重暍” 是湿温误用辛温发汗，热上加热，故称重暍。

**[语译]** 太阳病，本应汗解，但发汗过多，也会导致痓病。

伤寒病，头痛，脉弦细，反发热的，属少阳病，少阳病不可发汗。

太阳与少阴并病，头项强痛，或头昏目眩，有时似结胸状，心下痞硬，不可用发汗法。

少阴病，咳嗽、下利、谵语的，这是误用火熏的方法。强发少阴之汗，致使津液损伤，所以出现小便难的症状。

少阴病，只见四肢厥冷，不出汗，假使强发其汗，必然扰动其血，而引起出血，但不能肯定从何道而出，有的从口鼻而出，有的从眼睛而出，这是下厥上竭的病变，很难治疗。

伤寒有五种，都是属于热病的类型，其表现形状很相像，但其原因不一样，同属热病，而名称亦有区别，脉象大体相同，而症状表现不是同一个经，病虽然都是伤于风邪，但各自的旧病不同，其治疗的方法就不能千篇一律了，假使病人素伤风邪，这次又伤于热邪，造成风邪与热邪相煎迫，病发叫做风温，症见四肢无力，头痛，身热，常自汗出而热不退，应在少阴与厥阴两经论治，不可用发汗法，如果误汗，则会出现谵语，心烦，躁扰不得安卧，易惊，两目昏乱无神，治疗此病，如再发汗，这就是医生的过失。

伤寒中的湿温病，是病人素体易伤湿邪，又中暑热，造成湿邪与热邪相煎迫，病发叫做湿温，症见两下肢厥冷，腹部胀满，双手喜压胸前，头痛，目眩，乱语等，要从足太阴脾经论治，不可用发汗法，如果误汗，会导致不能讲话，耳聋，说不出痛处所在，肌肤发青，面色改变，名叫中暍病，这样，亦是医生治疗的失当。

**[按语]**　此篇论不可发汗脉证颇详，概括之，大凡阴阳气血涉虚者，虽挟表证，即列为不可发汗的范围。并指出误汗引起的变证，验之临床，实为经验之谈，但不是绝对如此，所以后世医家在此启发下，发展了滋阴发汗，温阳发汗等，填补了上述理论和治法的不足。然其中原文，应该活看，宜紧密结合临床，勿胶柱鼓瑟，执而不化。

此外，风热相搏，则发风温，与湿热相搏，则发湿温，所谓“伤寒有五，皆热病之类”，均不可汗，又指出误治之变证，启后世“辛凉解表”、“清热化湿”之机，所谓“治在少阴、厥阴”与“治在足太阴者”，说明营分血分之传变造成湿邪之流连不解。审因辨证，而法自立。

## 病可发汗证第二

［提要］ 阐述可发汗的脉证。

［原文］ 大法，春夏宜发汗。

凡发汗，欲令手足皆周至，絷絷一时间益佳，但不欲如水流离[1]。若病不解，当重发汗，汗多则亡阳，阳虚不得重发汗也。

凡服汤药发汗，中病便止，不必尽剂也。

凡云可发汗而无汤者，丸散亦可用，要以汗出为解，然不如汤随证良。

太阳病，外证未解，其脉浮弱，当以汗解，宜桂枝汤。

太阳病，脉浮而数者，可发其汗，属桂枝汤。

阳明病，脉迟，汗出多，微恶寒，表为未解，可发其汗，属桂枝汤。

夫病脉浮大，问病者，言便坚耶。设利者为虚①，大逆。坚为实，汗出而解，何以故？脉浮，当以汗解。

伤寒，其脉不弦紧而弱，弱者必渴，被火必谵语。弱者发热，脉浮者解之，当汗出愈。

病者烦热，汗出即解。复如疟状，日晡所发热，此属阳明。脉浮虚者，当发其汗，属桂枝汤。

病常自汗出，此为荣气和，荣气和而外不解，此卫不和也。荣行脉中，为阴，主内。卫行脉外，为阳，主外。复发其汗，卫和则愈，属桂枝汤。

病人脏无他病，时发热自汗出，而不愈，此卫气不和也。先②其时发汗则愈，属桂枝汤。

［校勘］

①“虚”《伤寒论》辨可发汗病脉证并治第十六无。

②“先” 廖、朱、张本均作“非”。

［注释］

［1］“流离” 同淋漓。《伤寒论》作“流漓”，义同。

［语译］ 一般的治疗法则，春夏季节，多宜发汗。

凡是服发汗剂，都要使病人汗出透到四肢，并要微汗，一个时辰左右，最为适宜，但不要大汗出如水淋漓。假若病仍不愈，应当再发汗，但要注意，汗出太多，则阳气散亡，所以阳虚的就不宜再发汗。

凡服汤药发汗，应中病即止，不一定全剂服完。

凡是可用发汗法，无汤剂时，用丸、散也可以。主要是求得汗出邪解。但是丸、散剂组成是比较呆板的，不如汤剂可以随证加减。

太阳病，表证未解，脉浮弱者，应当以汗解，宜用桂枝汤。

太阳病，脉浮数者，可发其汗，用桂枝汤。

阳明病，脉迟有力，汗出多，微恶寒者，为太阳表邪未解，仍须发其汗，亦属桂枝汤治疗范畴。

病人脉浮大，问病人大便硬吗？假使大便不硬，为里虚，不可误用汗法治疗，否则会造成逆证，这是违反治疗原则的。坚为里实，可用汗解，为什么呢？因为脉浮大，是邪在表，汗出邪解而里自和，大便自然会通。

伤寒病，脉不弦紧而弱，脉弱的病人必口渴，如果用火熏治疗，一定会出现谵语，如果脉象浮弱，有发热者，仍有表邪，应以汗解，汗出邪解而愈。

病者出现烦热症状，应汗出即解。如果病又发作，寒热如痁，每至傍晚时发热，这是属于阳明。脉仍浮虚者，为表邪未尽，仍当发其汗。亦属桂枝汤治疗范畴。

病人时常自汗出，这是荣气自和。既然是荣气和，外邪何以不解？是因卫气不和。卫属阳，行于脉外，主卫外，荣属阴，行于脉内，主内。治疗时应再发其汗，使其卫外功能恢复正常，则病自解，可以桂枝汤治疗。

病人内脏无其他病变，但时常发热自汗出不愈的，这是卫气不和的缘故。应该在发热之前，先发其汗则愈，可用桂枝汤治疗。

**［原文］** 脉浮而紧，浮则为风，紧则为寒，风则伤卫，寒则伤荣，荣卫俱病，骨节烦疼，可发其汗，宜麻黄汤。

太阳病不解，热结膀胱，其人如狂①，血必自下，下者即愈。其外未解者，尚未可攻，当先解其外，属桂枝汤。

太阳病，下之，微喘者，表未解故也。属桂枝加厚朴杏子汤[1]。

伤寒病，脉浮紧，不发其汗，因衄，属麻黄汤。

阳明病，脉浮无汗，其人必喘，发其汗则愈，属麻黄汤。

大阴②病，脉浮者，可发其汗，属桂枝汤。

太阳病，脉浮紧，无汗而发热，其身疼痛，八、九日不解，表候续在，此当发其汗，服汤微除，发烦目瞑，剧者必衄，衄乃解。所以然者，阳气重故也。属麻黄汤。

脉浮者，病在表，可发其汗，属桂枝汤（一云：麻黄汤）。

伤寒，不大便六、七日，头痛，有热，与承气汤。其大便反青③（一作小便清），此为不在里，故在表也，当发其汗。头痛者，必衄，属桂枝汤。

下利后，身体疼痛，清便自调，急当救表，宜桂枝汤。

太阳病，头痛发热，汗出，恶风，若恶寒，属桂枝汤。

太阳中风，阳浮而阴濡④弱[2]。浮者，热自发。濡弱者，汗自出。啬啬恶寒，淅淅[3]恶风，翕翕发热⑤，鼻鸣干呕，属桂枝汤。

太阳病，发热汗出，此为荣弱卫强，故使汗出，欲救邪风，属桂枝汤。

太阳病，下之，气上撞，可与桂枝汤。不撞，不可与之。

太阳病，初服桂枝汤。而反烦不解者，法当先刺风池[4]、风府[5]，却与桂枝汤，则愈。

烧针[6]令其汗，针处被寒，核起而赤者，必发贲豚。气从少腹上撞心者，灸其核上一壮，与桂枝加桂汤[7]。

［校勘］

①“狂” 广本作“强”。

②“阴” 原作“阳”，据杨、广、缪、钱、黄、朱、张本，《伤寒论》辨可发汗病脉证并治第十六改。

③“大便反青”《伤寒论》作“小便清者”。

④“濡”《伤寒论》无。

⑤“发热” 缪本作“汗出”。

［注释］

［1］“桂枝加厚朴杏子汤”《伤寒论》方：桂枝、甘草、生姜、芍药、大枣、厚朴、杏仁。

［2］“阳浮而阴濡弱” 此处指脉象而言。阳指轻按，阴指重按，也有认为指尺寸而言，意亦可通。

［3］“淅淅（xi xi 析析）” 形容怕风状。

［4］“风池” 属足少阳胆经。在脑空下发际陷中。

［5］“风府” 属督脉。在项后入发际一寸。

［6］“烧针” 用粗针外裹棉花，蘸油烧之，俟针红即去棉油而刺入，是古人取汗的一种治法。

［7］“桂枝加桂汤”《伤寒论》方，即桂枝汤加重桂枝。

［语译］ 脉象浮紧，浮主外感风邪，紧主外感寒邪，风邪则伤卫分，寒邪则伤荣分，荣卫有病变，病人骨节烦疼，可发汗解表，当用麻黄汤来治疗。

太阳病未解，邪热内传结于膀胱，病人神识如狂，必自下血，邪由下解而愈。如果表邪仍在，还不宜用攻法，仍当先服发汗药以解外邪，可用桂枝汤治疗。

太阳病，误下后，症见微喘，这是表邪未解的缘故，可以桂枝加厚朴杏子汤治疗。

太阳伤寒证，脉象浮紧，当发汗而不发其汗，因而发生鼻衄，仍可用麻黄汤来发汗解表。

阳明病，脉浮而不出汗，病人必呼吸喘促，可发汗而愈，用麻黄汤来治疗。

太阴病，脉浮，如邪在表，可以发汗，用桂枝汤来治疗。

太阳病，脉浮紧，无汗，发热，身疼痛，已经八九日病还未愈，表证仍在，还是应当发汗，可以用麻黄汤，服药后病势稍减，但仍心中烦乱，目闭不欲睁开，严重的还会出现鼻衄，衄后则病解，这是因为热邪太重的缘故。

脉浮的，邪在表，可发汗，用桂枝汤治疗。

伤寒六七天没有大便，头痛，发热的，可用承气汤攻下。假如大便清利的，为邪不在里，仍在表，应当发汗，可用桂枝汤治疗。如果头痛的，一定会出鼻血。

伤寒下利以后，仍身体疼痛，大便正常的，这时急当治表证，可用桂枝汤治疗。

太阳病，头痛发热，汗出，恶风或恶寒的，可用桂枝汤治疗。

太阳经中风证，脉轻按则浮，重按则弱。脉浮是由发热而成。脉弱是汗自出的缘故。病人啬啬然怕冷，淅淅然恶风，发热好似皮毛被复在身上一样，并伴有鼻鸣，干呕等，这种病当用桂枝汤治疗。

太阳病，发热汗出的，是因为荣气弱，卫气强，所以汗出，要救治这种邪风所致疾病，可用桂枝汤。

太阳病，误下后，病人自觉胸中有逆气上冲，可以用桂枝汤，如果病人不觉得冲逆，则不要用。

太阳病，初服桂枝汤，病解，反加烦闷的，应先针刺风池、风府，然后再服桂枝汤，病就会好。

用烧针的方法发汗，如果针刺的部位受到寒邪侵袭，而起红色核块的，则必发贲豚气。症见气从少腹上冲心胸，可在核上艾灸一壮，配合内服桂枝加桂汤治疗。

**[原文]** 太阳病，项背强几几，反汗出恶风，属桂枝加葛根汤[1]。

太阳病，项背强几几，无汗恶风，属葛根汤。

太阳与阳明合病，而自利不①呕者，属葛根汤。

太阳与阳明合病，不下利，但呕，属葛根加半夏汤[2]。

太阳病，桂枝证，医反下之，遂利不止，其脉促者，表未解，喘而汗出，属葛根黄芩黄连汤[3]。

太阳病，头痛发热，身体疼，腰痛，骨节疼痛，恶风，无汗而喘，属麻黄汤。

太阳与阳明合病，喘而胸满，不可下也，属麻黄汤。

太阳中风，脉浮紧，发热恶寒，身体疼痛，不汗出而烦躁，头痛，属大青龙汤[4]。脉微弱，汗出恶风，不可服之，服之则厥，筋惕肉瞤，此为逆也。

伤寒，脉浮缓，其身不疼，但重，乍有轻时，无少阴证者，大青龙汤发之。

伤寒，表不解，心下有水气，干呕，发热而咳，或渴，或利，或噎，或小便不利，小腹满，或微喘，属小青龙汤[5]。

伤寒，心下有水气，咳而微喘，发热不渴，服汤已而渴者，此寒去，为欲解，属小青龙汤。

**[校勘]**

①“不” 廖、黄、朱、张本均无。

**[注释]**

[1]“桂枝加葛根汤”《伤寒论》方：葛根、芍药、生姜、

甘草、大枣、桂枝。

[2]“葛根加半夏汤”《伤寒论》方，即葛根汤加半夏。

[3]“葛根黄芩黄连汤”《伤寒论》方：葛根、甘草、黄芩、黄连。

[4]“大青龙汤”《伤寒论》方：麻黄、桂枝、杏仁、甘草、生姜、大枣、石膏。

[5]“小青龙汤”《伤寒论》方：麻黄、芍药、细辛、干姜、甘草、桂枝、五味、半夏。

**[语译]** 太阳病，项背部强直拘急，俯仰不能自如，这种病，本来应当无汗，现在反出汗恶风，可以用桂枝加葛根汤来治疗。

太阳病，项背部强直拘急，俯仰不能自如，无汗恶风，可以用葛根汤来治疗。

太阳与阳明合病，有下利，而不呕吐的，应以葛根汤来治疗。

太阳与阳明合病，不下利而呕吐的，可用葛根加半夏汤来治疗。

太阳病，桂枝证，医反攻下，引起下利不止，脉象急促的，为表邪尚在，喘而汗出，可用葛根黄芩黄连汤来治疗。

太阳病，头痛发热，身体痛，腰痛，骨节疼痛，恶风，无汗而喘的，可用麻黄汤来治疗。

太阳与阳明合病，喘促而胸满，不可用下法治疗，可用麻黄汤发汗。

太阳中风证，脉浮紧，发热恶寒，身体疼痛，无汗，烦躁，头痛，可用大青龙汤来治疗。如果脉微弱，汗出恶风，不可服大青龙汤，误服之，可引起四肢厥冷，筋肉跳动的变证。

伤寒，脉浮缓，身体不疼痛，但觉得沉重，有时稍轻，没有少阴病的见证，可以用大青龙汤发其汗。

伤寒，表证未解，心下有水气，证见干呕，发热咳嗽，或有口渴，或有下利，或有噎气，或小便不利，小腹胀满，或微喘，可用小青龙汤来治疗。

伤寒，心下有水气，咳嗽，微有喘急，发热，口不渴，可用小青龙汤治疗，治疗后，转口渴，说明寒邪已去，病将愈。

**[原文]** 阳明中风，脉弦浮大而短气，腹部满，胁下及心痛，久按之，气不通（一作按之不痛），鼻干，不得汗，嗜卧，一身及目悉黄，小便难，有潮热，时时哕，耳前后肿，刺之小差，外不解，病过十日，脉续浮，与小柴胡汤。但浮，无余证，与麻黄汤。不溺，腹满加哕，不治。

太阳病，十日以去，脉浮细，嗜卧，此为外解。设胸满胁痛，与小柴胡汤。脉浮者，属麻黄汤。

中风，往来寒热，伤寒五、六日以后，胸胁苦满，嘿嘿[1]不欲饮食，烦心，喜呕，或胸中烦而不呕，或渴，或腹中痛，或胁下痞坚，或心中悸，小便不利，或不渴，外有微热，或咳者，属小柴胡汤[2]。

伤寒四、五日，身体热，恶风，颈项强，胁下满，手足温而渴，属小柴胡汤。

伤寒六、七日，发热，微恶寒，支节烦疼，微呕，心下支结，外证未去者，属小柴胡汤①。

少阴病，得之二、三日，麻黄附子甘草汤[3]，微发汗，以二、三日无里②证，故微发汗也。

脉浮，小便不利，微热，消渴[4]，与五苓散，利小便，发汗。

**[校勘]**

①“小柴胡汤” 杨、广、缪、钱、朱、张本、《伤寒论》辨可发汗病脉证并治第十六均作“柴胡桂枝汤”。

②“里” 杨、广、朱、张本、《伤寒论》均无。

**[注释]**

[1] “嘿嘿（mò mò 墨墨）” 即默默。形容词。方有执

云："默，静也，胸胁既满，谷不消化，所以静默不言，不思饮食也"。

[2]"小柴胡汤"《伤寒论》方：柴胡、黄芩、人参、半夏、甘草、生姜、大枣。

[3] "麻黄附子甘草汤"《伤寒论》方：麻黄、附子、甘草。

[4]"消渴" 形容渴饮不止的意思。《金匮要略》是指病名。本条之消渴是形容口渴之甚，属一种症状，二者不可混同。

**[语译]** 阳明中风，脉浮大而弦，呼吸短促，腹部胀满，两胁及心下疼痛，按之更觉气闷不通，鼻干燥，无汗，嗜卧，全身以及面目尽黄染，小便不利，发潮热，时作干哕，耳前后肿，用针刺则症状减轻，但外邪仍未解，虽然病程已过十天之久，而脉仍浮者，仍可用小柴胡汤。假如只见脉浮，没有以上见证者，可用麻黄汤。假如小便不利，腹部胀满，再加呃逆的，不治。

太阳病，过了十天，脉仍浮细，嗜卧，这是表邪已解。如果病人感到胸胁胀满，可用小柴胡汤。如果脉浮者，仍要用麻黄汤来治疗。

太阳中风，见往来寒热，五、六天以后，胸胁胀满，静默不喜欢说话，不思饮食，心烦喜呕，或心烦不呕，或口渴，或腹痛，或两胁胀满而硬，或心悸，小便不利，或口不渴，外有微热，或咳嗽，均可用小柴胡汤来治疗。

伤寒病已四、五天，身热，恶风，颈项强硬，胁下胀满，手足温暖，口渴，可用小柴胡汤来治疗。

伤寒病已六、七天，发热，微恶寒，骨节烦疼，微呕，胃脘部胀闷不舒，表证未除，可用小柴胡汤来治疗。

少阴病，得病二、三天，可用麻黄附子甘草汤，微发其汗，因病虽已二、三天了，没有里证，故可以微发其汗。

病人脉浮，小便不利，微热，消渴，可用五苓散，发汗利小便。

［**按语**］“大法，春夏宜发汗”指出季节性的治疗大法，其中列出各种发汗的病候，有的先其时，有的中病即止，有的可发，有的微发，有的重发，其用法不同，意义自别，学者宜结合临床，用心体会。

## 病发汗以后证第三

［**提要**］阐述发汗以后的脉证

［**原文**］二阳并病[1]，太阳初得病时，发其汗，汗先出，复不彻，因转属阳明，续自微汗出，不恶寒。若太阳证不罢，不可下，下之为逆，如此者，可小发其汗。设面色缘缘[2]正赤者，阳气怫郁[3]在表，当解之，熏之。若发汗不大彻，不足言，阳气怫郁不得越，当汗而不汗，其人躁烦，不知痛处，乍在腹中，乍在四肢，按之不可得，其人短气但坐，汗出而不彻故也。更发其汗即愈。何以知其汗不彻，脉涩故以知之。

未持脉时，病人叉手自冒心。师因教试令咳而不即咳者，此必两耳无所闻也。所以然者，重发其汗，虚故也。

发汗后，饮水多者，必喘。以水灌[4]之，亦喘。

发汗后，水药不得入口，为逆。若更发其汗，必吐下不止。

阳明病，本自汗出，医复重发其汗，病已瘥，其人微烦，不了了，此大便坚也，以亡津液，胃中干燥，故令其坚。当问小便日几行，若本日三、四行，今日再行者，必知大便不久出，今为小便数①少，津液当还入胃中，故知必当大便也。

发汗多，又复发其汗，此为亡阳。若谵语，脉短者，死。脉自和者，不死。

伤寒发其汗，身目为黄，所以然者，寒湿②相搏在里，不解故也。

病人有寒，复发其汗，胃中冷，必吐蚘。

［校勘］

①“数” 廖、朱、张本均作“难”。

②“湿” 原作“食”，据杨、广、缪、钱本，《伤寒论》辨发汗后病脉证并治第十七改。

［注释］

［1］“并病” 一经之证未罢，又见到另一经症状的，叫做并病。

［2］“缘缘” 形容词。连续不断的意思。

［3］“怫郁” 怫，郁也。怫郁，犹言郁结之意。

［4］“水灌” 水洗浴。

［语译］ 太阳与阳明并病，是太阳初得病的时候，由于发汗不透，病邪转属阳明，仍持续微汗出，不怕冷，如果太阳表证仍在者，不可攻下，攻下就是错误，像这样只能微发其汗。假使病人面色红连绵不断，是表邪郁遏在卫分所造成，就应用解表或熏法去治疗。若汗出不尽透，或汗出不够，那么表邪遏郁不能外解，这是应该发汗而得不到发汗，病人就会出现烦躁，浑身疼痛，又不知痛处，一会儿痛在腹中，一会儿痛在四肢，用手按摩也没有什么征象，而且病人气喘不得倚息，这都是汗出不透的缘故，只要再用发汗方法去治疗，病即可愈。怎么知道是因为汗出不透所引起的呢？因为病人脉象涩，说明邪郁于内，荣卫不调，所以知道是由于汗出不透所造成。

未诊脉时，病人叉手复盖在心胸部位，假设医生让病人咳嗽，而病人没有立即作咳嗽反应，说明病人耳聋，这是因为发汗太过，以致内虚的缘故。

发汗以后，饮水过多，会导致气喘。如果用水洗浴，也会导致气喘。

经发汗以后，汤药不得入口，这是一种不良的现象。如果再发其汗，更会导致呕吐下利不止。

阳明病，本来就有汗出症状，医生又重发其汗，病虽然已瘥，但病人仍觉微烦不爽适，这是大便干燥的缘故，因为汗出太多，津液亏耗，胃肠干燥，所以大便干硬。这时候医生只要询问小便的情况，就可以推测便硬的程度。如果小便本来一天三、四次，现在一天只有二次，就知道大便不久会自通，因为小便次数减少，说明津液回流胃肠之中，所以知道大便不久会自通。

病人因使用发汗法治疗，而汗出过多，又复发其汗，就会导致亡阳。如果出现谵语，脉短的，死。如果脉象调和的，不死。

伤寒发汗后，身目黄染，为什么呢？这是因为寒湿相搏于里，不得解散的缘故。

病人素体偏寒，又用发汗药治疗，使胃中更加寒冷，一定会吐出蛔虫。

［**原文**］太阳病，发其汗，遂漏而不止，其人恶风，小便难，四肢微急，难以屈伸，属桂枝加附子汤[1]。

服桂枝汤大汗出，若脉但洪大，与桂枝汤，若其形如疟，一日再三①发，汗出便解，属桂枝二麻黄一汤[2]。

服桂枝汤，大汗出，大烦渴不解，若脉洪大，属白虎汤[3]。

伤寒，脉浮，自汗出，小便数，心烦②，微恶寒，而脚挛急，反与桂枝汤欲攻其表，得之便厥，咽干，烦躁，吐逆，当作甘草干姜汤[4]，以复其阳。厥愈足温，更作芍药甘草汤[5]与之，其脚即伸。而胃气不和，谵语，可与承气汤③。重发其汗，复加烧针者，属四逆汤[6]。

伤寒，发汗以解，半日许复烦，其脉浮数。可复发其汗，属桂枝汤。

发汗后，身体疼痛，其脉沉迟，属桂枝加芍药生姜人参汤[7]。

发汗后，不可更行桂枝汤，汗出而喘，无大热，可以麻黄杏子甘草石膏汤[8]。

发汗过多，以后，其人叉手自冒心，心下悸，而欲得按之，属桂枝甘草汤[9]。

发汗后，其人脐④下悸，欲作贲豚⑤，属茯苓桂枝甘草大枣汤⑥[10]。

发汗后，腹胀满，属厚朴生姜半夏甘草人参汤[11]。

发其汗不解，而反恶寒者，虚故也。属芍药甘草附子汤[12]。不恶寒，但热者，实也。当和其胃气，宜小承气汤⑦[13]。

［校勘］

①“三”《伤寒论》辨发汗后病脉证并治第十七无。

②“心烦” 原作“颇復”，据《伤寒论》改。

③“可与承气汤”《伤寒论》作“少与调胃承气汤”。

④“脐” 廖、朱、张本均作“心”。

⑤“贲豚” 此下廖、朱、张本均有“状撞脐”三字。

⑥“茯苓桂枝甘草大枣汤” 朱本作“桂枝甘草大枣汤”。

⑦“宜小承气汤”《伤寒论》作“属调胃承气汤证”。

［注释］

［1］“桂枝加附子汤”《伤寒论》方：桂枝汤加附子。

［2］“桂枝二麻黄一汤”《伤寒论》方：桂枝、芍药、麻黄、生姜、杏仁、甘草、大枣。（注：本方与桂枝麻黄各半汤药品相同，唯分量有异，桂、芍用量多于桂麻各半汤，而麻、杏用量却少于桂麻各半汤。）

［3］“白虎汤”《伤寒论》方：知母、石膏、甘草、粳米。

［4］“甘草干姜汤”《伤寒论》方：甘草、干姜。

［5］“芍药甘草汤”《伤寒论》方：芍药、甘草。

［6］“四逆汤”（仲景方）附子、干姜、甘草。

［7］“桂枝加芍药生姜人参汤”《伤寒论》方。即桂枝汤加重芍药生姜各一两，人参三两。

［8］“麻黄杏子甘草石膏汤”《伤寒论》方：麻黄、杏仁、甘草、石膏。

［9］“桂枝甘草汤”《伤寒论》方：桂枝、甘草。

［10］“茯苓桂枝甘草大枣汤”（仲景方）茯苓、桂枝、甘草、大枣。

［11］“厚朴生姜半夏甘草人参汤”《伤寒论》方：厚朴、生姜、半夏、甘草、人参。

［12］“芍药甘草附子汤”《伤寒论》方：芍药、甘草、附子。

［13］“小承气汤”（仲景方）大黄、厚朴、枳实。

**［语译］** 太阳病，用药发汗，从此出现漏汗不止，病人恶风，小便难出，四肢微有拘急，难以屈伸，可用桂枝加附子汤来治疗。

服桂枝汤后，大汗出，如果只见脉洪大，仍可用桂枝汤来治疗。如果症状像疟疾一样，一天寒热发作二三次，只要再用发汗治疗，汗一出病就解，可用桂枝二麻黄一汤来治疗。

太阳中风证，服桂枝汤后，大汗出，心烦，口大渴不解，脉洪大，可用白虎汤来治疗。

伤寒病，脉浮，自汗出，小便频数，心烦，微恶寒，两腿拘急难伸的，反用桂枝汤来解表，这是错误的。服了桂枝汤以后，出现四肢厥冷，咽干，烦躁，呕逆，应当用甘草干姜汤来治疗，以恢复其阳气。服药后如果手足转为温暖，再用芍药甘草汤来治疗，两腿即伸。服药后如果胃气不和，谵语，可用承气汤来治疗。如果再服发汗药，并加烧针促其发汗，则导致亡阳，可用四逆汤来救治。

伤寒病，发汗后症状已解，过了半天，病人又觉烦扰，脉浮数者，可再发汗，用桂枝汤来治疗。

太阳病，经发汗后，身体疼痛，脉沉迟，可用桂枝加芍药生姜人参汤来治疗。

发汗后，不可再用桂枝汤，如汗出而喘，外无大热者，可用麻黄杏子甘草石膏汤来治疗。

发汗后，出汗过多，病人两手交叉复盖在心胸部，心悸喜欢用手按捺方感舒适，可用桂枝甘草汤来治疗。

发汗后，觉得脐下跳动，是将要发作贲豚气征兆，可用茯苓桂枝甘草大枣汤来治疗。

发汗后，腹部胀满者，可用厚朴生姜半夏甘草人参汤来治疗。

病人经过发汗以后，病仍不解，反见恶寒的，这是虚的缘故，可用芍药甘草附子汤来治疗。如果不恶寒，反觉发热的，这是实证。当调和胃气，用小承气汤来治疗。

**［原文］** 太阳病，发汗，若大汗出，胃中躁烦不得眠，其人欲饮水，当稍饮之，令胃中和则愈。

发汗已，脉浮而数，复烦渴者，属五苓散[1]。

伤寒，汗出而渴，属五苓散。不渴，属茯苓甘草汤[2]。

太阳病，发其汗，汗出不解，其人发热，心下悸，头眩，身瞤而动，振振欲擗地，属元武汤[3]。

伤寒，汗出，解之后，胃中不和，心下痞坚，干噫食臭，胁下有水气，腹中雷鸣而利，属生姜泻心汤[4]。

伤寒，发热，汗出不解后，心中痞坚，呕而下利，属大柴胡汤[5]。

太阳病三日，发其汗不解，蒸蒸发热者，属于胃也，属承气汤①。

大汗出，热不去，内拘急[6]，四肢疼，下利厥逆而恶寒，属四逆汤。

发汗多，亡阳，谵语者，不可下，与柴胡桂枝汤[7]。和其荣卫，以通津液，后自愈。

[校勘]

①“属承气汤”《伤寒论》辨发汗后病脉证并治第十七作“属调胃承气汤证”。

[注释]

[1]“五苓散”（仲景方）猪苓、泽泻、白术、茯苓、桂枝。

[2]“茯苓甘草汤”《伤寒论》方：茯苓、桂枝、甘草、生姜。

[3]“元武汤” 即真武汤。《伤寒论》方：茯苓、芍药、生姜、白术、附子。

[4]“生姜泻心汤”《伤寒论》方：生姜、甘草、人参、干姜、黄芩、半夏、黄连、大枣。

[5]“大柴胡汤”（仲景方）柴胡、枳实、生姜、黄芩、芍药、半夏、大枣、大黄。

[6]“内拘急” 腹中挛急。

[7]“柴胡桂枝汤”（仲景方）桂枝、黄芩、人参、甘草、半夏、芍药、大枣、生姜、柴胡。

**[语译]** 太阳病，发汗，假若出汗太多，胃中干燥，病人烦躁，睡眠不安，喜欢喝水，应当少量与之，使胃燥得润，胃气调和，则病自愈。

发汗以后，脉浮数，又心烦口渴的，可用五苓散来治疗。

伤寒病，汗出以后，感到口渴，可用五苓散来治疗。如果口不渴，可用茯苓甘草汤来治疗。

太阳病，经过发汗，汗出病不解，病人发热心悸，头晕目眩，全身筋肉跳动，几乎支持不住要跌倒的样子，可以用元武汤来治疗。

伤寒病，汗出，邪解以后，因胃气不和，致胃脘痞硬，嗳气食臭，胁下有水气，腹中肠鸣下利，可用生姜泻心汤来治疗。

伤寒病，发热，汗出而热不解，复见胃脘痞闷坚硬，呕吐，下利，可用大柴胡汤来治疗。

太阳病已三天，汗出后，病仍不解，反而蒸蒸发热，这是邪已传胃府，可用承气汤来治疗。

病人大汗出后，热仍不退，更加腹中挛急，下利四肢厥冷，恶寒肢痛等症状，可用四逆汤来治疗。

发汗过多，阳气外亡，谵语的，不可再用攻下法，应该用柴胡桂枝汤，以调和其荣卫，通畅其津液，病可获愈。

## 病不可吐证第四

**[提要]** 论述不可用吐法治疗的病证。

**[原文]** 太阳病①，当恶寒而发热，今自汗出，反不恶寒发热，关上脉细而数，此医吐之过也。若得病一日二日吐之，腹中饥，口不能食。三日四日吐之，不喜糜粥[1]，欲食冷食，朝食暮吐，此医吐之所致也，此为小逆。

太阳病②，吐之者，但太阳当恶寒，今反不恶寒，不欲近衣，此为吐之内烦也。

少阴病，饮食入则吐，心中温温[2]欲吐，复不能吐，始得之，手足寒，脉弦迟，此胸中实，不可下。若膈上③有寒饮，干呕者，不可吐，当温之。

诸四逆厥者，不可吐之，虚家亦然。

**[校勘]**

①“病” 黄、朱、张本均无。

②“病” 廖、朱、张本均无。

③“上” 缪本作“下”。

**[注释]**

[1]“糜粥” 糜烂稠粘的粥。

[2]“温温” 热气出貌。此处作泛泛欲吐的形容词。

［语译］ 太阳表证，应当有恶寒发热，现在只是自汗出，反而没有恶寒发热，关部脉细数，这是医生误吐引起的病变。在得病一、二天误吐的，感到腹中饥饿，但口中不想吃。在得病三、四天误吐的，病人不喜欢吃糜粥，想吃冷食，早晨吃下去，晚上吐出来，这些都是医生误用吐法所导致的变证，但尚不十分严重，所以叫做小逆。

太阳病，吐以后，太阳病本应有恶寒，现在反而不恶寒，并且不欲近衣，这是误吐后心中烦闷的表现。

少阴病，饮食入口就吐出，心中自觉泛泛不安，欲吐又吐不出来，刚得病的时候，四肢发冷，脉搏弦迟，这是胸中有实邪，不能使用下法，应当用吐法治疗。但是如果因胸膈之上有寒饮而发生干呕的，吐法又不能用，应当用温法治疗。

一般四肢厥冷的患者，不可用催吐药，身体虚弱也同样不可用催吐药。

## 病可吐证第五

［提要］ 论述可用吐法治疗的病证。

［原文］ 大法，春宜吐。

凡服汤吐，中病便止，不必尽剂也。

病如桂枝证，其头不痛，其项不强，寸口脉微浮，胸中痞坚，气上撞咽喉，不得息，此为胸①有寒[1]，当吐之。

病胸上诸实，胸中郁郁而痛不能食，欲使人按之，而反有浊②唾、下利日十余行，其脉反迟③，寸口微滑，此可吐之④，利即止。

少阴病，饮食入即吐，心中温温欲吐，复不能吐，当遂吐之。

宿食在上脘，当吐之。

病者手足厥冷，脉乍紧，邪结在胸中，心下满而烦，饥不能食，病在胸中，当吐之。

[校勘]

①“胸”《伤寒论》辨可吐第十九无。

②“浊”《伤寒论》作“涎”。

③“迟” 缪本作“逆”。

④“吐之” 此下杨、广、钱本、《伤寒论》均有“吐之”。

[注释]

[1]“胸有寒” 此处的“寒”字作“邪”解。胸有寒，即胸中邪气阻滞的意思，凡痰涎宿食等都属于邪的范围。

[语译] 一般的治疗法则，春天多宜用吐。

凡是用吐药，已达到治疗目的，即应停服，不一定要将全量服完。

病的症状好像桂枝汤证，但头部不痛，项部不强，寸口的脉搏略显浮象，胸中痞满而硬，气上逆，冲咽喉，呼吸不畅的，这是寒饮宿食等有形之邪，阻滞于胸中，应当用吐法治疗。

凡上焦有实邪壅塞，以致胸中闷闷作痛而不能食，欲让人按其胸部，而反有污浊的涎沫唾出，腹泻一天十多次，脉搏反迟，但寸口脉微滑，这样的病，可用吐法，吐后，腹泻就会停止。

患少阴病的病人，进食后就吐出来，心里感觉泛泛欲吐，又吐不出来，当用吐法来治疗。

饮食停滞在上脘的，应当吐之。

病人手足发冷，脉突然现紧象的，为邪气结在胸中，证见心下满闷而烦，腹中饥饿而不能食，这是病邪在胸，当用吐法。

[按语] 催吐方法，本宗于《内经》“其高者，因而越之”之旨发展而来的。在病不可吐证和病可吐证两篇中，指出了吐法的适应证和禁忌证，因为吐法易伤胃气，应从严掌握，不能

滥用。故文中反复强调，要中病便止，不必尽剂，“无使过之，伤其正也”。

凡病邪在上焦，胸喉之间，如邪结在胸中，宿食在上脘，膈上有实邪，病人又有欲吐之势，应因势利导，所以均可用吐法治疗，篇中所谓：“胸中痞坚，气上撞咽喉”，“胸中郁郁而痛”，“胸中温温欲吐”等等，即是指出邪在上焦应用吐法的具体症状。

但篇中“春宜吐”之说，不可执一而论，亦未可单纯作时令解，古今医家用吐法治疗的医案相对较少，亦不拘束在春天使用，我们认为当以临床见证为主，同时参考季节而应用吐法就更为稳妥。

## 病不可下证第六

［提要］ 阐述不可用攻下法治疗的病证。

［原文］ 脉濡而弱，弱反在关，濡反在颠，微反在上，涩反在下，微则阳气不足，涩则无血，阳气反微，中风汗出，而反躁烦，涩则无血，厥而且寒，阳微不可下，下则心下痞坚。

动气在右，不可下，下之则津液内竭，喉燥鼻干，头眩心悸。

动气在左，不可下，下之则腹里拘急，食不下，动气反剧，身虽有热，卧反欲踡。

动气在上，不可下，下之则掌握[1]热烦，身浮冷，热汗自泄①，欲水自灌[2]。

动气在下，不可下，下之则腹满，卒起头眩，食则下清谷，心下痞坚。

咽中闭塞，不可下，下之，则上轻下重，水浆不下，卧则欲踡，身体急痛，复下利日十数②行。

诸外实，不可下，下之则发微热，亡脉则厥，当脐发[3]热。

诸虚不可下，下之则渴[4]，引[5]水者易愈，恶水者剧。

**[校勘]**

①“身浮冷，热汗自泄” 缪、钱、朱、张本均作“身浮热，冷汗自泄”。

②“十数”《伤寒论》辨不可下病脉证并治第二十作“数十”。

③“发” 杨、广、钱本，《伤寒论》均作“握”。

④“渴”《伤寒论》作“大渴”。

⑤“引”《伤寒论》作“求”。

**[注释]**

[1]“掌握” 掌心。

[2]“欲水自灌” 要想喝很多的水。

**[语译]** 病人脉濡而弱，主要仅在关部，沉取是弱，浮取是濡，寸部反见微脉，尺部反见涩脉的。寸部脉微是阳气不足，尺部脉涩，是营血亏虚。阳气反微，中风汗出，而反躁烦。涩脉是阴血亏损，不能与阳气相接，故手足厥，而且形寒怕冷，阳气衰则不可用下法，若误用攻下就会引起心下痞硬。

动气在脐的右边，不可攻下，如果误用攻下，则津液内伤，而引起咽喉和鼻中干燥，头眩晕，心跳等症。

动气在脐的左边，不可攻下，如果误用攻下，会引起腹中拘挛急迫，饮食不下，动气反而更加利害，虽然身上有热，还是喜欢踡曲而卧。

动气在脐的上面，不可攻下，如果误用攻下，则掌心烦热，身上外表发冷，却有热汗自漏泄而出，还想喝多量水。

动气在脐下，不可攻下，如误攻下，会引起腹中胀满，如骤然站立，即感觉头晕，食不消化，而下利清谷，并觉心下痞塞坚硬。

咽喉闭塞的患者，不可攻下，如误用攻下会引起头轻脚重，水浆不能下咽，卧则喜欢踡缩，身体拘急疼痛，腹泻，一天十数次。

凡是表有实邪，不可攻下，如误用攻下，则外发微热，脉按不到而手足厥冷，脐部发热。

凡是属虚的病证，不可用攻下，如果误用攻下，会引起口渴，如口渴而想饮水的，是痊愈的征兆，渴而厌恶饮水的，是病情更趋严重。

**[原文]** 脉濡而弱，弱反在关，濡反在颠，弦反在上，微反在下，弦为阳运[1]，微为阴寒，上实下虚，意欲得温，微弦为虚，虚者不可下。微则为咳，咳则吐涎沫，下之咳则止。而利不休，胸中如虫齧，粥入则出，小便不利，两胁拘急，喘息为难，颈项①相牵，臂则不仁，极寒反出汗，躯冷若冰，眼睛不慧，语言不休，谷气多入，则为除中②[2]，口虽欲言，舌不得前。

脉濡而弱，弱反在关，濡反在颠，浮反在上，数反在下，浮为阳虚，数为无血，浮则为虚，数则生热。浮则为虚，自汗而恶寒③，数则为痛，振而寒栗，微弱在关，胸下为急，喘满汗流④，不得呼吸。呼吸之中，痛在于胁，振寒相搏，其形如疟，医反下之，令脉急数发热，狂走见鬼⑤，心下为痞，小便淋沥，少腹甚坚，小便血出。

**[校勘]**

①“项” 杨、广、钱本，《伤寒论》辨不可下病脉证并治二十均作“背”。

②“除中” 廖、朱、张本均作“中满”。

③“寒” 缪、廖、朱、张本均作“热”。

④“喘满汗流” 广本作“喘汗”。

⑤“狂走见鬼” 广、朱、张本均作“见鬼恍惚”。

**[注释]**

[1]“阳运” 阳气转运。此处指肝阳上逆。

[2]“除中” 中气将绝而反能食的，称为除中，属危象。

**[语译]** 病人脉濡而弱，主要仅在关部，沉取是弱，浮取是濡，而寸部现弦脉，尺部反现微脉。弦脉说明肝阳上逆，而头目眩晕，微为肾气下寒，而阴邪自盛，这是上实下虚的现象，所以病人欲得温暖。总之，微脉弦脉是属正气虚，正气虚，则不可攻下。脉象微是阴寒盛，在症状是咳嗽，咳嗽则吐出涎沫，如误用攻下，咳嗽虽然停止，却引起下利不止，胸中疼痛，有似虫咬的感觉，食粥后随即吐出，小便不利，两胁部感到拘急，气喘，呼吸困难，颈与背部牵引不舒，臂部失去知觉，病虽虚寒已极，而反汗出，身冷如冰，眼睛视物不清，言语不休，若反饮食很多，即为除中病，口虽想说话，而舌却不能正常的向前活动。

病人脉濡而弱，主要仅在关部，浮取是濡，寸部反见浮脉，尺部反见数脉，脉浮是阳虚，脉数是血少，浮既然属虚，数就是主热，浮是虚，就出现自汗出而怕冷，数主痛，会出现振战寒栗。如果微弱的脉，见于关部，则胸部以下感到拘急，气喘，胸满，汗自流，呼吸困难，呼吸时，胁部感到疼痛，身体振战，又感到寒冷，如像疟疾一样，若医者误用攻下法，便会引起脉搏急数，发热，发狂，到处奔走，出现幻觉，好像见鬼，心下痞硬，小便淋沥不爽，小腹硬满，或尿血。

**[原文]** 脉濡而紧，濡则阳气微，紧则荣中寒，阳微卫中风，发热而恶寒。荣紧胃气冷，微呕心内烦，医以为大热，解肌而发汗，亡阳虚烦躁，心下苦痞坚，表里俱虚竭，卒起而头眩，客热在皮肤，怅快[1]不得眠，不知胃气冷，紧寒在关元，技巧无所施，汲水灌其身，客热应时罢，栗栗而振寒，重被而覆之，汗出而冒巅，体惕而又振，小便为微难，寒气因水发，清谷不容间，呕变①反肠出，颠倒不得安，手足为微逆，身冷而内烦，迟欲从后救，安可复追还。

脉浮而大，浮为气实，大为血虚，血虚为无阴，气实为孤阳②，当小便难，胞中虚。今反小便利，而大汗出，法卫家当微，今反更实，津液四射，荣竭血尽，虚③烦不眠，血薄内④消，而成暴液[2]，医以药攻其胃，此为重虚，客阳去有期，必下如汙泥而死。

趺阳脉迟而缓，胃气如经也。趺阳脉浮而数，浮则伤胃，数则动脾，此非本病，医特下之所为也。

［校勘］

①“变” 廖、朱、张本均作“胃”。

②“气实为孤阳” 杨、广、缪、钱本，《伤寒论》辨不可下病脉证并治第二十均作“孤阳独下阴部”。

③“虚” 杨、广、缪本，《伤寒论》均作“干”。

④“内” 杨、广、缪、钱、朱、张本，《伤寒论》均作“肉”。

［注释］

[1]“怅快” 失意不乐。

[2]“暴液” 暴同曝。曝液，指津液被火气煎熬。

［语译］ 病人脉濡而紧，濡主阳气微，紧主营血寒，阳气衰微所以卫气受风，发热而怕冷。营血伤于寒，则胃中虚冷，稍有呕吐，心烦，医生认为是肌表大热，用解肌发汗，以致汗出亡阳，里虚而烦躁不安，心中觉得痞硬不舒，这是表里都虚竭，骤然站立，即感头眩，虚热浮于皮肤，心里不乐，睡不好，医不知其胃气虚冷和寒气在关元，不能很好施展治疗技术。反用冷水浇灌病人身上，外热虽然随之而退，却恶寒战栗，再用重被盖复，又引起汗出头晕，筋肉跳动，小便微觉不畅。里寒是由于水灌而引起，致下利清谷不止，上呕吐出异味，下直肠脱出，颠倒不得安宁，手足微有逆冷，身上寒冷而内心烦躁，若治疗迟缓，虽然以后抢救，怎么来得及挽救。

病人脉浮大，浮是气实，大是血虚，血虚为无阴气，实为孤阳，应当小便短涩而胞中空虚。现反小便通利而大汗出，这样就应当卫气虚微，而反出现卫实现象，大量津液外泄，酿成荣血竭尽，故虚烦不眠，血少，内脏津液消耗，如受火热所煎熬，这时又误用攻下药攻其胃，是虚上加虚，虚阳无所依附，离脱去的时间不远，其后果会引起下污泥样肠垢而趋向死亡。

趺阳脉迟而缓，是胃气正常的现象。假如趺阳脉浮而数，浮是胃气受伤，数是脾气被扰，这不是本来病状，是医生误用泻下所引起的。

**[原文]** 荣卫内陷，其数先微，脉反但浮，其人必大便[①]坚，气噫而除。何以言之？脾脉本缓，今数脉动脾，其数先微，故知脾气不治，大便坚，气噫而除，今脉反浮，其数改微，邪气独留，心中则饥，邪热[②]杀谷，潮热发渴。数脉当迟缓，脉因前后度数如法[③]，病者则饥，数脉不时，则生恶疮。

脉数者，久数不止，止则邪结，正气不能复，正气却结于脏，故邪气浮之，与皮毛相得。脉数者，不可下，下之必烦，利不止。

少阴病，脉微，不可发其汗，无阳故也。阳已虚，尺中弱涩者，复不可下之。

脉浮大，应发其汗，医反下之，此为大逆。

脉浮而大，心下反坚，有热属脏者，攻之不令发汗。属腑者，不令溲数，溲数则大便坚，汗多则热愈，汗少则便难，脉迟尚未可攻。

二阳并病，太阳初得病时，发其汗，汗先出，复不彻，因转属阳明，欲自汗出，不恶寒，若太阳证不罢，不可下，下之为逆。

结胸证，其脉浮大，不可下，下之即死。

太阳与阳明合病，喘而胸满，不可下之。

太阳与少阳并病，心下痞坚，颈项强而眩，勿下之。

[校勘]

①“大便” 杨、广、缪本均无。

②“热” 此下杨、广、缪本，《伤寒论》辨不可下病脉证并治第二十均有“不”字。

③“法” 杨、广、缪、钱本均作“前”。

[语译] 荣卫之气内虚，数脉变微，但只现浮脉，病人必然是大便坚硬，发出嗳气就觉爽适。这样究竟怎么讲呢？脾脉本来是缓象，现脉数主热扰动脾气，数脉很快变微，所以知道脾弱不能运化，故大便硬，嗳气始觉爽适，现在脾象反浮而数变微，这是由于邪气独留于胃，胃中饥饿，是邪热消谷，同时还会出现潮热口渴等症状。总之，数脉当迟缓下来，脉象和未病之前与病退之后的度数一样正常，病者知饥能食那是病势向愈，如果数脉不时出现，就会生恶疮。

脉数的病人，数象一直很久不止，如果出现脉歇止，说明邪气结滞，正气不能恢复而闭结在脏，邪气反浮动在外面，与皮毛部相应。脉数是不可用泻下法，如果误用，会引起心烦而下利不止。

少阴病脉微，不可用发汗法，这是阳气虚的缘故，如果阳气已虚，再见尺部弱涩，说明阴气亦虚，不但不能发汗，连下法也不能用。

脉象浮大，应当发汗治疗，医生反用攻下，这是严重的误治。

脉浮而大，心下部反而硬满，如有热病在内脏，治疗时要注意，不要用发汗剂，在腑的就不要使小便次数频多，如小便次数增多，大便就会硬结，汗多则热邪随汗出而病愈。若汗过少，则热邪不得泄，热灼津伤便结，可酌用下法。如果见到迟脉，尚不能攻下。

太阳与阳明并病，在太阳病初起的时候，用发汗的方法治疗，假如汗出不透，则邪热可以由太阳转到阳明，此时应该见病人续自汗出，而不再恶寒。如果太阳证仍然存在，不可用攻下的方法，若用攻下，就是错误的治法。

结胸证，脉象浮大的，不可用攻下，如果攻下，就会导致死亡。

太阳与阳明合病，证见气喘而胸部满胀的，不可用攻下。

太阳病未解，又并发了少阳病，见到胃脘部痞硬，颈项部强直，而头目昏眩等症时，切不可用攻下的方法。

**[原文]** 诸四逆厥者，不可下之，虚家亦然。

病欲吐者，不可下之。

太阳病，有外证未解，不可下，下之为逆。

病发于阳，而反下之，热入，因作结胸。发于阴，而反下之，因作痞。

病[①]脉浮紧[②]，而下之，紧反入里，因作痞。

夫病阳多者热，下之则坚。

本虚，攻其热，必哕。

无阳，阴强而坚，下之，必清谷而腹满。

太阴之为病，腹满而吐，食不下，下之益甚，腹时自痛，胸下结坚。

厥阴之为病，消渴，气上撞，心中疼热，饥而不欲食，甚者则欲吐，下之不肯止[③]。

少阴病，其人饮食入则吐，心中温温欲吐，复不能吐，始得之，手足寒，脉弦迟，此胸中实，不可下也。

伤寒五六日，不结胸，腹濡，脉虚，复厥者，不可下，下之，亡血死。

伤寒，发热，但头痛，微汗出，发其汗，则不识人，熏之则喘，不得小便，心腹满，下之则短气而腹满[④]，小便难，头痛背强，加温针则必衄。

**[校勘]**

①“病”　杨、广、黄、朱、张本均作“痞”。钱本无。

②“紧”　杨、黄、朱、张本均作“坚”。

③“甚者则欲吐，下之不肯止”《伤寒论》辨不可下病脉证并治第二十作“食则吐蚘，下之利不止”。

④“而腹满”《伤寒论》无。

［语译］　一般四肢厥冷的患者，不可用攻下，身体虚弱，同样不可用攻下治疗。

病人要想呕吐的，不可用攻下法治疗。

太阳病，表证没有解除时，不可用攻下的方法，如果竟用攻下，就是错误的治法。

病发为阳证，误用下法，热邪内陷就会成为结胸。病发为阴证，误用下法，就会成为痞证。

脉象浮而紧的，误用了下法之后，因而变为沉紧，遂成痞证。

凡病人阳气盛的，则多热，误下之后，心下会坚硬。

病人中气本虚，若误攻下，必然会发生呃逆。

阳虚阴盛而大便硬结的，攻下之后，必然会下利完谷不化和腹中胀满。

太阴病所表现的症状，为腹胀满而呕吐，饮食不下，如用攻下则腹满，呕吐，饮食不下等症状更会严重，且腹部时觉疼痛，胃脘部痞结胀硬。

厥阴病所表现的症状，饮水多而渴仍不解，觉气上冲，心里感到又疼又热。虽然觉得饥饿，又不想吃东西，甚则欲吐，如误用攻下，就会腹泻不止。

少阴病病人，吃下去就吐出来，心里感到泛泛不适，要吐又吐不出来，刚得病的时候，四肢发冷，脉搏弦迟，这是因为胸中有实邪，此时不能使用攻下法。

伤寒病五、六天，无结胸证象，腹部软，脉象虚，而又四肢厥冷的，不可用攻下法，如果误用攻下，会引起失血而导致死亡。

伤寒病，发热，唯有头痛，微汗出的现象，如果用发汗，则神志不清不识人，如果用火熏，则气喘而不得小便，心下和腹部胀满，如果用攻下法治疗，则呼吸短促而腹部胀满，小便困难，头痛，背部牵强；如用温针，则会引起鼻衄。

**[原文]** 伤寒，其脉阴阳俱紧，恶寒，发热，则脉欲厥。厥者，脉初来大，渐渐小，更来渐大，是其候也。恶寒甚者，翕翕汗出，喉中痛。热多者，目赤①，睛不慧，医复发之，咽中则伤。若复下之，则两目闭。寒多，清谷②，热多，便脓血。熏之，则发黄③。熨之，则咽燥。小便利者，可救。难者④，必危殆。

伤寒，发热，口中勃勃气出，头痛目黄，衄⑤不可制。贪水者必呕。恶水者厥。下之，咽中生疮，假令手足温者，下之⑥，下重，便脓血。头痛目黄者，下之，目闭。贪水者，下之，其脉必厥，其声嘤[1]，咽喉塞，发其汗，则战栗，阴阳俱虚。恶水者，下之，里冷不嗜食，大便完谷出。发其汗，口中伤，舌上胎滑⑦，烦躁。脉数实，不大便六、七日，后必便血。复发其汗，小便必自利。

得病二三日，脉弱，无太阳柴胡证，而烦躁心下硬⑧，至四五⑨日，虽能食，以承气汤，少⑩与微和之，令小安。至六日，与承气汤一升。不大便六七日，小便少者，虽不大便，但头坚后溏⑪，未定成坚⑫，攻之必溏，当须小便利，定坚⑬，乃可攻之。

**[校勘]**

①“目赤” 此下《伤寒论》辨不可下病脉证并治第二十有“脉多”二字。

②“清谷” 此上《伤寒论》有“便”字。

③“发黄” 此上《伤寒论》有“身”字。

④“难者” 此上《伤寒论》有“若小便”三字。

⑤“衄” 此上杨、广、缪本均有“鼻”字。

⑥“下之” 杨、广、缪、钱本均无。《伤寒论》作“必”。

⑦“胎滑”《伤寒论》作“白胎”。

⑧“硬” 杨、广、缪、钱、朱、张本均作“坚”，《伤寒论》作“痞”。

⑨“五” 杨、广、缪、钱、朱、张本，《伤寒论》均无。

⑩“少”《伤寒论》作“少少”。

⑪“头坚后溏”《伤寒论》作“头软后必溏”。

⑫“坚”《伤寒论》作“硬”。

⑬“定坚”《伤寒论》作“屎定硬”。

**[注释]**

[1]“嘤（yīng 樱）” 鸟叫的声音。此处形容声音细小。

**[语译]** 伤寒病，脉阴阳俱紧，证见恶寒发热，将成为厥脉。厥脉的脉象是初来时大，逐渐变小，后来又渐渐变大，这就是厥脉的体状。如果病人恶寒厉害，可出现微微出汗，咽喉疼痛。如热多则目赤，眼睛视物不清楚，医者更用发汗，就会伤及咽喉。如果再用攻下，则眼倦懒开。寒多则下利完谷不化，热多则下利便脓血。若用火熏，则身发黄。若用火熨，则咽中发燥。如小便利的，尚可救治。如小便难的，就危险得很。

伤寒，发热，口中有很难遏止的热气冲出，头痛目黄，鼻衄无法制止。如果病人贪喝水的，必引起呕吐。如果厌恶水的，会发生四肢厥冷。误用攻下，则咽中生疮。假如病人手足温暖的，一经服攻下药，就会里急后重而大便脓血。如果病人头痛目黄的，一经服攻下药，就会两目懒于张开。如果病人喜欢喝水的，服攻下药，就会出现厥脉，发音很小，咽喉闭塞。如再用发汗药，则振寒战栗，导致阴阳俱虚。如果怕水的，一经服攻下药，则中焦虚冷而不想饮食，大便完谷不化。如再用发汗药，会口中生疮，舌现滑苔，烦躁不宁。如果病人脉数而有力，又是六、七天不大便的，以后一定要便脓血。如果又再发汗，下焦失于约束，小便会自利。

得病二、三天，脉弱，没有太阳桂枝证和少阳柴胡证，而见烦躁，心下硬满，到了四、五天，虽能够饮食，也只能少与小承气汤，微微和下之，使病势稍为缓和。到第六天，再给服承气汤一升。假如六、七天不解大便，小便少的，虽然大便不通，可推测大便开始干硬，后必溏薄，还没有完全达到坚硬，如果用攻下剂，必会导致泄泻，一定要等小便利，大便才完全燥结，方可以用攻下法。

**［原文］** 脏结无阳证，寒而不热①，其人反静，舌上苔滑者，不可攻也。

伤寒呕多，虽有阳明②证，不可攻之。

阳明病，潮热，微坚③，可与承气汤④。不坚，不可与。若不大便六七日，恐有燥屎，欲知之法，可少与小承气汤。腹中⑤转失气者，此为有燥屎，乃可攻之。若不转失气者，此但头坚后溏，不可攻之，攻之必腹⑥满不能食。欲饮水者，即哕⑦，其后发热者，必复坚⑧，以小承气汤和之。若不转失气者，慎不可攻之。

阳明病，身汗⑨色赤者，不可攻也。必发热色黄者，小便不利也。

阳明病，当心下坚满，不可攻之，攻之，遂利不止者死，止者愈。

阳明病，自汗出，若发其汗，小便自利，此为内竭⑩，虽坚⑪不可攻之。当须自欲大便，宜蜜煎导而通之。若土瓜根，及猪胆汁，皆可以导。

下利，其脉浮⑫大，此为虚，以强下之故也。设脉浮革，因尔肠鸣，属当归四逆汤[1]。

**［校勘］**

①“寒而不热”《伤寒论》辨不可下病脉证并治第二十作

“不往来寒热”。

②“明”　廖、朱、张本均无。

③“微坚”《伤寒论》作“大便微硬者”。

④“承气汤”《伤寒论》作“大承气汤”。

⑤“腹中”　此上《伤寒论》有“汤入”二字。

⑥“腹”《伤寒论》作“胀”。

⑦“即哕”《伤寒论》作“与水则哕”。

⑧“必復坚”《伤寒论》作“大便必复硬而少也。”

⑨“汗”　杨、广、缪、钱本、《伤寒论》均作“合”。黄本作“冷”。

⑩“内竭”　此上《伤寒论》有“津液”二字。

⑪“坚”《伤寒论》作“硬”。

⑫“浮”《伤寒论》无。

**［注释］**

［1］“当归四逆汤”《伤寒论》方：当归、桂枝、芍药、细辛、甘草、通草、大枣。

**［语译］**　脏结没有阳热的症状，只寒而不热，病人反而安静，舌苔见滑的，不能用攻下药治疗。

伤寒病，如果呕吐比较厉害，虽有阳明腑证，不可用泻下药。

阳明病，发潮热，大便微硬的，可用承气汤治疗，不硬的，即不可用承气汤。假如已经六、七天不大便，恐有燥屎停积，欲探测是否属实，可少量给小承气汤。服后，肠中积气下泄，这是有燥屎的征象，始可以用攻下药。如无积气下泄，这仅仅大便开始干硬，后必溏薄，那就不适合用攻下药。如误用攻下药，一定会引起腹部胀满，不能进食等证。如病人喜欢喝水，就会发生呃逆。假使后来又见发热，必然大便又转硬结，这时可用小承气汤来微和胃气。假如积气未下泄，大便未完全干硬，峻下药物必须慎用。

阳明病，身上出汗和面部潮红的病人，病尚在上、在表，不可径用攻下法。如果误用攻下，必然发热更甚，肌肤发黄而且小便不利。

阳明病，心下部硬满的，不可用攻下药。如果误用攻下，腹泻不止的，就有生命危险，如果腹泻能止，还可痊愈。

阳明病，已经汗出，假使再发其汗，病人小便反而畅利的，要防体内津液衰竭，大便虽硬，也不能使用泻下剂。应当等待病人自觉有便意的时候，用蜜煎导法以润肠通便，或土瓜根，猪胆汁都可以润导。

泄泻的病人，脉搏有浮大象，这是正气虚，由于强行攻下所造成。如果脉见浮革，证现肠鸣的，可以用当归四逆汤来治疗。

## 病可下证第七

**［提要］** 阐述可用攻下法治疗的病证。

**［原文］** 大法，秋宜下。

凡可下者，以汤胜丸散，中病便止，不必尽服之。

阳明病，发热、汗多者，急下之，属大柴胡汤。

少阴病，得之二三日，口燥咽干者，急下之，属承气汤①。

少阴病，六七日，腹满不大便者，急下之，属承气汤。

少阴病，下利青水，色青②者，心下必痛，口干燥者，可下之，属大柴胡汤、承气汤③。

下利，三部脉皆平，按其心下坚④者，可⑤下之，属承气汤。

阳明与少阳合病，而⑥利，脉不负者，为顺。负[1]者，失也，互相克贼，为负。

滑而数者，有宿食，当下之，属大柴胡汤、承气汤。

伤寒后脉沉，沉为内实（玉函云：脉沉实，沉实者下之），下之解，属大柴胡汤。

伤寒六七日，目中不了了，睛不和。无表里证，大便难，微热者，此为实。急下之，属大柴胡汤、承气汤。

太阳病，未解，其脉阴阳俱停[2]，必先振⑦，汗出解。但阳微者，先汗之而解。但阴微者，先下之而解，属大柴胡汤（阴微一作尺实）。

脉双弦迟，心下坚⑧，脉大而紧者，阳中有阴，可下之，属承气汤。

结胸者，项亦强，如柔痓状，下之即和。

**[校勘]**

①“属承气汤”《伤寒论》辨可下病脉证并治第二十一作“宜大承气汤”。（以下无注者，均属大承气论）

②“青” 此上《伤寒论》有“纯”字。

③“承气汤” 缪本无。

④“坚”《伤寒论》作“硬”。

⑤“可”《伤寒论》作“急”。

⑥“而”《伤寒论》作“必下”。

⑦“振” 此下《伤寒论》有“栗”字。

⑧“坚”《伤寒论》作“硬”。

**[注释]**

[1]“负” 相克。

[2]“停” 停匀、均匀。

**[语译]** 一般的治疗法则是，秋天宜用泻下法。

凡可以用攻下药的病证，用汤剂，胜于用丸剂散剂。服攻下药得大便一通，就当停止，不一定服完全剂。

阳明腑实证，发热，汗出得很多，应急用攻下，属于大柴胡汤。

少阴病，得病二、三天，出现口燥咽干的，应急用攻下，属于承气汤。

少阴病，发病已六、七日，腹部胀满，大便不通的，应急用攻下治法，属于承气汤。

少阴病，泻下稀水，颜色纯青，其胃脘部必然疼痛，口中干燥，可以用下法治疗，属于大柴胡汤和承气汤。

腹泻病人，寸关尺三部脉象都正常，按其心下坚硬的，可以用泻下法，属于承气汤。

阳明和少阳合病，发生下利，若脉象不负，是顺证。如果脉象负，就是失，互相克贼就是负。

脉象滑数的，这是肠中有积滞，应当攻下，属于大柴胡汤、承气汤。

患伤寒病后，脉沉，沉是内实的脉象，用泻下法可解，属大柴胡汤。

伤寒病六、七天，病人视物模糊，眼睛转动不灵活，无头痛恶寒的表证和腹满谵语的里证，大便困难，身上微热，这是阳明腑实证。应急用攻下，属大柴胡汤、承气汤。

太阳病未愈，其尺寸的脉搏都很均匀，此时必先作战栗，而后汗出病解。只见寸口脉微弱的，可以先从汗出而病解。如果只见尺部脉微弱的，可以下后而病解。属于大柴胡汤治疗。

脉左右皆弦迟，心下痞硬，若脉象大而紧的，是阳中有阴，可用下法，属于承气汤。

结胸证，项部也有强直的现象，如同柔痓症状一样，以攻下治疗，就可以转为柔和。

**[原文]** 病者无表里证，发热七八日，虽脉浮数，可下之，属大柴胡汤。

太阳病，六七日，表证续在，其脉微沉，反不结胸，其人发①狂，此热在下焦，少腹当坚②而满，小便自利者，下血乃愈。所以然者，以太阳随经，瘀热在里故也。属抵当汤③[1]。

太阳病，身黄，其脉沉结，少腹坚④，小便不利，为无血。小便自利，其人如狂者，血证谛，属抵当汤。

伤寒有热，而少腹满，应小便不利，而反利者，此为血。当下之，属抵当丸[2]。

阳明病，发热而汗出，此为热越[3]，不能发黄。但头汗出，其身无有⑤，齐颈而还，小便不利，渴引水浆，此为瘀热在里，身必发黄。属茵陈蒿汤⑥[4]。

阳明证，其人喜忘，必有畜血。所以然者，本有久瘀血，故令喜忘。虽坚，大便必黑⑦，属抵当汤。

汗出而谵语者，有燥屎在胃中，此风也⑧。过经乃可下之。下之若早，语言乱，以表虚里实故也。下之则愈，属大柴胡汤、承气汤。

病者烦热，汗出即解，复如疟状，日晡所发⑨者，属阳明。脉实者，当下之，属大柴胡汤、承气汤。

阳明病，谵语，有潮热，而反不能食者，必⑩有燥屎五、六枚。若能食者，但坚⑪耳，属承气汤。

太阳中风，下利呕逆，表解，乃可攻之。其人漐漐汗出，发作有时，头痛，心下痞坚⑪满引胁下痛，呕⑫而短气，汗出，不恶寒，此为表解里未和，属十枣汤[5]。

太阳病不解，热结膀胱，其人如狂，血自下，下者即愈。其外未解，尚未可攻，当先解其外。外解，小腹急结者，乃可攻之，属桃仁承气汤[6]。

[校勘]

①“发” 朱本作“热”。

②“坚”《伤寒论》辨可下病脉证并治第二十一作“硬”。

③“抵当汤” 此上《伤寒论》有“宜下之”三字。

④“坚”《伤寒论》作“硬满”。

⑤“有”《伤寒论》作“汗”。

⑥“茵陈蒿汤” 此上《伤寒论》有“宜下之”三字。

⑦“虽坚，大便必黑”《伤寒论》作“屎虽硬，大便反

易，其色必黑”。

⑧“此风也” 此下《伤寒论》有“须下者”三字。

⑨“发” 此下《伤寒论》有“热”字。

⑩“必”《伤寒论》作“胃中”。

⑪“坚”《伤寒论》作“硬”。

⑫“呕” 此上《伤寒论》有“干”字。

**［注释］**

［1］“抵当汤”（仲景方）水蛭、虻虫、桃仁、大黄。

［2］“抵当丸”《伤寒论》方：同上作丸。

［3］“热越” 里热发越于外。

［4］“茵陈蒿汤”《伤寒论》方：茵陈、栀子、大黄。

［5］“十枣汤”（仲景方）芫花、甘遂、大戟、大枣。

［6］“桃仁承气汤”《伤寒论》方：桃仁、大黄、桂枝、甘草、芒硝。

**［语译］** 病人没有其他表里证象，但发热已经七、八天，虽然脉搏浮数，也可用攻下，属于大柴胡汤。

患太阳病已经六、七天，表证仍旧存在，脉搏微见沉，并没有结胸的症状，病人狂躁不安，这是热邪蓄于下焦的缘故，小腹部应当坚硬胀满，小便自利的，血下才可痊愈。这是因为太阳之邪随经入里，瘀热在里的缘故。属抵当汤。

太阳病，全身发黄，脉象沉结，少腹坚硬，小便不畅利的，没有蓄血。小便自利，神识如狂的，则是蓄血的确据，属抵当汤。

伤寒病发热，而少腹满的，应小便不利，而反通利，这是下焦蓄血。应当下其瘀血，属于抵当丸。

阳明病，发热汗出的，是里热能够随汗外泄，就不致有发黄的症状。如果只有头部汗出，从颈以下完全没有汗出，而且小便不利，口渴欲饮汤水，这是邪热郁滞于里，全身就必然发黄。属于茵陈蒿汤。

阳明证，病人健忘的，体内本有蓄血。所以这样的，是因为早就有瘀血，故引起健忘。大便虽硬，但色必黑，属于抵当汤治疗的范围。

病人汗出而言语谵妄的，是因肠中有燥屎阻结，这是兼有风邪。必须等待表证已罢，才可攻下。如果攻下太早，必致言语错乱，这是表虚里实的缘故。故下可愈，属于大柴胡汤、承气汤。

病人烦热，汗出之后，已经解除，可是病又发作，像疟疾一样，每至傍晚，定时发热，这是属于阳明里热。脉有实象的，可以泻下，属大柴胡汤、承气汤。

阳明病，谵语潮热而不能进食的，肠中一定已有燥屎五、六枚。如果能进饮食，就只是大便干硬阻结在内，属于承气汤。

太阳中风，自利而呕逆的，须待表邪已解，才能用攻下治疗。病人微微汗出，发作有一定的时间，头部疼痛，心下痞闷而硬满，牵引胁下作痛，呕而呼吸短促，汗出不恶寒，这是表邪已解而里未和的现象，属十枣汤。

太阳病，表证没有解除，邪热结于膀胱，病人出现类似发狂的现象，自下血，下后就可得痊愈。其表证还没解除，尚不能攻里，应当先解其表。待表解之后，少腹尚有硬满拘急的，进行攻下，属于桃仁承气汤。

**[原文]** 伤寒七八日，身黄如橘①，小便不利，少②腹微满，属茵陈蒿汤。

伤寒十余日，热结在里，复往来寒热，属大柴胡汤。

但结胸，无大热，此为水结在胸胁，头微汗出，与大③陷胸汤。

伤寒六七日，结胸热实，其脉沉紧，心下痛，按之如石坚④，与大陷胸汤。

阳明病，其人汗多，津液外出，胃中燥，大便必坚④，坚④者必谵语，属承气汤⑤。

阳明病，不吐下，而心烦者，可与承气汤⑥。

阳明病，其脉迟，虽汗出而不恶寒，其体必重，短气，腹满而喘，有潮热，如此者，其外为解，可攻其里。若手足濈然[1]汗出者，此大便已坚⑦，属承气汤⑧，其热不潮，未可与承气汤。若腹满大而不大便者⑨，属小承气汤，微和胃气，勿令至大⑩下。

阳明病，谵语，发潮热，其脉滑疾，如此者，属承气汤⑪。因与承气汤一升，腹中转矢⑫气者，复与一升。如不转矢⑫气者，勿更与之。明日又不大便，脉反微涩者，此为里虚，为难治，不可更与承气汤。

二阳并病，太阳证罢，但发潮热，手足漐漐汗出，大便难而谵语者，下之愈，属承气汤⑬。

病人小便不利，大便乍难乍易，时有微热，喘⑭不能卧，胃⑮有燥屎也，属承气汤⑯。

［校勘］

①“橘” 此下《伤寒论》辨可下病脉证并治第二十一有“子色”二字。

②“少”《伤寒论》无。

③“大” 缪本作“小”。

④“坚”《伤寒论》作“硬”。

⑤“承气汤”《伤寒论》作“小承气汤”。

⑥“承气汤”《伤寒论》作“调胃承气汤”。

⑦“坚”《伤寒论》作“硬”。

⑧“承气汤”《伤寒论》作“大承气汤”。

⑨“若腹满大而不大便者”《伤寒论》作“若腹大满不通者”。

⑩“大” 此下《伤寒论》有“泄”字。

⑪“承气汤”《伤寒论》作“小承气汤”。

⑫“矢”《伤寒论》无。

⑬“承气汤”《伤寒论》作“小承气汤”。

⑭“喘” 此下杨、广、廖、钱本、《伤寒论》均有“冒”字。

⑮“冒” 杨、广、廖、钱本，《伤寒论》均无。

⑯“承气汤”《伤寒论》作“大承气汤”。

［注释］

［1］“濈（jì 计）然” 持续貌。

［语译］ 伤寒到了七、八天，周身发黄像橘子色，小便不利，少腹部微微胀满的，属茵陈蒿汤。

患伤寒十多天，热邪郁结在里，而又往来寒热的，属大柴胡汤。

但有结胸症状，外表无大热的，这是水结于胸胁，仅头部微微汗出的，用大陷胸汤治疗。

伤寒六、七天，出现结胸证属热属实的，脉象沉而且紧，心下疼痛，按之如同石头一样坚硬，可用大陷胸汤治疗。

阳明病，汗出太多，引起津液大量外泄，致胃中干燥，必出现大便硬结。大便硬结的，必兼谵语，属于承气汤。

阳明病，不吐不下，而心烦不安的，可治以承气汤。

阳明病，脉迟，虽有汗出，但不怕冷，身体沉重，呼吸短促，腹部胀满，兼喘，并有潮热，这是外证已解，可以用泻下药攻其里实。如手足持续汗出，这是大便已硬的确据，属于用承气汤治疗的范围。假如有以上症状，但没有潮热出现，还没有到用承气汤的程度。假如腹部胀满而大，大便不通的，属于小承气汤的治疗范围。稍稍调和胃气，不要泻下太过。

阳明病，言语谵妄，发潮热，脉滑疾的，这样证候，属于承气汤的治疗范围。给病人吃承气汤一升，腹中有矢气转动的，可以再服一升。如不转气的，切不可再服。明日仍不大便，脉搏转现微涩的，这是里气已虚，为难治之症。不可更服承气汤。

太阳、阳明并病，太阳症状已经解除，只发潮热，手足不断微微汗出，大便难出而且谵语的，应攻下才能得愈，属于承气汤。

病人小便不利，大便忽难忽易，时有微微发热，喘息而不能安卧的，这是胃肠中有燥屎的缘故，属于承气汤。

**［按语］** 按可下不可下证治，简而言之，即实者可下，虚者不可下，是临床运用下法必须掌握的治疗原则。也是宗《内经》"实者泻之，留者攻之"的治疗原则而提出的。在可下证节叙述了泻肠胃燥实，攻积逐饮，破瘀逐血，涤痰开结等，目的在于泻实热而救津液，攻瘀活血，扶正祛邪，随证投方，按病用药，同时还必须根据病情轻重，病势缓急，严格掌握攻下时期。如过早攻下则阳邪内陷，失下则热灼津涸，流弊百出，这是指可下情况必须注意的方面，当然不可下而误下的后果自不待言。篇中在不可下证治中列举许多禁下范例，如：脐有动气，脉微，阳微，胃弱，老年血燥，新产血枯，津液损伤，气血亏耗，表证未罢，邪尚在表，邪虽入里，胃家未实，欲吐，呕多，咽中闭塞等都属于内虚、外实、病势向上的不可下范围。古人辨证之精微，用药之严谨，可推想而知。若正虚邪实，如：津液内竭，阴血耗伤而出现便秘可下之证，是绝对不能专任攻伐的。故另立润导之法，蜜煎导、猪胆汁、土瓜根等以弥补峻攻剂之不足，乃临床实践经验的结晶，为后世医家所效法，温病学的增水行舟之法，其理与此互通。

## 病发汗吐下以后证第八

**［提要］** 阐述发汗、吐、下以后脉证。

**［原文］** 师曰：病人脉微而涩者，此为医所病也。大发其

汗，又数大下之，其人亡血，病当恶寒而发热，无休止时。夏月盛热，而欲著複衣，冬月盛寒，而欲裸其体，所以然者，阳微即恶寒，阴弱即发热，医发其汗，使阳气微，又大下之，令阴气弱。五月之时，阳气在表，胃中虚冷，以阳气内微，不能胜冷，故欲著複衣。十一月之时，阳气在里，胃①中烦热，以阴气内弱，不能胜热，故欲裸其体。又阴脉迟涩，故知亡血。

太阳病三日，已发其汗，吐下，温针[1]而不解，此为坏病[2]，桂枝复不中与也。观其脉证，知犯何逆，随证而治之。

脉浮数，法当汗出而愈，而下之，则身体重，心悸，不可发其汗，当自汗出而解。所以然者，尺中脉微②，以里虚，须表里③实，津液和，即自汗出愈。

凡病若发汗，若吐，若下，若亡血，无津液，而阴阳自和者，必愈。

大下后，发汗，其人小便不利，此亡津液，勿治。其小便利，必自愈。

下以后，复发其汗，必振寒，又其脉微细。所以然者，内外俱虚故也。

［校勘］

①“胃” 缪本作“胸”。

②“微” 广本作“浮”。

③“里” 缪本无。

［注释］

［1］“温针” 以艾裹针体燃烧的针。

［2］“坏病” 因治疗错误致病情恶化。

［语译］ 老师说：病人脉微而涩，这是被医生误治所造成的。如大发其汗，又屡用峻下，致病人营血虚弱，病当是初起恶寒，继而发热，发作无休止，在炎热的夏季还要穿很多的衣服，在严寒的冬天反而想赤膊露体，其所以出现这种情况，是由于阳气衰弱的恶寒，阴气不足而发热，又被医生误发其汗，

致阳气虚弱，又误峻下更令阴气不足。在五月时节，阳气在外，胃中虚冷，便因阳气内微，不能胜寒，所以要多穿衣服。十一月时节，阳气在里，胃中烦热，因阴气不足，不能胜热，所以反而想赤膊露体。而且病人尺脉迟涩，都说明营血不足。

太阳病三天，经过汗或吐、下、温针等的治疗，病仍不解，这叫坏病，桂枝汤已不能再用了。应该察其脉证，知病所在，随证治疗。

脉浮数的病，照理应当汗出而解，反而用下法，出现身体重，心跳，就不要再发汗，病当自汗出而愈。所以这样，是因为尺脉微弱，里气不足，要等待表里之气趋于恢复，津液充沛，便会自汗出而愈。

凡病用发汗、催吐、泻下的方法治疗，而致产生亡血、亡津液的证候，如果阴阳两气能渐趋调和，就可以自然痊愈。

峻烈泻下以后，又发其汗，病人小便不利的，是津液不足的缘故，不要治疗。待其津液恢复，小便通利，便即可愈。

泻下以后，又发其汗，就会出现振栗恶寒，脉象微细。所以这样，是因为表里阴阳俱虚的缘故。

**［原文］** 太阳病，先下而不愈，因复发其汗，表里俱虚，其人因冒，冒家[1]当汗出自愈。所以然者，汗出表和故也。表和，然后下之。

得病六七日，脉迟浮弱，恶风寒，手足温，医再三下之，不能食①，其人胁下满②，面目及身黄，颈项强，小便难，与柴胡汤[2]，后必下重，大③渴，饮水而呕，柴胡汤不复④中与也，食谷者哕。

太阳病，二三日，终不能卧，但欲起者，心下必结，其脉微弱者，此本寒也。而反下之，利止者，必结胸，未止者，四五⑤日复重下之，此挟热利也。

太阳病，下之，其脉促，不结胸者，此为欲解。其脉浮者，必结胸。其脉紧者，必咽痛。其脉弦者，必两胁拘急。其脉细而数者，头痛未止。其脉沉而紧者，必欲呕。其脉沉而滑者，挟热利。其脉浮而滑者，必下血。

太阳少阳并病，而反下之，成结胸，心下坚⑥，下利不复止，水浆不肯下，其人必心烦。

脉浮紧，而⑦下之，紧反入里，则作痞。按之自濡，但气痞耳。

伤寒吐下发汗，虚烦，脉甚微，八、九日心下痞坚⑧，胁下痛，气上冲咽喉，眩冒，经脉动惕者，久而成痿。

**[校勘]**

①“食” 原作“多”，据《伤寒论》辨发汗吐下后病脉证并治第二十二改。

②“满” 此下《伤寒论》有“痛”字。

③“大” 杨、广、缪、钱、黄本、《伤寒论》均作“本”。

④“汤不复”《伤寒论》作“不”。

⑤“五”《伤寒论》无。

⑥“坚”《伤寒论》作“硬”。

⑦“而” 此下《伤寒论》有“复”字。

⑧“坚”《伤寒论》作“硬”。

**[注释]**

[1]“冒家” 冒，头目如被物蒙。冒家，即头目昏冒的病人。

[2]“柴胡汤”（仲景方）柴胡、黄芩、人参、半夏、甘草、生姜、大枣。

**[语释]** 太阳病，先泻下，病不愈，又发其汗，因此内外皆虚，以致病人发生昏冒，昏冒的病人，当会汗出而自愈。所以这样，是因为汗出则表气得和的缘故。如果里气未和，可用下法治疗。

患病六、七天，脉迟而浮弱，恶风寒，手足温，经过医生几次泻下以后，出现不能食，胁下胀满，面目及周身发黄，颈项强急，小便不利等症状，用柴胡汤来治疗，以后便会出现大便里急后重，口大渴，饮水而呕，食后呃逆等症状，这是用柴胡汤误治的缘故。

太阳病，已经二三天，不能安卧，总想起床，胸脘之间必然痞结，其脉微弱，是素有寒饮在里的缘故。反以攻下治疗，如下利自动停止，必将引起结胸。如下利不止，四、五天以后再行攻下，就会形成协热下利。

太阳表证，用下法治疗以后，脉现促象，如果没有结胸的症状，就是趋向好转的表现。如果脉仍现浮象，必然结胸。脉现紧象，必然咽痛。脉现弦象，必然两胁牵引作痛。脉现细数，头痛不止。脉现沉紧，必定欲呕。脉现沉滑，会出现协热下利。脉现浮滑，必然大便下血。

太阳与少阳并病，反用泻下治疗，致成结胸证，胃脘部坚硬，下利不止，欲入水浆不能运化，病人必烦躁不安。

脉象本来是浮而紧，误用下法之后，因而变为沉紧，遂成痞证。按之柔软，这仅是气分的痞结。

伤寒经过吐下后，又复发汗，出现虚烦不安，脉象非常微弱，到八九天的时候，又出现胃脘部痞硬，胁下疼痛，并觉有气上冲咽喉，头目晕眩，全身经脉跳动，时间长了，就会成为痿证。

**[原文]** 阳明病，不[①]能食，下之不解，其人不能食。攻其热必哕，所以然者，胃中虚冷故也。

阳明病，脉迟，食难用饱，饱即发烦，头眩者，必小便难，此欲作谷疸。虽下，其腹满如故耳。所以然者，脉迟故也。

太阳病，寸缓关浮尺弱，其人发热而汗出，复恶寒，不呕，但心下痞者，此为医下之也。

伤寒，大吐大下之，极虚，复极汗者，其人外气怫郁，复与之水，以发其汗，因得哕。所以然者，胃中寒冷也。

吐下发汗后，其人脉平，而小烦者，以新虚不胜谷气故也。

太阳病，医发其汗，遂发热而恶寒，复下之，则心下痞，此表里俱虚，阴阳气并竭[1]，无阳则阴独[2]。复加火针，因而②烦，面色青黄，肤瞤，如此者，为难治。面色微黄，手足温者，易愈。

服桂枝汤，下之，头项强痛，翕翕发热，无汗，心下满微痛，小便不利，属桂枝去桂加茯苓术汤[3]。

太阳病，先发其汗不解，而下之，其脉浮者，不愈。浮为在外，而反下之，故令不愈。今脉浮，故在外，当解其外则愈，属桂枝汤。

下以后，复发其汗者，则昼日烦躁不眠，夜而安静，不呕不渴，而无表证，其脉沉微，身无大热，属干姜附子汤[4]。

**[校勘]**

①“不”《伤寒论》辨发汗吐下后病脉证并治第二十二无。

②“而”《伤寒论》作“胸”。

**[注释]**

[1]“阴阳气并竭” 指表里俱虚。发汗使表虚而阳气竭，攻下使里虚而阴气竭。

[2]“无阳则阴独” 是表邪内陷成痞，表证罢而里证独具。

[3]“桂枝去桂加茯苓术汤”《伤寒论》方：芍药、甘草、生姜、白术、茯苓、大枣。

[4]“干姜附子汤”《伤寒论》方：干姜、附子。

**[语译]** 阳明病，不能进食，用下法病仍不解，其人不能食。用苦寒药攻其热，必发生呃逆。所以这样，是因胃中虚冷的缘故。

阳明病，脉迟，不能饱食，饱食就微烦不安，头眩晕，必小便不利，这是将要发为谷疸。虽用泻药治疗，而腹部胀满，仍然和原来一样。所以如此，是因为脉迟的缘故。

太阳病，寸脉缓，关脉浮，尺脉弱，发热出汗，恶寒，并不呕吐，但觉心下痞满的，这是医生误下的变证。

伤寒病，经过大吐大下后，已经极虚，又极度发汗，但因已极虚，无力泄邪，表仍怫郁，医生又用水以发其汗，遂致引起了呃哕。所以会发生这样的变化，是因胃中虚冷的缘故。

吐下发汗以后，脉象已平和，仅感微烦的，这是因为体力未复，不能消化食物的缘故。

太阳病，医生给予发汗以后，仍发热恶寒。而又用攻下法，以致心下痞塞，此时表里都虚，阴阳气都受到损耗而衰竭，阳衰则浊阴不化，因而内陷成痞。复治以烧针，是误而又误，因而又增加了胸中烦闷，面部颜色青黄，肌肉瞤动的症状，这病为难治，若面部颜色微黄，而且手足温暖，还容易治愈。

服桂枝汤以后，或又用下法，仍然感到头项部强直而痛，翕翕发热，无汗，胸脘之间满闷而微感疼痛，小便不利，属于桂枝去桂加茯苓白术汤。

太阳病，先发其汗，病未解除，又用了下法，脉象浮的，病不能愈。因脉浮是邪仍在表，表证反用下法，所以病不愈。现在脉仍浮，病尚在外，当解其表邪可愈，属桂枝汤证。

泻下以后，又发其汗，病人白天烦躁不眠，夜间安静，没有呕吐、口渴的里证，也没有头身痛、恶寒的表证，脉象沉微，肌无大热，属干姜附子汤证。

**[原文]** 伤寒，吐下发汗①后，心下逆满，气上撞胸，起即头眩，其脉沉紧，发汗即动经，身为振摇，属茯苓桂枝术甘草汤[1]。

发汗吐②下以后，不解，烦躁，属茯苓四逆汤[2]。

伤寒③，发汗吐下后，虚烦不得眠。剧者。反覆颠倒，心中懊侬，属栀子汤④。若少气，栀子甘草汤④[3]。若呕，栀子生姜汤④[4]。若腹满，栀子厚朴汤[5]。

发汗若下之，烦热，胸中塞者，属栀子汤⑤。

太阳病，经过⑥[6]十余日，心下温温欲吐，而胸中痛，大便反溏，其腹微满，郁郁微烦，先时自极吐下者，与承气汤⑦。不尔者，不可与。欲呕，胸中痛，微溏，此非柴胡汤证，以呕故，知极吐下也。

太阳病，重发其汗，而复下之，不大便五六日，舌上燥而渴，日晡小有潮热，从心下至少腹坚⑧满，而痛不可近，属大陷胸汤[7]。

伤寒五、六日，其人已发汗，而复下之，胸胁满微结，小便不利，渴而不呕，但头汗出，往来寒热，心烦，此为未⑨解，属柴胡桂枝干姜汤[8]。

伤寒，汗出，若吐下，解后，心中痞坚⑩，噫气不除者，属旋覆代赭汤[9]。

大下以后，不可更行桂枝汤。汗出而喘，无大热，可与麻黄杏子甘草石膏汤。

［校勘］

①“发汗”《伤寒论》辨发汗吐下后病脉证并治第二十二无。

②“吐”《伤寒论》作“若”。

③“伤寒”《伤寒论》无。

④“栀子汤”，“栀子甘草汤”，“栀子生姜汤”《伤寒论》均作“栀子豉汤”，“栀子甘草豉汤”，“栀子生姜豉汤”。

⑤“栀子汤”《伤寒论》作“栀子豉汤”。

⑥“经过”《伤寒论》作“过经”。

⑦“承气汤”《伤寒论》作“调胃承气汤”。

⑧“坚”《伤寒论》作“硬”。

⑨“未”缪本无。

⑩“坚”《伤寒论》作“硬”。

[注释]

[1]“茯苓桂枝术甘草汤”（仲景方）茯苓、桂枝、白术、甘草。

[2]“茯苓四逆汤”《伤寒论》方：茯苓、人参、附子、甘草、干姜。

[3]“栀子甘草汤” 待考。

[4]“栀子生姜汤” 待考。

[5]“栀子厚朴汤”《伤寒论》方：栀子、厚朴、枳实。

[6]“经过” 此处指邪已离开太阳经的意思。

[7]“大陷胸汤”《伤寒论》方：大黄、芒硝、甘遂。

[8]“柴胡桂枝干姜汤”（仲景方）柴胡、桂枝、干姜、瓜蒌根、黄芩、牡蛎、甘草。

[9]“旋覆代赭汤”《伤寒论》方：旋覆花、人参、生姜、代赭石、甘草、半夏、大枣。

[语译] 伤寒，经用吐法、下法、汗法后，觉得胸脘之间，满闷不适，并有逆气上冲胸膈，起立时即觉头目眩晕，脉象沉而紧，如果此时再行发汗，即将扰动经脉，而出现身体振动摇摆的现象，属茯苓桂枝白术甘草汤。

经过汗、吐、下方法治疗以后，病仍不解，烦躁，属于茯苓四逆汤。

伤寒，经过发汗吐下以后，心烦不能入眠。严重者，甚至翻来复去，心中闷烦不宁，可用栀子汤来治疗。如果呼吸时气息不足的，可用栀子甘草汤来治疗。如果兼呕吐的，可用栀子生姜汤来治疗。如果兼见腹部胀满的，可用栀子厚朴汤来治疗。

经过发汗，或泻下以后，出现心烦而热，觉胸中痞塞不通的，属于栀子汤。

太阳病，已经过十多天，心中泛泛欲吐，而胸中疼痛，大便反而溏薄，腹部有些胀满，精神有些郁郁微烦，上述情况，如果是由于大吐下所致，可用承气汤来治疗。否则，就不能用这个方法。但欲吐，胸中痛，大便微溏，不能误认是柴胡汤证，从要吐的情况判断，可知道本证是由于大吐下所致。

太阳病，经过了多次发汗，又行攻下，不大便已五、六天，舌上干燥而渴，傍晚时小发潮热，从心下至少腹部硬满而痛，手不能触近，属大陷胸汤。

伤寒五、六天，发汗后，又用泻下，现胸胁胀满微结，小便不利，渴而不呕，只头部有汗，寒热往来，心中烦扰不安的，这是病尚没有解除，属柴胡桂枝干姜汤。

伤寒病，经过发汗，或经涌吐，或攻下等方法，原有的证候已经大部解除，惟觉心下痞硬，噫气不减的，属旋覆代赭汤。

峻下以后，不可再服桂枝汤。如果汗出而气喘，外表没有大热，可用麻黄杏仁甘草石膏汤治疗。

**［原文］** 伤寒，大下后，复发其汗，心下痞，恶寒者，表未解也。不可攻其痞，当先解表，表解乃攻其痞，解表属桂枝汤，攻痞[1]属大黄黄连泻心汤[2]①。

伤寒，吐下后，七八日不解，热结在里，表里俱热，时时恶风，大渴，舌上干燥而烦，欲饮水数升，属白虎汤②。

伤寒，吐下后，未解，不大便五六日，至十余日，其人日晡所发潮热，不恶寒，独语如见鬼神之状。若剧者，发则不识人，循衣妄撮，怵惕不安，微喘直视。脉弦者生，涩者死。微者，但发热谵语，属承气汤③。若下者，勿复服。

三阳合病[3]，腹满身重，难以转侧，口中不仁[4]，面垢[5]，谵语，遗溺。发汗则谵语，下之则额上生汗，手足厥冷。自汗，属白虎汤。

阳明病，其脉浮紧，咽干口苦，腹满而喘，发热汗出，而不恶寒，反偏恶热，其身体重。发其汗即躁，心愦愦而反谵语。加温针，必怵惕，又烦躁不得眠。下之即胃中空虚，客气动膈，心中懊憹，舌上胎者，属栀子汤。

阳明病，下之，其外有热，手足温，不结胸，心中懊憹，苦饥不能食。但头汗出，属栀子汤④。

**［校勘］**

①“大黄黄连泻心汤” 廖、朱、张本均作“大黄泻心汤”。

②“白虎汤”《伤寒论》辨发汗吐下后病脉证并治第二十二作“白虎加人参汤”。

③“承气汤”《伤寒论》作“大承气汤”。

④“栀子汤”《伤寒论》作“栀子豉汤”。

**［注释］**

［1］“攻痞” 此处“攻”字，是含有治疗的意思。攻痞，即治疗痞证。

［2］“大黄黄连泻心汤”《伤寒论》方：大黄、黄连。

［3］“三阳合病” 即太阳、少阳、阳明三经同时发病。

［4］“口中不仁” 言语不利，不知味。

［5］“面垢” 面部油垢污浊。

**［语译］** 伤寒，大下之后，又用过发汗的方法，心下痞塞不舒，恶寒的，这是痞证虽具而表证还没有解除的征象，此时的治疗，不可以先治疗痞证，应当先解表邪，等到表邪解除之后，方可治疗痞证，解表属于桂枝汤，治痞属于大黄黄连泻心汤。

伤寒，经过吐法或下法后，七、八天还没有解除，热邪蕴结在里，使内外都热，时有怕风的感觉，口大渴，舌上干燥，烦躁，饮水的数量非常多，属于白虎汤。

伤寒，经过催吐或攻下以后，病仍未解，已五、六天至十多天未大便，傍晚时发潮热，不恶寒，自言自语，如见鬼神一样，若病情严重的，病发作时不识人，两手循摸衣角或床边，惊惕不安，鼻息微喘，眼睛直视。此时如脉呈弦象的，尚有生机，如脉涩的死。如病情较轻的，只有发热谵语，属于承气汤治疗。如一服后大便自利，应停止后服。

三阳合病，腹部胀满，身体沉重，转侧困难，言语不利，食不知味，面部油污垢浊，神昏谵语，遗尿。如误用发汗，则神昏谵语更加严重，误下就会引起额部出汗，四肢厥冷等证。假使自汗出，属于白虎汤。

阳明病，脉象浮紧，咽喉干燥，口觉苦味，腹部胀满，呼吸短促，发热汗出，不恶寒，反恶热，周身沉重。如重发其汗，就会烦躁，心中扰乱，反见谵语。如误用温针，必然导致惊惕不安，烦躁失眠等变证。如误用泻下，会使胃气受伤，邪热扰于胸膈，从而引起心中烦闷不舒，舌有黄白薄腻的苔垢，属于栀子汤治疗。

阳明病，泻下后，体表仍有热，手足温暖，没有结胸现象，但感觉心中懊侬不舒，苦嘈杂如饥，但又不能进食，惟头部汗出的，属栀子汤。

**[原文]** 阳明病，下之，心中懊侬而烦，胃中有燥屎者，可攻。其人腹微满，头坚①后溏者，不可下之。有燥屎者，属承气汤②。

太阳病，吐下发汗后，微烦，小便数，大便因坚③，可与小承气汤和之，则愈。

大汗若大下，而厥冷者，属四逆汤。

太阳病，下之，其脉促胸满者，属桂枝去芍药汤。若微寒，属桂枝去芍药加附子汤。

伤寒五、六日，大下之，身热不去，心中结痛[1]者，未欲解也，属栀子汤④。

伤寒，下后，烦而腹满，卧起不安，属栀子厚朴汤。

伤寒，医以丸药大下之，身热不去，微烦，属栀子干姜汤[2]。

伤寒，医下之，续得下利清谷不止。身体疼痛，急当救里。身体疼痛，清便自调，急当救表。救里宜四逆汤，救表宜桂枝汤。

太阳病，过经[3]十余日，反再三下之，后四五日，柴胡证续在，先与小柴胡汤。呕止小安（呕止小安，一云：呕不止，心下急），其人郁郁微烦者，为未解，与大柴胡汤，下之则愈。

伤寒，十三日不解，胸胁满而呕，日晡所发潮热，而微利，此本当柴胡汤⑤，下之不得利，今反利者，故知医以丸药下之，非其治也。潮热者，实也，先再服小柴胡汤以解其外，后属柴胡加芒硝汤[4]。

**［校勘］**

①“头里”《伤寒论》辨发汗吐下后病脉证并治第二十二作“初头硬”。

②“承气汤”《伤寒论》作“大承气汤”。

③“坚”《伤寒论》作“硬”。

④“栀子汤”《伤寒论》作“栀子豉汤证”。

⑤“汤”《伤寒论》无。

**［注释］**

［1］“结痛” 支结而痛，由胸中窒塞不通进一步发展而成。

［2］“栀子干姜汤”《伤寒论》方：栀子、干姜。

［3］“过经” 指伤寒过程中，由一经的证候转入另一经证候的变化。

［4］“柴胡加芒硝汤”《伤寒论》方：柴胡、黄芩、人参、甘草、生姜、半夏、大枣、芒硝。

**［语译］** 阳明病，泻下以后，心中烦闷不舒，肠中有燥屎的，可以继续用泻下法。如果腹部微满，大便初硬后溏的，不可攻下。如果有燥屎内结的，属于承气汤。

太阳病，经过催吐，或者攻下发汗以后，有轻微烦闷，小便频数，因而大便硬结的，可用小承气汤微和胃气，就可痊愈。

因大发其汗，或大泻下，而手足厥冷者，属四逆汤治疗。

太阳表证，误下以后，脉现促象，又见胸满的，属桂枝去芍药汤来治疗。如果微微恶寒者，属于桂枝去芍药加附子汤来治疗。

伤寒已五六天，大泻下以后，不但身热未退，而且自觉心胸部支结疼痛的，属于栀子汤来治疗。

伤寒，用下法以后，出现心中烦乱，腹部胀满，坐卧都感到不舒适的，属栀子厚朴汤。

伤寒，医生用丸剂泻药大下，以致身热不退，胸中微觉烦乱不舒的，属栀子干姜汤来治疗。

伤寒，经过医生误下之后，又发生了下利，完谷不化，身体疼痛的，此须急治其里证。身体疼痛，大便正常后，再治其表证。治里证可以用四逆汤，治表证可以用桂枝汤。

太阳病，过经已十多天，反数次攻下，下后四、五天，柴胡证仍在的，可先服小柴胡汤，如果呕吐缓解，病人感到郁郁微烦的，是邪热未解而内陷，欲传阳明的现象，可再用大柴胡汤攻下，便可痊愈。

伤寒，经过十三天未愈，有胸胁胀满呕吐，傍晚时发作潮热及轻度下利等证，这病本来应该用柴胡汤，下利不会出现，现在反见下利，这是医生误用丸药攻下的结果。潮热，是内实的见证，应先以小柴胡汤解外邪，然后属于柴胡加芒硝汤来治疗。

**[原文]** 伤寒，十三日，过经而谵语，内① 有热也，当以汤下之。小便利者，大便当坚②，而反利，其脉调和者，知医以丸药下之，非其治也。自利者，其脉当微厥[1]，今反和者，此为内实，属承气汤③。

伤寒，八九日，下之胸满烦惊，小便不利，谵语，一身④

不可转侧，属柴胡加龙骨牡蛎汤[2]。

火逆下之，因烧针烦躁，属桂枝甘草龙骨牡蛎汤[3]。

太阳病，脉浮而动数，浮则为风，数则为热，动则为痛，数则为虚。头痛发热，微盗汗出，而反恶寒，其表未解。医反下之，动数则⑤迟，头痛即眩⑥（一云：膈内拒痛），胃中空虚，客气动膈，短气烦躁⑦，心中懊侬，阳气内陷，心下因坚⑧，则为结胸，属大陷胸汤。若不结胸，但头汗出，其余无有⑨，齐颈而还[4]，小便不利，身必发黄，属柴胡栀子汤⑩。

伤寒，五六日，呕而发热，柴胡汤证具，而以他药下之，柴胡证仍在，复与柴胡汤。此虽已下，不为逆也。必蒸蒸[5]而振[6]，却发热汗出而解。若心下满而坚⑪痛者，此为结胸，属大陷胸汤⑫。若但满而不痛者，此为痞，柴胡复不中与也，属半夏泻心汤[7]。本以下之，故心下痞，与之泻心⑬。其痞不解，其人渴而口燥⑭，小便不利者，属五苓散（一本言：忍之一日乃愈）。

**［校勘］**

①“内”《伤寒论》辨发汗吐下后病脉证并治第二十二作“以”。

②“坚”《伤寒论》作“硬”。

③“承气汤”《伤寒论》作“调胃承气汤证”。

④“一身” 此下《伤寒论》有“尽重”二字。

⑤“则”《伤寒论》作“變”。

⑥“头痛即眩”《伤寒论》作“膈内拒痛”。

⑦“烦躁”《伤寒论》作“躁烦”。

⑧“坚”《伤寒论》作“硬”。

⑨“其余无有”《伤寒论》作“余处无汗”。

⑩“属柴胡栀子汤”《伤寒论》无。

⑪“坚”《伤寒论》作“硬”。

⑫“大陷胸汤” 此下《伤寒论》有“主之，用前方”。

⑬“与之泻心”《伤寒论》作“與泻心汤”。

⑭“燥” 此下《伤寒论》有“烦”字。

[注释]

[1]“微厥” 指脉微而四肢厥。

[2]“柴胡加龙骨牡蛎汤”《伤寒论》方：柴胡、龙骨、黄芩、生姜、铅丹、人参、桂枝、茯苓、半夏、大黄、牡蛎、大枣。

[3]“桂枝甘草龙骨牡蛎汤”《伤寒论》方：桂枝、甘草、龙骨、牡蛎。

[4]“齐颈而还” 到颈部而止。

[5]“蒸蒸” 指热由内向外蒸腾。

[6]“振” 作兴奋解。

[7]“半夏泻心汤”（仲景方）半夏、黄芩、干姜、人参、甘草、黄连、大枣。

[语译] 伤寒，十三天，病离太阳转入阳明，而发生谵语者，这是内有热的现象，应当用汤药泻下。如果小便通利，大便应当坚硬，如果反而下利，脉象调和者，知道是医生误用丸药攻下的结果，是一种错误的治法。如果是病人自下利，脉象微而四肢厥，今脉反调和的，这是内实的证候，属于承气汤。

伤寒，八九天，泻下以后，发生胸部胀满，烦扰惊惕，小便不利，谵语，全身沉重不能转侧的，属柴胡加龙骨牡蛎汤。

误用火法，病势逆转，复用下法，这烦躁是因为用烧针而引起的，属于桂枝甘草龙骨牡蛎汤。

太阳病，脉浮而动数，浮主风邪在表，数主身体有热，动则主痛，数又主虚。头痛发热，微有盗汗，而反有恶寒的，这是表邪未解。医生反用下法，以致动数的脉变为迟脉，证见头痛目眩，这是由于胃气因攻下而空虚，邪气陷于胸膈部位，所以呼吸短促，躁扰不安，胸中懊憹，由于邪内陷，心下因而硬满，以致成为结胸证，属大陷胸汤治疗。若误下后未成结胸，只是头上出汗，从颈项以下都没有汗，小便不利者，必然会出现身体发黄，属于柴胡栀子汤。

伤寒，已经五六天，呕吐发热，小柴胡汤证的主要症状已经具备，而用了其他药物攻下，误下之后，假如柴胡证仍在，仍可用柴胡汤治疗。虽然误下，但病情尚未改变，故再用小柴胡汤治疗，必然会出现蒸蒸而振，然后发热汗出，病亦随之而愈。假如误下后，心下满而硬痛的，这是结胸证，属于大陷胸汤来治疗。假如误下之后，只觉心下满闷，而不痛的，这是痞证，柴胡汤已不适用，属于半夏泻心汤。本来是因为误下而导致心下痞满，可是用泻心汤治疗，痞却未能解除，病人口渴而燥，小便不利的，属于五苓散。

**［原文］** 伤寒，中风，医反下之，其人下利日数十行，谷不化，腹中雷鸣，心下痞坚①而满，干呕而烦，不能得安，医见心下痞，为病不尽，复重下之，其痞益甚，此非结热，但胃中虚，客气上逆，故使之坚②，属甘草泻心汤[1]。

伤寒，服汤药，而下利不止，心下痞坚③，服泻心汤已，复以他药下之，利不止，医以理中与之，利益甚。理中，理中焦，此利在下焦，属赤石脂禹余粮汤[2]。若④不止者，当利其小便。

太阳病，外证未除，而数下[3]之，遂挟热而利，不止⑤，心下痞坚⑥，表里不解，属桂枝人参汤[4]。

伤寒，吐后，腹⑦满者，与承气汤⑧。

病者无表里证，发热七八日，脉虽浮数者，可下之。假令下已⑨，脉数不解，今热则消谷善饥，至六七日，不大便者，有瘀血，属抵当汤。若脉数不解，下不止，必协热⑩，便脓血。

太阳病，医反下之，因腹满时痛，为属太阴，属桂枝加芍药汤[5]。大⑪实痛，属桂枝加大黄汤[6]。

伤寒六七日，其人大下后，脉⑫沉迟，手足厥逆，下部脉不至⑬，咽喉不利，唾脓血，泄利不止，为难治，属麻黄升麻汤[7]。

伤寒本自寒呕⑭，医复吐⑮之，寒格[8]更遂吐⑯。食入即出，属干姜黄芩黄连人参汤[9]。

［校勘］

①“坚”《伤寒论》辨发汗吐下后病脉证并治第二十二作“硬”。

②“之坚”《伤寒论》作“硬也”。

③“坚”《伤寒论》作“硬”。

④“若”《伤寒论》作“復”。

⑤“不止” 此上《伤寒论》有“利下”二字。

⑥“坚”《伤寒论》作“硬”。

⑦“腹” 此下《伤寒论》有“胀”字。

⑧“承气汤”《伤寒论》作“调胃承气汤”。

⑨“下已”《伤寒论》作“已下”。

⑩“协热” 杨、广、缪本均作“夹血”。

⑪“大” 缪本作“太阳”。

⑫“脉” 此上《伤寒论》有“寸”字。

⑬“至”《伤寒论》作“止”。

⑭“呕” 杨、广、缪、钱、黄本、《伤寒论》均作“下”。

⑮“吐” 此下杨、广、缪、钱、黄本、《伤寒论》均有“下”字。

⑯“寒格更遂吐” 朱、张本均作“寒膈更甚”。《伤寒论》作“寒格更逆吐下”。

［注释］

[1]“甘草泻心汤”（仲景方）甘草、黄芩、干姜、半夏、大枣、黄连。

［2］“赤石脂禹余粮汤”《伤寒论》方：赤石脂、太乙禹余粮。

［3］“数（shuò 朔）下” 屡用攻下。

［4］“桂枝人参汤”《伤寒论》方：桂枝、甘草、白术、人参、干姜。

［5］“桂枝加芍药汤”《伤寒论》方：桂枝汤倍芍药量。

［6］“桂枝加大黄汤”《伤寒论》方：桂枝汤加大黄。

［7］“麻黄升麻汤”《伤寒论》方：麻黄、升麻、当归、知母、黄芩、萎蕤、芍药、天冬、桂枝、茯苓、甘草、石膏、白术、干姜。

［8］“寒格” 指上热为下寒所格，致饮食入口即吐，故称寒格。

［9］“干姜黄芩黄连人参汤”《伤寒论》方：干姜、黄芩、黄连、人参。

**［语译］** 患伤寒或中风，医生误用攻下法治疗，以致造成下利一天数十次之多，完谷不化，腹中漉漉鸣响，胃脘部痞硬而满，干呕心烦不安，医生见到心下痞硬，认为病还没有尽除，又继续用下法，下后病人的心下痞硬更形增剧，这并不是热结，而是因为胃中虚，邪气上逆，所以既痞且硬，属于甘草泻心汤来治疗。

伤寒表证服汤药攻下以后，引起腹泻不止，心下痞硬，服过泻心汤之后，又以其它药物攻下，腹泻仍然不止，医生又用理中汤来治疗，腹泻更加厉害。这是因为理中汤是调理中焦虚寒的方剂，现在的腹泻是因下焦滑脱，所以无效。应当属于赤石脂禹余粮汤来治疗。假如再不止的话，还应当利其小便。

太阳病，表证还未解除，就屡用攻下，于是就发生挟热而下利的症状，如果下利继续不断，胸脘之间痞塞坚硬，表证与里证并见的，属桂枝人参汤来治疗。

伤寒病，用过吐法后，感到腹中胀满的，可以给服承气汤。

病人没有其他表里证象，而发热已经七八天，虽然脉浮数，也可用攻下。假如下后脉数不解，今虽热而食欲增强，六七天不大便的，这是有瘀血所致，宜用抵当汤治疗。假如脉数不减，而腹泻不止，必挟热而便脓血。

太阳病，医生反用攻下药，因而引起腹胀满，并时时疼痛的，这是因误下邪陷太阴，属于桂枝加芍药汤治疗。假使肠中有积滞而大实痛的，属于桂枝加大黄汤治疗。

伤寒病，六七天，病人经用峻下药以后，脉沉迟，手足厥冷，尺部的脉摸不到，咽喉吞咽不利，吐出脓血，而又腹泻不止的，病属难治，属于麻黄升麻汤治疗。

伤寒病本因里寒而呕吐，医生又用吐法，以致里寒更甚，反而格热于上，使呕吐更加厉害，饮食入口即吐，属于干姜黄芩黄连人参汤治疗。

## 病可温证第九

**[提要]** 阐述使用温热治疗法则的有关脉证。

**[原文]** 大法，冬宜温热药及灸。

师曰：病发热头痛，脉反沉。若不瘥，身体更疼痛，当救其里，宜温药，四逆汤。

下利，腹满，身体疼痛，先温其里，宜四逆汤。

自利，不渴者，属太阴，其脏有寒故也。当温之，宜四逆辈[1]。

少阴病，其人饮食入则吐，心中温温欲吐，复不能吐，始得之，手足寒，脉弦迟①。若膈上有寒饮，干呕者，不可吐，当温之，宜四逆汤。

少阴病，脉沉者，急当温之，宜四逆汤。

下利，欲食者，就当温之。

下利，脉迟紧，为痛未欲止，当温之，得冷者满，而便肠垢[2]。

下利，其脉浮大，此为虚，以强下之故也。设脉浮革，因而肠鸣，当温之，宜当归四逆汤。

少阴病，下利，脉微涩者，呕而汗出②，必数更衣，反少，当温之。

伤寒，医下之，续得下利清谷不止，身体疼痛，急当救里，宜温之，以四逆汤。

**[校勘]**

①“脉弦迟” 此下《伤寒论》辨少阴病脉证并治第十一有“此胸中实，不可下也，当吐之”。

②“呕而汗出” 原作“即吐行者”。杨、广、缪、钱本均作“即呕汗出”。据《伤寒论》改。

**[注释]**

[1]“四逆辈” 指四逆汤一类的方药。

[2]“肠垢” 大便垢浊。

**[语译]** 基本的治疗法则是，冬天宜服温热药物及用灸法。

师说：病人发热头痛，而脉反见沉象，若病不减，身体加重疼痛的当治其里，可以用温药四逆汤。

腹泻腹满，身体疼痛，当先温其里，宜用四逆汤。

自发腹泻，而口不渴的，属于太阴病，这是因为本脏虚寒的缘故，应当以温补的方法治疗，如四逆汤一类方药可以服用。

少阴病病人，进饮食后就吐出，心里感觉泛泛，欲吐，又吐不出来，初得病时，四肢冷，脉弦迟，如果因胸膈上有寒饮而发生干呕的，不可用吐法，应当用温法治疗，宜四逆汤。

少阴病，脉沉的，应急用温法治疗，宜用四逆汤。

腹泻，饮食正常，就应当用温的方法。

腹泻，脉迟紧的为腹痛未止，应当用温法，如果误用寒凉则生胀满，大便垢腻。

腹泻，脉浮大，此为虚象，是因医生强为攻下的缘故。如果脉见浮革，因而肠鸣的，应当用温的方药，宜用当归四逆汤。

少阴病，腹泻，脉微涩的，呕而出汗，必频频欲解大便，而数量反而很少，当用灸法以温之。

伤寒病，经医生误下后，继续泄泻完谷不止，身体疼痛的，急须治疗其里证，可用温的方药，以四逆汤主治。

**[按语]** 救里宜温自属法则，应指里虚里寒而言，亦要联系时令，四逆为救里的主方，少阴用以扶阳，太阴用以温中，固正气强中气，所谓温里救里，凡虚证皆以里为重也。

## 病不可灸证第十

**[提要]** 阐述不可灸的病证。

**[原文]** 微数之脉，慎不可灸，因火为邪，则为烦逆，追虚逐实[1]，血散脉中[2]，火气虽微，内攻有力，焦骨伤筋[3]，血①难复也。

脉浮，当以汗解，而反灸之，邪无从去，因火而盛，病从腰以下，必当重而痹，此为火逆[4]。若欲自解，当先烦，烦乃有汗，随汗而解，何以知之？脉浮，故知汗出当解。

脉浮，热甚，而灸之，此为实，实以虚治，因火而动，咽燥必吐②血。

**[校勘]**

①“血” 此下廖、朱、张本均有“气”字。

②“吐” 杨、广、缪本均作“唾”。

**[注释]**

[1]“追虚逐实” 血本虚，而更加火法，劫伤阴分，是为

追虚。热本实，而更用火法，增加里热，是为逐实。

[2]“血散脉中” 火邪内攻，随血液而流散。

[3]“焦骨伤筋” 形容火毒危害之烈，由于血为火灼，筋骨失去濡养，故曰焦骨伤筋。

[4]“火逆” 凡误用火法治疗，因而形成变证的，称为火逆。

**[语译]** 微数的脉，切不可用灸法治疗，因火为害，会引起烦乱上逆的变证。误用灸法会劫伤已虚之阴，助已实之热，火邪迫血，在脉中流散，失去常度，火气虽然微小，而内攻非常有力，导致筋骨受损，血液虚耗，难以恢复。

脉浮，当用汗法而愈，反用艾灸治疗，使病邪不能从汗而出，反因火而加重，病人从腰部以下，必沉重而麻痹，这是火逆所致。如自动转愈的，必当先发心烦，烦后就有汗出随之而解，怎样知道呢？因为脉浮，所以知道汗出而愈。

脉浮，热重的病人，反而用灸法治疗，这本是实证，实证认作虚证治疗，血液被火热迫灼，一定会引起咽燥吐血。

## 病可灸证第十一

**[提要]** 阐述可灸的病证。

**[原文]** 烧针令其汗，针处被寒，核起而赤者，必发贲豚。气从少腹上撞者，灸其核上一壮，与桂枝加桂汤。

少阴病，得之一二日，口中和[1]，其背恶寒者，当灸之①。

少阴病，其人吐利，手足不逆，反发热，不死。脉不足②者[2]，灸其少阴七壮。

少阴病，下利，脉微涩者，呕而汗出③，必数更衣，反少，当温其上，灸之（一云：灸厥阴可五十壮）。

诸下利，皆可灸足大都五壮（一云：七壮），商丘、阴陵泉皆三壮。

下利，手足厥无脉，灸之不温④，反微喘者死。少阴负趺阳者[3]，为顺也。

伤寒六七日，其脉微，手足厥，烦躁，灸其厥阴，厥不还者，死。

伤寒，脉促，手足厥逆，可灸之，为可灸少阴，厥阴主四⑤逆。

［校勘］

①“当灸之” 此下《伤寒论》辨少阴病脉证并治第十一有“附子汤主之”。

②“足” 杨、广、缪本，《伤寒论》均作“至”。

③“呕而汗出” 原作“即呕行者”。杨、广、钱、朱、张本均作“即呕汗出”。据《伤寒论》改。

④“不温” 此下《伤寒论》辨厥阴病脉证并治第十二有“若脉不还”。

⑤“四” 杨、缪本均无。

［注释］

［1］“口中和” 即口不苦，不燥渴的意思。

［2］“脉不足者” 不足为虚，指无力甚至欲绝的。

［3］“少阴负趺阳者” 少阴指足少阴经太谿穴的脉。负是略小之意。

［语译］ 用烧针的方法发汗，如果针刺的部位受到寒邪侵袭，而起红色核块的，则必发奔豚气。症见气从少腹上冲的，可在核上艾灸一壮，配合内服桂枝加桂汤治疗。

得了少阴病一二天，口中和，其背部觉得怕冷的，可用灸法。

少阴病人，呕吐下利。但手足并不逆冷，反而有时发热，这病无死的危险。如果脉搏一时无力欲断的，可灸足少阴太谿穴七壮。

少阴病，腹泻，脉微涩，呕而出汗，必频频欲解大便，而量反很少，当温其上，即用灸法。

凡腹泻病，皆可以灸足上大都穴五壮，商丘、阴陵泉各三壮。

腹泻，手足厥冷，脉搏按不到的，用灸法治疗。灸后，手足仍不转温，反加微喘的，主死。但如果少阴的太谿脉，比足趺阳脉略小，这仍是可治的，是顺候。

伤寒病已有六七天，脉微，四肢厥冷，而又烦躁不安，应急灸厥阴经的腧穴，如灸后四肢仍是厥冷，而无转温趋势的，主死。

伤寒，促脉，手足厥冷的，可用灸法来治疗。灸少阴、厥阴两经，用药可以四逆汤为主。

**［按语］** 灸法和不可灸，形虽相反，理实相同。大概寒可灸，而热不可灸。虚宜灸，而实不宜灸。下利陷下，灸之为妙，脉浮邪气上升，灸之则谬。脉微而肢厥灸之为宜，脉浮而热甚，灸之反乖。归纳二篇，可为后人法则。

## 病不可刺证第十二

**［提要］** 阐述不可针刺的体征和症状。

**［原文］** 大怒无刺（大一作新），已刺无怒，（已一作新）。新内[1]无刺，已刺无内，大劳无刺（大一作新），已刺无劳。大醉无刺，已刺无醉。大饱无刺，已刺无饱。大饥无刺，已刺无饥。大渴无刺，已刺无渴。无刺大惊，无刺熇熇[2]之热，无刺漉漉[3]之汗，无刺浑浑[4]之脉。身热甚，阴阳皆争[5]者，勿刺也。其可刺者，急取之，不汗则泄。所谓勿刺者，有死徵也。无刺病与脉相逆[6]者，上工刺未生，其次刺未盛，其次刺正衰，粗工逆此，谓之伐[7]形。

**［注释］**

[1]“内”性生活。

[2]“熇熇（hǎo hǎo 郝郝）”大热炽盛。

[3]“漉漉”水流貌。此处形容大汗淋漓之状。

[4]“浑浑”同混混。浊乱貌。

[5]“阴阳皆争”阴与阳相争，即阴阳皆亢之意。在脉搏的阴阳皆争，应为尺可浮按沉按皆亢强。

[6]“相逆”相反。

[7]“伐”攻杀。

**[语译]** 大怒时不可针刺，已经针刺不要发怒。刚性生活后不可针刺，已经针刺后不要行性生活。大劳动后不可针刺，已经针刺后不要从事重劳动。大醉时不可针刺，已经针刺后不要醉酒。太饱时不可针刺，已经针刺后不要吃得太饱。忍饥挨饿时不可针刺，已经针刺后不要饥饿。口渴时不要针刺，已经针刺后不要使之口渴。不要针刺大惊恐的病人，不要针刺火热炽盛的病人，不要针刺淋漓出汗的病人，不要针刺脉象疾数洪大，浊乱无伦的病人。身上大热，脉象寸部尺部轻按重按都现出强硬的，不可针刺。当其可刺之时，必须急刺，病人无汗，经这样急刺后，则会汗出。所谓不可针刺的，是因为已有死的象征。凡病与脉相反的，也不可针刺。高明的医生针刺病未发生，其次针刺病还未盛，再次针刺病已衰退，技术粗浅的医生完全和上述针刺法相反，这叫做攻杀形体。

## 病可刺证第十三

**[提要]** 阐述可以针刺的体征和症状。

**[原文]** 太阳病，头痛至七日，自当愈，其经竟[1]故也。若欲作再经者，当针足阳明，使经不传则愈。

太阳病，初服桂枝汤，而反烦不解者，当先刺风池、风府，乃却与桂枝汤则愈。

伤寒，腹满而谵语，寸口脉浮而紧者，此为肝乘脾①，名纵[2]，当刺期门②。

伤寒，发热，啬啬恶寒，其人大渴，欲饮酢[3]浆③者，其腹必满，而自汗出，小便利，其病欲解，此为肝乘肺，名曰横[4]，当刺期门。

阳明病，下血而谵语，此为热入血室。但头汗出者，当刺期门，随其实而泻之，濈然汗出者则愈。

妇人中风，发热恶寒，经水适来，得之七八日，热除，脉迟身凉，胸胁下满，如结胸状，其人谵语，此为热入血室，当刺期门，随其实④而取之。（平病云：热入血室，无犯胃气及上三焦，与此相反，岂谓药不为针耶）

太阳与少阳并病，头痛，颈项强而眩，时如结胸，心下痞坚，当刺大椎[5]第一间⑤，肺俞[6]、肝俞[7]，慎不可发汗，发汗则谵语，谵语则脉弦，谵语五日不止，当刺期门。

少阴病，下利，便脓血者，可刺。

［校勘］

①“脾” 廖、朱、张本均作“肺”。

②“当刺期门” 杨本无。

③“酢浆”《伤寒论》辨太阳病脉证并治中第六作“水”。

④“随其实” 原作“随其虚实”，据《伤寒论》辨太阳病脉证并治下第七改。

⑤“大椎第一间” 原作“大杼一间”，据《伤寒论》改。

［注释］

［1］“竟” 作“尽”解。

［2］“纵” 直之意，凡克其所胜，其性顺，则放纵自如，称为纵。

［3］“酢（cù 醋）” 醋之义，醋字的古体。

［4］“横” 强横跋扈的意思。肺金克制肝木，乃五行之

常，今肝强肺弱，肝木反侮肺金，故称为横。

[5]“大椎” 属督脉。在第一椎上陷者宛宛中。

[6]“肺俞” 属足太阳膀胱经。在第三椎下两旁去脊各一寸五分。

[7]“肝俞” 属足太阳膀胱经。在第九椎下两旁去脊各一寸五分。

**[语译]** 太阳病，头痛到了七天以后，应当自愈，这是因为太阳经已经行尽的缘故。假如病还未愈，并有继续发展的趋势，可以针足阳明经穴，使邪不传阳明，病就可以痊愈。

太阳病，开始服桂枝汤，反心烦不解的，应当先针刺风池、风府穴后，仍再服桂枝汤，就可以痊愈。

伤寒病，腹胀满而谵语，寸口脉浮而紧，这是肝克脾，叫做纵，应当针刺期门。

伤寒病，发热而畏缩怕冷，病人大渴，喜欢喝醋浆，腹必定胀满，若自汗出，小便畅利，为病欲解除，此是肝反而克肺，叫做横，应当针刺期门。

阳明病，下血谵语的，这是热入血室，迫血下行。其证但头汗出的，当刺期门穴，顺其邪实的所在而泄之，则周身汗出潮润，其病自愈。

妇人感受风邪，发热恶寒，正值经水来潮，得病已七八天，热除，脉转迟，身体凉和，而反胸胁胀满，有如结胸之状，病人谵语，这是热入血室，当刺期门穴，泄厥阴实热，以散血室的瘀热，去其实邪。

太阳与少阳并病，头痛，颈项部强硬而目眩，时常像结胸病状，心下痞硬的，应当针刺大椎第一间、肺俞、肝俞穴，切不可发其汗，如误发汗，则会发生谵语，谵语则脉弦，若谵语五天不止的，应当针刺期门穴。

少阴病，泄泻，大便有脓血的，可用针刺治疗。

**[原文]** 妇人伤寒[①]，怀身腹满，不得小便，加从腰以下

重，如有水气状，怀身七月，太阴当养不养，此心气实，当刺泻劳宫及关元，小便利则愈。

伤寒，喉痹，刺手少阴，少阴在腕，当小指后动脉是也，针入三分，补之。

问曰：病有汗出而身热烦满，烦满不为汗解者何？对曰：汗出而身热者，风也，汗出而烦满不解者，厥也，病名曰风厥也。太阳主气，故先受邪，少阴与为表里也。得热则上从之，从之则厥，治之，表里刺之，饮之汤。

热病三日，气口静，人迎躁者，取之诸阳五十九刺，以泻其热，而出其汗，实其阴以补其不足。所谓五十九刺者，两手外内侧各三，凡十二痏[1]。五指间各一，凡八痏。足亦如是，头入发一寸傍三分，各三，凡六痏。更入发三寸，边各五，凡十痏。耳前后口下项中②各一③，凡六痏。巅上一④。

热病先肤痛，窒鼻充面，取之皮，以第一针[2]五十九。苛菌为⑤轸（一云：苛轸）鼻[3]，索皮于肺，不得，索之火，火，心也。

热病，嗌干多饮，善惊，卧不能安⑥，取之肤肉，以第六针[4]五十九。目眥赤⑦，索肉于脾，不得索之木，木，肝也。

热病而胸胁痛⑧，手足躁，取之筋间，以第四针[5]针于四达⑨（一作逆），筋躄⑩目浸[6]，索筋于肝，不得索之金，金，肺也。

热病数惊，瘈疭而强⑪，取之脉，以第四针急泻有余者，癫疾毛发去，索血（一作脉）于心，不得索之水，水，肾也。

热病，身重骨痛，耳聋而好瞑，取之骨，以第四针五十九⑫刺。骨病食牙齿⑬[7]，耳清⑭，索骨于肾，不得索之土，土，脾也。

［校勘］

①“寒”《金匮要略》妇人妊娠病脉证并治第二十作“胎”。

②“项中”《灵枢》热病第二十三作“者”。

③“各一”　此下《灵枢》有“项中一”三字。

④“巅上一”　此下钱本、《灵枢》均有“颗会一，发际一，廉泉一，风池二，天柱二。”

⑤“菌为”《灵枢》无。

⑥“安”《灵枢》作“起”。

⑦“赤”《灵枢》作“青”。

⑧“而胸胁痛”《灵枢》作“面青脑痛”。

⑨“达”《灵枢》作“逆”。

⑩“躄”　原作“辟”，据《灵枢》改。

⑪“强”　杨、广、缪本、《灵枢》均作“狂”。

⑫“九”　此下《灵枢》有“刺”字。

⑬“骨病食齧牙齿”《灵枢》作“骨病不食齧齿”。

⑭“清”《灵枢》作“青”。

**[注释]**

[1]“痏（wěi 尾）”　瘢痕。此处指针瘢，实谓穴为痏。

[2]“第一针”　古九针之一的镵针。

[3]“苛菌为轸（zhěn 诊）鼻”　苛与疥同。轸义同痛。此句意为疥疮的菌毒使鼻部疼痛。

[4]“第六针”　古九针之一的员利针。

[5]“第四针”　古九针之一的锋针。

[6]“筋躄目浸”　筋躄即筋痿不能行走。目浸即泪出不止。

[7]“食齧（niè 涅）牙齿”　齧，啃咬的意思。此处指因骨病齿枯软，食物腐蚀牙齿。

**[语译]**　妇人伤寒，已怀孕，腹胀满，不得小便，由腰以下，感觉更加沉重，像有水气之状，怀孕到了七个月，正当太阴肺经养胎的时候，现不得其养，这是心气实，当用针刺，泻劳宫穴和关元穴，小便通畅则痊愈。

伤寒病，喉痹痛，针刺手少阴经的腕侧，在小手指后面，动脉应手的穴上，即神门穴，针刺入三分，用补法。

问：病人有汗出，而身热，心烦，胸满。既然心烦，胸满而不因汗出而愈，这是为什么？答：汗出而身发热的，是风邪，汗出而心烦胸满不愈的，是气上逆而阴阳失调的厥证，病叫做风厥。太阳为诸阳主气，所以先受病邪，少阴与太阳相为表里。太阳受邪身热，身热则少阴之气上逆，上逆便成厥证，治疗方法，应于太阳之表，和少阴之里来针刺，并服汤药。

热病三日，气口脉静，而人迎脉躁动的，是邪气在三阳，而未入阴分，应当针刺诸阳经的五十九穴，以泻其热，而出其汗，同时还要补其三阴经的不足，以防邪入阴分。所说五十九穴的刺法，即两手的外侧和内侧各三穴，即太阳的少泽，少阳经的关冲，左右共十二穴。五指指缝间各一穴，即后谿、中渚、少府、三间，两手共八穴。手和足是一样，在趾缝间，有束骨、临泣、陷谷、太白，两足共八穴。头上入发际一寸处的上星穴再旁开，分为三处，即五处、承光、通天，左右共六穴。更自中行入发际后再旁开各三寸，左右各五穴即胆经的临泣、目窗、正营、承灵、脑空，左右共计十穴。耳前、耳后、口下、项中各一穴，即耳前的听会，耳后的完骨，左右共四穴，口下的承浆，项中的哑门各一穴连耳前耳后共计六穴。巅上督脉的百会和颇会各一穴，前发际的神庭，后发际的风府各一穴，任脉的廉泉一穴，足少阳的风池二穴，足太阳的天柱二穴共九穴。以上合计五十九穴。

热病先见皮肤疼痛，鼻塞不通，面现熏热的，是邪在肤表，当用第一针的镵针浅刺五十九穴的皮部，以解其热。疥疮的菌毒使鼻部痒痛，是邪热入肺刺皮以搜索皮毛的病邪，正所以治肺。如果这样针刺，还达不到退热的目的，应追溯到治火以制金的方法。火脏指心脏，应针刺心经以治疗。

热病，咽干多饮，善惊，卧床不能安然躺下，是热在肌肉，以第六针的员利针，刺五十九穴。如果目眥出现赤色，为肉之病，治疗在脾，如再无效，可取木脏，木脏指肝脏，泻木以安脾。

热病有胸胁痛，手足躁动不安，是热在筋，肝主筋，所以治疗应取之筋。用第四针的锋针治其四肢的厥逆以泻肝经之热，如果筋痿不能行走，眼睛流泪不止，刺筋以治肝，如不得效，取金脏以治之，金脏指肺脏，补金以制木。

热病而多惊，抽搐而肢体强直的，这是热传血脉，心主血脉，用第四针的锋针急泻其血中有余的邪热，如因癫狂毛发脱落，治血热应求之于心经，如仍不见效，应取水脏，补水以制火，水脏指肾脏，补水而血热可退。

热病，身体困倦沉重，骨痛，耳聋，喜合目，这是热邪伤骨，肾主骨，以第四针的锋针刺五十九穴。因齿是肾之余，肾主骨，肾开窍于耳，所以骨病，牙齿枯软，食物亦可腐蚀它，同时出现耳部清冷。治骨病应溯到肾脏，若不得效，应治土脏，土脏指脾脏。

**[原文]** 热病先身涩傍敦[1]（傍教《太素》作倚），烦闷①，干唇嗌②，取之③以第一针五十九，肤④胀，口干，寒汗⑤[2]。

热病，头痛，摄（摄一作颞）颥、目脉紧⑥，善衄，厥热⑦也，取之以第三针[3]，视有余不足，寒热病⑧。

热病，体重，肠中热，取之以第四针，于其输及下诸指间，索气于胃络得气也。

热病，侠脐痛急，胸胁支满，取之涌泉与太阴阳明⑨（一云：阴陵泉），以第四针，针嗌里。

热病而汗且出，及⑩脉顺可汗者，取之鱼际、太渊、太都、太白[4]，泻之则热去，补之则汗出，汗出太甚者，取踝上横文⑪以止之。

热病七八日，脉口动，喘而眩⑫者，急刺之。汗且自出，浅刺手大指间。

热病先胸胁痛，手足躁，刺足少阳，补手太阴，病甚，为五十九刺。

热病先手臂痛，刺手阳明太阴，而汗出止。

热病始于头首⑬者，刺项太阳，而汗出止。

热病先身重骨痛，耳聋目瞑，刺足少阴，病甚，为五十九刺（一云：刺少阳）。

热病先眩冒而热，胸膈⑭满。刺足少阴少阳。

热病始足胫者，先取足阳明而汗出止。

［校勘］

①“傍教烦闷”《灵枢》热病第二十三作“倚而热，烦惋”。

②“嗌” 此上《灵枢》有“口”字。

③“之” 此下《灵枢》有“皮”字。

④“肤”《灵枢》作“腹”。

⑤“寒汗” 此下《灵枢》有“出，索脉于心，不得索之水，水者肾也”。

⑥“目脉紧”《灵枢》作“目瘰脉痛”。

⑦“热” 此下《灵枢》有“病”字。

⑧“病”《灵枢》作“痔”。

⑨“太阴阳明”《灵枢》作“阴陵泉”。

⑩“及” 原作“反”，据《灵枢》改。

⑪“踝上横文”《灵枢》作“内踝上横脉”。

⑫“眩”《灵枢》作“短”。

⑬“首” 原作“手”，据杨、广、缪、钱本改。

⑭“膈” 杨、广、缪、钱本均作“胁”。

［注释］

［1］“傍教” 傍同旁，教同勃，变色之意。

［2］“寒汗” 冷汗。

［3］“第三针” 古九针之一的鍉针。

［4］“太白” 属足太阴脾经。足内侧核骨后陷中。

**［语译］** 热病初起，全身干涩不润，肤色有变异，心中烦闷，唇部嗌部觉得干燥，用镵针刺五十九穴。这病还有腹胀、口干，出冷汗。

热病，头痛厉害，颞颥部和眼睛之间的经脉紧缩，鼻出血，这是盛热上冲所致的厥热病，用第三针的鍉针针刺。根据有余、不足，寒热的脉证决定手法而治疗。

热病，身体重，肠中有热，可用第四针的锋针针刺。取穴在腧穴太白、陷谷以及诸趾间穴位如大都、厉兑、内庭等，治气在脾胃的络穴如丰隆、公孙等，以得气为度。

热病，挟脐疼痛拘急，胸胁支撑胀满，取足少阴经的涌泉穴和足太阴、足阳明两经穴位，并用第四针锋针，针刺嗌里的廉泉穴。

热病汗将出，并且脉与证顺，可以用发汗法，当取手太阴经的荥穴鱼际，腧穴太渊，和足太阴的荥穴太都、腧穴太白，用泻法则热去，用补法则汗出，如果汗出太多，可取内踝上横纹处之三阴交，用泻法以止汗。

热病已经七、八天，气口脉躁动，而有气喘目眩症状的，这是邪气在手太阴肺经，急刺之则自汗出，浅刺手大指的少商穴。

热病先胸部胁部疼痛，手足躁动的，刺足少阳胆经，补手太阴，病邪甚，针刺五十九穴。

热病先手臂痛的，刺手阳明手太阴两经，汗出后，热除而手臂痛止。

热病初起由头首开始的，针刺项部太阳经，汗出后而病止。

热病先身体沉重，骨节痛，耳聋，眼睛爱闭合的，针刺足少阴，病邪甚，针刺五十九穴。

热病先目眩，头重像布裹首，发热，胸膈满，针刺足少阴、足少阳两经。

热病初起，由足部胫部开始的，先针刺足阳明经，汗出后病止。

［**按语**］ 不可刺证的例子很多。凡精神状态或生理状态有剧烈挫伤或畸形亢进的，或病理方面，阴阳俱亢，有死征出现的，俱不可针刺。了解不可刺的范围，则除此以外的可刺证，可以从反面推求而得。针刺方法则不外于《内经》所说的“盛则泻之，虚则补之，热则疾之，寒则留之，不盛不衰，以经取之”的五种类型。从这些类型互相交叉，更可得出许多针刺方法。

## 病不可水证第十四

［**提要**］ 叙述水法的禁忌证和误用后的变证。

［**原文**］ 发汗后，饮水多者，必喘，以水灌之，亦喘。

伤寒，大吐、大下之，极虚，复极汗者，其人外气怫郁，复与之水以发其汗，因得哕，所以然者，胃中寒冷故也。

阳明病，潮热，微坚，可与承气汤。不坚，勿与之。若不大便六、七日，恐有燥屎，欲知之法，可①与小承气汤②。若腹中不转失③气者，此为但头坚后溏，不可攻之，攻之④必腹满，不能食，欲饮水者，即哕⑤。

阳明病，若胃中虚冷，其人不能食，饮水即哕。

下利，其脉浮大，此为虚，以强下之故也。设脉浮革⑥，因尔肠鸣，当温之，与水即哕。

病在阳，当以汗解，而反以水噀[1]之，若灌之，其热却不得去，益烦，皮上粟起，意欲饮水，反而渴⑦，宜文蛤散[2]。若不瘥，与五苓散。

［**校勘**］

①“可”《伤寒论》辨阳明病脉证并治第八作“少”。

②“小承气汤” 此下《伤寒论》有“汤入腹中，转失气者，此有燥屎也，乃可攻之。”

③“失” 廖本无。

④“攻之” 缪本无。

⑤“即哕”《伤寒论》作“与水则哕，其后发热者，必大便变硬而少也，以小承气汤和之。不转失气者，慎不可攻也。”

⑥“革” 缪本作“紧”。

⑦“反而渴” 杨、广、缪、钱本均作“反而不渴”。广、朱、张本均作“反热渴”。

[注释]

[1]“水噀（xùn 训）” 喷水。

[2]“文蛤散”《伤寒论》方：文蛤。

[语译] 发汗以后，饮水太多的，必喘，如用水灌洗，也会出现喘的症状。

伤寒病，经过大吐大下后，身体已经极度的虚弱，又大发其汗，致使阳热郁阻在表，医生误认为表邪未解，反给予水疗法，以发其汗，遂引起了哕逆，所以会发生这样的变化，是由于胃中寒冷的缘故。

阳明病，发潮热，大便微硬的，可用承气汤，如不硬就不可用。假如已经六、七天不大便，恐有燥屎停积，探测的方法，可给小承气汤，服后腹中不转矢气，此虽六、七天不大便，仅初头硬，后必溏薄，即不可攻下，如误用攻下，必引起腹部胀满，不能进食，甚至喝水即发生呃逆。

阳明病，如果胃弱而寒不能进食的，喝水就会发生呃逆。

下利，脉浮大的，这属于正气虚，是由于不该攻而攻的缘故。如果脉浮革，因而肠鸣的，应用温补法治疗，若给喝水则发生呃逆。

病在太阳，应当发汗解表，反用水洒或灌洗的方法治疗，邪热被水郁而不得除，病人更加心烦，肌肤表面呈粟粒状突起，想要喝水，但又不真正作渴，可以服文蛤散。如病未瘥减，用五苓散治疗。

**[原文]** 若寒实结胸，无热证者，与三物小陷胸汤[1]，白散[2]亦可。身热皮粟不解，欲引衣自覆，若以水噀之洗之，益令热却不得出，当汗而不汗，即烦。假令汗出已，腹中痛，与芍药三两，如上法。

寸口脉浮大，医反下之，此为大逆。浮即无血，大即为寒，寒气相搏，即为肠鸣，医乃不知，而反饮水，令汗大出，水得寒气，冷必相搏，其人即䭇[3]。

寸口脉濡而弱，濡即恶寒，弱即发热，濡弱相搏，脏气衰微，胸中苦烦，此非结热，而反薄居，水渍布冷，铫[4]贴之，阳气遂微，诸府无所依，阴脉凝聚，结在心下，而不肯移，胃中虚冷，水谷不化，小便纵通，复不能多，微则可救，聚寒心下，当奈何也。

**[注释]**

[1]“三物小陷胸汤”待考。

[2]“白散”《伤寒论》方：桔梗、巴豆、贝母。

[3]“䭇”同噎，是气逆而噎塞，与哕的情况相同，但哕有声，而䭇无声，这是两者的区别。王肯堂说：“轻则为噎，重则为哕”。张隐庵说：“䭇者，濒呃无声之谓”。

[4]“铫（yáo 姚）”刈物之器。

**[语译]** 若是寒实结胸，没有热象的，用三物小陷胸汤，也可用白散治疗。身热皮肤粟起不能消失，病人欲引衣被自盖，假使以水喷洒或洗的话，便就更使热邪内郁不得外出，该汗出而不汗出，就会发生烦躁。假如病人汗出以后病减，腹中疼痛的，用三两芍药治之，治如上法。

寸口脉浮大，医生反用下法，这是很大的诊疗错误。因为脉浮是血虚，脉大是寒，由于寒气搏激，引起肠鸣，医生不明病因病理，而反施用了饮水的方法大发其汗，水与里寒搏激，病会发生呃逆的变证。

寸口脉濡而弱，濡见恶寒，弱见发热，濡弱相搏，五脏阳气衰微，胸中烦闷，这不是热邪蕴结，而是脏气衰微，反而迫居胸中，用冷水渍布，剪贴之，使阳气更加衰微，诸府无所依赖，阴脉凝聚，结在心下而不散，胃中阳气虚寒，水谷不能消化，小便虽然有通，但量不多，症状轻者可以治疗，若寒气结聚心下，就没有什么很好的办法了。

## 病可水证第十五

**[提要]** 阐述利水饮水方法和有关脉证及机理。

**[原文]** 太阳病，发汗后，若大汗出，胃中干燥，烦不得眠，其人欲饮水，当稍饮之，令胃中和则愈。

厥阴病，渴欲饮水者，与①饮之即愈。

太阳病，寸口缓，关上小浮，尺中弱，其人发热而汗出，复恶寒，不呕，但心下痞者，此为医下之也。若不下，其人复不恶寒而渴者，为转属阳明。小便数者，大便即坚，不更衣十日，无所苦也。欲饮水者，但与之，当以法救之，宜五苓散。

寸口脉洪而大，数而滑，洪大则荣气长，滑数则胃气实，荣长则阳盛，怫郁不得出身，胃实则坚难，大便则干燥，三焦闭塞，津液不通，医发其汗，阳盛不周[1]，复重下之，胃燥热畜，大便遂摈[2]，小便不利，荣卫相搏，心烦发热，两眼如火，鼻干面赤，舌燥齿黄焦，故大渴。过经成坏病，针药所不能制，与水灌枯槁，阳气微散，身寒温衣覆，汗出表里通，然其病即除，形脉多不同，此愈非法治，但医所当慎，妄犯伤荣卫。

霍乱而头痛发热，身体疼痛，热多欲饮水，属五苓散。

呕吐而病在膈上，后必思水者，急与猪苓散。饮之水，亦得也②。

[校勘]

①“与” 此下杨、广、缪、钱本均有“水”字。

②“后必思水者，急与猪苓散。饮之水，亦得也”《金匮要略》呕吐哕下利病脉证治第十七作“后思水者，解，急与之。思水者，猪苓散主之”。

[注释]

[1]“不周” 此处指汗出不均匀。

[2] “遂擯（bìn 膑）” 抛弃净尽解。此处指下后大便已通。

[语译] 太阳病，发汗以后，如果汗出太多，胃中干燥，烦躁，睡眠不安，病人想饮水，应当少量与之饮，使胃燥得润，胃气调和则病自愈。

厥阴病的病人，如果口渴想要喝水的，可以给些水喝，则能转愈。

太阳病，寸脉缓，关脉小浮，尺脉弱，病人发热汗出，又恶寒，并不呕吐，但觉心下痞满的，这是医生误下的变证。假如没有经过误下，病人又没有恶寒，而且有口渴的，这是病势已转属阳明。小便次数增多，大便必然坚硬，即使十多天不解大便，也没有什么痛苦。假如口渴要想饮水，可以给他一些水喝，要根据情况，进行适当的处理，如果是水气不化，可用五苓散治疗。

寸口脉洪而大，数而滑，洪大为荣气旺，滑数为胃气实。荣血中之气旺说明是阳气盛，郁热不能透发于体表，胃实热则出现大便干燥，甚至大便坚硬难通，三焦气机闭塞，津液不能通调，如医者用发汗治之，阳气虽盛而汗出不均，又用下法治之，使病人胃肠干燥热气内蓄，大便已通、小便不利，荣卫两气互结，病人心烦发热，两眼如火烧一样灼热，鼻腔干燥，面部红赤，舌苔干燥无液，牙齿黄焦，所以病人见口大渴。病情向不良方面发展，针和药都不能制止。水灌枯槁，此时阳气微散，身怕冷爱盖衣被，汗出表里气机通畅，其病即会消除，但是身形与脉象不相一致的，此病虽然已愈，但由于不是按理治疗，医者应当谨慎，不要乱伤荣卫两气。

霍乱病头痛发热，身体疼痛，如热多而想喝水，属五苓散证。

膈上有病，引起呕吐，吐后一定想要喝水的，急用猪苓散治疗。如果饮之水，也可以得愈。

**[按语]** 王氏归纳《伤寒论》基本精神，提出可水与不可水证治，主要严格掌握其适应证与禁忌证。这说明了用之得当则疗效显，用之不当则弊病生，可见古人临证之谨慎入微，足为后世医家所效法。虽近代很少采用水疗法，此法对机体确能起到调整与补偿作用，同时还有发汗退热利尿功能，达到生津止渴化气消肿之目的。所以，上列条文并非虚设，都有指导的意义。

## 病不可火证第十六

**[提要]** 阐明火逆证的脉证及治疗预后等。

**[原文]** 太阳中风，以火劫发其汗，邪风被火热，血气流泆，失其常度，两阳[1]相熏灼，其身发黄。阳盛则欲衄，阴虚小便难，阴阳俱虚竭，身体则枯燥，但头汗出，齐颈而还，腹满而微喘，口干咽烂，或不大便，久则谵语，甚则至哕，手足躁扰，循衣摸床[2]，小便①利者，其人可治。

太阳病，医发其汗，遂发热而恶寒。复下之，则心下痞，此表里俱虚。阴阳气并竭[3]，无阳则阴独，复加火针。因而烦，面色青黄，肤瞤，如此者为难治。面②色微黄，手足温者愈。

伤寒③，加温针必惊。

阳脉浮，阴脉弱，则血虚。血虚则筋惕④。其脉沉者，荣气微也。其脉浮，而汗出如流珠者，卫气衰也。荣气微，加烧针，血留不行，更发热而躁烦也。

伤寒，脉浮，而医以火迫劫之，亡阳[4]，惊狂，起卧不安，属桂枝去芍药加蜀漆牡蛎龙骨救逆汤[5]。

［校勘］

①“久则谵语，甚则至哕，手足躁扰，循衣摸床，小便”朱、张本均无。

②“面” 杨、广、缪、钱本均作“今”。

③“伤寒”《伤寒论》辨太阳病脉证并治中第六作“太阳伤寒者”。

④“惕” 杨、广、缪本均作“伤”。

［注释］

［1］“两阳” 风为阳邪，火亦属阳，中风用火劫，故称两阳。

［2］“循衣摸床” 神志昏迷时，手不自觉地摸弄衣床。

［3］“阴阳气并竭” 指表里俱虚，以发汗使表虚而阳气竭，攻下使里虚而阴气竭。

［4］“亡阳”此处的阳，指心阳而言。亡阳，即心阳外亡，神气浮越之谓。

［5］“桂枝去芍药加蜀漆牡蛎龙骨救逆汤”《伤寒论》方：桂枝、炙草、生姜、大枣、牡蛎、蜀漆、龙骨。

**［语译］** 太阳病中风证，用火法强发其汗，风邪被火热所迫，气血流散，失其正常的规律，风与火交相熏灼，病人身体发黄。热盛迫血于上则衄血，阴虚津不足于下就使小便困难，气血亏耗，身体就会枯燥，只头上有汗，到颈部为止，腹满而微微气喘，口干咽烂，或者大便不通，病久就会言语错乱，更严重的会出现呃逆，手足躁动不安，循衣摸床等症状，这时候，如果小便利者，病人还可以救治。

太阳病，医生用发汗的方法治疗，病人还是发热恶寒。而再用下法，导致胃脘部痞闷，这是由于汗下之后表里俱虚。阴阳气都受到损耗而衰竭，正阳虚则邪气独留，又用烧针治疗，是误而再误，因而又增加了胸中烦闷，假如面部颜色青黄，肌肉瞤动，这样的症状出现就很难治疗。若面部颜色微黄，而且手足温暖的，还可以治愈。

伤寒病，如果加用温针治疗，必引起惊惕不安。

病人寸脉浮，尺脉弱，是阳浮于外，血虚于内。血虚不能濡养筋脉，就会产生挛急。脉象沉的，为荣阴微小。脉浮而且汗出如流珠，是卫气衰微。荣气微弱的人，理应滋阴养血，反用烧针治疗，遂致血液凝滞而不行，以致产生更加发热而烦躁的变证。

伤寒病，脉浮，医生不用发表药发汗，反而用熏熨的方法强迫取汗，以致引起阳气浮越，发生惊惕狂乱，起卧不安的现象，可用桂枝去芍药加蜀漆牡蛎龙骨救逆汤来治疗。

**[原文]** 问曰：得病十五、十六日，身体黄、下利，狂欲走。师脉之，言当下清①血如豚肝，乃愈。后如师言，何以知之？师曰：寸口脉阳浮阴濡弱，阳浮则为风，阴濡弱为少血，浮虚受风，少血发热，恶寒洒淅，项强头眩，医加火熏，郁令汗出，恶寒遂甚，客热因火而发，怫郁蒸肌肤，身目为黄，小便微难，短气，从鼻出血，而复下之，胃无津液，泄利遂不止，热瘀在膀胱，畜[1]结成积聚，状如豚肝，当下未下，心乱迷愦，狂走赴水，不能自制。畜血若去，目明心了。此皆医所为，无他祸患，微轻得愈，极者不治。

伤寒，其脉不弦紧而弱者②必渴，被火必谵言，弱者发热，脉浮，解之，当汗出愈。

太阳病，以火熏之，不得汗，其人必躁，到经不解，必有清③血④[2]。

阳明病，被火，额上微汗出，而小便不利，必发黄。

阳明病，其脉浮紧，咽干口苦，腹满而喘，发热汗出，而不恶寒，反偏恶热，其身体重，发其汗则躁，心愦愦而反谵语。加温针必怵惕，又烦躁不得眠。

少阴病，咳而下利，谵语，是为被火气劫故也，小便必难，为强责少阴汗也。

太阳病二日，而烧瓦熨其背，大汗出，火气入胃，胃中竭燥，必发谵语，十余日振而反汗出者，此为欲解。其汗从腰以下不得汗，其人欲小便，反不得，呕欲失溲，足下恶风，大便坚者，小便当数，而反不数及多，便已⑤，其头卓然[3]而痛，其人足心必热，谷气[4]下流故也。

［校勘］

①“清” 缪本作“瘀”。

②“者” 此上《伤寒论》辨太阳病脉证并治中第六有“弱”字。

③“清” 此下张本有“伤”字。

④“血” 此下《伤寒论》有“名为火邪”四字。

⑤“而烧瓦熨其背，大汗出，火气入胃，胃中竭燥，必发谵语，十余日振而反汗出者，此为欲解。其汗从腰以下不得汗，其人欲小便反不得，呕欲失溲，足下恶风，大便坚者，小便当数，而反不数及多，便已”《伤寒论》作“反躁，凡熨其背，而大汗出，大热入胃，胃中水竭，躁烦，必发谵语，十余日振慄自下利者，此为欲解也。故其汗，从腰以下不得汗，欲小便不得，反呕欲失溲，足下恶风，大便硬，小便当数，而反不数及不多，大便已”。

［注释］

[1]“畜” 通蓄字，留蓄的意思。

[2]“清血” 即便血。

[3]“卓然” 卓，高远貌。因头在身体最高处，故称卓然。

[4]“谷气” 指饮食后所产生的热气。

**[语译]** 问说：发病已经十五、六天，身体发黄，大便泄泻，发狂，欲奔走。师诊脉后说：病人应该排出猪肝色的大便，才能痊愈。后来病人果然像老师所判断的那样，你怎么知道会这样呢？师说：寸脉浮，尺脉濡弱，感受风邪故寸脉浮虚，血虚故尺脉濡弱，所以病人出现微恶寒发热，项强，头晕目眩等症状。按理应养血祛邪，医生反以火熏方法，迫其发汗，而病人恶寒加剧，邪热因火熏而发，郁蒸肌肤，致全身与目发黄，小便不畅，短气，鼻衄。又误用下法，泄泻不止，胃中津液亏损，瘀热蓄结膀胱而成积聚，应该随大便排出体外，像猪肝色一样才能获愈。然而病人蓄血得不到排出，邪热扰乱心神，致昏乱发狂，四处奔走，投水不能自制。假若蓄血能得到排除，则心神就能安定，两目明了。以上病情的变化，这都是医生所造成的，并非其他灾祸所致。如果症情轻微就可治愈，病情重笃就不容易治愈。

伤寒病，脉不弦紧而是弱的，必见口渴，如果用火法取汗，必然发生谵语，弱的会发热，若脉浮，应以解表，汗出则病愈。

治太阳病，用火熏的方法，如不得汗，病人必发生烦躁，如果经过六、七天，仍然不愈的话，大便必定下血。

阳明病，经过火法误治，额部微微出汗，而小便不通畅的，必然会肌肤发黄。

阳明病，脉浮紧，咽喉干燥，口苦，腹部胀满，呼吸短促，发热汗出，不恶寒，反恶热，周身沉重。又发其汗，会见烦躁，心中扰乱，反而谵语。加用温针，必然导致恐惧不安，烦躁不得眠等变证。

少阴病，咳嗽，腹泻，又有谵语的症状，这是被火气劫迫所致，其小便必艰涩难下，这是强发少阴之汗所造成的。

太阳病两天，用烧瓦熨背法治疗，而致大汗出，火气入胃，胃中水分竭燥，必会语言错乱，经过十多天，如发生颤抖出汗，这是病快解除的象征。但是，其发汗特点是腰以下没有汗，病人小便欲解而不得解，呕，有时小便不禁，足底怕风，大便坚硬的，小便应当频数，如今反不数，量也不多，大便以后，发生头痛，病人足心必热，这是饮食所产生的热气不输布，反向下流动的缘故。

## 病可火证第十七

［提要］ 说明可用火法治疗的脉证。

［原文］ 下利，谷道[1]中痛，当温之以火①，宜熬末②盐熨之。一方，炙枳实熨之。

［校勘］

①“火” 缪本作“为”。

②“末” 杨、广本均作“木”，缪本作“食”。

［注释］

［1］“谷道” 即肛门。

［语译］ 泄泻，肛门里感到疼痛，可用火法热敷治疗以温暖肠道，用炒热的盐来熨。另一种方法，用炒热的枳实来熨。

［按语］ 古之火法，颇似现代医学的物理疗法，多用于温阳发汗，阴寒见证者宜之，里热津伤者禁用。在病可火证一节，叙证比较简略，又不知所出，只是谈到“下利谷道中痛，当温之……”根据临床实践，此症多属肠热下迫，而“当温之”语气之肯定，应该尚有虚寒的见证，否则怎么能用温法呢？可能古人省略而已。病不可火证一节，乃王氏援引《伤寒论》火逆论治归纳而成，火逆多为以火迫汗所引起的变证，如汗不出，火邪内攻，热伤血络而吐血、便血，若汗大出火气入胃，热伤津液而烦躁谵语，或阴虚阳亢而小便难，口干咽烂等。总之，误火引起热炽津伤者多见，所以阴

液来复为欲愈的机转。若大汗亡阳而惊狂，起卧不安，则当复阳，回阳为主，故阳复为欲愈机转。因此，我们认为误火变证多端，临床必须认真观察，严格掌握，切勿轻易使用火法。

## 热病阴阳交并少阴厥逆阴阳竭尽生死证第十八

［提要］ 判断热病出现阴阳交、少阴证、厥逆、阴阳竭尽的病理变化与生死证候。

［原文］ 问曰：温病，汗出辄复热，而脉躁疾，不为汗衰，狂言，不能食，病名为何？对曰：名曰阴阳交[1]，交者，死。人所以汗出者，生于谷，谷生于精，今邪气交争于骨肉而得汗者，是邪却而精胜。精胜，则当能食而不复热，热者邪气也，汗者精气也。今汗出而辄复热者，邪胜也，不能食者，精无裨①[2]也，汗出而热留者②，寿可立而倾[3]也。夫汗出而脉尚躁盛者，死。今脉不与汗相应，此不能胜其病也③。狂言者，是失志，失志者，死。此有三死[4]，不见一生，虽愈必死。

［校勘］

①“裨” 杨、广本，《素问》评热病论篇均作“俾”。

②“汗出而热留者”《素问》作“病而留者”。

③“病也” 此下《素问》有“其死明矣”。

［注释］

［1］“阴阳交” 张景岳曰：“以阳邪交入阴分，则阴气不守，故曰阴阳交。”意思是指热邪（阳邪）深入阴分，精气消烁，而热邪不退，所以是死证。

［2］“精无裨（bì 币）” 谓精气不能继续补益的意思。裨，补益也。

[3]“倾” 倾倒。此处含有危险、败坏的意义。

[4]“三死” 马莳曰：“汗后辄复热，不能食者，一死；汗出脉尚躁盛者，二死；汗后反狂言失志者，三死。”

**[语译]** 问：温病，汗出之后，重复发热，而且脉躁动急疾。其病情不因汗出而衰减，以至语言狂乱，饮食不进，这叫什么病？答：病名阴阳交，阴阳交是一种死证。人体所以能够出汗，因为汗生于水谷之气，谷气化生精微，水谷精微之气旺盛，能够胜邪气而作汗，现在邪正相争于骨肉之间，而能够出汗的，是邪退而精胜。但精气胜，就应该能食而不再发热。复发热是由于邪气尚留，而汗出是由于精气胜邪。现在汗出重复发热，是邪气胜，不能饮食，则精气无从补益，汗出而热不解，立刻就有生命的危险了。凡汗出而脉仍躁盛的，死。今脉象与其汗出症状不相应，这是精气不能胜其病邪，是为死候。如果热病言语狂妄，是神志失常，也是死。这是有三种死候，而无一点生机，虽然病暂时好转，而结果必死无疑。

**[原文]** 热病，已得汗，而脉尚躁盛，此阳①脉[1]之极也，死。其得汗而脉静者，生也。

热病，脉尚躁盛，而不得汗者，此阳脉之极也，死。脉躁盛得汗出者，生也。

热病，已得汗，而脉尚躁，喘且复热，勿肤刺，喘甚者，死。

热病，阴阳交者，死。

热病，烦已而汗，脉当静。

太阳病，脉反躁盛者，是阴阳交，死。复得汗。脉静者，生。

热病，阴阳交者，热烦身躁，太阴寸口脉两冲[2]尚躁盛，是阴阳交，死。得汗脉静者，生。

热病，阳进阴退，头独汗出，死。阴进阳退，腰以下至足汗出，亦死。阴阳俱进，汗出已，热如故，亦死。阴阳俱退，汗出已，寒栗不止，鼻口气冷，亦死。

右热病阴阳交部。

热病，所谓并阴者，热病已得汗，因得泄，是谓并阴，故治（一作活）。

热病，所谓并阳者，热病已得汗，脉尚躁盛，大热，汗出，虽不汗出，若衄，是谓并阳，故治②。

右热病并阴阳部。

**［校勘］**

①“阳” 钱本、《灵枢》热病篇均作“阴”。

②“治” 朱、张本均无。

**［注释］**

［1］“阳脉” 指经脉中的阳经，其中包括手足三阳经，督脉，阳维脉，阳跷脉等。

［2］“冲” 据《广雅》作动解。

**［语译］** 热病，已经汗出，而脉仍躁甚，这是阳经受热邪，阳热亢盛所致，死。若汗后脉搏平静，是邪气已去，阴阳协调，所以主生。

热病，其脉躁甚，而没有汗出，这是阳经受热邪，阳热亢盛已极，死。脉躁甚，有汗出的，生。

热病，已经汗出，脉尚躁动，气喘身变发热，这是邪气入里，不要刺其肤表，气喘加重的，死。

热病，阴阳交的，死。

热病，烦躁后汗出，脉应当安静。

太阳病，脉反躁甚，这是阴阳交，死。如果复有汗，脉转安静，生。

热病，阴阳交，病人热烦躁动不安，寸口太阴两脉动而躁盛，这是阴阳交，死。如果能得汗出，脉平静的，生。

热病，阳热亢盛而阴液枯竭，只头部出汗的，死。即使邪热稍杀，阴津渐复，从腰以下至足出现汗出的，也是死。如果邪热仍在，阴液虽然有所转佳，但汗出而热仍不解，也是死。如果热邪消退，但阴阳俱虚，汗出恶寒战慄不止，呼吸气冷的，也是主死。

以上热病阴阳交部。

热病，出汗后又引起泄泻，这叫做并阴，可以治疗。

热病，出汗后，热不退，脉仍躁甚，汗续出，假如不出汗，或出现鼻衄，这叫做并阳，可以治疗。

以上热病并阴阳部。

**[原文]** 少阴病，恶寒，踡而利，手足逆者，不治。

少阴病，下利止而眩，时时自冒者，死。

少阴病，其人吐利，躁逆者，死。

少阴病，四逆，恶寒而踡，其脉不至，其人不烦而躁者，死。

少阴病六七日，其人息高者，死。

少阴病，脉微细沉，但欲卧，汗出不烦，自欲吐，五六日自利，复烦躁①，不得卧寐者，死。

少阴病，下利，若利止，恶寒而踡，手足温者，可治。

少阴病，恶寒而踡，时时自烦，欲去其衣被者，可治。

少阴病，下利不②止，厥逆无脉，干呕③，烦，服汤药，其脉暴出者，死。微续④者，生⑤。

右少阴部。

伤寒六七日，其脉微，手足厥，烦躁，灸其厥阴[1]，厥不还者，死。

伤寒，下利，厥逆，躁不能卧者，死。

伤寒，发热，下利至⑥厥不止者，死。

伤寒，厥逆⑦，六七日不利，便发热而利者，生⑧。其大汗出⑨，利⑩不止者，死。但有阴无阳故也。

伤寒五六日，不结胸，腹濡，脉虚复厥者，不可下，下之，亡血，死⑪。

伤寒，发热而厥，七日，下利者，为难治。

右厥逆部。

［校勘］

①“躁” 张本无。

②“不” 杨、广本均无。

③“呕” 杨、广本均无。

④“续” 杨、广、缪、钱、黄、朱、张本均作“细”。

⑤“少阴病，下利不止……微续者，生” 《伤寒论》辨少阴病脉证并治第十一作“少阴病，下利，脉微者，与白通汤。利止，厥逆无脉，干呕烦者，白通加猪胆汁汤主之，服汤脉暴出者，死。微续者，生”。

⑥“至” 此下《伤寒论》辨厥阴病脉证并治第十二有“甚”字。

⑦“厥逆”《伤寒论》无。

⑧“生”《伤寒论》无。

⑨“其大汗出” 杨、广、缪、钱、朱、张本，《伤寒论》均作“其人汗出”。

⑩“利”《伤寒论》无。

⑪“下之，亡血，死” 缪本作“下之，亡血也”。《伤寒论》作“此亡血，下之，死”。

［注释］

［1］“灸其厥阴” 灸厥阴经的腧穴。

［语译］ 少阴病，怕冷，身体踡卧而下利，手足厥冷的，病属不治。

少阴病，下利虽然停止而头眩，并且时时昏冒的，死。

少阴病，呕吐下利，又加烦躁不安，四肢逆冷的，死。

少阴病，四肢厥逆，怕冷而踡卧，脉摸不来，其人心里不烦，但形体躁扰不宁的，死。

少阴病到六、七天，病人呼吸浅表的，死。

少阴病，脉微细沉，而且有欲卧的衰弱现象，汗出心里不烦，却想吐，到了五、六天以后增加了腹泻，又烦躁不安，不能卧寐的，死。

少阴病，腹泻，如果腹泻自止，虽有怕冷踡卧，手足转温的，表示阳气来复，可以治愈。

少阴病，怕冷而踡卧，常常心烦不安，要减去衣被的，这是阳气回复，还可以治疗。

少阴病，腹泻不止，四肢厥冷，脉隐伏不见，并且干呕心烦，服汤药后，如果脉突然出现，主死。若能逐渐地恢复，那才是良好的转归。

以上少阴部。

伤寒病已经六七天，脉见微象，证见手足厥冷，而又烦躁不安，应急灸厥阴经的腧穴，如灸后四肢仍是厥冷不回的，死。

伤寒病，腹泻，手足厥冷，假使再见到躁扰不能安卧的，死。

伤寒病，发热，腹泻四肢厥冷毫无转温之机，死。

伤寒病，四肢厥冷，已经六七天，本来并无腹泻，以后忽然发热腹泻，这是阳回之象，生。如果大汗出，腹泻不止的，死。这是阴盛阳亡的缘故。

伤寒病五六天，无结胸症状，腹部软，脉象虚而又四肢厥冷的，不可攻下，如误用攻下，易引起失血而死。

伤寒病，发热而四肢厥冷，到了第七天，发生腹泻的，属难治。

以上厥逆部。

**［原文］** 热病，不知所痛，不能自收[①]，口干，阳热甚，阴颇有寒者，热在髓，死不治。

热病在肾，令人渴口干，舌焦黄赤，昼夜欲饮不止，腹大而胀，尚不厌饮，目无精光，死不治。

脾伤，即中风，阴阳气别离，阴不从阳，故以三分[1]，候其死生。

伤寒，咳逆上气，其脉散者，死。谓其人形损故也。

伤寒下利，日十余行，其人脉反实[2]者，死。

病者胁下素有痞，而不②在脐傍，痛引少腹，入阴侠阴③筋，此为脏结，死。

夫实则谵语，虚则郑声，郑声者，重语是也。直视谵语，喘满者，死。若下利者，亦死。

结胸证悉具，而烦④躁者，死。

吐舌下卷者，死。唾如胶者，难解。舌头四边，徐有津液，此为欲解。病者至经，上唇有色，脉自和，为欲解。色急者，未解。

右阴阳竭尽部。

**[校勘]**

①“不能自收” 此上《灵枢》热病篇有“耳聋”二字。

②“而不” 杨、广、缪、钱本均作“而下”。《伤寒论》辨太阳病脉证并治第七作“连”。

③“侠阴”《伤寒论》无。

④“烦” 杨、广、钱、黄本均无。

**[注释]**

[1]“三分” 作不过甚解。

[2]“脉反实” 指虚证而见脉实，所以说反。

**[语译]** 热病，不知痛处，身体不能自主，口干，在阳胜的时候，就热得厉害，偏阴的时候就发冷，这是热在骨髓，为不治的死证。

热病在于肾脏，病人口渴而干，舌苔焦黄质红，日夜欲饮水不停，腹部大而胀，还是喜欢饮水，双目无神，为不治的死证。

脾气损伤，土虚则木横，肝风内动，阴阳失调，阴不制阳，如果阳亢过极是属死候，稍亢的，仍可挽回生机。

伤寒病，咳嗽气上逆，脉散的，死。是病人形气亏损的缘故。

伤寒病腹泻，一天十多次，脉象反实而有力的，死。

病人的胁下素有痞积，不连脐旁，牵引少腹作痛，入阴部侠阴筋，这叫做脏结，死。

凡阳热邪实的疾患，多为谵语，精气怯弱的虚证，多见郑声。所谓郑声，就是语言重复。如果两目直视而谵语，并且喘息胀满的，死。如兼有腹泻的，也是死。

结胸症状具备，又见到烦躁不宁的现象，死。

病人吐舌下卷的，死。病人唾出物如胶粘之状，病属难治。病人舌边，津液湿润，这是病将愈的佳兆。病到经，上唇转为正常颜色，脉调和的，是病将愈的佳兆。如果色泽不和的，病未能得到解除。

以上阴阳竭尽部。

**[按语]** 本节叙述阴阳交和少阴厥逆的辨证要点。以阴阳交而论，热病的预后一般以邪正盛衰为依据，王氏援引《灵枢》热病篇、《素问》评热病论篇中，有汗出脉静而愈者；有汗出脉躁而病不衰者，这分别是精胜邪却和邪胜精衰所致。少阴厥逆证，要视其阳气来复与否，作为判断厥逆病的生死，如所引《伤寒论》少阴篇中指出四逆恶寒，踡卧脉不至者死；恶寒踡卧手足温者可治，和欲去衣被者可治，这就是根据阳气是否来复判断预后的。总之，阴证以阳气为主，阳回者生，阳绝者死。阳证以精气为主，精胜者生；精竭者死。这些辨证的要点，作为临床的理论根据，确有实用价值。

## 重实重虚阴阳相附生死证第十九

[提要] 阐述重实重虚阴阳相附的生死证。

[原文] 问曰：何谓虚实？对曰：邪气盛则实，精气夺则虚。重实者，内有热，病气热，脉满，是谓重实。问曰：经络俱实，何如？对曰：经络皆实，是寸脉急而尺内①缓也。皆当俱治，故曰滑则顺，涩则逆。夫虚实者，皆从其物类始②，五脏骨肉滑利③，可以长久。寒气暴上，脉满实，实而滑，顺④则生，实而涩⑤，逆则死，形尽满，脉急大坚，尺满⑥而不应，顺则生，逆则死。所谓顺者，手足温。所谓逆者，手足寒也。

问曰：何谓重虚？对曰：脉虚，气虚⑦尺虚，是谓重虚。所谓气虚者，言无常也。尺虚者，行步尫⑧然[1]也。脉虚者，不象阴也。如此者，滑则生，涩则死。气虚者，肺虚也。气逆者，足寒也。非其时则生，当其时则死，余脏皆如此也。

脉实满，手足寒，头热者，春秋则生，冬夏则死[2]。脉浮而涩，涩而身有热者，死。络气不足，经气有余，脉热而尺寒，秋冬为逆，春夏为顺。经虚络满者，尺热满而脉⑨寒涩，春夏死，秋冬生。络满经虚，灸阴刺阳，经满络虚，刺阴灸阳。

问曰：秋冬无极阴，春夏无极阳，何谓也？对曰：无极阳者，春夏无数虚阳明，阳明虚则狂。无极阴者，秋冬无数虚太阴，太阴虚则死。

右重实重虚部

热病，所谓阳附阴者，腰以下至足热，腰以上寒，阴气下争，还心腹满者，死。所谓阴附阳者，腰以上至头热，腰以下寒，阳气上争，还得汗者，生。

右阴阳相附部

[校勘]

①“内” 广本作“脉”。

②“始” 廖、钱、黄、朱、张本均作“治”。

③“利” 原作“则”。据杨、广、缪、钱本，《素问》通评虚实论篇改。

④“顺”《素问》无。

⑤“涩”《素问》无。

⑥“满”《素问》作“涩”。

⑦“脉虚气虚”《素问》作“脉气上虚”。

⑧“尫”《素问》作“恇”。

⑨“脉” 杨、广、缪、朱、张本均无。

**[注释]**

[1]“行步尫（wāng 汪）然” 尫，羸弱意。行步尫然，指行步羸弱无力。

[2]“春秋则生，冬夏则死” 张志聪曰：“春时阳气微上，阴气微下；秋时阴气微上，阳气微下，阴阳二气，交相资生，故主生。冬时阴气尽出于外，夏时阳气尽虚于内，故主死”。

**[语译]** 问：什么叫做虚实？答：邪气旺盛，是为实证，精气不足，是为虚证。所谓重实，内有热病，气热，脉象又盛满，这叫做重实。又问：经络俱实是怎样情况？答：经络俱实，是寸口脉急而尺肤弛缓。这样，经和络都应当一齐治疗，所以说脉滑利是顺，脉涩滞是逆的。一般的虚实，都随其物类开始，如五脏和骨肉都滑利，是内和外相配合，可以保持经常的健康。寒气骤然上逆，脉象盛满而实，如果脉实而滑又和症状相顺，是有生机，否则脉实而涩又和症状相逆，就会死亡。身体肿满，脉象急大而硬，尺肤肿满脉不应指，如脉证相应，尚有生存的希望，如果脉证相逆，就会死亡。所谓顺，由于阴阳调和，故手足温和。所谓逆，由于阴阳乖错，故手足寒冷。

问：什么是重虚？答：脉虚、气虚、尺虚，就叫重虚。所谓气虚，就是语言低微，不能接续。所谓尺虚，就是行步羸弱无力。所谓脉虚，就是沉按空虚，不象阴脉。这样脉象，滑利是有生机，涩滞就会死亡。气虚的现象，说明是肺脏虚弱。气逆的是足冷的现象。得病时不受到时令五行所克，则有生机。受到时令五行所克，则有死亡的危险，其他各脏也是这样。

脉实而满，手足冷，头部热，在春秋季节则生，冬夏季节就会死。脉浮而涩，涩脉而且身有热的，死。络气不足，经气有余，脉有热象，尺肤冷，在秋冬季节为逆，春夏季节为顺。经虚络满的病人，尺肤热而胀满，且见寒象的涩脉，在春夏就会死，秋冬则生。如果络满经虚，应该灸阴经刺阳经，如果经满络虚，应该刺阴络灸阳络。

问：秋冬时候不要使阴极虚，春夏时候不要使阳极虚，是怎么讲法？答：不要使阳极虚，是春夏时候，不要常常使阳明空虚，阳明空虚，就会发狂。不要使阴极虚，是秋冬时候，不要使太阴空虚，太阴空虚，就会死亡。

以上重实重虚部

热病，所谓阳气依附于阴气，其症状是腰以下至足部发热，腰以上寒冷，这是因为阴气在腰以下和阳气相争，所以下热而上寒，在下相争的阴阳气，回往上行，到了心部腹部胀满的，死。又所谓阴气依附于阳气，症状是腰以上至头部发热，腰以下寒冷，这是因为阳气在腰以上和阴气相争，所以上热而下寒。到了在上相争的阴阳气，回往下行，身体一出了汗，就有生机。

以上阴阳相附部

**［按语］**　“邪气盛则实，精气夺则虚”是全篇主要精神。文中从疾病的虚实，结合时令的逆顺关系，以预测死生，进而推论各种虚实，如经络的虚实，五脏的虚实，重实、重虚，病情虚实等等，作了比较透彻的发挥，并指出灸刺的原则。

# 热病生死期日证第二十

［提要］ 阐述热病生死期日与症状

［原文］ 太阳之脉，色荣颧骨，热病也，荣未和[①]，曰今且得汗，待时自已。与厥阴脉[②]争见者，死期不过三日，其热病气[③]内连肾[④]。少阳之脉，色荣颊前，热病也，荣未和[⑤]，曰今且得汗，待时自已。与少阴脉争见者，死期不过三日（和一作夭）。

热病七八日，脉微小，病者溲血，口中干，一日半而死。脉代者，一日死。

热病七八日，脉不[⑥]躁喘，不数，后三日中有汗。三日不汗[⑦]，四日死。未曾汗，勿肤刺（肤一作庸）。

热病三四日，脉不喘，其动均者，身虽烦热，今自得汗，生。

传曰：始府入脏，终阴复还[⑧]，故得汗。

热病七八日，脉不喘，其动均者，生。微热在阳不入阴，今自汗也。

热病七八日，脉不喘，动数均者，病当瘖。期三日不得汗，四日死。

热病，身面尽黄而肿，心热，口干，舌卷，焦黄黑，身麻臭，伏毒伤肺，中脾者，死。

热病，瘈疭，狂言不得汗，瘈疭不已，伏毒伤肝[⑨]，中胆者，死。

热病，汗不出，出不至足，呕胆吐血，善惊不得卧，伏毒在肝，腑[⑩]足少阳者，死。

［校勘］

①“和” 杨、广、钱本均作“夭”。《素问》刺热篇作“交”。

②“阴脉” 廖本无。

③“气”《素问》无。

④“其热病气内连肾” 此下《素问》有“少阳之脉色也”。

⑤“和” 杨、广、钱本均作“夭”。《素问》作“交”。

⑥“不” 缪、黄、朱、张本均作“而”。

⑦“三日不汗” 廖本无。

⑧“还” 此下杨、广、钱本均有“阳”字。

⑨“肝” 黄、朱、张本均作“肺”。

⑩“腑” 朱、张本均作“肺”。

［语译］ 太阳经脉的病，赤色发现于颧骨部位，是热病象征，病情尚浅，若荣气未和，可得汗，至本位旺盛之时自愈。如果同时出现厥阴的脉象，那么死期可能不会超出三天，由于热自肾发，所以气内连肾。少阳经脉的病，赤色发现到颊部，是热病象征，病情尚浅，若荣气未和，可得汗，至本经旺盛之时自愈。如果同时出现得少阴的脉象，那么死期可能不会超出三天。

热病七八天，脉象微小，病人尿血，口中干燥，一天半左右死。出现代脉，一天内死。

热病七八天，脉不躁动，不数急，后三天之中将会出汗。如果三天之中不出汗，第四天死。如果没有一次出汗，不要在皮肤上面进行针刺。

热病三四天，脉不急疾，搏动较为均匀，病人虽然烦热，现在自会出汗，预后是良好的。

古代医书说过，开始是由腑入脏，在脏行尽又出于腑，所以会出汗。

热病七八天，脉不急疾，搏动较为均匀，病人应该出现口不能言。在三天内如果不出汗，第四天死。

热病，身体和面部均黄而肿，心热，口干，舌卷，舌苔黄黑而焦，身麻而臭，这是伏毒伤及肺部，如果毒中脾部的，死。

热病，筋脉抽搐，狂言乱语，而不得汗出，如果抽搐不已，这是伏毒伤肝，如果毒中胆的，死。

热病，汗不出，或汗出不透足部，呕出胆汁，吐血，容易受惊，不得安卧，这是伏毒在肝脏，如果毒中足少阳胆腑的，死。

**［按语］** 本篇论述两感，即阴阳俱病而出现脉证相反的危病，并推断其死日。如太阳热病与厥阴脉争见；少阳热病与少阴脉争见；热病七八日而出现与证相矛盾之微小脉……均属危候；不过篇内所述的死期天数，只供参考，不能绝对地看待。

## 热病十逆死日证第二十一

**［提要］** 阐述热病的脉证相反等十逆死证。

**［原文］** 热病，腹满膜胀，身热者，不得大小便，脉涩小疾，一逆见，死。

热病，肠鸣腹满，四肢清，泄注，脉浮大而洪不已，二逆见，死。

热病，大衄不止，腹中痛，脉浮大绝[1]，喘而短气，三逆见，死。

热病，呕且便血，夺形肉[2]，身热甚，脉绝动疾，四逆见，死。

热病，咳喘，悸眩，身热，脉小疾，夺形肉，五逆见，死。

热病，腹大而胀，四肢清，夺形肉，短气，六逆见，一旬内死。

热病，腹胀便血，脉大，时时小绝，汗出而喘，口干舌焦，视不见人，七逆见，一旬死。

热病，身热甚，脉转小，咳而便血，目眶陷，妄言，手循衣缝，口干，躁扰不得卧，八逆见，一时死。

热病，瘈疭，狂走，不能食，腹满胸痛，引腰脐背，呕血，九逆见，一时死。

热病，呕血，喘咳，烦满，身黄，其腹鼓胀，泄不止，脉绝，十逆见，一时死。

［注释］

［1］“绝”过也，太过之意。

［2］“夺形肉”形体肌肉瘦削。

［语译］　热病，腹部胀满，身发热，大小便不通，脉象涩小而疾，这是出现第一逆证，死。

热病，肠鸣腹满，四肢清冷，泄泻下注，脉象浮洪大不止，这是出现第二逆证，死。

热病，大衄血出不止，腹中痛，脉象过于浮大，喘而短气，这是出现第三逆证，死。

热病，呕吐并且大便下血，形体肌肉瘦削，身上发热厉害，脉象弱动疾，这是出现第四逆证，死。

热病，咳嗽喘息，心悸目眩，身体发热，脉象小疾，形体肌肉瘦削，这是出现第五逆证，死。

热病，腹部胀大，四肢清冷，形体肌肉瘦削，呼吸气短促，这是出现第六逆证，见到这种脉证，十天之内死。

热病，腹胀大便下血，脉象大，时而出现短暂的停顿，汗出而喘息，口干而舌焦燥，看不见人，这是出现第七逆证，见到这种脉证，十天之内死。

热病，身体热甚，脉象反小，咳嗽而且大便下血，目眶凹陷，谵妄乱讲，手摸循衣缝，口干，烦躁扰乱不得安卧，这是出现第八逆证，见到这种脉证，一个时辰死。

热病，筋脉抽搐，发狂乱走，不能食，腹部满，胸部痛，牵引到腰部、脐部、背部，呕血，这是出现第九逆证，见到这种脉证，一个时辰死。

热病，呕血，喘息咳嗽，心烦而满，身体发黄，腹部胀大如鼓，泄泻不止，脉象伏不见，这是出现第十逆证，见到这种脉证，一个时辰死。

**[按语]** 热病之十逆死证中，均可见到脉与证相违反的形象。只有六、九两条述症状，未言脉象，但前者属于衰竭的消沉症状，其性属阴，其行慢，所以“一旬内死”。后者属于高度亢进的剧烈症状，其性属阳，其行速，所以“一时死”。然不能太绝对化，以今日之临床观之，似未可完全按条而断。

## 热病五脏气绝死日证第二十二

**[提要]** 阐述五脏热病遇到所克时令的死日及症状。

**[原文]** 热病，肺气绝，喘逆，咳唾血，手足腹肿，面黄，振栗不能言语，死。魄与皮毛俱去，故肺先死，丙日笃，丁日死。

热病，脾气绝，头痛，呕宿汁，不得食，呕逆吐血，水浆不得入，狂言谵语，腹大满，四肢不收，意不乐，死。脉与肉气俱去，故脾先死，甲日笃，乙日死。

热病，心主气绝，烦满，骨痛（一作瘈），嗌肿，不可咽，欲咳不能咳，歌哭而笑，死。神与荣脉俱去，故心先死，壬日笃，癸日死。

热病，肝气绝，僵仆，足不安地，呕血，恐惧，洒淅恶寒，血妄出，遗屎溺，死。魂[①]与筋血俱去，故肝先死，庚日笃，辛日死。

热病，肾气绝，喘悸，吐逆，踵[②]疽，尻痈，目视不明，骨痛，短气，喘满，汗出如珠，死。精与骨髓俱去，故肾先死，戊日笃，已日死。

外见瞳子青小，爪甲枯，发堕，身涩，齿挺而垢，又[③]皮面厚尘黑，咳而吐血，渴欲数饮，腹[4]大而满，此五脏绝，表病也。

［校勘］

①“魂” 朱、张本均作“魄”。

②“踵” 杨、广本均作“肿”。

③“又” 杨、广、缪、钱、黄、朱、张本均作“人”。

④“腹” 杨、广、钱、黄、朱、张本均无。

［语译］ 热病，肺气绝，气喘上逆，咳嗽唾血，手足、腹部皆肿，面色黄，身体振战，口不能言，死。因为肺气绝，所存的魄和所主的皮毛都尽，所以诊断为肺气先绝，在丙日病重，到丁日死。

热病，脾气绝，头痛，呕吐积滞液体，不能食，呕逆吐血，水浆不得入口，胡言乱语，腹部胀满，四肢不能收持，精神不乐，死。因为脾气绝，所主的肌肉和脉气都尽，所以诊断为脾气先绝，在甲日病重，到乙日死。

热病，心主气绝，心烦而满，骨痛，咽肿，不能吞咽，欲咳不能咳，而歌唱哭笑无常，死。因为心主气绝，所存的神和荣气血脉都尽，所以诊断为心气先绝，在壬日病重，到癸日死。

热病，肝气绝，忽然昏仆倒地，足不能安稳行走，呕血，恐惧，洒淅恶寒，血妄出，大小便自遗，死。因为肝气绝，所存的魂和所主的筋血都尽，所以诊断为肝气先绝，在庚日病重，到辛日死。

热病，肾气绝，气喘心悸，呕吐上逆，足跟生疽，尾闾部痛，眼睛看东西不清，骨痛，呼吸短促，气喘而满，汗出像珠一样，死。因为肾气绝，所存的精和所主骨髓都尽，所以诊断为肾气先绝，在戊日病重，到巳日死。

从外表看到病人的瞳孔青而缩小，爪甲干枯，头发脱落，身体枯燥，齿形凸出面色秽垢，皮肤上面像罩着一层灰尘似的，显出黑色，咳嗽吐血，口渴而频频饮水。腹胀大而满，这是五脏气绝的外现症状。

［按语］ 本篇论热病五脏气绝的死日，主要以临床症状和五行生克作为推理预测的依据。如遇到克我的“阳干”日，则病状转剧；“阴干”日，则有死亡的危险。而阴阳日之中，按前后次序和五时、五行属性，分为甲乙木，丙丁火，戊己土，庚辛金，壬癸水，与五脏属性比较，凡遇克脏之“日”，非“笃”即“死”。这样标准，道理深奥难明，有待进一步研究。我们认为当以临床症状为主，后一条五脏气绝均以瞳孔缩小，爪甲干枯，头发脱落，肌肤干涩等外现症状，作为五脏气绝的诊断依据，确有参考的价值。

## 热病至脉死日证第二十三

［提要］ 阐述至脉的变动与死期。

［原文］ 热病，脉四至，三日死。脉四至者，平人一至，病人脉四至也。

热病，脉五至，一日死。时一大至，半日死，忽忽闷乱者，死。

热病，脉六至，半日死。忽忽[①]疾大至，有顷死。

［校勘］

①“忽忽” 杨、廖、朱、张本均作“急忽”。

［语译］ 热病，脉搏四至，三天死。所谓脉四至的，就是平常人一至而病人四至，比平常人脉快四倍。

热病，脉搏五至，一天死。有时出现大跳，半天死。如果出现神志恍惚闷乱的，死。

热病，脉搏六至，半天死。脉搏突然急疾而大跳，顷刻死。

## 热病损脉死日证第二十四

[提要] 阐述损脉的变动与死期。

[原文] 热病脉，四损，三日死。所谓四损者，平人四至，病人脉一至，名曰四损。

热病脉，五损，一日死。所谓五损者，平人五至，病人脉一至，名曰五损。

热病脉，六损，一时死。所谓六损者，平人六至，病人脉一至，名曰六损。若绝不至[①]，或久乃至，立死[②]。

[校勘]

①“至” 黄本作“止”。

②“立死” 此下杨、广本均有“治伤寒形证，所宜进退。王叔和集仲景评脉要论”。

[语译] 热病的脉搏，到了四损，三日死。所谓四损，就是平常的人，脉在一呼一吸，搏动四次，病人脉在一呼一吸，只搏动一次，即一至，这叫做四损的脉。

热病的脉搏，到了五损，一天死。所谓五损，就是平常的人，脉搏动五次，病人脉才搏动一次，即一至，这叫做五损的脉。

热病的脉搏，到了六损，在一个时辰内，死。所谓六损，就是平常的人，脉已搏动六次，病人才搏动一次，这叫做六损的脉。假如脉搏动停止了，或者停了好久时间又跳一次，这样的脉象就会即刻死亡。

[按语] 上两篇分述至脉与损脉。至脉象形亢进，谓之太过；损脉象形消退，谓之不足。两者恰恰相反，各趋极端，均会出现危险。所谓至脉损脉，均是按脉搏次数的异常来判断的。

# 卷八

## 平卒尸厥脉证第一

［提要］ 举卒厥为例，说明病证入脏难治，入腑易愈。

［原文］ 寸口沉大而滑，沉则为实①，滑则为气②，实气相搏③，血气④入于脏即死，入于腑者即愈，此为卒厥。不知人，唇青身冷，为入脏即死。如身温和，汗自出，为入腑，而复自愈。

［校勘］

①“实” 此上《千金方》卷二十八，平寸口脉主对法有“血”字。

②“气” 此下《千金方》有“实”字。

③“实气相搏” 廖、朱、张本均作“实气相传”。《千金方》作“血气相搏”。

④“血气”《千金方》无。

［语译］ 寸口脉沉大而滑，沉主实，滑主气，实与气相互结合，血气入脏即死，入腑则易愈，这叫卒厥。病人症见忽然昏倒，不知人事，口唇呈现青紫，浑身冰冷，这是入脏的表现，很快会导致死亡。如果身温和，自汗出，这是入腑的表现，可能自行转愈。

［按语］ 本篇所论卒厥即尸厥，入脏即死，入腑即愈，与《素问》调经论记载的“血之与气，并走于上，则为大厥，厥则暴死；气复反则生，不反则死”，及阳明脉解篇“厥逆连脏

则死，连经则生”等意义是相通的。

## 平痓湿暍脉证第二

[提要]　论述外感所致的痉、湿、暍三病的脉证、预后及治疗。

[原文]　太阳病[1]，发热无汗，而反恶寒者，名刚痓[2]。

太阳病，发热汗出，而不恶寒者，名柔痓（一作恶寒）。

太阳病，发热，其脉沉而细者，为痓①。

太阳病，热发其汗②，因致痓（论云：发其汗太多，因致痓）。

病者身热足寒，颈项强急，恶寒，时头热，面赤，目脉③赤，独头动摇者，为痓（论云：独头而摇，卒口噤，背反张者，痓病也）。

太阳病，无汗，而小便反少，气上冲胸，口噤不得语，欲作刚痓，葛根汤主之。

刚痓为病，胸满口噤，卧不著席，脚挛急，其人必齘齿[3]，可与大承气汤[4]。

痓病，发其汗已，其脉浛浛[5]如蛇，暴腹胀大者，为欲解，脉如故，反伏弦者，必痓（一云：痓脉出欲已）。

痓脉来，按之築築而弦④，直上下行[6]。

痓家，其脉伏坚，直上下。

夫风病，下之则痓。复发其汗，必拘急。

太阳病，其证备，身体强，几几然[7]，脉沉迟，此为痓，栝蒌桂枝汤[8]主之。

痓病，有灸疮[9]，难疗。

疮家，虽身疼痛，不可发其汗，汗出则痓。

[校勘]

①“痓”　此下《金匮要略》痓湿暍病脉证第二有“为难治”三字。

②“热发其汗” 杨、广、缪、钱本均作“发其汗”。广、朱、张本均作“发热其汗”。《金匮要略》作“发汗太多”。

③“脉”《金匮要略》无。

④“築築而弦”《金匮要略》作“紧如弦”。

[注释]

[1]“太阳病” 症状脉浮、头项强痛，恶寒等。

[2]“痓” 同“痉”，下同。以项背强急为主症。

[3]“齘（xìe 谢）齿” 牙齿相磨，俗谓磨牙。

[4]“大承气汤”（仲景方）大黄、厚朴、枳实、芒硝。

[5]“浛浛（hán hán 含含）”“浛”水和泥也。浛浛，形容滑利之象。

[6]“直上下行” 谓从寸部到尺部。

[7]“几几然” 强直貌。

[8]“栝蒌桂枝汤”《金匮要略》方：栝蒌根、桂枝、芍药、甘草、生姜、大枣。

[9]“灸疮” 是因火灸所发生的疮疡。

[语译] 太阳病，发热，不出汗，反而怕冷的，称为刚痉。

太阳病，发热，汗出而不怕冷的，称为柔痉。

太阳病，发热，其脉象是沉细的，为痉病。

太阳病，热发汗太多，可导致痉病。

病人身热足寒，颈项强硬不灵活，怕冷，常头部发热，面红目筋赤，独头部动摇的，为痉病。

太阳病，无汗，小便反而减少，有气上冲胸，口噤闭不能讲话，这是刚痉的先兆，用葛根汤主治。

刚痉的病，表现胸部胀满，口闭不能开，卧时不能著席，两腿拘挛，病人牙齿相磨有声，可用大承气汤治疗。

痉病，发汗后，脉象转变为滑利屈曲似蛇行样，病人腹部突然胀大，这是病情有好转，如果脉象还像过去一样，反而更见到伏弦的，这说明还会发痉。

痉病的脉象，按之弦而挺指，从寸到尺都一样。

痉病的脉象，从寸部到尺部都见沉伏而坚。

凡患风病的人，用攻下法治疗，就会变成痉病。如果再发其汗，会出现四肢拘急的变证。

太阳病，其症状具备，又兼身体强直，同时脉象沉迟的，这是痉病，用栝蒌桂枝汤主治。

患痉病的人，身上有灸疮的，治疗比较困难。

久患疮疡病的人，即使患太阳病而身体疼痛，也不可发汗，因为汗出会导致痉病。

**［原文］** 太阳病，关节疼烦，脉沉而缓①者，为中湿（论云：中湿为湿痹，湿痹之候，其人小便不利，大便反快，但当利其小便）。

病者一身尽疼（一云：疼烦），发热，日晡即剧，此为风湿。汗出所致也（论云：此病伤于汗出当风或久伤取冷所致）。

湿家之为病，一身尽疼，发热，而身色似熏黄也。

湿家之为病，其人但头汗出，而背强，欲得被覆向火。若下之早，则吐或胸满，小便利（一云：不利），舌上如胎[1]，此为丹田有热，胸上有寒，渴欲饮而不能饮，则口燥也。

湿家下之，额上汗出，微喘，小便利（一云：不利）者，死。若下利不止者，亦死。

问曰：风湿相搏，身体疼痛，法当汗出而解，值天阴雨不止，师云此可发汗，而其病不愈者，何也？答曰：发其汗，汗大出者，但风气去，湿气续在，是故不愈。若治风湿者，发其汗，微微似欲出汗者，则风湿俱去也。

湿家身烦疼，可与麻黄汤加术四两，发其汗为宜，慎不可以火攻之。

风湿，脉浮，身重，汗出恶风者，防己汤②[2]主之。

病人喘，头疼，鼻塞而烦，其脉大，自能饮食，腹中和，无病。病在头中寒湿，故鼻塞，内药鼻中即愈（论云：湿家病身疼痛，发热，面黄而喘，头痛，鼻塞而烦）。

伤寒八、九日，风湿相搏，身体疼痛，不能自转侧，不呕不渴，脉浮虚而涩者，桂枝附子汤[3]主之。若其人大便硬，小便自利者，术附子汤[4]主之。

风湿相搏，骨节疼烦，掣痛不得屈伸，近之则痛剧，汗出短气，小便不利，恶风不欲去衣，或身微肿者，甘草附子汤主之。

**[校勘]**

①“缓”《金匮要略》痓湿暍病脉证第二作“细”。

②“防己汤”《金匮要略》作“防己黄芪汤”。

**[注释]**

[1]“如胎”“胎”同“苔”，如胎，指舌上湿润白滑，似苔非苔，它和胃热证舌上黄黑干燥的苔，大有区别。

[2]“防己汤”《金匮要略》方：防己、甘草、白术、黄芪。

[3]“桂枝附子汤”（仲景方）桂枝、附子、生姜、大枣、甘草。

[4]“术附子汤”：《金匮要略》方：白术、附子、甘草、生姜、大枣。

**[语译]** 太阳病，关节疼痛而烦，脉沉缓的，是为中湿。

病人全身疼痛，发热，到傍晚时候更加厉害，这叫做风湿病。是由于出汗时感受风冷所引起。

湿家的病状，全身疼痛发热，皮色暗黄，如烟熏的样子。

湿家的病状，但头上有汗，背强不舒，欲盖被或烤火。如果早用下法，会发生呕吐或胸满。假若小便利，舌上如苔，这是丹田有热，胸以上有寒，虽然口渴想喝水，又因为不能消水，所以不能喝，从而出现口燥。

湿病的人，误用下法，额上出汗，又加微喘，小便频数的，死。如果下利不止，也会死。

问：风湿互相搏结的病，身体疼痛，应当用出汗的方法，使风湿逐渐从表而解，遇到阴天下雨不止。师说这可以发汗，使用汗法而病仍不痊愈，这是什么缘故呢？答：因为发汗，汗大出，风邪虽随汗而解，但湿邪仍存在不去，所以不愈。凡治疗风湿病，虽宜发汗，但必须微微似有汗出，这样，风与湿才能一并解除。

湿家身体烦疼，可以用麻黄汤加术四两，以发其汗比较好，千万不可采用火攻的方法。

风湿病，见脉浮，身重，汗出恶风的，可用防己汤主治。

病人气喘，头痛，鼻塞而心烦，脉大，饮食尚可，这是肠胃调和，没有病变。病是头部受了寒湿，所以引起鼻塞不通，可用药塞到鼻孔里面，就会痊愈。

病伤寒到了八、九天，风和湿相结聚，周身骨节疼痛，不能自转侧，但没有呕吐和口渴的现象，脉搏是浮虚而涩的，用桂枝附子汤治疗。如果病人大便坚硬，小便自利的，可用术附子汤主治。

风和湿相结聚，骨节疼痛而烦，手足牵引作痛，不能屈伸，触及患部则疼痛更甚，汗出气短，小便不利，因怕风不想减去衣服，或者身体有些微肿的，用甘草附子汤主治。

［**原文**］　太阳中热，暍是也。其人汗出，恶寒，身热而渴也，白虎汤①主之。

太阳中暍，身热疼重②，而脉微弱，此以夏月伤冷水，水行皮肤中所致也，瓜③蒂汤[1]主之。

太阳中暍，发热恶寒，身重而疼痛，其脉弦细芤迟，小便已，洒洒然毛耸，手足厥冷，小有劳，身热，口前开④，板齿燥。若发其汗，恶寒则甚，加温针则发热益甚，数下之淋复甚。

［**校勘**］

①“白虎汤”《金匮要略》痉湿暍病脉证第二作“白虎加人参汤”。

②“重” 广本作“痛”。

③“瓜” 此上《金匮要略》有“一物”二字。

④“前开”《伤寒论》辨痉湿暍脉证第四作“开前”。

**[注释]**

[1]“瓜蒂汤”《金匮要略》方，瓜蒂。

**[语译]** 太阳中热所引起的病变，称为暍病。病人汗出，怕冷，身热口渴，用白虎汤主治。

太阳中暍，身体发热疼痛且重，而且脉象微弱，这是因为夏天伤于冷水，以致水行皮中所致，用瓜蒂汤主治。

太阳中暍，发热怕冷，身体沉重而且疼痛，脉象弦细而兼芤迟，小便后自觉有寒感，毫毛直竖，四肢厥冷，稍微劳动，即感身热，口开，门齿燥。若用发汗法，病人会更加怕冷，如用温针治疗，发热就更重，若屡用下法，会使小便短少，如淋病的样子。

**[按语]** 按痉、湿、暍三病均由外感引起，而且多从太阳病开始，故王氏援引《金匮》有关内容合为一篇进行讨论，痉病的病因多为外感风寒之邪，伤及太阳筋脉，或因津液不足，而致筋脉失于濡养，故出现症状多有颈项强直，背反张，脉弦紧等，由于症属太阳，治不离表，当发表散邪之中，必须照顾津液。文中以葛根汤治表实无汗之刚痉；瓜蒌桂枝汤治表虚有汗之柔痉，二方都具有滋养津液，舒缓筋脉的作用。如失表入里化燥成实，治当酌用大承气汤泻热存阴，以解其痉。至于内伤致痉的证治，虽未提及，其阴血亏损，津液耗伤，是发生痉病的重要因素，所以养血润燥，生津增液，是治疗内伤痉病的原则。

湿病，有外湿和内湿的分别，本篇主要论述外湿，且多兼挟风寒之邪。以身体疼痛，骨节烦痛为主证，治法须从汗解。

但湿性濡滞，不易骤泄，发汗之法，不宜重用表药，宜用温药振其阳气，蒸发湿邪，使汗出病除。如表实无汗或表虚汗出，应取微汗而解。若湿胜阳微，虽有表证，亦当助阳化湿。总之，湿为阴邪，最易伤阳，论治方面应照顾阳气，否则过汗误下，都能导致亡阳虚脱，发生不良的后果。

暍即暑病，涉及虚证、实证、挟湿证，所出方治，白虎汤是治暑热有效的方剂，至于瓜蒂汤的疗效，当待临床验证，学者可识其证，而勿泥其方。

## 平阳毒阴毒百合狐惑脉证第三

**［提要］** 论述阴阳毒、百合、狐惑三种病的辨证与治疗。

**［原文］** 阳毒为病，身重，腰背痛，烦闷不安，狂言，或走，或见鬼，或吐血下痢，其脉浮大数，面赤斑斑如锦文，咽喉痛，唾脓血，五日可治，至七日不可治也。有伤寒一二日，便成阳毒，或服药，吐下后成阳毒，升麻汤[1]主之①。

阴毒为病，身重背强，腹中绞痛，咽喉不利，毒气攻心，心下坚强，短气不得息，呕逆，唇青面黑，四肢厥冷，其脉沉细紧数，身如被打，五六日可治，至七日不可治也。或伤寒初病一二日，便结成阴毒。或服药六七日以上至十日，变成阴毒，甘草汤[2]主之②。

**［校勘］**

①“阳毒为病……升麻汤主之”《金匮要略》百合狐惑阴阳毒病证治第三作“阳毒之为病，面赤斑斑如锦纹，咽喉痛，唾脓血，五日可治，七日不可治，升麻鳖甲汤主之”。

②“阴毒为病……甘草汤主之”《金匮要略》作“阴毒之为病，面目青，身痛如被杖，咽喉痛，五日可治，七日不可治，升麻鳖甲汤去雄黄蜀椒主之”。

**［注释］**

[1]“升麻汤” 待考。

[2]“甘草汤”《伤寒论》方：甘草。

**[语译]** 阳毒病的症状，身体重，腰背痛，心中烦闷不安，狂言乱语，到处走动，或作见鬼之状，或吐血，下利，脉象浮大数，面见红斑，像锦上的花纹，咽喉疼痛，口吐脓血，这病在五天以内还可以治疗，过了七天就难治了。有的患伤寒病，只一二天就变成阳毒证，有的因服药或误吐下后变成阳毒证，可用升麻汤主治。

阴毒病的症状，身体重背硬，腹中绞痛，咽喉不利，如果毒气攻心，则心下坚硬，短气，呼吸感到困难，呕逆，唇青，面黑，四肢厥冷，脉象沉细紧数，遍身疼痛，好像被打一样，在五六天内尚可治疗，过七天就难治了。有的患伤寒病，才一二天就结成阴毒证。有的经服药治疗六七天以上至十天以内，变成阴毒症，可用甘草汤主治。

**[原文]** 百合之为病，其状常默默欲卧，复不能卧，或如强健人，欲得出行，而复不能行，意欲得食，复不能食，或有美时，或有不用①闻饮食臭时，如寒无寒，如热无热，朝至②口苦，小便赤黄③，身形如和[1]，其脉微数，百脉一宗[2]，悉病④，各随证治之。

百合病，见于阴者，以阳⑤法救之。见于阳者，以阴⑥法救之。见阳攻阴，复发其汗，此为逆，其病难治⑦。见阴攻阳，乃复下之，此亦为逆，其病难治⑦（《千金方》云：见在于阴而攻其阳，则阴不得解也，复发其汗为逆也。见在于阳而攻其阴，则阳不得解也，复下之，其病不愈）。

**[校勘]**

①“或有美时，或有不用” 廖、朱、张本均无。

②“朝至”《金匮要略》百合狐惑阴阳毒病证治第三无。

③“黄”《金匮要略》无。

④“悉病”《金匮要略》作“悉致其病也”。

⑤“阳”　朱、张本均作“阴”。

⑥“阴”　朱、张本均作“阳”。

⑦“其病难治”　《金匮要略》无。

［注释］

［1］“身形如和”　是说从形体上来观察和健康人一样。

［2］“百脉一宗”　“百脉”指全身所有的经脉，分之则为百脉，合之则为一宗，说明人体百脉是同出一源的。

［语译］　百合病的症状是，经常沉默不言，想卧又不能卧，或像健康的人，要走又走不动，想吃又吃不下，有时食欲尚好，有时又不想吃，而且怕闻到食物的气味，似乎怕冷，而又不是真的发冷，似乎有热，而又不是真的发热，晨起口中发苦，小便黄赤，从形体上来观察，并没有明显病态，但脉象则是微而兼数，因为百脉都是同出一源，一有障碍，全身百脉都会受到影响，论治方面应当根据它不同的证候来进行治疗。

百合病的症状，见到阴证，用阳法救之。见到阳证，用阴法救之。若见到阳强侵阴、又发其汗，这是逆治，病就难治愈。阴强侵阳，迳用下法，这也是逆治，病就难治愈。

［原文］　狐惑为病，其状①如伤寒，默默欲眠，目不得闭，卧起不安，蚀于喉，为惑。蚀于阴，为狐。狐惑之病，并不欲饮食，闻食臭，其面目乍赤、乍白、乍黑，其毒蚀上部，则声喝[1]，其毒蚀于下部者，则咽干。蚀于上部，泻②心汤[2]主之。蚀于下部，苦参汤[3]淹洗之。蚀于肛者，雄黄熏之（喝一作嗄）。

其人脉数，无热，微烦，默默欲卧，汗出，初得三、四日，目赤如鸠眼，得之七八日，目四眥黄黑，若能食者，脓已成也，赤小豆当归散[4]主之。

病人或从呼吸，上蚀其咽，或从下焦，蚀其肛阴，蚀上为惑，蚀下为狐。狐惑病者，猪苓散[5]主之。

［校勘］

①“状” 杨、广、缪、钱、黄、朱、张本均作“气”。

②“泻” 此上《金匮要略》百合狐惑阴阳毒病证治第三有“甘草”二字。

［注释］

［1］“声喝” 声声嘶哑。

［2］“泻心汤”（仲景方）大黄、黄连、黄芩。

［3］“苦参汤”《金匮要略》方：苦参。

［4］“赤小豆当归散”《金匮要略》方：赤小豆、当归。

［5］“猪苓散”《金匮要略》方：猪苓、茯苓、白术。

［语译］ 狐惑病的症状，初起恶寒发热，状如伤寒，静静想睡，但又不能闭目安眠，躺下又想起来，起来又想躺下，狐与惑病的区别，咽喉部蚀烂的称为惑病。前后二阴部蚀烂的称为狐病。狐惑病人，不但不想饮食，而且怕闻到饮食的气味，患者的面目颜色一阵红，一阵白，一阵黑，蚀烂于上面咽喉部的，声音就嘶哑，蚀烂于下部的则咽干。蚀于上部，用泻心汤主治。蚀于下部，用苦参汤泡洗治疗。蚀于肛门部，用雄黄熏治。

病人脉数，不发热，心中微觉烦闷，静静想睡，自汗出，在初得病的三四天，目赤好像鸠鸟的眼睛一样，到七八天后两眼的内、外眼角出现黑色，此时病人如果食欲正常，是脓血已成，用赤豆当归散主治。

狐惑的发病途径是，或从呼吸上蚀于咽喉部，或从下焦下蚀于前后阴部，蚀于上为惑病。蚀于下为狐病。狐惑病，可用猪苓散主治。

［按语］ 本节举出阴阳毒、百合、狐惑三种脉证和治法，见于《金匮要略》。阴阳毒属于天行时气之类，而百合、狐惑多与热病有关。

## 平霍乱转筋脉证第四

**[提要]** 论述霍乱的主证与患了霍乱后又病伤寒的病理变化及转筋的证治。

**[原文]** 问曰：病有霍乱者何？师曰：呕吐而利，此为霍乱。

问曰：病者发热，头痛，身体疼，恶寒，而复吐利，当属何病？师曰：当为霍乱。霍乱吐利止①，而复发热也。伤寒，其脉微涩，本是霍乱，今是伤寒，却四五日，至阴经上，转入阴必吐②利。

转筋为病，其人臂脚直，脉上下行，微弦，转筋入腹[1]，鸡屎白散[2]主之。

**[校勘]**

①“吐利止”《伤寒论》辨霍乱病脉证并治第十三作“自吐下，又利止”。

②“吐”《伤寒论》无。

**[注释]**

[1]“转筋入腹” 即筋挛痛自两腿牵引少腹。

[2]“鸡屎白散”《金匮要略》方：鸡屎白。

**[语译]** 问：疾病中有称为霍乱的，其症状怎样？师答：呕吐泄泻，这叫做霍乱病。

问：病人发热头痛，全身疼痛怕冷，而又吐泻的，应该属什么病？师答：应该是霍乱病。霍乱病吐泻停止后，还会出现发热。是伤于寒邪，然而脉象却出现微涩，因为开始是霍乱病，现在是复感寒邪，经过四五天，传至阴经的时候，邪转入阴，必然还会吐泻。

转筋这种病，病人的臂腿筋挛急，不能转动，脉象三部均微弦，转筋上连腹部的，用鸡屎白散治疗。

［按语］ 据霍乱的症状及病名和现代之霍乱病，有相似之处。转筋病见于霍乱者为多，故本节合之而论。唯霍乱转筋原因多为阳微液少，不能濡养筋脉，致挛急而痛。法当温养，而鸡屎白散乃下气消积，清热通便之剂，与霍乱转筋治疗不符。据方测证，当属邪热范畴。是否泻其致病之因，转筋自可随之而愈。后世王孟英用蚕矢治热性霍乱转筋，是得到本方的启发。

## 平中风历节脉证第五

［提要］ 论述中风、历节的脉证与治疗。

［原文］ 夫风之为病，当半身不遂，或但臂不遂者，此为痹。脉微而数，中风使然。

头痛脉滑者，中风，风脉虚弱也。

寸口脉浮而紧，紧则为寒，浮则为虚，虚寒相搏，邪在皮肤。浮者血虚，络脉空虚，贼邪不泻[1]，或左或右。邪气反缓，正气则急[2]，正气引邪，㖞僻不遂。邪在于络，肌肤不仁。邪在于经，则重不胜。邪入于腑，则不识人。邪入于脏，舌即难言，口吐淤①涎。

寸口脉迟而缓，迟则为寒，缓则为虚。荣缓则为亡血，卫迟则为中风。邪气中经，则身痒而瘾疹[3]。心气不足，邪气入中，则胸满而短气。

趺阳脉浮而滑，滑则谷气实，浮则汗自出。

少阴②脉浮而弱，弱则血不足，浮则为风血相搏，则疼痛如掣。

盛人[4]脉涩小，短气，自汗出，历节疼，不可屈伸，此皆饮酒汗出当风所致也。

寸口脉沉而弱，沉则主骨，弱则主筋，沉则为肾，弱则为肝。味酸则伤筋，筋伤则缓，名曰泄。咸则伤骨，骨伤则痿，名曰枯。枯泄相搏，名曰断泄。荣气不通，卫不独行，荣卫俱微，三焦无所御，四属[5]断绝，身体羸瘦，独足肿大，黄汗出，胫冷。假令发热，便为历节也。病历节，疼痛不可屈伸，乌头汤[6]主之。

诸肢节疼痛，身体尩羸[7]，脚肿如脱[8]，头眩短气，温温欲吐[9]，桂枝芍药知母汤[10]主之。

［校勘］

①“淤”《金匮要略》中风历节病脉证并治第五无。

②“阴” 朱、张本均作“阳”。

［注释］

[1]“不泻” 指邪气停留于体内，而不向外排出。

[2]“邪气及缓，正气则急” 指受邪的一侧经络松弛无力，健康的一侧经络呈紧张状态。

[3]“瘾疹” 是隐于皮肤的红色小点。

[4]“盛人” 指身体肥胖的人。

[5]“四属” 指皮、内、脂、髓，或四肢。

[6]“乌头汤”《金匮要略》方：川乌、麻黄、芍药、黄芪、甘草。

[7]“尩（wāng 汪）羸” 瘦弱。

[8]“脚肿如脱” 形容脚肿很厉害，迟钝不灵，像要和身体脱离一样。

[9]“温温欲吐” 即泛泛欲呕。

[10]“桂枝芍药知母汤”《金匮要略》方：桂枝、芍药、甘草、麻黄、生姜、白术、知母、防风、附子。

［语译］ 中风的症状，应该是半身不能转动，有的只是肩臂不能转动，这叫痹证。脉见微而数，是中风所引起的。

头痛脉滑的是中风，风的脉象应是虚弱的。

寸口脉浮而紧，紧为寒，浮为虚，虚与寒相互搏结，病邪在于皮肤。营血不足引起络脉虚，邪气不能外泄，或窜于左，或窜于右。受邪的一侧，筋脉松弛，无病的一侧，筋脉紧张，由于正气牵引邪气的关系，所以口眼歪斜，不能转动。假使邪在络脉，会出现肌肤麻木。邪在经脉，则手足沉重不能抬举。邪入于腑则神志模糊，意识不清。邪入于脏，说话就不流利，口中时流涎沫。

寸口的脉迟缓无力，迟主寒，缓主虚。营血虚是由于失血所致，卫气寒是为邪风所伤。如果风邪入于经脉，则出现身体发痒，皮肤瘾疹。如果心气不足，邪气就乘虚入里，会发生胸中满闷，呼吸短促。

右关部脉浮而滑，滑脉是谷气停积，浮脉是积热外蒸，所以自汗出。

尺部脉浮而弱，弱脉为阴血不足，浮脉为风，血不足而风邪乘虚袭入，风与血互相搏结，就会发生像牵掣状的疼痛。

肥胖的人，脉象涩小，是外盛而内虚，内虚的必短气，自汗，关节疼痛不能屈伸，这都是饮酒出汗为风所吹而引起的。

寸口的脉象沉而弱，沉在病主骨，在脏为肾，弱在病主筋，在脏为肝。食酸味太过就会伤筋，筋伤则弛缓不收，叫做泄。食咸味太过就会伤骨，骨伤则肢软无力，叫做枯。枯和泄两者结合，叫做断泄。荣病则失去了运行功能，因而卫也不能独行，荣卫皆衰，三焦没有营养来源输送给四肢，因而身体羸瘦，单独足部肿大，又出黄汗而足胫发冷。假使再发热，便成为历节病。历节病，筋骨关节疼痛，不能随意屈曲与伸直，可用乌头汤主治。

周身的肢节疼痛，身体又瘦弱，脚肿得像要和身体脱离一样，头部昏眩、呼吸气短似不能接续，胃里不舒畅，泛泛的要呕吐，可用桂枝芍药知母汤主治。

**[按语]** 本节讨论中风与痹证在病因、症状、脉象等各方面的不同情况。中风是正气虚弱，风邪侵入经络而深入脏腑，

由于邪中人体的部位、程度不同，因而病情有浅深轻重的表现。痹病是风寒湿三气杂至，流着于肌肉和关节，故多出现局部不遂，麻痹或痛感。古人认为“风重而痹轻，风动而痹着也”。

历节与痹证，在病因方面很难截然分开，其出现症状多有相同之处，根据本节内容概括历节病因，有风血相搏者；有饮酒汗出当风者；有过食酸咸者，内因虽有些不同，而外因与痹病一样，也不离乎风寒湿三气，通阳行痹，散寒镇痛为历节治疗的主法。

## 平血痹虚劳脉证第六

**［提要］** 阐述血痹与虚劳两种疾病，而虚劳的论述，占较大的比例。

**［原文］** 问曰：血痹[1]从何得之？师曰：夫尊荣人[2]，骨弱肌肤盛，重因①疲劳汗出，起卧不时动摇，如②被微风，遂得之。形如风状，但其脉自微涩，在寸口关上小紧，宜针引阳气，令脉和紧去则愈。

血痹，阴阳俱微，寸口关上微，尺中小紧，外证身体不仁，如风③状，黄芪桂枝④五物汤[3]主之⑤。

男子平人[4]，脉大为劳，极虚亦为劳。

男子⑥劳之为病，其脉浮大，手足烦热⑦春夏剧，秋冬差，阴寒精自出，足⑧酸削不能行，少腹⑨虚满⑩。

人年五十、六十，其病脉⑪大者，痹侠背行。苦肠鸣，马刀侠瘿[5]者，皆为劳得之。

男子平人，脉虚弱微细者，喜盗汗出也。

男子面色薄[6]者，主渴及亡血。卒喘悸⑫，其脉浮者，里虚故也。

男子脉虚沉弦，无寒热、短气，里急，小便不利，面色白时时目瞑，其人喜衄，少腹满，此为劳使之然。

男子脉微⑬弱而涩，为无子，精气清冷。

夫失精家[7]，少腹弦急，阴头寒[8]，目眶痛（一云：目眩），发落，脉极虚，芤迟，为⑭清谷，亡血，失精。

脉得诸芤动微紧，男子失精，女子梦交通，桂枝加龙骨牡蛎汤[9]主之。

脉沉小迟，名脱气[10]。其人疾行则喘渴⑮，手足逆寒，腹满，甚则溏泄，食不消化也。

脉弦而大，弦则为减，大则为芤，减则为寒，芤则为虚，寒虚相搏，此名为革。妇人则半产漏下，男子则亡血失精。

［校勘］

①“因”　《金匮要略》血痹虚劳病脉证并治第六作“困”。

②“如”　杨、广、缪、钱本、《金匮要略》均作“加”。

③“风”　此下《金匮要略》有“痹”字。

④“枝”　杨、广、缪、钱本均无。

⑤“黄芪桂枝五物汤主之”　此下杨、广、缪、黄本均有“夫欲治病，当先知其证何趣，乃当攻之耳”。

⑥“男子”　《金匮要略》无。

⑦“烦热”　杨、广、缪本均作“暖”。《金匮要略》作“烦”。

⑧“足”　《金匮要略》无。

⑨“腹”　杨、广、缪、钱、朱本均作“阴”。

⑩“少腹虚满”　《金匮要略》无。

⑪“病脉”　广本作“脉浮”。

⑫“悸”　廖，朱本均作“悖”。

⑬“微”　《金匮要略》作“浮”。

⑭“为”　缪本作“下利”。

⑮“渴” 杨、广、缪、钱本、《金匮要略》均作“喝”。

［注释］

［1］“血痹” 病名。系风邪侵入血分，血滞肌表，产生顽痹不仁等症状。

［2］“尊荣人” 尊贵荣华的人。

［3］“黄芪桂枝五物汤” 《金匮要略》方：黄芪、桂枝、芍药、生姜、大枣。

［4］“平人” 没有病的人。

［5］“马刀侠瘿” 结核生于腋下，形如马刀。结核生于颈旁，叫做侠瘿。二者相联，总称瘰疬。

［6］“面色薄” 指面色薄白而不荣。

［7］“失精家” 经常遗精的人。

［8］“阴头寒” 阴茎头冷。

［9］“桂枝加龙骨牡蛎汤” 《金匮要略》方：桂枝、芍药、生姜、甘草、大枣、龙骨、牡蛎。

［10］“脱气” 胸中大气虚少。

［语译］ 问：血痹病是怎样得来的？师答：凡尊贵荣华的人，骨骼脆弱，肌肉丰满，因为疲劳汗出，起卧经常反复动摇，如果被微风侵入，就会得血痹病。其形状如中风样，但脉见微涩，在寸口和关上出现小而兼紧脉，应该用针刺法，来引动阳气，驱散邪气，使脉象舒缓调和而不紧，病就痊愈了。

血痹病，如荣卫气血都不足，可见寸口关上脉微弱，尺中脉小而紧，症状见身体不仁，像风痹证，实属血痹，应用黄芪桂枝五物汤治疗。

男子在外貌上没有显著病态，其脉大，重按无力，是劳病，脉虚极的，也是劳病。

男子患虚劳病，脉现浮大，手足烦热，到了春夏，则病情增剧，到了秋冬，则病情减轻，阴茎头寒冷，而精液自出，两足酸楚瘦削，步履艰难，少腹虚满。

平常人到了五、六十岁，见脉象大的，脊背部两旁有麻痹感。患肠中沥沥作响，腋下结核，或颈的两旁结核，这都是由劳伤所引起的疾病。

男子外貌无显著病态，而脉象出现虚弱微细的，经常容易盗汗。

男子面色淡白的，主口渴和失血。如果突然发生呼吸急迫短促心跳，脉象浮而无力的，这是里虚的缘故。

男子脉虚而沉弦，无寒热，呼吸短促，腹中拘急不舒，小便不利，面色㿠白，常常眼睛看东西不明，这病人容易衄血，少腹胀满，这是由于虚劳病所引起的。

男子脉微弱而涩，是不能生子的脉象，这是因为精液清冷的缘故。

凡经常遗精的患者，少腹部有弦急的感觉，龟头寒冷，目眶疼痛，头发脱落，脉象极度虚弱，而兼有芤迟的，这些脉多见有下利完谷不化，失血，遗精。

凡脉得芤、动、微或紧象的，男子则患遗精，女子则患梦交，用桂枝龙骨牡蛎汤主治。

脉象沉小而迟的，这叫做脱气，其人走路加快就会气喘口渴，手足发冷，腹部胀满，严重的会出现大便稀薄，食物不消化。

脉象弦而大，弦是阳中阴为减，大是外强中空为芤。减就出现寒象，芤就出现虚象，寒虚相结，叫做革脉。在妇人主患小产或漏下症，在男子主患失血或失精症。

**［按语］** 本篇论述血痹与虚劳两种脉证。两者共同点是“虚”。不同点是，前者由于阳虚不能卫外，营血因而涩滞所引起。与《素问》五脏生成篇“卧出而风吹之，血凝于肤者为痹”的论点相同。后者由于劳伤太过以致阴阳亏损，其脉证与治疗均注重在脾与肾。

## 平消渴小便利淋脉证第七

［提要］ 本篇论述消渴、小便利和淋家三种疾患。

［原文］ 师曰：厥阴之为病，消渴，气上冲心，心中疼热，饥而不欲食，食即吐①，下之不肯止②。

寸口脉浮而迟，浮则为虚，迟则为劳，虚则卫气不足，迟则荣气竭。

趺阳脉浮而数，浮则为气[1]，数则消谷而大坚③（《金匮要略》紧作大坚），气盛则溲数，溲数则坚④（《金匮要略》作坚），坚④数相搏，则为消渴。男子消渴，小便反多，以饮一斗，小便一斗，肾气丸主之。

师曰：热在（一作结）下焦则溺血，亦令人淋闭不通。淋之为病，小便如粟状[2]，少腹弦急，痛引脐中。

寸口脉细而数，数则为热，细则为寒，数为强吐。

趺阳脉数，胃中有热，则消谷引食，大便必坚，小便则数。

少阴脉数，妇人则阴中生疮，男子则气淋。淋家不可发汗，发汗则必便血。

［校勘］

①“吐” 此下《伤寒论》辨厥阴病脉证并治第十二有“蚘”字。

②“不肯止” 《伤寒论》作“利不止”。

③“大坚” 原作“紧”，据《金匮要略》消渴小便利淋病脉证并治第十三改。

④“坚” 原作“紧”，据《金匮要略》改。

［注释］

［1］“浮则为气” 此处指趺阳的胃脉气盛而上浮。

［2］“小便如粟状” 小便排出有小砂石，如粟粒一样。

［语译］ 师说：厥阴病所表现的症状，是口渴饮水不解，气逆向上冲心，心中痛，有热感，饥而又不欲食，食后就吐，如果用下法治疗，就会泄泻不止。

寸口脉象浮而迟，浮是属虚，迟是属劳，虚是卫气不充足的现象，迟是荣气衰竭的现象。

趺阳是足阳明的脉，如果浮而且数，脉浮是热气盛，数是胃热消谷善饥，大便干硬。热气盛则小便频数，小便频数则大便干硬，这样，大便干硬和小便频数同时并见，就是消渴病。男子患了消渴病，小便反而增多，饮水一斗，小便也出一斗的，用肾气丸治疗。

师说：热气结在下焦，就会出现尿血，也会使人小便淋闭而不通畅。淋的病状，小便解出像粟粒状的沙子，少腹拘急，疼痛牵引到脐中。

寸口脉象细而数，脉数主热，脉细主寒，这种数脉是由强力呕吐所致。

趺阳胃脉数，主胃中有热，消谷易饥，大便坚硬，小便就会频数。

少阴肾脉数，妇人则阴部生疮，男子则病气淋。患淋病的人，不可发汗，如果发汗，就要引起尿血。

［按语］ 本篇论消渴三条，《金匮要略》于第三条自男子消渴下，另列一条，主以肾气丸。消渴病，后世分上、中、下三消论治，肾气丸只治虚寒的下消证候。淋病三条，有论无方。而小便利，尚无专条。在证候上虽各有不同，但彼此之间的内在因素和病理变化是有相互影响的关系。

## 平水气黄汗气分脉证第八

［提要］ 论述水肿、黄汗、气分病的病机、辨证和治疗。

［原文］ 师曰：病有风水，有皮水，有正水，有石水，有

黄汗。风水其脉自浮，外证骨节疼痛，其人恶风。皮水其脉亦浮，外证胕肿，按之没指，不恶风，其腹如鼓（如鼓一作如故），不满① 不渴，当发其汗。正水其脉沉迟，外证自喘。石水其脉自沉，外证腹满不喘。黄汗其脉沉迟，身体发热，胸满，四肢头面肿，久不愈，必致痈脓。

［校勘］

①“不满” 杨、广、缪、钱、朱、张本均作小注。《金匮要略》水气病脉证并治第十四无。

［语译］ 师说：水气病有风水，有皮水，有正水，有石水，有黄汗。风水脉浮，体表症状是骨节疼痛，怕风。皮水的脉也为浮，体表症状是肢体浮肿，如用手指按在肿处会凹陷不起，不怕风、腹部肿得像鼓样，腹不觉胀满，口中不渴、应当用发汗的方法来治疗。正水脉沉迟，体表症状是气喘。石水的脉沉，体表症状，腹部胀满不喘。黄汗的脉沉迟，身体发热，胸中满闷，四肢头面浮肿，如经久不愈，势必生痈作脓。

［原文］ 脉浮而洪，浮则为风，洪则为气，风气相搏，风强则为瘾疹，身体为痒，痒为泄风[1]，久为痂癞[2]。气强则为水，难以俛仰。风气相击，身体① 洪肿[3]，汗出乃愈。恶风则虚，此为风水。不恶风者，小便通利，上焦有寒，其口多涎，此为黄汗。

寸口脉沉滑者，中有水气，面目肿大有热，名曰风水。视人之目窠②[4] 上微拥[5]，如③ 新卧起状，其颈脉动，时时咳，按其手足上，陷而不起者，风水。

太阳病，脉浮而紧，法当骨节疼痛，而反不痛，身体反重而痠。其人不渴，汗出即愈，此为风水。恶寒者，此为极虚，发汗得之。渴而不恶寒者，此为皮水。身肿而冷，状如周痹[6]，胸中室，不能食，反聚痛，暮躁不眠，此为黄汗，痛在骨节。咳而喘，不渴者，此为肺胀④ 其形如肿，发汗即愈。然诸病此者，渴而下利，小便数者，皆不可发汗。

［校勘］

①“体” 廖、朱、张本均作“气”。

②“窠” 杨、广、缪、朱、张本、《金匮要略》水气病脉证并治第十四均作“裹”。

③“如” 此下《金匮要略》有“蚕”字。

④“肺胀” 原作“脾胀”。黄本作“肿胀”。《金匮》赵注认为应作“肺胀”与尤注同。今从改。

［注释］

［1］“泄风” 身体痒而多汗，风邪外出于表，称为泄风，属癞的初期症状。

［2］“痂癞” 指结痂的癞病，症状是眉发稀少，身有干疮而腥臭。

［3］“洪肿” 周身浮肿厉害。

［4］“目窠” 即眼胞，包括眼眶，上下眼胞。

［5］“微拥” 谓轻度的浮肿。

［6］“周痹” 病名。病在血脉之中，上下游行，真气不能周，故名周痹。

［语译］ 脉浮而洪，浮为风，洪为气，风和气两相搏击，风比气强，身上发瘾疹，身体发痒，痒的称为泄风，日子长久了就变为痂癞。气比风强，可成为水肿病，身体难以俯仰，如果风和气都强，两相搏击，成为全身浮肿厉害，汗出才会痊愈。怕风的是表虚，这是风水。不怕风的，小便通利，这是上焦有寒气，所以口涎很多，是为黄汗。

寸口脉象沉滑的，这是身体里面有水气，它的症状是面目肿大，发热，名叫风水。望病人眼胞微微肿起，像刚卧起的样子，颈部的脉管跳动，常常咳嗽，按病人手部或足部的皮肤，陷下去不能很快的弹起来，这便是风水病。

太阳病，脉浮而紧，按理应该骨节疼痛，今反不痛，身体反觉疼楚而沉重，病人口不渴，只要汗出就会痊愈，这也是风水病。汗后而见怕冷，是表阳极虚，这是因为发汗而引起的。口渴而不怕冷的，这是皮水。身体肿胀而感到寒冷，症状像周痹病，胸中窒闷，不能进食，疼痛反而局限在一处，傍晚时躁扰不安，不得睡眠，这是黄汗。疼痛在骨节里，咳嗽气喘，口不渴的，这是肺胀症，它的症状，仿佛水肿病，发汗就可治愈。然而这些患水气病的人，如果见到口渴而大便泄泻，小便频数的，都不能发汗。

**[原文]** 风水，其脉浮，浮为在表，其人能食，头痛汗出，表无他病，病者言但下重，故从腰以上为和，腰以下① 当肿及阴，难以屈伸，防己黄芪汤[1]主之（一云：风水，脉浮身重，汗出恶风者，防己黄芪汤主之）。

风水，恶风，一身悉肿，脉浮不渴，续自汗出，而无大热者，越婢汤[2]主之。

师曰②：里水[3]者，一身面目洪③肿，其脉沉，小便不利，故令病水。假如小便自利，亡津液，故令渴也，越婢加术汤[4]主之（一云：皮水，其脉沉，头面浮肿，小便不利，故令病水。假如小便自利，亡津液，故令渴也）。

皮水之为病，四肢肿，水气在皮肤中，四肢聂聂[5]动者，防己茯苓汤[6]主之。

**[校勘]**

①“下” 朱、张本均作“上”。

②“师曰” 《金匮要略》水气病脉证并治第十四无。

③“洪” 《金匮要略》作“黄”。

**[注释]**

[1]“防己黄芪汤” 《金匮要略》方：防己、黄芪、白术、甘草。

[2]“越婢汤” 《金匮要略》方：麻黄、石膏、生姜、甘草、大枣。

[3]“里水” 作皮水解。

[4]“越婢加术汤”　《金匮要略》方：即越婢汤加白术。

[5]“聂聂”　树叶被风微微吹动貌。

[6]“防己茯苓汤”　《金匮要略》方：防己、黄芪、桂枝、茯苓、甘草。

**[语译]** 风水病，脉浮，浮为邪在表，病人饮食较正常，头痛汗出，体表无其他症状，病者自述下半身沉重感，所以由腰以上还好，腰以下当肿到阴部，屈伸困难，用防己黄芪汤治疗。

风水病，怕风，全身浮肿，脉浮口不渴，连续不断地汗出，而身没有大热的，可用越婢汤主治。

师说：里水，全身面目浮肿厉害，脉沉，小便不利，所以导致水病。如果小便通利而口渴，乃是津液受伤，可用越婢加术汤主治。

皮水病，四肢浮肿，水气流溢在皮肤中，四肢肌肉微微牵动的，可用防己茯苓汤主治。

**[原文]** 趺阳脉当伏，今反紧，本自有寒，疝瘕[1]腹中痛。医反下之，下之则胸满短气。趺阳脉当伏，今反数，本自有热，消谷（一作消渴），小便数，今反不利，此欲作水。

寸口脉浮而迟，浮脉热，迟脉潜，热潜相搏，名曰沉。趺阳脉浮而数，浮脉热，数脉止，热止相搏，名曰伏。沉伏相搏，名曰水。沉则络脉虚，伏则小便难，虚难相搏，水走皮肤，则为水矣。

寸口脉弦而紧，弦则卫气不行，卫气不行①，则恶寒，水不沾流，走在肠间。

少阴脉紧而沉，紧则为痛，沉则为水，小便即难。

**[校勘]**

①“卫气不行”　《金匮要略》水气病脉证并治第十四无。

**[注释]**

[1]“疝瘕”　疝是睾丸连少腹急痛；瘕是腹中积块，或

聚或散，没有定形定处。

[语译] 趺阳胃脉应当伏，现在反见紧，这是体内本来有寒，主疝瘕病，腹中痛。若医生反用下药，即为误治。误下后，会发生胸中满闷呼吸短促的变证。

趺阳胃脉应当伏，现在反见数，本来体内有热，消化食物快，而小便次数多，现在小便反而不利，这是要发生水气病。

寸口脉浮而迟、脉浮为热，脉迟为潜，热和潜相互搏击，叫做沉。趺阳脉浮而数，脉浮便是邪热，数脉即是卫气伏止于下，热与止互相搏击，叫做伏。沉和伏相搏击，名为水。沉为营血虚而络脉空虚，伏为阳气不化而小便难，虚与难互相搏击，使水气停留，因而泛滥皮肤，就形成水气病。

寸口脉弦而紧，脉弦是卫气运行不畅，卫气运行不畅，因而怕冷，水液不能随气流行，反潴留肠间，形成水气。

少阴脉紧而沉，紧主疼痛，沉为水气，水气不化所以小便困难。

[原文] 师曰：脉得诸沉者，当责有水，身体肿重，水病脉出者，死。

夫水病人，目下有卧蚕[1]，面目鲜泽，脉伏，其人消渴，病水腹大，小便不利，其脉沉绝者，有水，可下之。

问曰：病下利后，渴饮水，小便不利，腹满阴①肿者，何也？答曰：此法当病水，若小便自利及汗出者，自当愈。

水之为病，其脉沉小属少阴，浮者为风，无水虚胀者为气。水发其汗即已，沉②者与附子麻黄汤③[2]。浮者与杏子汤[3]。

心水者，其身重而少气，不得卧，烦而躁，其阴大肿④。

肝水者，其腹大，不能自转侧，胁下腹中痛，时时津液微生，小便续通。

肺水者，其身肿，小便难，时时鸭溏。

脾水者，其腹大，四肢苦重，津液不生，但苦⑤少气，小便难。

肾水者，其腹大脐肿，腰痛不得溺，阴下湿，如牛鼻上汗，其足逆冷，面反[6]瘦（一云：大便反坚）。

师曰：诸有水者，腰以下肿，当利小便。腰以上肿，当发汗乃愈。

**［校勘］**

①“阴”　《金匮要略》水气病脉证并治第十四作“因”。

②“沉”　此上《金匮要略》有“脉”字。

③“附子麻黄汤”　《金匮要略》作“麻黄附子汤”。

④“其阴大肿”　《金匮要略》作“其人阴肿”。

⑤“苦”　朱本作“若”。

⑥“反”　广、缪、钱、黄本均作“皮”。

**［注释］**

［1］“目下有卧蚕”　形容眼胞肿，像有蚕躺在上面一样。

［2］“附子麻黄汤”　待考。

［3］“杏子汤”　待考。

**［语译］**　师说：凡诊得沉的脉象，应当考虑有水气，身体肿胀沉重。如果水病脉象盛大无根的，死。

水气病的患者，下眼胞浮肿，如卧蚕的样子，面目部位肿得光亮润泽，脉象沉伏，其人口渴多饮。患水气病而腹肿大，小便不利，脉象沉得很难按到，这是有水，可用下法治疗。

问：患泄泻以后，口渴想喝水，小便不利，腹胀满阴部肿的，这是什么道理呢？答：照道理应该是水肿病，如果小便会通利以及有汗出，可以自然痊愈。

水气的疾病，脉象沉小的属于少阴，脉象浮的，是外兼风邪，没有水气的虚胀是气病，水病发汗就会好，如脉象沉的，应该用附子麻黄汤，脉象浮的应该用杏子汤。

心水的病，身体感到沉重，呼吸短促，不能平卧，心烦躁动不安，病人的阴部肿大。

肝水的病，腹胀大，卧不能转侧，胁下腹中疼痛，如口中常常有津液上潮，则小便还会继续通利。

肺水的病，身体浮肿，小便困难，时常水粪夹杂而下，像鸭子的稀薄大便一样。

脾水的病，腹部肿大，四肢很沉重，津液不能运化，特别感到呼吸短促，气息不能接续，小便困难。

肾水的病，腹部膨大，脐部也肿，腰痛，不得小便，阴部湿润，像牛鼻上出汗一样，足部逆冷，面部不浮肿，反见消瘦。

师说：凡患水气病的，腰部以下浮肿，应当用利小便的治法。腰部以上浮肿，应当用发汗的治法，这样疾病就会痊愈。

**[原文]**　师曰：寸口脉沉而迟，沉则为水，迟则为寒，寒水相搏，趺阳脉伏，水谷不化，脾气衰则鹜溏，胃气衰则身肿。少阳脉革①，少阴脉细，男子则小便不利，妇人则经水不通，经为血，血不利则为水，名曰血分。

问曰：病者若②水[1]，面目身体四肢皆肿，小便不利，师③脉之不言水，反言胸中痛，气上冲咽，状如炙肉[2]，当微咳喘，审如师言，其脉何类？师曰：寸口脉沉而紧，沉为水，紧为寒，沉紧相搏，结在关元[3]，始时尚④微，年盛不觉，阳衰之后，荣卫相干，阳损阴盛，结寒微动，肾⑤气上冲，咽喉塞噎，胁下⑥急痛，医以为留饮而大下之，气系⑦不去，其病不除。复⑧重吐之，胃家虚烦，咽燥欲饮水，小便不利，水谷不化，面目手足浮肿。又与葶苈丸[4]下水，当时如小差，食饮过度，肿复如前，胸胁苦痛，象若奔豚，其水扬溢，则浮咳喘逆。当先攻击冲⑨气，令止，乃治咳，咳止其喘自差，先治新病，病当在后（言当先治本病也，如治新病则病难已）。

[校勘]

①“革”　杨、广、缪、钱本，《金匮要略》水气病脉证并治第十四均作“卑”。

②“若” 朱、张本，《金匮要略》均作“苦”。

③“师” 《金匮要略》无。

④“尚” 杨、广、钱本，《金匮要略》均作“当”。

⑤“肾” 杨、广、缪、钱、黄、朱、张本均作“紧”。

⑥“下” 钱本作“上”。

⑦“系” 《金匮要略》作“击”。

⑧“复” 杨、广、缪、钱、黄、朱、张本，《金匮要略》均作“后”。

⑨“击冲” 廖、朱、张本均作“气肿”。

**[注释]**

[1]“若水” 犹言患水气病。

[2]“炙肉” 烤熟的肉块。

[3]“关元” 此处指下焦。

[4]“葶苈丸” 待考。

**[语译]** 师说：寸口脉沉而迟，沉主水，迟主寒，寒水相结，影响脾胃的阳气，所以趺阳胃脉伏，脾气衰弱不能消化水谷，于是水粪杂下，胃气衰弱，则身体浮肿。少阳脉革，少阴脉细，在男子则为小便不利，在女子则为经水不通，月经的来源是血，血不通利，于是化而为水，这叫做血分。

问：水气病的患者，面目身体四肢都浮肿，小便不利。师按其脉，不说水气，反而说胸中疼痛，气上冲咽，咽中好像有一块烤肉梗塞着，应该有微微咳嗽气喘，结果真正像老师所说那样的病情，其脉象怎样呢？师说：寸口的脉象沉而紧，沉主水，紧主寒，沉紧相搏，是寒和水凝结在下焦，开始时尚轻微，到年壮也无感觉，年纪大了阳气衰弱后，荣卫失调，阳气衰弱，阴气旺盛，凝结在下焦的水寒微微蠢动，肾中的寒气上冲，咽喉有梗塞感，胁下拘急疼痛，医生以为是留饮病，而用大剂攻下的药品，逆上的寒气不仅没有去掉，正气反而受伤，因此病情没有消除。复用催吐的方法，使胃气虚而烦闷，咽中干燥想喝水，小便不利，饮食不消化，面目手足浮肿。医生又给病人服葶苈丸下其水，当时好像浮肿略为减轻些，由于饮食过多，浮肿又像以前那样，胸胁部感到疼痛，病像奔豚气。水气向上泛滥，影响到肺，就会发生咳嗽，甚至喘急。此时治疗方法，应当首先平其冲气，令气平，然后治嗽，咳嗽止，喘急自然痊愈了，这就是先治新病，旧病以后治疗。

**[原文]**　黄汗之病①，身体洪②肿（一作重），发热汗出而咳（而渴一作不渴），状如风水，汗沾衣，色正黄如蘗汁③，其脉自沉。

问曰：黄汗之病，从何得之④？师曰：以汗出入水中浴，水从汗孔入得之，黄芪芍药桂枝苦酒汤[1]主之。

黄汗之病，两胫自冷。假令发热，此属历节。食已汗出，又身常暮卧⑤盗汗出者，此荣⑥气也。若汗出已，反发热者，久久其身必甲错[2]。发热不止者，必生恶疮。若身重汗出已辄轻者，久久必身瞤[3]，瞤则胸中痛，又从腰以上必汗出，下无汗，腰髋弛痛，如有物在皮中状，剧者不能食，身疼重，烦躁，小便不利，此为黄汗，桂枝加黄芪汤[4]主之。

寸口脉迟而涩⑦，迟则为寒，涩则为血不足。趺阳脉微而迟，微则为气，迟则为寒。寒气不足，则手足逆冷，手足逆冷，则荣卫不利，荣卫不利，则腹满胁鸣相逐[5]，气转膀胱，荣卫俱劳，阳气不通则身冷，阴气不通则骨疼。阳气⑧前通则恶寒，阴气前通则痹不仁。阴阳相得，其气乃行，大气[6]一转，其气乃散，实则失气，虚则遗溺，名曰气分。气分，心下坚，大如盘，边如旋杯[7]，水饮所作，桂枝去芍药加麻黄细辛附子汤[8]主之，或枳实术汤[9]主之。

**[校勘]**

①“黄汗之病”　此上《金匮要略》水气病脉证并治第十四有“问曰”二字。

②“洪”　《金匮要略》无。

③“蘖汁”　《金匮要略》作“药汗”。

④“问曰：黄汗之病，从何得之”　《金匮要略》作“何从得之”

⑤“卧”　《金匮要略》无。

⑥“荣”　杨、广、钱本，《金匮要略》均作“劳”。

⑦“寸口脉迟而涩”　此上《金匮要略》有“师曰”二字。

⑧“气”　杨、广本，《金匮要略》均无。

**[注释]**

[1]“黄芪芍药桂枝苦酒汤”　《金匮要略》方：黄芪、芍药、桂枝、苦酒。

[2]“甲错”　形容皮肤粗糙起皱，如鳞甲的交错。

[3]“身瞤（shùn 顺）”　周身筋肉跳动。

[4]“桂枝加黄芪汤”　《金匮要略》方：桂枝、芍药、甘草、生姜、大枣、黄芪。

[5]“胁鸣相逐”　据程林《金匮直解》作肠鸣，义较长。“相逐”是不止的意思。

[6]“大气”　指胸中的宗气。

[7]“旋杯”　即复杯。

[8]“桂枝去芍药加麻黄细辛附子汤”　《金匮要略》方：桂枝、生姜、甘草、大枣、麻黄、细辛、附子。

[9]“枳实术汤”　《金匮要略》方：枳实、白术。

**[语译]**　黄汗的病，身体浮肿，发热，汗出口渴，症状好像风水，汗液沾染着衣服，颜色正黄，像黄柏汁，脉沉。

问：黄汗的病，是怎么引起的呢？师说：因为出汗时进入水中洗澡，水从汗孔渗入肌肤而得了这个病，可用黄芪芍药桂枝苦酒汤主治。

黄汗病，两胫自当冷的。假如两胫发热，这是历节病。进食以后出汗，而且又时常夜晚睡时盗汗，这是荣气内虚。如果汗出后，反而发热，时间一久，皮肤必然干枯粗糙，像鳞甲交错一样。如果发热不止，一定会变生恶疮。如果身体沉重，汗出后感觉轻快的，时间一久，身体上的肌肉一定会跳动，而且牵引胸中疼痛，从腰以上一定会出汗，腰以下没有汗，腰部和髀上无力而疼痛，好像有东西在皮肤中，病势剧烈时不能进食，身体疼痛沉重，烦躁，小便不利，此为黄汗病，可用桂枝加黄芪汤主治。

寸口脉迟而涩，迟主寒、涩主血虚。趺阳的脉象微而迟，微主正气不足，迟主里有寒。里寒而又正气不足，于是手足发冷，手足发冷，则荣卫运行不利，荣卫运行不利，则腹胀满而肠鸣不止，寒气转入膀胱，如荣卫俱伤，阳气不通则身冷，阴气不通则骨疼。阳气先行而阴气不跟着流行，就怕冷，阴气先行而阳气不能随行，就感到麻痹。阴气跟阳气互相结合，阴阳二气才能正常地流行，大气一流转，寒气就会消散，实证的邪气，由于随矢气而排出，虚证的邪气，随遗溺而排出，这种疾病，叫做气分。气分的疾病，心下坚硬像盘那样大，边像圆形的杯那样，这是由于水饮而发作的疾病，用桂枝去芍药加麻黄细辛附子汤主治，或用枳术汤主治。

**[按语]** 本节根据水肿病人在临床上表现的不同脉证和原因，提出了风水、皮水、正水、石水、黄汗等五种水肿病的类型。继又根据水肿病形成与内脏的关系，论述了肝水、心水、脾水、肺水、肾水的临床特征。与前五种类型的水肿，是同源一流，有密切的联系，不能截然分开，辨证时应该互参。

关于水肿病的治疗，提出了腰以下肿当利小便，腰以上肿当发汗的两大原则，指导临床实践有很大的价值。此外，又提出一个治疗原则，就是逐水的方法，该法适用于水肿的重症。在正气还未大衰，用发汗、利小便等法无效时可采用此法。但是，这样方法必须灵活运用，只要病人具备了可以逐水的指征，不拘是否用过发汗、利小便的方法，都可以使用。总之，治疗水肿病，必须辨证施治，灵活运用这三大原则，才能收到应有的效果。后世治疗水肿病，也都是本着这三个原则进行治疗的。

## 平黄疸寒热疟脉证第九

**［提要］** 论述黄疸、疟疾、疟母等的辨证论治。

**［原文］** 凡黄候，其寸口脉近掌无脉，口鼻冷①，并不可治。

脉沉，渴欲饮水，小便不利者，皆发黄。

腹满，舌痿黄[1]，躁②不得睡，属黄家。

师曰：病黄疸③，发热烦喘，胸满口燥者，以发病时④火劫其汗[2]，两热相得[3]。然黄家所得，从湿得之，一身尽发热而黄，肚热，热在里，当下之。

师曰⑤：黄疸之病，当以十八日为期[4]，治之十日以上为差，反剧⑥为难治。

又曰⑦：疸而渴者，其疸难治。疸而不渴者，其疸可治。发于阴部[5]，其人必呕，发于⑧阳部[5]，其人振寒而发热也。

师曰⑨：诸病黄家，但利其小便，假令脉浮，当以汗解之，宜桂枝加黄芪汤⑩。又男子黄，小便自利，当与⑪小建中汤。

黄疸腹满，小便不利而赤，自汗出，此为表和里实。当下之，用大黄黄柏栀子芒硝汤⑫[6]。

黄疸病，小便色不变，欲自利，腹满而喘，不可除热，热除必哕，哕者，小半夏汤[7]主之。

夫病酒黄疸，必小便不利，其候⑬，心中热，足下热，是其证也。

心中懊侬而热，不能食，时欲吐，名曰酒疸。

酒黄疸者，或无热，靖言[8]了了⑭，腹⑮满欲吐，鼻燥。其脉浮者，先吐之。沉弦者，先下之。

酒疸，心中热欲吐⑯者，吐之即愈。

酒疸，黄色，心下结实⑰而烦。

酒疸下之，久久为黑疸，目青面黑，中心⑱如噉蒜虀状，大便正黑，皮肤爪之不仁。其脉浮弱，虽黑微黄，故知之。

［校勘］

①“冷” 《金匮要略》黄疸病脉证并治第十五无。

②“躁” 《金匮要略》作“燥”。

③“病黄疸” 《金匮要略》作“黄疸病”。

④“发病时” 《金匮要略》作“病发”。

⑤“师曰” 《金匮要略》无。

⑥“为差，反剧” 《金匮要略》作“差，反极”。

⑦“又曰” 《金匮要略》无。

⑧“发于” 《金匮要略》无。

⑨“师曰” 《金匮要略》无。

⑩“汤” 此下《金匮要略》有“主之”两字。

⑪“与” 此下《金匮要略》有“虚劳”两字。

⑫“用大黄黄柏枝子芒硝汤” 《金匮要略》作“宜大黄硝石汤”。

⑬“候” 广本作“喉”。

⑭“了了” 《金匮要略》无。

⑮“腹” 此上《金匮要略》有“小”字。

⑯“吐” 杨、广、缪、钱本，《金匮要略》均作“呕”。

⑰“实” 杨、广、缪本均作“热”。

⑱“中心” 杨、广、缪、钱本，《金匮要略》均作“心中”。

［注释］

［1］“舌痿黄”　据徐忠可《金匮论注》“舌萎”当作“身萎”。萎就是萎黄，指身黄不明润。

［2］“火劫其汗”　谓用熏法、熨法或烧针法，强迫出汗。

［3］“两热相得”　谓火与热相互结合。

［4］“十八日为期”　黄疸是脾病，黄为脾土之色，土无定位，旺于四季之末各十八日。当以十八日为期，谓十八日土旺脾气至，虚者当复，实者可通。

［5］“阴部”、“阳部”　阴指在里，阳指在表。

［6］“大黄黄柏栀子芒硝汤”　待考。

［7］“小半夏汤”　（仲景方）半夏、生姜。

［8］“靖言”　谓言语不乱，无热之象。

**［语译］**　凡是黄疸证候，如果寸口部的寸脉无，口鼻冷，不容易治疗。

脉沉，口渴想饮水，如果小便不利，都有发黄的可能。腹部胀满，身体痿黄，烦躁而不能安睡，这是属于黄疸病的患者。

师说：患黄疸病，发热烦喘，胸满，口燥者，是因为发病的时候，用火强发其汗，热邪和火热两相结合，而发生的。但黄疸病多数从湿而得，一身皆发热而黄，肚子热，是热在里，应当用下法。

师说：黄疸病，应当以十八天作为痊愈的时期，治疗十天以上应好转，如果反而加重，那就难治了。

师又说：患黄疸而口渴者，这种黄疸难治，不渴者易治。病邪在里的，病人必然呕吐，在表的，病人感到寒战发热。

师说：凡是患黄疸病的，必须利其小便，如果脉浮，应当发汗解之，宜用桂枝加黄芪汤主治。男子患黄疸病，如果小便自利，应该用小建中汤治疗。

黄疸病腹部胀满，小便不利而色赤，自汗出，这是表和里实的证候，应当攻下，可用大黄黄柏栀子芒硝汤治疗。

黄疸病，小便的颜色不变，泄泻，腹部胀满而气喘，这时不可清除热邪，否则热虽除，必定会引起发哕，发哕用小半夏汤来治疗。

患酒黄疸的病人，必定小便不利，其证候是心中热和足下热，这是酒黄疸的症状。

心中懊侬不宁而感到烦热，不能饮食，常常想吐，叫做酒疸。

患酒黄疸的人，有的无热，很安静，言语不错乱，腹部胀满，想呕吐，鼻干燥。如果脉象浮的，可先用吐法。脉象沉弦的，可先用下法。

患酒疸的人，如果心中热，想呕吐，就用吐法治疗，可以痊愈。

患酒疸病，皮肤黄染，心下痞胀，实满而烦。

酒黄疸用下法以后，时间久了变为黑疸。病人目青面黑，心中像吃腌蒜的感觉，大便纯黑色，皮肤搔之也没有感觉。其脉象浮弱，皮肤虽黑还带有微黄，所以知道这是酒疸因误下之后而成的黑疸。

［**原文**］　寸口脉微而弱，微则恶寒，弱则发热，当发不发，骨节疼痛，当烦不烦，而极汗出。趺阳脉缓而迟，胃气反强。少阴脉微，微则伤精，阴气寒冷，少阴不足，谷气反强，饱则烦满，满则发热，客热消谷，发已腹饥，热则腹满，微则伤精，谷强则瘦，名曰谷寒热。

阳明病，脉迟者，食难用饱，饱则发寒①。头弦者，必小便难，此欲作谷疸。虽下之，腹满如故，所以然者，脉迟故也。

师曰②：寸口脉浮而缓，浮则为风，缓则为痹[1]，痹非中风，四肢苦③烦[2]，脾色必黄，瘀热以行。

趺阳脉紧而数，数则为热，热则消谷，紧则为寒，食即腹满④，尺脉浮为伤肾，趺阳脉紧为伤脾，风寒相搏，食谷则弦，谷气不消，胃中苦浊[3]，浊气不⑤流，小便不通。阴被其寒[4]，热流膀胱，身体尽黄，名曰谷疸。

额上黑[5]，微汗出，手足中热，薄暮则发，膀胱急，小便自利，名曰女劳疸。腹如水状，不治。

黄家，日晡所发热，而反恶寒，此为女劳得之。膀胱急，少腹满，身尽黄，额上黑，足下热，因作黑疸。其腹胀如水状，大便必黑，时溏，此女劳之病，非水也，腹满不可治⑥，硝石矾石散[6]主之。

**[校勘]**

①“寒” 杨、广、钱本，《金匮要略》黄疸病脉证并治第十五均作“烦”。缪本作“热”。

②“师曰” 《金匮要略》无。

③“苦” 朱、张本均作“若”。

④“腹满” 杨、广、缪、钱、黄、朱、张本均作“满也”。《金匮要略》作“为满”。

⑤“不” 杨、广、缪、钱、黄、朱、张本均作“下”。

⑥“不可治” 杨、广、缪本均作“者难治”。

**[注释]**

[1]“痹” 此处是闭藏的意思。指风闭藏于脾内。

[2]“苦烦” 谓不舒服的意思。

[3]“胃中苦浊” 脾不散精，则谷气化为浊热，故曰“胃中苦浊”。

[4]“阴被其寒” 谓太阴脾经受寒生湿。

[5]“额上黑” 《灵枢》：“庭者额也”；又云“肾病者，颧与颜黑”。女劳疸除额黑外，身上也发黄，本节不言，是省文法。

[6]“硝石矾石散” 《金匮要略》方：硝石、矾石、大麦粥汁和服。

**[语译]** 寸口脉微而弱，微则恶寒，弱则发热，当发热而

不发热，会见骨节疼痛，当烦躁而不烦躁，会见大汗出。趺阳脉缓而迟，胃气反强，少阴脉微，微主伤精，精血不足，肾阳衰微，阴寒内盛，脾阳应该不振，然而病人食欲反佳，但食饱则感到烦闷胀满而发热，这些都是邪热消谷，不是真的胃气强，所以发作后，腹感饥饿，食后发热腹满。从消谷善饥，脉微，可以悟出这是伤精为本，消谷是假象，所以越食越瘦，这病叫做谷寒热。

阳明病，脉象迟，是脾有寒不能消化食物，所以不能饱食，饱食就要发生怕冷。头眩，而且小便必难，这是形成谷疸的征象，虽然用了下法，腹部的胀满依然不减，其原因就是脉迟脾寒的缘故。

师说：寸口脉浮而缓，浮主风，缓主痹，这不是外邪的风痹证，乃是风热闭藏于脾内，脾主四肢，所以四肢感到不舒服，脾色必黄，瘀热遏郁在脾而行于外，就成为黄疸。

趺阳脉紧而数，数则为热，热善消化食物；紧则为寒，食即胀满，尺脉浮为伤肾。趺阳脉紧为伤脾。如风寒相互搏结，进食后就要感到头眩，谷气不消，胃中感到不清爽，浊气不向下流，引起小便不通利，少阴受到寒邪的侵袭，热流入膀胱，一身都发黄，名叫谷疸。

额上黑，微汗出，手足心热，到傍晚时候即发作，膀胱有急迫的感觉，小便通利，名叫女劳疸，假使腹部像水肿那样，便不能治愈了。

黄疸病，傍晚时候发热，而反恶寒，这是由于女劳而得病。膀胱感觉急迫，少腹胀满，全身发黄，额上黑色，足下热，因而成为黑疸。其腹胀如水肿样，大便必然是黑色，而且常是稀薄的，这是女劳的病，不是水的病，如腹部胀满的，属难治，可用硝石矾石散主治。

［**原文**］ 夫疟脉自弦也①，弦数者多热弦迟者多寒，弦小紧者可下之②，弦迟者可温药③，若脉紧数者④，可发汗针灸

之，浮大者，可吐之，脉弦数者，风发也，以饮食消息止之。疟病结为癥瘕，名曰疟母[1]，鳖甲煎丸[2]主之⑤。

疟但见热者，温疟也。其脉平，身无寒，但热，骨节疼烦，时呕，朝发暮解，暮发朝解，名曰温疟，白虎加桂枝汤[3]主之⑥。

疟多寒者，牡疟也⑦，蜀漆散[4]主之。

[校勘]

①“夫疟脉自弦也” 《金匮要略》疟病脉证并治第四作“师曰：疟脉自弦”。

②“可下之” 《金匮要略》作“下之差”。

③“药” 《金匮要略》作“之”。

④“若脉紧数者” 《金匮要略》作“弦紧者”。

⑤“疟病结为癥瘕，名曰疟母，鳖甲煎丸主之” 《金匮要略》作“师曰：此结为癥瘕，名曰疟母，急治之，宜鳖甲煎丸主之”。

⑥“疟但见热者，温疟也。其脉平，身无寒但热，骨节疼烦，时呕，朝发暮解，暮发朝解，名曰温疟，白虎加桂枝汤主之” 《金匮要略》作“温疟者，其脉如平，身无寒，但热，骨节疼烦，时呕，白虎加桂枝汤主之”。

⑦“牡疟也” 《金匮要略》作“名曰牡疟”。

[注释]

[1]“疟母” 疟久不解，胁下结成块，按之坚而痛，叫做“疟母”。

[2]“鳖甲煎丸” 《金匮要略》方：鳖甲（炙）、乌扇（烧）、黄芩、柴胡、鼠妇（熬）、干姜、大黄、芍药、桂枝、葶苈、石苇、厚朴、牡丹、瞿麦、紫葳、阿胶（炙）、蜂窠（炙）、赤硝、蜣螂（熬）、桃仁、半夏、人参、䗪虫（熬）。

[3]“白虎加桂枝汤” （仲景方）知母、甘草（炙）、石膏、粳米、桂枝。

[4]“蜀漆散” 《金匮要略》方：蜀漆、云母、龙骨。

[语译] 患疟疾的，自当出现弦脉，假如脉弦数，多属热。脉弦迟，多属寒。脉弦而小紧，可用下法。脉弦迟象，可用温药治疗。脉紧数，可用针灸发汗。脉浮大，可用吐法。脉弦数属热极生风，应以调理饮食的方法治疗，疟病胁下结为癥瘕，名叫疟母，可用鳖甲煎丸主治。

疟疾单纯发热，是温疟。脉平，不恶寒，但发热，骨节疼痛，常呕，早晨开始发热，到傍晚缓解，傍晚开始发热，翌晨缓解，名叫温疟，可用白虎加桂枝汤主治。

疟疾发作时，怕冷时间长，称为牡疟，用蜀漆散主治。

[按语] 本篇将黄疸分为三种类型：谷疸、酒疸、女劳疸。这样分类是古代的一种分类法，目前在临床上已少应用。唯“从湿得之”一语，是着眼处，有参考的价值。后代医家将本病概括为两类：即阴黄和阳黄。同时又在阳黄所反映的不同症状上，进一步分为湿重、热重、或湿热并重，从而更有利于辨证施治。

疟疾部分论述了疟疾的辨证施治问题。首先指出了疟脉自弦为后世临诊之要领，继则又从脉的弦迟或弦数，分清疟疾的偏寒偏热。篇中即从寒热的多寡程度，提出了温疟、牡疟的不同证型，治疗温疟用白虎加桂枝汤，牡疟用蜀漆散。篇中还论述了疟疾日久不愈，可以形成痞块，结于胁下，称为疟母。我们认为，千年前，祖国医学就提出了这种疟母形成的事实与理论，的确是十分可贵的。其鳖甲煎丸治疗疟母的方法，迄今仍广泛使用。

## 平胸痹心痛短气贲豚脉证第十

[提要] 论述胸痹、心病及贲豚病的证治。

[原文] 师曰：夫脉当取太过与① 不及，阳微阴弦，则②

胸痹而痛。所以然者？责其极虚也。今阳虚知在上焦，所以胸痹心痛者，以其脉阴弦故也。

胸痹之病，喘息咳唾，胸痹③痛，短气，寸口脉沉而迟，关上小紧数者，栝蒌薤白白酒汤[1]主之。

平人无寒热，短气不足以息[2]者，实也。

贲豚④病者，从小腹起，上冲咽喉，发作时⑤欲死复⑥止，皆从惊得⑦。其气上冲胸腹痛，及往来寒热，贲豚汤[3]主之。

师曰：病有贲豚，有吐脓，有惊怖，有火邪，此四部病皆从惊发得之。

**[校勘]**

①“与” 《金匮要略》胸痹心痛短气病脉证治第九无。

②“则” 《金匮要略》作“即”。

③“痹” 杨、广、缪、钱本、《金匮要略》均作“背”。

④“贲豚” 此上《金匮要略》贲豚气病脉证治第八有“师曰”两字。

⑤“时” 《金匮要略》无。

⑥“复” 此下《金匮要略》有“还”字。

⑦“惊得” 《金匮要略》作“惊恐得之”。

**[注释]**

[1]“栝蒌薤白白酒汤” 《金匮要略》方：栝蒌、薤白、白酒。

[2]“短气不足以息” 短气者，呼吸虽数而不能相续，似喘不摇肩，似呻吟而无痛者是也。不足以息，即指一呼一吸的时间较正常为短。

[3]“贲豚汤” 《金匮要略》方：甘草、芎䓖、当归、半夏、黄芩、生葛、芍药、生姜、甘李根白皮。

**[语译]** 师说：诊脉应当注意它的太过与不及，如见寸脉微尺脉弦，主胸中闭塞而痛。为什么这样说呢？因为关键问题在于上焦阳气的极虚，而形成胸痹心痛证。阳虚于上故阳脉

微，阴盛于下故阴脉弦。阴盛于下阳虚于上，就成为胸痹心痛证。

胸痹的病，呼吸迫促，咳嗽、吐痰，胸部痹痛，气短，寸口脉沉而迟，关脉小紧数，用栝蒌薤白白酒汤主治。

正常的人，没有恶寒发热的现象，突然见到气急短促呼吸不利，多是实证。

贲豚病，自觉有一股气从小腹部开始向上冲到咽喉，厉害的连呼吸都有困难，好像将要致命的样子，但是发作过后，又和未发病前一样，这种病是由于惊恐等情志刺激而引起的。贲豚病发作时，有气上冲胸，腹部作痛，同时伴有往来寒热症状，可用贲豚汤主治。

师说：疾病有贲豚，有吐脓，有惊怖，有火邪，这四种病，都是从惊恐等情志刺激而引起的。

**［按语］** 本篇讨论胸痹、心痛、短气和贲豚脉证。胸痹、心痛主要是由于上焦阳虚，下焦阴盛而引起的。所以首先表现阳脉微，阴脉弦，故通阳散寒，理气和胃成为治疗胸痹、心痛的主法。贲豚病的成因，主要是从惊恐得之，和《难经》的“肾积贲豚”有所不同，可供参考。

## 平腹满寒疝宿食脉证第十一

**［提要］** 阐述肠胃疾患的满、痛、伤食等脉证。

**［原文］** 趺阳脉微弦，法当腹满，不满者必下部闭塞，大便难[①]，两胠（一云脚）疼痛，此虚寒从下上也，当[②]以温药服之。病者腹满，按之不痛为虚，痛者为实，可下之。舌黄未下者，下之黄自去。腹满时减，减[③]复如故，此为寒，当与温药。

趺阳脉紧而浮，紧则为痛，浮则为虚，虚则肠鸣，紧则坚满。

脉双弦而迟者，必心下坚，脉大而紧者，阳中有阴也，可下之。

病腹中满痛为实，当下之。

腹满不减，减不足言，当下之④。

病腹满，发热十数日⑤，脉浮而数，饮食如故，厚朴三⑥物汤[1]主之。腹满痛，厚朴七物汤[2]主之⑦。

寸口脉迟而缓，迟则为寒，缓则为气，气寒相搏，转绞而痛。

寸口脉迟而涩，迟为寒，涩为无血。

**［校勘］**

①“下部闭塞，大便难”　《金匮要略》腹满寒疝宿食病脉证治第十作“便难”。

②“当”　《金匮要略》无。

③“减”　《金匮要略》无。

④“当下之”　《金匮要略》作“当须下之，宜大承气汤”。

⑤“十数日”　杨、广、缪、黄、朱、张本均作“数十日”，《金匮要略》作“十日”。

⑥“三”　《金匮要略》作“也”。

⑦“腹满痛，厚朴七物汤主之”　广本无。

**［注释］**

［1］“厚朴三物汤”　《金匮要略》方：厚朴、大黄、枳实。（注：本方与小承气汤似同实异，方中厚朴用量大至一倍于大黄，而枳实亦多二枚，且又先煮枳实，后下大黄）。

［2］“厚朴七物汤”　《金匮要略》方：厚朴、甘草、大黄、大枣、枳实、桂枝、生姜。

**［语译］**　趺阳脉微弦，理该腹部胀满，如果不胀满，也必然下部闭塞，大便难通，两胁部疼痛，这是虚寒从下上逆的缘故，应当用温药治疗。病人腹部胀满，按之不痛的属虚证；痛

的属实证，可用攻下。舌苔黄色，而且还没有用过攻下药的，一用攻下，舌苔黄色自然会退去的。腹部胀满，有时感觉减轻，一会儿又胀满如前，这是寒邪所引起的，当用温药治疗。

趺阳脉紧而浮，紧主痛，浮主虚，虚则肠鸣，紧则腹部坚满。

两手脉象弦而迟，一定会出现心下坚硬。如果脉象大而紧，这是属于阳中有阴，可用下法。

病人腹部胀满，兼有疼痛的，属于实证，应当用攻下法治疗。

腹部胀满，没有减轻的趋势，或者即使有减轻，亦无明显的感觉，还应当用攻下法治疗。

病人腹部胀满，发热十数日以上，脉象浮数，饮食照常，用厚朴三物汤主治。腹部胀满又疼痛的，用厚朴七物汤主治。

寸口脉迟而缓，迟主寒，缓主气，气与寒相搏结，腹中绞转样的疼痛。

寸口脉迟而涩，迟主寒，涩主血不足。

**[原文]** 夫中寒家喜欠，其人清涕出，发热色和者，善嚏。中寒其人下[①]利，以里虚也，欲嚏不能，此人肚中寒（一作痛）。

夫瘦人绕脐痛，必有风冷，谷气不行，而反下之，其气必冲，不冲者，心下则痞。

寸口脉弦者，则[②]胁下拘急而痛，其人啬啬恶寒也。

寸口脉浮而滑，头中痛。

趺阳脉缓而迟，缓则为寒，迟则为虚，虚寒相搏，则欲食温，假令食冷，则咽痛。

寸口脉微，尺中紧而涩，紧则[③]为寒，微则为虚，涩则血不足，故知发汗而复下之也。紧在中央，知寒尚在，此本寒气，何为发汗复下之耶?

夫脉浮[④]而紧，乃弦，状如弓弦，按之不移。脉数弦者，当下其寒⑤。

胁下偏痛⑥，其脉紧弦，此寒也。以温药下之，宜大黄附子汤[1]。

［校勘］

①“下” 原作“不”。据杨、广、缪、钱、朱、张本，《金匮要略》腹满寒疝宿食病脉证治第十改。

②“则” 《金匮要略》作“即”。

③“则” 缪本作“中”。

④“夫脉浮” 《金匮要略》作“其脉数”。

⑤“寒” 缪本作“气”。

⑥“痛” 此下《金匮要略》有“发热”两字。

［注释］

[1] “大黄附子汤” 《金匮要略》方：大黄、附子、细辛。

［语译］ 中气虚寒的人，喜欢打呵欠，假使病人有清涕流出，发热而面色平和的，是属新感，必定容易打喷嚏。病人虚寒大便泄泻，这是因为里虚，病人要打喷嚏，又打不出来，因病人肚子里有寒气。

瘦弱的人，脐部周围疼痛，是受了风冷而大便不通，若反用下法，腹中之气必向上冲，如不上冲，会发生心下痞满。

寸口脉弦，应两胁拘急疼痛，病人有啬啬怕冷的现象。

寸口脉浮而滑，主头部疼痛。

趺阳脉缓而迟，缓主寒，迟主虚，虚寒相搏于内，病人爱吃热的食物，如果食冷会咽痛。

寸口脉微，尺部脉紧而涩。紧主寒，微主虚，涩主血不足。应该知道，这是发汗后，复行攻下的缘故。因为紧脉在中央，故知寒气还在，这病本来是寒气所致，怎能用发汗而又攻下呢？

病人脉浮而紧，乃似弦状，这种弦状像弓弦那些硬直，重压也不会移动。如脉数弦，当用温下法以去其寒。

胁下偏痛，脉紧弦，这是寒实证，当用温下药治疗，以大黄附子汤为宜。

［原文］ 寸口脉弦而紧，弦则卫气不行，卫气不行，则恶寒，紧则不欲食，弦紧相搏，此为寒疝。

趺阳脉浮而迟，浮则为风虚，迟则为寒疝，寒疝绕脐痛，若发则自①汗出，手足厥寒②。其脉沉弦③者，大乌头汤④[1]主之。

问曰：人病有宿食⑤，何以别之？师曰：寸口⑥脉浮大，按之反涩，尺中亦微而涩，故知有宿食。

寸口脉紧如转索，左右⑦无常者，有宿食。

寸口脉紧，即头痛风寒，或腹中有宿食不化。

脉滑而数⑧者，实也，有宿食，当下之⑨。

下利不欲食者，有宿食，当下之。

大下后六七日不大便，烦不解，腹满痛，此有燥屎也，所以然者？本有宿食故也。

宿食在上管，当吐之⑩。

［校勘］

①“自”《金匮要略》腹满寒疝宿食病脉证治第十作“白”。

②“寒”《金匮要略》作“冷”。

③“弦” 《金匮要略》作“紧”。

④“汤” 《金匮要略》作“煎”。

⑤“宿食” 此下《金匮要略》有“大承气汤主之”。

⑥“寸口” 《金匮要略》无。

⑦“左右” 《金匮要略》无。

⑧“滑而数” 《金匮要略》作“数而滑”。

⑨“有宿食，当下之” 《金匮要略》作“此有宿食，下之愈，宜大承气汤”。

⑩“当吐之” 此下《金匮要略》有“宜瓜蒂散”。

［注释］

［1］“大乌头汤” 待考。

［语译］ 寸口脉弦而紧，弦是卫外的阳气不行，由于卫外阳气不行，所以怕冷，紧为胃阳衰，故不欲食，弦紧相搏则发生寒疝病。

趺阳脉浮而迟，浮主风主虚，迟主寒疝，寒疝发作时，环绕脐部周围疼痛，发作时往往自汗出，手足厥冷。如脉象沉弦的，用大乌头汤治疗。

问：病人有宿食症状，怎样辨别呢？师答：寸口的脉浮大，重按，反见涩象，尺部脉象也出现微弱而涩，所以知道腹内有宿食。

寸口脉紧，像转动绳索那样，左右不定，是有宿食的象征。

寸口脉紧，可见于头痛风寒，或是腹中有宿食不化的缘故。

脉滑而数的，属实证，是有宿食，应当用攻下法来治疗。

下利而不喜欢吃东西，这是有宿食，应当用攻下法来治疗。

大攻下后六、七天，大便不通，心烦不解，腹部胀满疼痛，这是有燥屎在肠里，导致这病的原因，是尚有宿食在里的缘故。

不消化的食物停留在上脘的，应当用吐法来治疗。

［按语］ 按腹痛、寒疝、宿食三者均系腹部肠胃的疾患，多有腹满腹痛。腹满，是以腹中胀满为主证，有寒热虚实之分，寒疝，以腹痛为主，为伤于寒；宿食，满而兼痛，为伤于食。本节详细指出辨证要点，如腹满与不满，痛与不痛，绕脐痛或胁下偏痛，按之痛或按之不痛，腹满时减，减复如故，或腹满不减或减不足言等，作为辨别寒热虚实而决定温凉补泻，

同时也要辨明病位所在，进行施治，若“其高者，因而越之，其下者，引而竭之，中满者，泻之于内”来因势利导，这都是中医辨证的基础和治疗原则，为后世医者所遵循，对临床辨证论治起了指导作用。

## 平五脏积聚脉证第十二

**［提要］** 阐述五脏积聚及癥瘕寒痹疝痛等症状。

**［原文］** 问曰：病有积，有聚、有系①[1]（系一作谷，下同）气，何谓也？师曰：积者，脏病也，终②不移。聚者，腑病也，发作有时，展转痛移为可治。系气者，胁下痛，按之则愈，愈③复发为系气。夫病已愈，不得复发，今病复发，即为系气也④。

诸积大法，脉来细而附骨者，乃积也（细一作结）。寸口，积在胸中。微出寸口，积在喉中。关上，积在脐旁。上关上，积在心下。微下关，积在少腹。尺，积在背气街⑤。脉出在⑥左，积在左，脉出在⑥右，积在右，脉两出，积在中央，各以其部处之。

诊得肺积，脉浮而毛，按之辟易[2]，胁下气逆，背相引痛，少气，善忘，目瞑，皮肤寒，秋差夏剧，主皮中时痛，如虱缘之状，甚者如针刺，时痒，其色白。

诊得心积，脉沉而芤，上下无常处，病胸满悸，腹中热，面赤嗌干，心烦，掌中热，甚即唾血，主身瘈疭，主血厥，夏差冬剧，其色赤。

诊得脾积，脉浮大而长，饥则减，饱则见，䐜起与谷争减，心下累累如桃李，起见于外，腹满呕泄，肠鸣，四肢重，足胫肿，厥不能卧起⑦，主肌肉损，其色黄。

诊得肝积，脉弦而细，两胁下痛，邪走心下，足肿寒，胁痛引小腹，男子积疝，女子瘕淋，身无膏泽，喜转筋，爪甲枯黑，春差秋剧，其色青。

诊得肾积，脉沉而急，苦脊与腰相引痛，饥则见，饱则减，小腹里急，口干，咽肿伤烂，目䀮䀮，骨中寒，主髓厥，善忘，其色黑。

**[校勘]**

①“系” 《金匮要略》五脏风寒积聚病脉证并治第十一作“檠”。下同。

②“终” 缪、廖本均无。

③“愈” 《金匮要略》无。

④“夫病已愈，不得复发，今病复发，即为系气也”《金匮要略》无。

⑤“尺，积在背气街” 杨、广、钱本均作“尺，积在气街”，《金匮要略》作“尺中，积在气冲”。

⑥“在” 《金匮要略》无。

⑦“起” 杨、广、缪、钱本均无。

**[注释]**

[1]“系” 据《康熙字典》作“留滞”解。

[2]“辟易” 退避的意思。

**[语译]** 问：病有积、有聚、有系气，这是怎么讲呢？师说：积是属于五脏的疾病，它始终在发病地方而不移动。聚是属于六腑的疾病，有时发现，没有固定的部位，转移作痛，这种病是可以治好的。系气病是胁下疼痛，用手按它就会好，好后仍会复发，为系气。凡病已经痊愈，就不至再发作，现在病又复发作，就算是系气了。

诊断诸积的主要方法是脉象沉细，重按到骨才扪得着，这是积病。再从寸口三部脉象的变化，可以诊断出积病所在部位。如沉细脉见于寸部，是积在胸中。稍超出寸口，是积在喉中。见于关部，是积在脐旁。见于关的前部，是积在心下。见于关的稍下部位，是积在少腹，见于尺部，是积在肾或气街。

总的说来，这种脉见于左三部的，积在左，见于右三部的，积在右，并见于左右三部的，积在中央，各按脉象所表现的部位，结合症状作出诊断，予以处理。

诊断为肺积的病人，会见脉象浮而软，以手按下，脉随之退却下陷，而无冲抗力量，胁下有气上冲，背部互相牵引而痛，呼吸短促，遇事易忘，眼欲闭，皮肤寒，秋天病瘥，夏天病剧，并见到皮肤时常疼痛，好象虱子爬行样子，厉害的好象针刺一样，时常发痒，肤色白。

诊断为心积的病人，会见脉象沉而芤，有时上下无常处，胸满闷，心动悸，腹中热，面色赤，咽部干，心中烦，掌中热，严重的唾中带血，并可见到身体的筋脉拘急和弛缓，出血多时会发生昏厥，夏天病瘥，冬天病加剧，肤色赤。

诊断为脾积的病人，会见脉象浮大而长，饥饿时则见减少，吃饱后则见胀大，随着饮食的多少而见胀大或减小，心下累累重积如桃李，站起时则可从外面看到这种形象，腹部满胀，呕吐，泄泻，肠鸣，四肢沉重，足胫肿冷，不能卧起，主肌肉瘦，肤色黄。

诊断为肝积的病人，会见脉象弦细，两胁下疼痛，邪气内窜，使疼痛部位斜向心下沿传，足肿大寒冷，胁痛牵引到小腹，男子积疝气，女子瘕聚淋浊，皮肤干燥不润泽，常转筋，爪甲枯干发黑，春天病瘥，秋天病加剧，肤色青。

诊断为肾积的病人，会见脉象沉急，患脊部与腰部互相引痛，饥饿时发作，饱时缓解，小腹部拘急，口干，咽部肿大并溃烂，眼睛视物不明，骨里寒冷，主髓海空虚而昏厥，常忘事，肤色黑。

［**原文**］ 寸口脉沉而横者，胁下及腹中有横积痛，其脉弦，腹中急痛，腰背痛相引，腹中有寒，疝瘕。

脉弦紧而微细，癥也。夫寒痹癥瘕积聚之脉，皆弦紧，若在心下，即寸弦紧。在胃管，即关弦紧。在脐下，即尺弦紧

（一曰：关脉弦长，有积在脐左右上下也）。

又脉癥法，左手脉横，癥在左，右手脉横，癥在右。脉头大者在上，头小者在下。

又法，横脉见左，积在右，见右积在左。偏得横[①]实而滑，亦为积，弦紧亦为积，为寒痹，为疝痛。

内有积不见脉，难治，见一脉相应，为易治，诸不相应，为不治。

左手脉大，右手脉小，上病在左胁，下病在左足。右手脉大，左手脉小，上病在右胁，下病在右足。

脉弦而伏者，腹中有癥，不可转也，必死不治。

脉来细而沉，时直者，身有痈肿，若腹中有伏梁。

脉来小沉而实者，胃中有积聚，不下食，食即吐。

**［校勘］**

①“横” 杨、广、缪、钱本均作“洪”。

**［语译］** 寸口脉沉，搏指弦而有力，是胁下和腹部有坚硬积块疼痛。脉弦，腹中拘急疼痛，腰背疼痛相引，腹中有寒气，是疝病和瘕痛。

脉弦紧而微细，是癥的病。凡寒痹、癥、瘕、积、聚的脉，都是弦紧。如果这病位在心下，就出现寸口弦紧。如果病位在胃脘，就出现关脉弦紧。如果病位在脐下，就出现尺脉弦紧。

还有一种癥病的脉诊方法，是左手脉搏指有力，癥在左边，如果右手脉搏指有力，癥在右边。寸部脉大的，癥在上部，寸部脉小的，癥在下部。

又一种诊脉的方法，凡是搏指有力在左手，积病在右边。脉见于右手，积病在左边。单纯得洪实滑的脉，也是积病。弦紧的脉，也是积病，或者是寒痹，或且是疝痛。

体内有积病，而不反映在脉象，这病难治。出现一种脉，和病相应的，病属容易治疗。凡是脉和病毫不相应的，就不易治疗。

左手脉大，右手脉小，如果病在上，则常见于左胁。如果病在下，则常见于左足。右手脉大，左手脉小，如果病在上，则常见于右胁。如果病在下，则常见于右足。

脉弦而伏的，病人腹中有癥病，如按之坚硬不能转动的，必定会死，不治。

脉细沉，有时有强直之象，病人身上当有痈肿，腹中或有伏梁。

脉小兼沉而实，胃中当有积聚病，不能纳食，食入即吐。

**［按语］** 本篇首述积聚，系气的鉴别诊断和诸积诊脉的大法，又分别叙述了五脏之积病脉证，以及寒痹、癥、瘕脉法。《灵枢》五变篇积、聚不分，至《难经》五十五难始分明阴阳隶属脏腑，而《金匮》论述虽详，有时亦混为一谈，临证时可互为参考，加以区别。此外本篇对积聚脉象的大小和病变左右上下的部位所在，亦有详细的叙述，均可作为临证的参考。

## 平惊悸衄吐下血胸满瘀血脉证第十三

**［提要］** 论述惊、悸、衄血、下血、吐血和瘀血等病的症状及其预后。

**［原文］** 寸口脉动而弱，动则为惊，弱则为悸。

趺阳脉微而浮，浮则胃气虚，微则不能食，此恐惧之脉，忧迫所作也。惊生病者，其脉止而复来。其人目睛不转，不能呼气①。

寸口脉紧，趺阳脉虚②，胃气则虚。寸口脉紧，寒之实也，寒在上焦，胸中必满而噫。胃气虚者，趺阳脉浮，少阳脉紧，心下必悸，何以言之？寒水相搏，二气相争，是以悸。

**［校勘］**

①“不转，不能呼气” 廖、钱、朱、张本均作“不了

了”。

②“虚” 杨、广、缪、钱本均作“浮”。

［语译］ 寸口脉动而弱，动主惊，弱主悸。

趺阳脉微而浮，浮主胃气虚，微主不能食，这是恐惧的脉象，是由于情怀忧虑所致。如果因惊恐而致病，脉会出现止而复来的现象，以及病人目不转睛，呼气困难的症状。

寸口脉紧，趺阳脉虚，是胃气虚弱的表现。

寸口部脉紧，这是寒实的脉象。如果寒在上焦，病人胸部一定感到胀满而噫气。胃气虚，右关脉象是浮的。左关脉紧，一定会出现心悸。为什么会出现心悸呢？因为寒水相搏，水气和寒气相争，所以出现心悸。

［原文］ 脉得诸涩濡弱，为亡血。

寸口脉弦而大，弦则为减，大则为芤，减则为寒，芤则为虚，寒虚相搏，此名为革，妇人则半产① 漏下[1]，男子则亡血②。

亡血家，不可攻③其表，汗出则寒栗而振。

问曰：病衄连日不止，其脉何类？师曰：脉来轻轻在肌肉，尺中自溢（一云：尺脉浮），目睛晕黄，衄必未止，晕黄去，目睛慧了[2]，知衄今止。

师④曰：从春至夏发⑤衄者太阳，从秋至冬发⑤衄者阳明。

寸口脉微弱，尺脉涩弱，则发热，涩为无血，其人必厥，微呕，夫厥当眩不眩，而反头痛，痛为实，下虚上实，必衄也。

太阳脉大而浮，必衄吐血。

病人面无血色，无寒热，脉沉弦者，衄也。

衄家，不可发其⑥汗，汗出必额上促急而紧⑦，直视而不能眴，不得眠。

脉⑧浮弱，手按之绝者，下血，烦⑨咳者，必吐血。寸口脉微而弱，气血俱虚，男子则吐血，女子则下血。呕吐、汗出者，为可治⑩。

［校勘］

①“半产” 廖本无。

②“亡血” 此下缪本有“失精”二字。

③“亡血家，不可攻” 《金匮要略》惊悸吐衄下血胸满瘀血病脉证治第十六作“亡血不可发”。

④“师” 《金匮要略》作“又”。

⑤“发” 《金匮要略》无。

⑥“发其” 《金匮要略》无。

⑦“促急而紧” 《金匮要略》作“陷脉紧急”。

⑧“脉” 《金匮要略》无。

⑨“烦” 廖、朱、张本均作“频”。

⑩“治” 杨、广、缪、钱本均无。

［注释］

［1］“半产漏下” 半产，即小产。漏下，即下血淋沥不断。但有两义：一为妇女非月经期间的下血，淋沥不断；一种是妇女怀孕期间的下血。

［2］“目睛慧了” 指眼睛视物明晰。

［语译］ 失血的病人，寸口脉多见涩而濡弱。

寸口脉弦而大，但比弦脉较为衰减，比大脉则又中空如芤，弦而衰减的脉，为寒的现象，大而中空如芤的脉，为虚的现象，如虚和寒的脉象合并起来，则名为革脉，在妇女主患小产或漏下症，在男子主患失血。

失血的病人，不可发表，汗出便会产生怕冷发抖和全身振颤。

问：鼻衄连日不止，这种病的脉象应属哪一类？师说：脉浮取、中取均无力，按到尺部见上溢的浮象，眼圈晦黄，可以知道衄还不能止，当眼圈晦黄消失时，眼睛明晰，就知道鼻衄现已停止。

师说：从春季到夏季发生鼻衄病的属太阳，从秋季到冬季发生鼻衄病的属于阳明。

寸脉微弱，尺脉涩弱，会发热，涩脉主血虚，这样的病人一定会出现厥逆、微呕的症状。应当兼见目眩而没有出现目眩，而反见头痛，痛证属实，这属下虚上实，必然会出现鼻衄症状。

太阳脉大而浮，必然会出现鼻衄、吐血。

病人的颜面上没有红润光泽的血色，没有恶寒发热，脉沉弦的，主鼻衄。

鼻衄的病人，不可发汗，出汗以后，病人会感觉额上绷急而紧束，眼睛直视，眼珠不能转动，而且不得眠。

脉浮弱，用手指重按时就感觉没有脉，这种情况多见于下血。心烦而又频频咳嗽的，必然吐血。如果寸口部脉象微而弱，这是气血俱虚，在男子就发生吐血，在女子就会发生下血。出现呕吐汗出的，尚属可以治疗。

**[原文]** 趺阳脉微而弱，春以胃气为本，吐利者为可，不者，此为有水气，其腹必满，小便则难。

病人身热，脉小绝者吐血，若下血，妇人亡经，此为寒。脉迟者，胸上有寒，噫[①]气喜唾。

脉有手阳趺阳少阴脉皆微，其人不吐下，必亡血。

脉沉为在里，荣卫内结，胸满必吐血。

男子盛大，其脉手[②]阳微，趺阳亦微，独少阴浮大，必便血而失精。设言淋者，当小便不利。

趺阳脉弦，必肠痔下血。

病人胸满，唇痿，舌青，口燥，其人[③]但欲漱水，不欲咽，无寒热，脉微大来迟，腹不满，其人言我满，为有瘀血，当出汗不出，内结亦为瘀血[④]。病者如热状，烦满，口干燥而渴，其脉反无热，此为阴伏，是瘀血也，当下之。

下血，先见[⑤]血，后见[⑤]便，此近血也[⑥]。先见便，后见血，此远血也⑦。

［校勘］

①“噫”　杨、广、缪本均作“悸”。

②“手”　杨、广、缪本均作“阴”。

③“其人”　《金匮要略》惊悸吐衄下血胸满瘀血病脉证治第十六无。

④“当出汗不出，内结亦为瘀血”《金匮要略》无。

⑤“见”　《金匮要略》无。

⑥“此近血也”　此下《金匮要略》有“赤小豆当归散主之”。

⑦“先见便，后见血，此远血也”　《金匮要略》作“下血，先便后血，此远血也，黄土汤主之”。

［语译］　趺阳脉微而弱，春天以胃气为本，虽病吐利尚易治。否则，这是有水气停留。病人腹部必然胀满，小便困难。

病人发热，如果脉微小欲绝，则会伴有吐血或下血，妇人停经等，这都是寒凝所致。如果脉迟，病人噫气，喜欢吐痰涎，这是因为胸上有寒饮所致。

寸口、右关、尺中三部脉都是微的，如病人没有呕吐，下利，就是由于失血。

脉沉是病在里，荣卫内结，如见胸满，就会吐血。

男人身体高大，寸口与右关脉都是微的，唯尺脉浮大，一定会出现便血、失精等症状。假设病人说小便有淋急，当会出现小便不利。

右关脉弦，一定会出现痔疮出血。

病人胸部胀满，唇色不荣，舌质发青，口里觉得干燥，只想漱水而不想把水咽下去，没有寒热现象，脉搏微大而迟，腹部并不胀满，但病人自己却说肚子有胀满的感觉，这是因为有瘀血。病当出汗而不出汗，郁结于内，也会形成瘀血。病人像有热的样子，有心烦胸满口中干燥而渴等症状，但反而不见热证脉象，这是热伏于阴，是有瘀血，应当攻下。

下血，先见血，而后见大便，这是近血。先见大便，而后见血，这是远血。

［按语］ 本篇所论以血证为主，包括吐血、衄血、下血和瘀血，又指出衄有季节性而属经不同。胸满是血证中的偶然见证，惊悸和血证从表面上看似乎没有什么关系，但因惊悸是心脏疾患，血又为心之所主，故合为一篇论述。

## 平呕吐哕下利脉证第十四

［提要］ 阐述呕吐、哕、下利病脉证。

［原文］ 呕而脉弱，小便复利，身有微热，见厥者，难治。

趺阳脉浮者，胃气虚，寒气在上，暖①气在下，三气相②争，但出不入，其人即呕而不得食，恐怖而死，宽缓即瘥。

夫呕家有痈脓者，不可治呕，脓尽③自愈。

先呕却渴者，此为欲解。先渴却呕者，为水停心下，此属饮家。

呕家本渴，今反不渴者，以心下有支饮也④。

［校勘］

①“暖” 杨、缪本均作“忧”。

②“相” 杨、广、缪本均作“并”。

③“尽” 朱、张本均无。

④“有支饮也” 《金匮要略》呕吐哕下利病脉证治第十七作“有支饮故也，此属支饮”。

［语译］ 呕而脉弱、小便又通利、身有微热，如四肢见厥冷的，难以治疗。

趺阳脉浮的，是胃气虚，如寒气在上，暖气在下，两气相争，升而不降，病人出现呕而不能进食，如果情绪恐怖，那就会加重病情，有死亡的危险，如果情绪有所宽缓而得到安慰，那病情就会瘥减。

凡是病人因有痈而呕脓的，不必用止呕药治其呕，脓呕尽之后，自然会痊愈。

先呕以后口渴，这是疾病快要痊愈证象。如果先口渴后呕，是有水停留在心下，这是属于水饮病。

呕的病人，本来应该口渴，现在反而口不渴，这是心下有支饮的缘故。

［**原文**］　问曰：病人脉数，数为热，当消谷引食，而反吐者，何也？师曰：以发其汗，令阳微，膈气虚，脉乃数，数为客热，不能消谷，胃中虚冷，故吐也。

阳紧阴数，其人食已即吐，阳浮而数，亦为吐。

寸紧尺涩，其人胸满不能食而吐，吐止者为下之，故不能食。设言未止者，此为胃反，故尺为之微涩也。

寸口脉紧而芤，紧则为寒，芤则为虚，虚寒相搏，脉为阴结而迟，其人则噎，关上脉数，其人则吐。脉弦者，虚也。胃气无余，朝食暮吐，变为胃反，寒在于上，医反下之，今脉反弦，故名曰虚。

趺阳脉微而涩，微则下利，涩则吐逆，谷[①]不得入也。

寸口脉微而数，微[②]则无气，无气则荣虚，荣虚则血不足，血不足则胸中冷。

趺阳脉浮而涩，浮则为虚，涩则伤脾，脾伤则不磨，朝食暮吐，暮食朝吐，宿谷不化，名曰胃反。脉紧而涩，其病难治。

夫吐家，脉来形状如新卧起。

病人欲吐者，不可下之。

呕吐而病在膈上，后思水者，解，急与之。思水者，猪苓散主之。

哕而腹满，视其前后，知何部不利，利之即愈。

［校勘］

①“谷” 广本作“杀”。

②“微” 缪本作“数”。

［语译］ 问：病人脉数，数为热，应该对食物容易消化而常思进食，现在反出现呕吐，这是什么原因？师说：由于发汗使阳气微，膈上气虚，所以脉变数。这种脉数，是外来的客热上浮，所以不能消化饮食，而胃气仍是虚寒，所以会吐。

寸脉紧，尺脉数，为病人食后就吐出。如果寸口脉浮数，也主吐症。

寸脉紧，尺脉涩，病人胸部满闷，不能吃而且呕吐，如果吐止是在攻下后，可能是胃气受伤，所以在吐止后仍不能进食。假如呕吐不止，这是胃反病，所以尺脉出现微涩。

寸口脉紧而芤，紧主寒，芤主虚，虚寒相搏，脉因阴寒凝结而变迟，病人咽间有阻塞感，如关上脉数，病人可有呕吐。脉弦，属虚。胃中阳气无多，早晨吃的食物，到了傍晚吐掉，变为胃反病，因寒在上部，不宜下，医生反用下法，现在脉弦，所以认为脉弦是虚的表现。

趺阳脉微而涩，微主下利，涩主呕逆，食物不得入胃。

寸口脉微而数，微主气不足，气不足就导致荣气虚，荣气虚就导致血不足，血不足就会使胸中冷。

趺阳脉浮而涩，浮主虚，涩主脾阳受了损伤，脾阳损伤就不能消磨水谷，所以早晨进食，到了傍晚吐掉，傍晚进食，到了翌晨也吐掉，停留胃中的谷食不能消化，这叫做胃反病。如果脉象紧而涩的，这病就难以治疗了。

经常呕吐的病人，脉的形状，好像人刚起床时疲乏无力样，即软弱而缓。

病人想呕吐的，是邪欲上出，不可用攻下法。

膈上有病，引起呕吐，吐后想要喝水是好现象，应予水喝。仍思水的，用猪苓散治疗。

呃逆而腹部胀满时，应问其大小便如何，才懂得前阴或后阴不通利，用药通利它就会痊愈。

［原文］ 夫六腑气绝于外者，手足寒，上气，脚缩。五脏气绝于内者，下[①]利不禁，下甚者，手足不仁。

下利，脉沉弦者，下重，其脉大者，为未[②]止。脉微弱数者，为欲自止，虽发热不死。

脉滑，按之虚绝者，其人必下利。

下利，有微热，其人[③]渴。脉弱者，今[④]自愈。

下利，脉数，若微发热，汗自出者，自愈。设脉复紧，为未解。

下利，寸脉反浮数，尺中自涩，其人必清脓血。

下利，手足厥，无脉，灸之不温。若脉不还，反微喘者，死。少阴负趺阳者为顺也。

下利，脉数而浮[⑤]（一作渴）者，今[⑥]自愈。设不瘥，其人必清脓血，以有热故也。

下利后，脉绝，手足厥冷，晬时脉还，手足温者，生。脉不还者，死。

下利，脉反弦，发热身汗者，自愈。

［校勘］

①“下” 《金匮要略》呕吐哕下利病脉证治第十七无。

②“未” 朱、张本均作“微”。

③“其人” 《金匮要略》作“而”。

④“今” 廖、朱、张本均作“令”。

⑤“浮” 《金匮要略》作“渴”。

⑥“今” 廖、朱、张本均作“令”。

［语译］ 凡六腑的精气隔绝于外，症状是手足寒冷，气上冲，脚挛缩。五脏的精气隔绝于内，症状是下利不止而不能自己控制，下利严重的，则手足麻木不仁。

下利，脉沉弦，有里急后重感，如果脉大，为利未止之象。若脉微弱数的，为利将止之兆，虽然有发热，不死。

脉滑，按之脉虚好像触不到，病人会泄泻。

下利，有轻微的发热，病人口渴，脉弱，是病势正向痊愈的。

下利，脉数，若轻微发热，自然汗出的，为痊愈兆。如果脉复紧，为病未愈。

下利，寸脉反而浮数，可是尺部脉涩，病人一定大便有脓血。

下利，四肢厥冷，脉摸不到，用灸治后，仍厥冷不温，假如脉不恢复，反加上微喘的，死。如果尺脉比右关脉弱，这是顺证。

下利，而脉数兼浮，里热有外解之势，会自然痊愈。假使不瘥减，病人大便必下脓血，这是因为里有热的缘故。

下利后，脉摸不到，手足厥冷，到次日同时脉得以恢复，手足温暖的，生。如脉不恢复的，死。

下利，反见弦脉，发热身出汗的，自会痊愈。

**［原文］** 下利热①者，当利其小便。

下利清谷，不可攻其表，汗出必胀满，其脏寒者，当温②之③。

下利，脉沉而迟，其人面少赤，身有微热。

下利清谷，必郁冒[1]，汗出而解，其人微厥④，所以然者，其面戴阳，下虚故也。

下利，腹⑤胀满，身体疼痛，先温其里，乃攻其表⑥。

下利，脉迟而滑者，实也。利未欲止，当下之⑦。

下利，脉反滑⑧者，当有所去，下乃愈⑨。

下利⑩瘥，至其年月日时复发，此为病不尽，当复下之⑪。

下利而谵语，为有燥屎也，宜下之⑫。

下利而腹痛满，为寒实，当下之。

下利，腹中坚者，当下之。

下利后更烦，按其心下濡者，为虚烦也[13]。

下利后，脉三部皆平，按其心下坚者，可下之[14]。

下利，脉浮大者，虚也，以强下之故也。设脉浮革，因尔肠鸣，当温之。

病者痿黄，躁而不渴，胃中寒实，而下利不止者，死。

夫风寒下者，不可下之，下之后，心下坚痛。脉迟者，为寒，但当温之。脉沉紧，下之亦然。脉大浮弦，下之当已。

［校勘］

①“热” 杨、广、钱本，《金匮要略》呕吐哕下利病脉证治第十七均作“气”。缪本作“气紧”。

②“温” 杨、缪本均作“下”。

③“其脏寒者，当温之” 《金匮要略》无。

④“其人微厥” 《金匮要略》作“病人必微厥”。

⑤“腹” 缪本作“肿”。

⑥“表” 此下《金匮要略》有“温里宜四逆汤，攻表宜桂枝汤”。

⑦“当下之” 《金匮要略》作“急下之，宜大承气汤”。

⑧“脉反滑” 朱、张本均作“反脉滑”。

⑨“乃愈” 此下《金匮要略》有“宜大承气汤”。

⑩“下利” 此下《金匮要略》有“已”字。

⑪“复发，此为病不尽，当复下之” 《金医要略》作“复发者，以病不尽故也，当下之，宜大承气汤”。

⑫“下利而谵语，为有燥屎也，宜下之。” 《金匮要略》作“下利，谵语，有燥屎也，小承气汤主之”。

⑬“为虚烦也” 此下《金匮要略》有“栀子豉汤主之”。

⑭“下利后，脉三部皆平，按其心下坚者，可下之” 《金匮要略》作“下利，三部脉皆平，按之心下坚者，急下之，

宜大承气汤”。

［注释］

［1］“郁冒” 昏闷曚昧。

［语译］ 下利有热，当利其小便。

下利，完谷不化，不可使用发表药，否则，汗出后，必致腹中胀满，凡内脏寒冷的，应当用温药治疗。

下利，脉象沉迟，病人面微红，身有热。

下利，完谷不化，病人必头目眩晕，汗出而愈。如病人四肢微冷，同时会见面色浮红的戴阳证，这是下焦虚寒的缘故。

下利，腹部胀满，身体疼痛，应当先温其里，然后再治其表证。

下利，脉象迟而滑的，这是实证。下利还不会停止，应当使用攻下法。

下利，脉象反而滑的，应当去其实邪，用攻下法，才能痊愈。

下利已瘥，到了一定的时间又复发，这是病邪未尽的缘故，应当再用下法。

下利而胡言乱语，这是有大便燥结的缘故，应当用攻下法。

下利，腹部疼痛胀满，属寒邪凝结成实，当用温下法。

下利，腹部坚实的，应当用攻下法。

下利后，心更烦，按其心下有濡软感觉，这是虚烦。

下利后，三部的脉象皆平匀，按其心下觉得坚实，可以用攻下法。

下利，脉象浮大的，属于虚证，这是因为强用攻下的缘故。如果脉象浮而革，这是由于下后里虚所造成，因而发生肠鸣，当用温药治疗。

病人面色痿黄，烦躁而不渴，胃中有寒邪凝滞，以致泄泻不止，死。

凡是风寒在表未解，不可用攻下法。如果妄用攻下后，会心下坚硬疼痛。脉迟属寒，只应用温药治疗。脉象沉紧，若用攻下，同样也会出现心下坚硬疼痛。脉象大而有力，稍兼浮弦，用攻下法，会治愈。

**[按语]** 本篇论述脾胃疾患，有呕、吐、哕三种。呕吐大体分虚寒、实热、水饮、寒热错杂等四种。哕分虚寒、虚热、实热三种。下利分实滞、湿热、虚寒三种。均按脉证虚实，病情缓急，邪气所在，而定先后、攻补的治疗方法，特别指出“呕家有痈脓，不可治呕，脓尽自愈”，和“病人欲吐者，不可下之”治疗吐证的关键问题，为后世医家所遵循沿用至今，对临床辨证有很大的帮助。

## 平肺痿肺痈咳逆上气淡饮脉证第十五

**[提要]** 阐述肺痿、肺痈、欬逆上气、痰饮、咳嗽的脉证。

**[原文]** 问曰：热在上焦者，因咳为肺痿①。肺痿之病，从何得之？师曰：或从汗出，或从呕吐，或从消渴，小便利数，或从便难，数被驶药②下利，重亡津液，故得之。

寸口脉不出，反而发汗，阳脉早索[1]，阴脉不涩，三焦踟蹰[2]，入而不出，阴脉不涩，身体反冷，其内反烦多吐③，唇燥，小便反难，此为肺痿。伤于津液，便如烂瓜，亦如豚脑。但坐[3]发汗，故也。

肺痿，其人欲咳不得咳，咳则出干沫[4]，久久小便不利，甚则脉浮弱。

肺痿，吐涎沫而不咳者，其人不渴，必遗溺，小便数。所以然者，以上虚不能制下④也。此为肺中冷，必眩，多涎唾，甘草干姜汤以温其脏⑤。

师曰：肺痿、咳唾，咽燥欲饮水者，自愈。自张口者，短气也。

咳而口中自有津液，舌上胎滑，此为浮寒，非肺痿也。

问⑥曰：寸口脉数，其人咳，口中反有浊唾涎沫者，何也？师曰：此为肺痿之病也。若口中辟辟[5]燥，咳则胸中隐隐痛，脉反滑数，此为肺痈。

咳唾脓血，脉数虚者，为肺痿。脉数实者，为肺痈。

［校勘］

①“痿”　黄本作“奏”。

②“数被駃药”　《金匮要略》肺痿肺痈咳嗽上气病脉证治第七作“又被快药”。

③“吐”　杨、广、缪本均作“唾”。

④“下”　此下《金匮要略》有“故”字。

⑤“以温其脏”　《金匮要略》作“以温之，若服汤已渴者，属消渴”。

⑥“问”　《金匮要略》无。

［注释］

[1]“索”　散之意，又尽之意。

[2]“踟（chí 持）蹰（chú 除）”　徘徊不进。

[3]“坐”　为罪过之义。引申为错误。

[4]“干沫”　尘埃似的飞沫。

[5]“辟辟”　形容干燥。

［语译］　问：热在上焦的，因咳嗽而成肺痿。肺痿病，是怎样得的？师说：有的是由汗出太多，有的是因呕吐，有的患有消渴病，小便过多，有因大便秘结，常服泻药而下利，损耗了津液，因而引起这病。

寸口脉不觉得浮，反而发汗，阳脉早散，阴脉不涩，三焦上下出入迟缓，阳气内入不外出，阴脉不涩，身体反见寒冷，而内心烦躁，多吐，口唇干燥，小便反难，这是肺痿病。病因是伤于津液，以至大便像烂瓜，也像猪脑样子。这都是因错误发汗的缘故。

肺痿病人，要咳嗽又咳不出，只咳出干沫，病情延长久了，会兼见小便不利，严重的病人脉见浮弱。

肺痿病人，只吐涎沫，而不咳嗽，也没有口渴，必定会遗尿和小便频数。导致这病的原因是由于上部肺虚，所以不能控制下部的肾和膀胱。又因为病人肺中寒冷，必然会目眩，涎唾多，可以用甘草干姜汤以温补肺脏。

师说：肺痿病，咳唾，因燥喜欢饮水的，病会自然痊愈。如果病人常无故张开嘴巴，是呼吸气短的缘故。

咳嗽而口中津液自生，舌苔滑润，这是寒气在上，不是肺痿。

问：寸口脉数，病人咳，口中反有污浊的涎沫，这是什么病？师说：这是肺痿病。假使口中干燥，咳则感觉胸中隐隐作痛，脉象反而出现滑数，这是肺痈病。

病人咳嗽吐出脓血，脉数而虚的，为肺痿病。脉数而实的，为肺痈病。

**[原文]** 问曰：病咳逆，脉之何以知此为肺痈？当有脓血，吐之则死，后竟吐脓死①，其脉何类？师曰：寸口脉微而数，微则为风，数则为热，微则汗出，数则恶寒，风中于卫，呼吸②不入，热过于荣，吸而不出，风伤皮毛，热伤血脉，风舍于肺，其人则咳，口干喘满，咽燥不渴，多③唾浊沫，时时振寒，热之所过，血为凝滞，蓄结痈脓，吐如米粥。始萌可救，脓成则死。

咳而胸满振寒，脉数，咽干不渴，时时④出浊唾，腥臭，久久吐脓如粳⑤米粥者，为肺痈，桔梗汤[1]主之。

肺痈，胸满胀，一身面目浮肿，鼻塞⑥清涕出，不闻香臭⑦酸辛，咳逆上气，喘鸣迫塞，葶苈大枣泻肺汤[2]主之。

寸口脉数，趺阳脉紧，寒热相搏，故振寒而咳。

趺阳脉浮缓，胃气如经[3]，此为肺痈。

问曰：振寒发热，寸口脉滑而数，其人饮食起居如故，此为痈肿病。医反不知，而以伤寒治之，应不[8]愈也。何以知[9]有脓？脓之所在，何以别知其处？师曰：假令痈[10]在胸中者，为肺痈。其人脉数，咳唾[11]有脓血。设脓未成，其脉自紧数。紧去但数，脓为已成也。

［校勘］

①“后竟吐脓死”　《金匮要略》肺痿肺痈咳嗽上气病脉证治第七无。

②“吸”　杨、广、缪、钱本、《金匮要略》均作“气”。

③“多”　《金匮要略》作“时”。

④“时”　《金匮要略》无。

⑤“粳”　《金匮要略》无。

⑥“塞”　杨、广本均作“寒”，

⑦“臭”　杨本作“鼻”。

⑧“不”　缪本作“而”。

⑨“何以知”　廖本作“因唾而知”。

⑩“痈”　杨、广、钱本均作“脓”。

⑪“唾”　廖本作“喘”。

［注释］

［1］“桔梗汤”　（仲景方）桔梗、甘草。

［2］“葶苈大枣泻肺汤”　《金匮要略》方：葶苈、大枣。

［3］“如经”　如常的意思。

**［语译］**　问：患咳逆病，怎样通过诊脉知道它是肺痈呢？这种病应当有脓血，而吐脓血就要死亡，以后果然吐脓血而死亡，它的脉象是哪一类呢？师说：寸口脉微而数，微为风邪，数为热邪，微则汗出，数则恶寒，风中于卫，其邪尚浅，可随呼吸而出，而不入于内，仅仅伤在皮毛，如热邪深入，由荣及血，随吸气入内，而不出于外，留恋于肺叶之间，这样，在风

伤皮毛和热伤血脉的情况下，风邪由皮毛而占据在肺，使病人咳嗽，口干，气喘，胸满，咽喉虽干燥，却不渴饮，吐出很多污浊的涎沫，常常寒战。病势进一步延续，热邪所经过血液因之凝滞，结成痈脓，吐出像米粥样的臭痰。病初起而未成脓的时候，还可救药，如脓成，那就有死亡的危险了。

咳嗽而有胸膈满闷的感觉，振战寒冷，脉数，咽喉发干，不想喝水，常常吐出污浊的唾液，味腥臭，拖延日久则吐粳米粥状的脓血，这是肺痈，治疗以桔梗汤为主。

肺痈证，胸部胀满，全身以及面目浮肿，鼻塞，流清涕，闻不出香臭酸辣的气味，咳嗽气逆，痰涎阻迫肺系而发出喘鸣声，治疗以葶苈大枣泻肺汤为主。

寸口脉数，趺阳脉紧，数主热，紧主寒，寒和热相搏击，所以病人振战寒冷而咳嗽。

趺阳脉浮缓，胃气如常，这是肺痈。

问：振战寒冷发热，寸口脉滑数，病人饮食起居如常，这是痈肿病。医生反不知道，却用伤寒方法来治疗，应当不会痊愈。怎么知道是有脓？脓之所在，如何鉴别而知道部位？师说：假使痛在胸中的，是肺痈。其人脉数，咳嗽吐痰兼有脓血。如果还未成脓，脉象表现为紧数。如果紧脉去，而单见数脉，那就说明已成脓了。

**[原文]** 夫① 病吐血喘咳上气，其脉数，有热，不得卧者，死。上气面浮肿，肩息，其脉浮大，不治。又加利② 尤甚。上气燥而喘者，属肺胀，欲作风水，发汗则愈（一云：咳而上气，肺胀，其脉沉，心下有水气也。《千金》、《要略》、《外台》沉作浮）。

夫酒家③ 咳者，必致吐血、此坐极饮[1] 过度所致也。咳家，脉④ 弦为有水，可与十枣汤[2] 下之④ 。

咳而脉浮，其人不渴⑤ 不食，如是四十日乃已（一云：三十日）。咳而时发热，脉卒弦者，非虚也。此为胸中寒实所致也，当吐之。

咳家，其脉弦，欲行⑥吐药，当相人强弱，而无热，乃可吐之。其脉沉者，不可发其汗。

久咳数岁，其脉弱者，可治。实大数者，不可治⑦。

其脉虚者，必苦冒，其人本有支饮在胸中故也，治属饮家。

**[校勘]**

①“夫” 廖本作“大”。

②“利” 此上缪本有“下”字。

③“家” 广本作“客”。

④“可与十枣汤下之” 《金匮要略》痰饮咳嗽病脉证并治第十二作“十枣汤主之”。

⑤“渴” 杨、广、缪、钱、黄、朱、张本均作“咳”。

⑥“欲行” 廖本作“行于”。

⑦“不可治” 《金匮要略》作“死”。

**[注释]**

[1]“极饮” 即狂饮，指饮酒无度。

[2]“十枣汤” （仲景方）芫花、甘遂、大戟、大枣。

**[语译]** 凡患吐血，喘而咳，气上逆，脉数，发热，不得安卧的，死。病人气上逆，面部浮肿，呼吸时，肩膀随着耸动，脉象浮大，是属难治。假如症状又兼泄泻，就更加危险了。气上逆，烦躁，气喘，是属肺胀，风水证要发作，用发汗方法治疗，就会痊愈。

凡酒家，咳嗽，一定会吐血，这是由于饮酒无度所引起的缘故。咳嗽病人脉象弦的，是内有水气，可以用十枣汤来攻下。

咳而脉浮，病人口不渴，饮食减少，这样要经过四十天，才会痊愈。咳而常发热，脉突然出现弦象的，不是虚象。这是胸中寒气实邪所致，应当用吐法治疗。

经常咳嗽的病人，脉象弦，医生要用催吐药，应当观察病人身体的强弱，并且无发热，才可以催吐。脉象沉的，不可以发汗。

咳嗽数年，病人脉象弱的，是可以治疗。脉象实大数的，难以治疗。

脉象虚的，必然感觉头目昏晕，这是因为病人本来有支饮在胸中的缘故，应该从水饮这方面着手治疗。

**[原文]** 问曰：夫饮有四，何谓也？师曰：有淡饮（一云：留饮），有悬饮，有溢饮，有支饮。问曰：四饮何以为异？师曰：其人素盛今瘦，水走肠间，沥沥有声，谓之淡饮。饮后水流在胁下，咳唾引①痛，谓之悬饮。饮水流行，归于四肢，当汗出而不汗出，身体疼重，谓之溢饮。咳逆倚息，短气不得卧，其形如肿，谓之支饮。

留饮者，胁下痛引缺盆，咳嗽转盛②（一云：辄已）。

胸中有留饮，其人短气而渴，四肢历节痛，其脉沉者，有留饮。

夫心下有留饮，其人背寒冷大如手。

病者脉伏，其人欲自利，利者反快，虽利，心下续坚满，此为留饮欲去故也，甘遂半夏汤[1]主之。

病淡饮者，当以温药和之。

心下有淡饮，胸胁支满，目眩，甘草汤主之。

病溢饮者，当发其汗，小青龙汤主之③。

支饮亦喘而不能卧，加短气，其脉平也。

**[校勘]**

①“引” 朱、张本均作“饮”。

②“转盛” 《金匮要略》痰饮咳嗽病脉证并治第十二作“则辄已”。

③“小青龙汤主之”《金匮要略》作“大青龙汤主之，小青龙汤亦主之”。

**[注释]**

[1] “甘遂半夏汤” 《金匮要略》方：甘遂、半夏、芍药、甘草。

**[语译]** 问：饮病有四种，怎么讲呢？师说：有淡饮，有悬饮，有溢饮，有支饮。问：四饮有什么不同？师说：病人原来肥胖，现在变得消瘦、水在肠间，沥沥有声音，这叫做淡饮。饮水后，流在胁下，咳嗽吐痰的时候，牵引到胁下疼痛，这叫做悬饮。饮后水液流行，渗入四肢，应当汗出而没有汗出，身体感到疼痛和沉重，这叫做溢饮。咳嗽气逆，要倚床呼吸，气息短促，不能平卧，病人的体形，好像水肿的样子，这叫做支饮。

留饮的病胁下痛引缺盆，咳嗽时痛更厉害。

胸中有留饮，病人短气口渴，四肢关节疼痛，脉沉，这是有留饮。

凡心下有留饮的，病人背部恶寒，寒冷有手掌那么大。

病人脉伏，自欲下利，下利后一时感到爽快舒适，虽下利后，心下续见坚硬胀满，这是留饮去的趋势，应该用甘遂半夏汤主治。

患痰饮病的，应该使用温药加以调和。

心下有痰饮，胸胁感到支撑胀满，目眩，用甘草汤主治。

病溢饮的，应当发汗，用小青龙汤主治。

支饮亦有气喘而不能平卧，同时可见呼吸短促，但是脉象却和平常人一样。

**[原文]** 膈间支饮，其人喘满，心下痞坚，面色①黧黑，其脉沉紧，得之数十日，医吐下之不愈，木防己汤[1]主之。

呕家本渴，渴者为欲解。今反不渴，心下有支饮故也，小半夏汤主之。心下有支饮，其人苦冒眩，泽泻汤[2]主之②。

夫有支饮家，咳烦，胸中痛者，不卒死至一百日，或一岁，可与③十枣汤。

膈上之病④，满喘咳吐，发则寒热，背痛，腰疼，目泣自出（目泣自出，一作目眩），其人振振[3]身瞤剧，必有伏饮。

夫病人饮水多，必暴喘满。凡食少饮多，心下水停⑤，甚者则悸，微者短气。

脉双弦者，寒也。皆大下后喜⑥虚，脉偏弦者，饮也。肺饮不弦，但喜⑦喘短气⑧。

[校勘]

①“色” 廖本作“气”。

②“心下有支饮，其人苦冒眩，泽泻汤主之” 黄本无。

③“可与” 《金匮要略》痰饮咳嗽病脉证并治第十二作“宜”。

④“之病” 钱本作“有病”，《金匮要略》作“病痰”。

⑤“心下水停” 《全匮要略》作“水停心下”。

⑥“喜” 缪本无，《金匮要略》作“善”。

⑦“喜” 《金匮要略》作“苦”。

⑧“短气” 此下缪本有“时复转移”。

[注释]

[1]“木防己汤” 《金匮要略》方：木防己，石膏、桂枝、人参。

[2]“泽泻汤” 《金匮要略》方：泽泻、白术。

[3]“振振” 作耸动解。振近于战，而其势较轻。

[语译] 膈间有支饮，病人气喘胀满，心下痞塞坚硬，面色发黑，脉沉紧，得病已经数十天，经过医生用吐法和下法后，不愈，用木防己汤主治。

呕吐的病人，本来会口渴，渴是快要痊愈的现象，现在反而不渴，是心下有支饮的缘故，用小半夏汤主治。心下有支饮，病人感到头目昏眩，用泽泻汤主治。

有支饮病的人，咳嗽而烦，胸中痛，如果不突然死亡，延续到一百天或一年，还可用十枣汤治疗。

膈上病，胀满，气喘，咳嗽，呕吐，发作的时候，有寒热出现，背痛，腰疼，眼泪自出，病人身体颤抖，而且摇动很厉害，这必然有伏饮。

病人饮水过多，必定突然气喘胀满。凡是食少而饮水多，水容易停留在心下，重的发生心悸症状，轻的则呼吸短促。

两手脉皆弦，是寒病。都是由于大下后身体空虚，如果只一手脉弦，是饮病。肺中有饮，脉不弦，只感觉常气喘和呼吸短促。

**[原文]** 病人一臂不遂，时复转移在一臂①，其脉沉细，非风也。必有饮在上焦，其脉虚者为微劳，荣卫气不周故也，久久自瘥（一云：各自瘥）。

腹满，口舌②干燥，此肠间有水气也，防己椒目葶苈大黄丸[1]主之。

假令瘦人脐下③悸，吐涎沫而癫眩者，水也，五苓散主之。

先渴却呕，为水停心下，此属饮家④，半夏加茯苓汤[2]主之。

水在心，心下坚筑短气，恶水不欲饮。水在肺，吐涎沫欲饮水。水在脾，少气身重。水在肝，胁下支满，嚏而痛。水在肾，心下悸。

**[校勘]**

①“时复转移在一臂” 缪本作“其脉沉细在一臂”。

②“舌” 杨、广、缪、钱、朱、张本均作“苦”。

③“下” 此下《金匮要略》痰饮咳嗽病脉证并治第十二有“有”字。

④“家” 廖本作“也”。

**[注释]**

[1]“防己椒目葶苈大黄丸” 《金匮要略》方：防己、椒目、葶苈、大黄。

［2］“半夏加茯苓汤”　《金匮要略》方：半夏、生姜、茯苓。

**［语译］**　病人一边肩臂不能举，有时又转移至另一臂，脉象沉细，这不是风证，一定有痰饮在上焦。脉象虚的，是轻病，荣卫气暂不能周转全身的缘故，时间久了，可以自行痊愈。

腹部胀满，口舌干燥，这是肠间有水气，用防己椒目葶苈大黄丸主治。

假如瘦人脐下悸动，吐涎沫，而又感到颠顶眩晕，这是水饮上逆的缘故，用五苓散主治。

先口渴而后呕吐，是水停心下，属于饮病，用半夏加茯苓汤主治。

水在心，心下坚筑，气息短促，厌水，不想喝。水在肺，吐涎沫，欲饮水。水在脾，气短而不舒畅，身体沉重。水在肝，胁下支撑胀满，喷嚏时牵引胁肋疼痛。水在肾，心下动悸。

**［按语］**　本篇绝大部分系从《金匮》肺痿肺痈咳嗽上气病脉证治和痰饮咳嗽病脉证治两篇摘录而成。中多论述肺脏病变，其次为脾胃，略涉及他脏，如“水在心……水在肝……水在肾。”间亦有与《金匮》原文不尽相同之处。例如心下有痰饮，胸胁支满，目眩，《金匮》作“苓桂术甘汤主之”，而本篇却作“甘草汤主之”，又或作“甘遂汤”。据《金匮》所论，病痰饮者，当以温药和之，甘遂为苦寒，系有毒的攻下药，似不能以此苦寒药为君，治心中有痰饮。此外心下有痰饮，症状有“目眩，胸胁支满”，系实中有虚，如徒以甘草为君的“甘草汤”治疗，比之《金匮》的“苓桂术甘汤”泻中有补治法，似有不足之处。是否笔误，或另有见地，有待研究。

## 平痈肿肠痈金疮浸淫脉证第十六

**[提要]** 论述痈、肠痈、金疮、浸淫疮等四种病的证治。

**[原文]** 脉数，身无热，内有痈也。薏苡附子败酱汤[1]主之①。

诸浮数脉，应当发热，而反洒淅恶寒，若②有痛处，当发其痈。

脉微而迟，必发热，弱而数，为振寒，当发痈肿。

脉浮而数，身体无热，其形嘿嘿，胸中微燥，不知痛之所在，此人当发痈肿。

脉滑而数，数则为热，滑则为实，滑则主荣，数则主卫，荣卫相逢③，则结为痈，热之所过，则为脓也。

师曰：诸痈肿，欲知有脓与无脓，以手掩肿上，热者为有脓，不热者为无脓也。

问曰：官羽林[2]妇病，医脉之，何以知妇人肠中有脓，为下之则愈？师曰：寸口脉滑而数，滑则为实，数则为热，滑则为荣，数则为卫，卫数下降，荣滑上升，荣卫相干，血为浊败，少腹痞坚，小便或涩，或时汗出，或复恶寒，脓为已成。设脉迟紧，紧为瘀血，下之④则愈。

肠痈之为病，其身体⑤甲错，腹皮急，按之濡如肿状⑥。

肠痈者，小腹肿⑦，按之则痛，小便数如淋⑧，时时发热，自汗出，复恶寒，其脉迟紧者，脓未成，可下之，当有血。脉洪数者，脓已成，不可下也，大黄牡丹汤[3]主之。

问曰：寸口脉微⑨而涩，法⑩当亡血，若汗⑪出，设不汗云何？答曰：若身有疮[4]，被刀器⑫所伤，亡血故也。

浸淫疮，从口起⑬流向四肢者。可治。从⑭四肢流来入口者，不可治。

**[校勘]**

①“薏苡附子败酱汤主之” 杨、广、缪、廖、钱本均无。《金匮要略》疮痈肠痈浸淫病脉证并治第十八“汤”作“散”。

②“若” 廖本作“苦”。

③“滑则主荣，数则主卫，荣卫相逢” 廖、朱、张本均作“滑则为荣，数则为卫，荣卫相生”。

④“下之” 杨、广本均作“血下”。

⑤“体” 《金匮要略》无。

⑥“肿状” 此下《金匮要略》有“腹无积聚，身无热，脉数，此为肠内有痈脓，薏苡附子败酱散主之”。

⑦“肿” 此下《金匮要略》有“痞”字。

⑧“按之则痛，小便数如淋” 《金匮要略》作“按之即痛如淋，小便自调”。

⑨“微” 此上《金匮要略》有“浮”字。

⑩“法” 《金匮要略》作“然”。

⑪“汗” 钱本作“从”。

⑫“器” 《金匮要略》作“斧”。

⑬“起” 《金匮要略》无。

⑭“从” 钱本作“汗”。

**[注释]**

[1]“薏苡附子败酱汤” 待考。

[2]“羽林” 古禁卫官名称。即羽林郎，亦曰羽林军。

[3]“大黄牡丹汤” 《金匮要略》方：大黄、牡丹皮、桃仁、瓜子、芒硝。

[4]“疮” 古作创。此处指金疮。

**[语译]** 脉数，身无热，肠内生有脓肿，以薏苡附子败酱汤主治。

凡是浮数的脉，应有发热症状，但病人反而洒淅恶寒，如果身体再有疼痛的地方，当发生痈肿。

脉微而迟，必然会发热，脉弱而数，会恶寒战慄，当发生痈肿。

脉浮而数，身无发热，默默少言但胸中微燥，不知痛的所在，这是病人要发生痈肿。

脉滑而数，数脉主热，滑脉主实，滑可主荣，数可主卫，荣行脉中，卫行脉外，如荣卫不循常道，相遇在一起，就会发痈，如果内热甚，则会成脓。

师说：凡痈肿，要知道它有脓和无脓，可以把手按在痈肿上面，感觉热的为有脓，不热的为无脓。

问：禁卫官的妇人生病，医生诊脉后，怎么知道哪妇人肠中有脓，而且用下法治疗会愈呢？师说：寸口脉滑而数，滑主实，数主热，滑主荣，数主卫，荣卫失其常度，则卫下降荣上升，荣卫相犯，则血分败浊，少腹痞硬，病人小便或涩，或常汗出，或又恶寒，这都说明痈脓已成。假设脉迟紧，而结聚为瘀血，下之则愈。

肠痈病，身体皮肤甲错，腹皮紧张，按之像有肿样。

肠痈病者，小腹肿，按之则痛，小便急淋，常常发热，自汗出，又恶寒，脉迟紧，说明脓未成，可用下法治疗，应当有血排出。如果脉洪数，说明痈脓已成，就不可用下法治疗，以大黄牡丹汤主治。

问：寸口的脉象微而涩，按理当失血，或出汗，如果不汗出，是什么原因呢？答：如身上有了金创，是被刀器所伤而失血的缘故。

浸淫疮，从口部向四肢蔓延的，可治。由四肢蔓延到口部的，难治。

**[按语]** 本篇指出从脉证上来判断痈肿发生的情况。从按诊上，以有热或无热，来鉴别有脓或无脓。对于肠痈，以脉迟紧与洪数，可以判断是否成脓等。这些诊断方法，在外科临床上具有实用的价值。

# 卷九

## 平妊娠分别男女将产诸证第一

［提要］ 阐明妊娠与将产的脉象，以及辨别男女法。

［原文］ 脉平而虚者，乳子法[1]也①。经云：阴搏阳别[2]，谓之有子。此是血气和调，阳施②阴化也。诊其手少③阴脉动甚者[3]，妊子也。少阴，心脉也。心主血脉，又肾名胞门子户，尺中肾脉也，尺中之脉，按之不绝，法妊娠也④。左右三部脉⑤沉浮正等[4]，按之无绝⑥者，妊⑦娠也。妊娠初时，寸微小，呼吸五至，三月而尺数也。脉⑧滑疾，重以手按之散者，胎已三月也。脉⑧重手按之不散，但疾不滑者，五月也。

妇人⑨妊娠四月，欲知男女法⑩，左⑪疾为男，右⑫疾为女，俱⑬疾为生二子。

［校勘］

①“脉平而虚者，乳子法也” 《巢氏病源》第四十一卷妊娠候无。

②“施” 此下朱、张本均有“于”字。

③“少” 朱、张本均无。

④“法妊娠也” 《巢氏病源》作“妊娠脉也”。

⑤“左右三部脉” 缪、钱本均作“三部脉”，《巢氏病源》作“三部”。

⑥“绝” 此下《巢氏病源》有“断”字。

⑦“妊”　杨、广、缪、廖、钱本，《巢氏病源》均作“有”。

⑧“脉”　此上《巢氏病源》有“诊其妊娠”。

⑨“妇人”　《巢氏病源》作“诊其”。

⑩“法”　《巢氏病源》无。

⑪“左”　此下《巢氏病源》有“脉”字。

⑫“右”　此下《巢氏病源》有“脉”字。

⑬“俱”　此上《巢氏病源》有“左右”二字。

**[注释]**

[1]“乳子法”　谓产后哺乳子时的诊脉法。

[2]“阴搏阳别”　《类经》注云：“阴，手少阴也，或兼足少阴而言亦可。盖心主血，肾主子宫，皆胎孕之所主也。搏，搏击于手也。阳别者，言阴脉搏手，似乎阳邪，然其鼓动滑利，本非邪脉，盖以阴中见阳而有和调之象，是谓阴搏阳别也”。

[3]“手少阴脉动甚者”　《类经》注云：“心脉当诊于左寸，动甚者，流利滑动也。心生血，血王乃能胎，妇人心脉动甚者，血王而然，故当妊子。启玄子云：手少阴脉，谓掌后陷者中，当小指动而应手者也。盖指心经之脉，即神门穴也，其说甚善，然以余元验，左寸亦应”。

[4]“正等”　相等意思。

**[语译]**　诊得脉如平人而兼见虚象，是妇人哺乳的脉象。《内经》说：妇人少阴脉搏击应指，有似阳邪，但其鼓动滑利，阴中有阳象，为妊娠的脉象。这是血气和调，阳有所施舍，阴有所化合。又妇人左寸手少阴的脉滑动甚的，主妊娠。因为手少阴是心脉，心主血脉。又肾左主胞门，右主子户。尺中是肾的脉位，如果尺中的脉按之滑利不绝，理应主妊娠。妇人左右寸关尺三部脉象浮取或沉取均相等，仍是应指的，是妊娠的征象。妊娠初期，寸脉微小，一呼一吸五至，妊娠三个月，而尺

脉数的。脉滑疾，重按而散的，是怀胎已经三个月。重按不散，只疾不滑的，为妊娠五个月。

妇人妊娠四个月，欲辨别其男女方法，是左寸口脉疾为男，右寸口脉疾为女，左右寸口脉都是疾象为双胎。

**[原文]** 又法得太阴脉为男，得太阳脉为女，太阴脉沉，太阳脉浮。

又法①左手沉实为男，右手浮大为女，左右手②俱沉实，猥③生[1]二男。左④右手俱浮大，猥③生二女。

又法①尺脉左偏大为男，右偏大为女，左右俱大产[2]二子，大者如实状⑤。

又法左右尺俱浮⑥，为产二男，不尔[3]则⑦女作男生，左右尺⑧俱沉，为产二女，不尔则男作女生也。

又法遣[4]妊娠人面南行⑨，还复呼之，左回首者是男，右回首者是女也。

又法看上圊[5]时，夫从后呼⑩之，左回首是男，右回首是女也。

又法妇人妊娠，其夫左乳⑪房有核是男，右乳⑪房有核是女也。

妇人⑫怀妊离经，其脉浮，设腹痛引腰脊，为今欲生也⑬。但离经者，不病也。

又法妇人⑭欲生，其脉离经，半夜觉⑮，日中则生也。

**[校勘]**

①“法” 《巢氏病源》第四十一卷妊娠候无。

②“手” 《巢氏病源》无。

③“猥” 《巢氏病源》无。

④“左” 《巢氏病源》无。

⑤“大者如实状” 《巢氏病源》无。

⑥“左右尺俱浮” 《巢氏病源》作“左右手尺脉俱浮”。

⑦“则” 《巢氏病源》无。

⑧“左右尺” 《巢氏病源》无。

⑨“又法遣妊娠人面南行” 《巢氏病源》作：“欲知男女遣面南行”。

⑩“呼” 此上杨、广缪本，《巢氏病源》均有“急”字。

⑪“乳” 此上《千金方》妊娠恶阻第二有“迹”字。

⑫“妇人” 《千金方》作“妊娠欲知将产者”。

⑬“欲生也” 《千金方》作“出也”。

⑭“妇人” 《千金方》无。

⑮“觉” 此下《千金方》有“痛”字。

**[注释]**

[1]“猥（wěi 伪）生” 猥，多的意思。猥生，此处指双胎之诊。

[2]“产” 犹言生。

[3]“不尔” 不然。

[4]“遣” 打发的意思。

[5]“圊（qīng 青）” 即厕所。

**[语译]** 又法：太阴脉沉的为男，太阳脉浮的为女。

又法：左寸口脉沉实的为男，右寸口脉浮大的为女。左右寸口脉都是沉实的为怀双男。左右寸口脉都是浮大的为怀双女。

又法：左尺脉偏实大的为男，右尺脉偏实大的为女，左右尺脉都实大的为生二子。

又法：左右尺脉都见浮象的为生二男，不然女作男生，左右尺脉都是沉象的为生二女，不然则男作女生。

又法：使妊妇面朝南步行，又从后面呼唤她，如果妊妇向左回头应答的为男，向右回头应答的为女。

又法：当妊妇上厕所时，其丈夫从后面呼唤她，如果左回头应答为男，右回头应答为女。

又法：当妇人妊娠时，其丈夫左乳房有核主生男，右乳房有核主生女。

妊娠诊得离经一息六至的浮脉，假如腹痛连及腰脊部，这是将要分娩的征象，但是这种离经脉，并不说明身体有病。

又法：妊娠已足月，如果在半夜诊得离经的脉，到第二天中午便会分娩。

［**按语**］ 辨妊娠脉法，仅在寸口与尺脉中推究，概以滑疾为主。如“妊娠初时，寸微小，呼吸五至”。说明妊娠初期之脉既虽微小，也要有滑疾之象。

其次关于辨别男女及双胎法中，所提的方法与脉象，有否实用价值，有待临床证实。

## 平妊娠胎动血分水分吐下腹痛证第二

［**提要**］ 叙述逐月养胎法和妊娠疾病的脉证。

［**原文**］ 妇人怀胎，一月之时足厥阴脉养。二月足少阳脉养。三月手心主脉养。四月手少阳脉养。五月足太阴脉养。六月足阳明脉养。七月手太阴脉养。八月手阳明脉养。九月足少阴脉养。十月足太阳脉养。诸阴阳各养三十日活儿。手太阳、少阴不养者，下主月水，上为乳汁，活儿养母。怀娠者，不可灸刺其经，必堕胎。

妇人怀娠三月而渴，其脉反迟者，欲为水分。复腹痛者，必堕胎。

脉浮汗出者，必闭[1]。其脉数者，必发痈脓。五月、六月脉数者，必向①坏。脉紧者，必胞满②。脉迟者，必腹满而喘。浮③者，必水坏为肿。

问曰：有一妇人年二十所，其脉浮数，发热呕咳，时下利，不欲食。脉复浮，经水绝，何也？师曰：法当有娠，何以故？此虚家法当微弱，而反浮数，此为戴④阳[2]。阴阳和合，法当有娠。到立秋热当自去，何以知然？数则为热，热者是火，火是木之子，死于未[3]。未为六月位，土王，火休废，阴气生，秋节气至，火气当罢，热自除去，其病即愈。

师曰：乳后三月有所见，后三月来，脉无所见，此便是躯[4]。有儿者护之，恐病利也，何以故？怀身阳气内养，乳中虚冷，故令儿利。

**［校勘］**

①“向”　廖本作“内”。

②“满”　杨、广、缪、钱、朱、张本均作“漏”。

③“浮”　此上杨、广、缪、钱、朱、张本均有“脉”字。

④“戴”　朱、张本均作“载”。

**［注释］**

［1］“闭”　《广雅》：闭，闭藏也。此处作热邪壅盛解。

［2］“戴阳”　虚阳上浮。

［3］“死于未”　指热气消退于未时。

［4］“躯”　妊娠。

**［语译］**　妇人怀孕，一月足厥阴肝经养胎。二月足少阳胆经养胎。三月手厥阴心包经养胎。四月手少阳三焦经养胎。五月足太阴脾经养胎。六月足阳明胃经养胎。七月手太阴肺经养胎。八月手阳明大肠经养胎。九月足少阴肾经养胎。十月足太阳膀胱经养胎。诸阴经、阳经各养胎儿三十天。手太阳小肠经，手少阴心经没有直接养胎作用，它们是下主月经而养母，上注乳汁而养婴儿。妊娠期间，不可针灸其当月养胎的经脉，否则便会导致流产。

妇人怀孕三月，口渴，但脉象反迟，这是将要发生水分病的先兆。如果又伴腹痛，便会导致流产。

妊妇脉浮汗出，一定是热邪内蕴。如脉象转数，一定会发痈肿，而且化脓。怀孕五、六月，出现数脉，病情会向坏的方面发展。脉紧会发生胞满。脉迟，会发生腹部胀满而喘。脉浮，会发生子肿病。

问道：有一妇人，年二十左右，诊其脉浮数，症见发热，呕吐，咳嗽，常泄泻，不思食。复见脉浮，月经停闭，这是为什么？师答：这妇人理应是怀妊。为什么这样说呢？因为身体本虚，其脉应微弱，而反见浮数，这是虚阳上浮。脉阴阳和调，理应有孕。这种发热到立秋会自然消退，怎么知道会这样呢？因为数脉主热，热和火是一体的，五行中木生火，火到未时就消退。六月属未，为土位，土旺时，火已退位，阴气发生，至立秋时，火热之气应当消逝，故内热自退，病就痊愈。

师说：如果产妇哺乳后三个月出现妊娠脉，过三个月脉又没出现，这就是怀孕。这时候应该注意爱护乳儿，是怕其患泄泻病，为什么呢？因为怀孕以后，阳气内养胎儿，故乳汁虚冷，婴儿吮后就易患泄泻病。

**[原文]**　妇人怀娠，六月、七月，脉弦发热，其胎踰腹①，腹痛恶寒，寒著小腹如扇[1]之状②。所以然者，子脏开③故也，当以附子汤[2]温其脏。

妇人妊娠七月，脉实大牢强者，生，沉细者死。

妇人妊娠八月，脉实大牢强弦紧者，生。沉细者，死。

妇人怀躯，六月，七月，暴下斗余水、其胎必倚而堕。此非时，孤浆预下故也。

师曰：寸口脉洪而脐，洪则为气，脐则为血。气动丹田[3]，其形即温。脐在于下，胎冷若冰，阳气胎活，阴气必终。欲别阴阳，其下必殭。假令阳终，畜然[4]若杯。

问曰：妇人妊娠病，师脉之，何以知此妇人双胎，其一独死，其一独生，而为下其死者其病即愈。然后竟免躯，其脉何类，何以别之？师曰：寸口脉，卫气平调，荣气缓舒，阳施阴化，精盛有余，阴阳俱盛，故知④双躯。今少阴微紧，血即浊凝，经养不周，胎则偏夭。小腹冷满，膝膑疼痛，腰重起难，此为血痹⑤。若不早去，害母失胎。

师曰：妇人有胎腹痛，其人不安，若胎病不长⑥，欲知生死，令人摸之，如覆杯者则男，如肘头参差起者女也。冷在何面，冷者为死，温者为生。

师曰：妇人有漏下者，有半生⑦后，因续下血，都不绝者，有妊娠下血者。假令妊⑧娠腹中痛，为胞漏⑨（一作阻），胶艾汤⑩[5]主之。

妇人妊娠，经断三月⑪，而得漏下，下血四、五日⑫不止，胎欲动，在于脐下⑬，此为癥痼害⑭。妊娠六月动者，前三月经水利时胎也。下血者，后断三月衃[6]也，所以下血不止者，其症不去故也。当下其癥，宜桂枝茯苓丸[7]。

［校勘］

①“踰腹” 《金匮要略》妇人妊娠病脉证并治第二十作“愈胀”。

②“寒著少腹如扇之状” 《金匮要略》作“少腹如扇”。

③“开” 广本作“闭”。

④“知” 杨、广、缪本均作“成”。

⑤“痹” 杨本作“理”。

⑥“胎病不长” 廖本作“胎痛下之”。

⑦“半生” 杨、广本均作“中生”，《金匮要略》作“半产”。

⑧“妊” 廖本作“人”。

⑨“漏” 《金匮要略》作“阻”。

⑩“汤” 廖、朱、张本均无。

⑪“妊娠，经断三月” 《金匮要略》作“宿有癥病，经断未及三月”。

⑫“下血四、五日” 杨、广、缪、钱、黄、朱、张本

均作“下血四十日”，《金匮要略》无。

⑬“下” 杨、广、缪、钱、黄本，《金匮要略》均作“上”。

⑭“癥痼害” 原无。从《金匮要略》补。

［注释］

［1］“如扇” 好像扇风样阵阵作冷。

［2］“附子汤” 《伤寒论》方：附子、茯苓、人参、白术、芍药。

［3］“气动丹田” 犹言阳气发动于丹田穴。

［4］“畜然” 蓄积样。

［5］“胶艾汤” 《金匮要略》方：芎䓖、阿胶、甘草、艾叶、当归、芍药、干地黄。

［6］“衃（pēi 胚）” 又名衃血。凝聚成紫黑色的瘀血。

［7］“桂枝茯苓丸” 《金匮要略》方：桂枝、茯苓、牡丹皮、桃仁、芍药。

［语译］ 妇人怀孕六、七个月，脉弦，发热，胎儿超过原有腹位，腹部痛而恶寒，寒气留著少腹像扇风样。所以会如此，是子宫开的缘故，当用附子汤温暖其子宫。

妊娠七个月，脉见实大牢强的，胎儿有生气。脉沉细者死。

妊娠八个月，脉实大牢强弦紧的，胎儿有生气。脉沉细的，死。

妇人怀孕六、七个月的时候，突然从阴中流出很多水浆，其胎一定随之而堕。这是未足月，养儿浆水预先流出的缘故。

师说：寸口脉洪而涩，洪脉主阳气旺，涩脉主阴血滞。阳气发动于丹田，胎胞才能得到温煦。阴血滞于下焦，阳气不通，故胎冷如冰，所以阳气内养，胎儿就有生机，如果阴气内盛，胎儿就失去生机。要辨别阳气旺还是阴气盛，须诊察下腹部情况。如果妊妇阳气衰微，下腹部就会觉得有物积留，好像杯子一样。

问道：妇人妊娠患病，师诊脉后怎么知道这个妇人是双胎，而且其中一个是死胎，一个还活着？下死胎后，病就会痊愈，以后竟然娩出胎儿，其脉是哪一类？怎样鉴别？师答：这个妇人寸口脉阴阳俱盛，这是双胎的征象。因为卫气平调，荣气舒缓，阳布施，阴化生，精气盈盛，所以寸口脉阴阳俱实，是双胎的征象。现在妊妇少阴脉微紧，说明血凝，胎儿得不到经脉周养，一胎就偏于夭折，出现小腹部胀满而有冷感，两膝盖疼痛，腰部笨重，行动艰难，这是血痹病，如果不早下死胎，既影响母体，也保不住活的胎儿。

师说：妊娠腹痛不安，或胎不长大，要想知道胎儿有否生机，只要用手摸下腹部，如果像杯子一样圆滑覆在小腹的，可能是男胎，如果像肘头一样参差突起，可能是女胎。如果在子宫位置有冰冷感觉的，表示胎儿失去生机，有温暖感觉的表示有生机。

师说：妇人常有漏下，有因小产后继续下血淋沥不断，有怀孕后下血。假如怀孕腹中痛是为胎漏，用胶艾汤主治。

妇人妊娠，经断三月后而患漏下，下血四、五日不止，脐下感觉有胎动，这是宿有癥病的缘故。怀孕到了六个月时候感觉腹部转动，如果在受胎前三个月月经正常，便是胎动。今又下血，是受孕后三个月曾漏下，现虽断尚有凝血，所以下血不止，是癥病未除的缘故，便当去其癥病，治疗方法宜用桂枝茯苓丸。

**[原文]** 问曰：妇人病，经水断一、二月，而反经来，今脉反微涩何也？师曰：此前月中苦当下利，故今妨经，利止月经当自下，此非躯也。

妇人经自断而有躯，其脉反弦，恐其后必大下，不成躯也。

妇人怀躯，七月而不可知，时时衄血，而转筋者，此为躯也。衄时噎而动者，非躯也。

脉来近去远，故曰反以为有躯，而反断，此为有阳无阴故也。

妇人经月下，但为微少。师脉之，反言有躯，其后审然，其脉何类，何以别之？师曰：寸口脉阴阳俱平，荣卫调和，按之滑，浮之则轻，阳明少阴，各如经法，身反洒淅，不欲食饮，头痛心乱，呕哕欲吐，呼则微数，吸则不惊，阳多气溢，阴滑气盛，滑则多实，六经养成，所以月见，阴见阳精，汁凝胞散，散者损堕。设复阳盛，双妊二胎。今阳不足，故令激经[1]也。

妇人①妊娠，小便难，饮②如故，当归贝母苦参丸[2]主之。

妇人①妊娠有水气，身重，小便不利，洒洒③恶寒，起即头眩，葵子茯苓汤④[3]主之。

**［校勘］**

①“妇人” 《金匮要略》妇人妊娠病脉证并治第二十无。

②“饮” 此下《金匮要略》有“食”字。

③“洒” 《金匮要略》作“淅”。

④“汤” 杨、广、缪、钱本，《金匮要略》均作“散”。

**［注释］**

［1］“激经” 又名垢胎、盛胎。指孕后仍按月行经，并无其他症状，又无损于胎儿，随胎儿渐长，其经自停，谓之激经。

［2］“当归贝母苦参丸” 《金匮要略》方：当归、贝母、苦参。

［3］“葵子茯苓汤” 待考。

**［语译］** 问道：妇人病，停经一两个月，今又来潮，现按脉反而微涩，这是为什么呢？师答：这可能是前月患泄泻病，所以影响月经，只要泄泻病治愈了，月经就会自潮，这不是怀孕。

妇人经停怀孕，脉反弦，恐以后会发生暴泻，不能成胎。

妇人怀孕已七个月还不感觉，惟经常衄血而筋挛，这是怀孕。若衄血而常发喷嚏腹动，并不是怀孕。

妇人脉来数去迟，所以误认为有妊，以后又没有怀孕，这是阳有余而阴不足的缘故。

妇人经水按月来潮，但是极少，师诊脉后反认为怀孕，后来果然是有孕，其脉是哪一类？怎样鉴别？师答：左右寸口都是平脉，气血调和，轻按脉浮，重按脉滑，阳明、少阴脉象正常，病人反而怕冷，不思饮食，头痛，心中闷乱，呕哕欲吐，呼气稍快，吸气不乱，阳盛则气充盈，阴滑则气盛大，滑脉多属血有余，六经经脉得到周养，所以按月经水来潮，女受男精，胎成胞宫逐渐放大，漏红得而减少。假如阳脉复盛，会怀双胎。今阳脉不足，所以产生激经。

妇人小便难，但口不渴，可用当归贝母苦参丸治疗。

妊妇有水气，感觉身重，小便不利，洒淅恶寒，起来头即眩晕，治疗方法，用葵子茯苓汤为主。

**[原文]** 妇人妊娠，宜服当归散[1]，即易产无疾苦。

师曰：有一妇人来诊（一作脉），自道经断不来。师言一月为衃；二月为血；三月为居经[2]。是定作躯也，或为血积，譬如鸡乳子，热者为禄，寒者多浊，且当须后月复来，经当入月几日来①。假令以七日所来，因言且须后月十日所来相问②，设其主复来者因脉之，脉反沉而涩，因③问曾经半生，若漏下亡血者，定为有躯，其人言实有是，宜④当护之。今经微弱，恐复不安。设言当奈何？当为合药治之。

师曰：有一妇人来诊，自道经断，脉之⑤，师曰，一月血为闭；二月若有若无；三月为血积，譬如鸡伏子，中寒即浊，其⑥热即禄，欲令胎寿，当治其母，侠寒怀子，命不寿也。譬如鸡伏子，试取鸡一毛拔去，覆子不偏，中寒者浊，今夫人有躯，小腹寒，手掌反逆，奈何得有躯？妇人因言，当奈何？师曰：当与温经汤[3]。设与夫家俱来者，有躯。与父母家俱来者，当言寒多，久不作躯。

师曰：有一妇人来诊，因言阴阳俱和调，阳气长，阴气短，俱⑦出不入，去近来远，故曰反以为有躯，偏反血断，断来几日，假令审实者，因言急当治，恐经复下。设令宫中人，苦寡妇无夫，曾夜梦寐交通，邪气或怀久作癥瘕，急当治，下服耳⑧汤，设复不愈，因言发汤，当中。下胎而反不下，此何等意邪？可使且将视赤乌（一作赤马）。师曰：若宫里张氏，不差复来相问。（臣億等详此文理脱误不属。无本可校，以示阙疑，余皆仿此）。

［校勘］

①“来” 朱、张本均无。

②“问” 杨、广本均作“间”。

③“涩，因” 廖、缪、朱、张本均作“滑，曰”。

④“是，宜” 广本作“宜，是”。

⑤“脉之” 杨本作“即去”。

⑥“其” 杨、广、缪、钱本均作“中”。

⑦“俱” 杨、广、缪、钱本均作“但”。

⑧“耳” 杨、广、缪、钱、朱、张本均作“二”。

［注释］

［1］“当归散” 《金匮要略》方：当归、黄芩、芍药、川芎、白术。

［2］“居经” 月经周期三月来潮一次，大多属正常生理范围。

［3］“温经汤” 《金匮要略》方：吴萸、当归、川芎、芍药、人参、桂枝、阿胶、生姜、牡丹皮、甘草、半夏、麦冬。

［语译］ 妊娠宜服当归散，会顺产，无疾病。

师说：有一妇人来诊，自述月经断而不来。师说停一月可能是凝血的缘故；停二月可为血分病；停三月是居经。至于妇人停经是怀孕，还是血积，譬如鸡抱窝一样，热者即有生机，寒者即多溷浊而无生机，还要等待病妇下月月经再来，问明以往月经几日来。假如每月初七来潮，那么必须在下月初十左右来诊，若月经自行而来，切其脉反见沉涩，并问她有否流产或崩漏病史，如果有，就可定为怀孕，应该很好地加以护理。因为现在经量微少，恐胎孕不安。若问当如何处理？应配合药物治疗。

师说：有一妇人来诊，自诉月经停来，诊脉后师说，如果一月后仍不来，为经水闭；二月后不来，好像有孕又不像有孕；三月不来，为瘀血积聚，譬如鸡抱窝，受寒则卵溷浊，得热则卵有生机，要使胎儿发育正常，应该治疗母体，假如妊娠挟寒，胎儿就发育不良。譬如孵鸡，是利用鸡羽毛覆盖的热量促使其孵化，如果将鸡毛拔去而卵遮蔽不周，则受寒气侵入，卵就溷浊，不能出雏。现在妇人有胎，小腹寒，手掌反而厥冷，怎么能怀孕？因此，妇人讲应当怎么办呢？师说：当用温经汤治疗。假如这妇人和夫家的人同来求诊，说明已出嫁，这就有怀孕的可能。如果这妇人和娘家的人一起来求诊，说明是室女，只可言是寒气多，经闭虽久也不是怀孕。

师说：有一妇人来诊，左右脉俱和调，寸部脉长，尺部脉短，都是浮而不沉，去数来迟，叫做反以为有孕，刚好经断，不过几天假使确是妊娠，应当告诉她赶快治疗，恐怕月经还会来潮。设使是宫女、寡妇等，曾夜梦交合，邪气积聚久成癥瘕病，急用攻下药治疗，服二剂若还不愈，应该说用小剂量汤药会中病。下其胎，而胎反不下，这是什么意思呢？且得观察见红。师说：假使宫里那个姓张的女人病不愈，可以让她再来相问。

**[原文]** 师曰：脉妇人，得平脉，阴脉小弱，其人渴，不能食，无寒热，名为躯[①]，桂枝汤[②]主之。法六十日当有娠[③]。设有医治逆者，却一月加吐下者，则绝之，方在《伤

寒》中④。

妇人脉平而虚者，乳子法也。平而微实者⑤，奄续[1]法也，而反微涩，其人不亡血下利，而反甚，其脉虚，但坐乳大儿及乳小儿，此自其常，不能令甚虚竭，病与亡血虚等，必眩冒而短气也。

师曰：有一妇人好装衣来诊，而得脉涩，因问曾乳子下利，乃当得此脉耳，曾半生漏下者，可。设不者，经断三月⑥，六月，设乳子漏下，可为奄续，断小儿勿乳，须利止，复来相问，脉之。

师曰：寸口脉微迟，尺微于寸，寸迟为寒，在上焦，但当吐耳。今尺反虚，复为强下之，如此，发胸满而痛者，必吐血，少腹痛，腰脊痛者，必下血。

师曰：寸口脉微而弱，气血俱虚。若下血呕吐汗出者，可。不者，趺阳脉微而弱，春以胃气为本，吐利者，可。不者此为水气，其腹必满，小便则难。

妇人常呕吐而胃反，若常喘（一作多唾），其经又断，设来者，必少。

［校勘］

①“为躯” 《金匮要略》妇人妊娠病脉证并治第二十作“妊娠”。

②“汤” 原无，据《金匮要略》补。

③“娠” 《金匮要略》作“此证”。

④“方在《伤寒》中” 《金匮要略》无。

⑤“实者” 杨、广、缪、钱、黄、朱、张本均作“者实”。

⑥“经断三月” 廖、朱、张本均作“能二月”。

［注释］

[1]“奄（yǎn 演）续” 奄，覆也。奄续，此处作继续怀孕解。

［语译］ 师说：诊妇人得平脉，尺脉小弱，口渴，不能食，无寒热，是为怀孕，主以桂枝汤治疗。按理六十天当有孕。假如医治不得法，如在一个月的时候，出现吐泻，就不是怀孕了。桂枝汤方在《伤寒论》中。

妇人脉平而虚，为产后哺乳正常的脉象。如果脉平微而实，是继续有孕之脉。病人无亡血，下利，而反见微涩脉，其脉虚显然是因为哺育大儿，又怀小儿，这是正常现象，不可使过于虚竭，病如亡血虚等必会出现头晕、目眩、短气。

师说：有一妇人喜欢盛装打扮来诊病，而见涩脉，于是问其有否哺乳或泄泻病，如果有，会见这种脉象，曾经半产、漏下也可能会见这种脉象，否则经断三月或六月，假使出现哺乳漏下，可能是继续怀孕的脉象，小儿要断乳，待泄泻止，再来诊病，视其脉象而定。

师说：寸口脉微迟，尺脉微于寸口，寸脉迟为寒在上焦，在上应当用催吐法。今尺脉反而见虚，如强用攻下法，从而出现胸部满痛，必会吐血；若少腹痛，腰脊痛的，必会下血。

师说：寸口脉微而弱，为气血俱虚。如果有下血，呕吐，汗出，可能会出现这种脉象，因为脉证相符。不然，出现趺阳脉微而弱，这时如果在春天出现吐利症状，还是可以的，因为胃气尚好，春天木气旺，木克土，所以呕吐。如果不在春天，便是土弱不能制水，水气为患，其腹必胀满，小便困难。

妇人经常反胃呕吐，或经常喘促，而且月经又停来，即使月经来潮，经量必然不多。

［原文］ 师曰：有一妇人，年六十所，经水常自下。设久得病利，小腹坚满者，为难治。

师曰：有一妇人来诊，言经水少，不如[①]前者何也？师曰：曾更下利，若汗出小便利者，可。何以故？师曰：亡其津液，故令经水少。设经下反多于前者，当所苦困。当言恐大便难，身无复汗也。

师曰：寸口脉沉而迟，沉则为水，迟则为寒，寒水相搏，趺阳脉伏，水谷不化，脾气衰则鹜溏，胃气衰则身体肿。少阳脉革[②]，少阴脉细，男子则小便不利，妇人则经水不通，经为血，血不利则为水，名曰血分（一作水分）。

师曰：寸口脉沉而数，数则为出，沉则为入，出则为阳实，入则为阴结。趺阳脉微而弦，微则无胃气，弦则不得息。少阴脉沉而滑，沉则为在里，滑则为实，沉滑相搏，血结胞门，其藏不泻，经络不通，名为血分。

问曰：病有血分，何谓也？师曰：经水前断，后病水，名曰血分，此病为难治。

问曰：病有水分，何谓也？师曰：先病水，后经水断，名曰水分。此病易治，何以故？去水，其经自当下。

脉濡而弱，弱反在关，濡反在巅。迟在上，紧在下，迟则为寒，名曰浑。阴浊则湿，名曰雾。紧则阴气慄，脉反濡弱，濡则中湿，弱则中寒，寒湿相搏[③]，名曰痹。腰脊骨节苦烦，肌为不仁，此当为痹。而反怀躯，迟归经，体重以下脚为胕肿[④]，按之没指，腰冷不仁，此为水怀。喘则倚息，小便不通，脉紧为呕，血气无余，此为水分。荣卫乖亡，此为非躯。

［校勘］

①“如” 广本作“知”。

②“革” 杨、广、缪、钱本均作“卑”。

③“搏” 钱本作“持”。

④“胕肿” 廖、朱、张本均作“肘重”。

［语译］ 师说：有一妇人，年六十左右，月经经常来潮。假设久患泄泻病，少腹硬满的，为难治之病。

师说：有一妇人来诊，诉述月经量比以前减少，这是为什么？师说：如果常发生泄泻病，或汗出，小便利的，还是属于正常的病理变化。为什么这样说呢？师说：因为这是亡津液的缘故，所以月经量减少。假使月经量比前更多的话，应当有所痛苦的表现。应当说她恐有大便艰难，身又无汗的症状。

师说：寸口脉沉而迟，沉主水，迟主寒，寒水相搏，所以趺阳脉伏。胃气虚弱，水谷不能运化，脾气衰弱则大便溏泄；胃气虚弱，故身体浮肿。少阳脉革，少阴脉细，在男子则小便不利，在妇人则月经停闭，经即是血，血不利，则化为水，叫做血分病。

师说：寸口脉沉而数，数主阳气出于外，沉主阴气结于内。趺阳脉微而弦，微主胃气虚，弦主病喘息。少阴脉沉而滑，沉主里，滑主实，沉滑相搏，血结胞宫，脏气闭塞，经络不通，叫做血分病。

问：什么叫血分病？师答：月经先停，后患水肿病，叫做血分，此病属于难治。

问：什么叫做水分病？师答：先有水肿病，后影响月经闭止，叫做水分，此病容易治疗。这是什么缘故呢？因为只要水去，月经自当来潮。

妇人脉濡而弱，主要仅在关部，沉取是弱，浮取是濡，寸脉迟，尺脉紧，迟主寒，名叫浑。阳气浊则湿胜，叫做雾。尺脉紧则阴气盛，畏寒战栗。关脉濡弱，濡主中湿，弱主中寒，寒湿相搏，叫做痹。腰脊骨节痠楚烦疼，肌肤麻木，这是痹的症状。然而反认为怀孕，因为月经后停，所以身体沉重，全身浮肿，下肢肿甚按之没指，腰冷麻木不仁，此属水蓄，甚则喘而不得平卧，小便不利脉紧则呕吐，与血气不足，这是水分病，乃营卫违和，并非怀孕。

**[按语]** 此篇文意牵强，很难理解。林億云：“臣亿等详此文理脱误不属，无本可校，以示阙疑，余皆倣此。”袁校本亦云：“有脱误。”据此，我们只可就文直译，供作参考。

# 平产后诸病郁冒中风发热烦呕下利证第三

［提要］ 阐述产后诸病证及治法。

［原文］ 问曰：新产妇人有三病：一者病痓①（亦作痉），二者病郁冒[1]，三者大便难，何谓也？师曰：新产亡②血虚，多汗出，喜中风，故令病痓①。何故郁冒？师曰③：亡血复汗，寒多，故令郁冒。何故大便难？师曰④：亡津液，胃燥，故大便难。产妇郁冒，其脉微弱，呕不能食，大便反坚，但头汗出，所以然者，血虚而厥，厥而必冒，冒家欲解，必大汗出，以血虚下厥，孤阳[2]上出，故但⑤头汗出，以血虚下厥，孤阳[2]上出，故但⑤头汗出。所以生⑥妇[3]喜汗出者，亡阴血虚，阳气独盛，故当汗出。阴阳乃复，其大便坚，若呕⑦不能食者，小柴胡汤主之，病解能食。七、八日而更发热者，此为胃热气实，承气汤主之。方在《伤寒》中⑧。

［校勘］

①“痓” 《金匮要略》妇人产后病脉证并治第二十一作“痉”。

②“亡” 《金匮要略》无。

③“何故郁冒？师曰” 《金匮要略》无。

④“何故大便难？师曰” 《金匮要略》无。

⑤“但” 《金匮要略》无。

⑥“生” 《金匮要略》作“产”。

⑦“其大便坚，若呕” 杨、广、缪、钱、黄、朱、张本均作“所以便坚者，呕”。

⑧“此为胃热气实，承气汤主之。方在《伤寒》中” 《金匮要略》作“此为胃实，大承气汤主之”。

［注释］

[1]“郁冒” 头目昏眩，视物不清，神识模糊。

[2]“孤阳” 即阳独盛的意思。

[3]“生妇” 产妇。

**[语译]** 问：新分娩的妇人有三病：一是筋脉拘挛的痉病，二是头目昏眩的郁冒病，三是大便难，怎样解释呢？师答：新分娩的妇人，出血体虚，多出汗，易受风邪，所以发生筋脉失养的痉病。为什么发生郁冒病？师答：失血后，又复出汗，寒气多，所以发生郁冒病。为什么发生大便困难？师答：因津液受损，胃中干燥，所以大便困难。产后妇人的郁冒，脉象微而无力，呕吐不能进饮食，大便反而坚硬，但头上出汗。其原因是血虚而四肢厥冷，厥冷必然会引起头目昏眩的郁冒证。如果郁冒证将要向愈，必有大汗出。由于血虚下厥，阳气未得到阴气配合，而单独向上升越，所以只头部出汗。产妇容易出汗的原因是阴虚血虚，阳气偏盛，所以多见汗出，使阴阳恢复平衡，大便坚硬，或症见呕而不能食的，可用小柴胡汤主治，病愈后自然能够进食。若七、八天后又发热，这是胃气热实，可用承气汤主治。方在《伤寒论》中。

**[原文]** 妇人产得①风续之[1]，数十②日不解，头微痛，恶寒，时时有热，心下坚③，干呕，汗出，虽久，阳旦证续在，可与阳旦④，方在《伤寒》中，桂枝是也⑤。

妇人产后，中风发热，面正赤[2]，喘而头痛，竹叶汤主之[3]。

妇人⑥产后，腹中疠痛[4]，可与当归羊肉汤⑦[5]。

师曰：产妇腹痛，烦满不得卧，法当⑧枳实芍药汤⑨[6]主之。假令不愈者，此为腹中有干血[7]著脐下，宜下瘀血汤⑩[8]。

妇人产后七八日，无太阳证，少腹坚痛，此恶露不尽，不大便四五日，趺阳⑪脉微，实再倍，其人⑫发热，日晡所⑬烦躁者，不能食，谵语，利之则愈，宜承气汤⑭。以热在里，结在膀胱也，方在《伤寒》中⑮。

妇人产⑯中虚，烦乱呕逆，安中益气，竹皮大丸[9]主之。

妇人热利重下，新产虚极⑰，白头翁加甘草⑱汤[10]主之（《千金方》加阿胶）。

［校勘］

①“妇人产得” 《金匮要略》妇人产后病脉证并治第二十一作“产后”。

②“十” 朱、张本均作“二十”。

③“坚” 《金匮要略》作“闷”。

④“阳旦证续在，可与阳旦” 廖、朱、张本均作“阳明证续在，可与阳明”。《金匮要略》作“阳旦证续在耳，可与阳旦汤。”

⑤“方在《伤寒》中，桂枝是也” 《金匮要略》无。

⑥“妇人” 《金匮要略》无。

⑦“可与当归羊肉汤” 《金匮要略》作“当归生姜羊肉汤主之，并治腹中寒疝虚劳不足”。

⑧“法当” 《金匮要略》无。

⑨“汤” 杨、广、缪、钱本，《金匮要略》均作“散”。

⑩“汤” 此下《金匮要略》有“主之，亦主经水不利”。

⑪“四、五日，趺阳” 《金匮要略》无。

⑫“其人” 《金匮要略》作“时”。

⑬“所” 《金匮要略》作“时”。

⑭“不能食，谵语，利之则愈，宜承气汤” 《金匮要略》作“不食，食则谵语，至夜即愈，宜大承气汤主之”。

⑮“方在《伤寒》中” 《金匮要略》无。

⑯“产” 《金匮要略》作“乳”。

⑰“妇人热利重下，新产虚极” 《金匮要略》作“产后

下利虚极”。

⑱“甘草” 此下《金匮要略》有“阿胶”二字。

**[注释]**

[1]“得风续之” 续感风邪的意思。

[2]“正赤” 即纯赤。

[3]“竹叶汤” 《金匮要略》方：竹叶、葛根、防风、桔梗、桂枝、人参、甘草、附子、大枣、生姜。

[4]“疠痛” 绵绵不断的痛。

[5]“当归羊肉汤” 待考。

[6]“枳实芍药汤” 待考。

[7]“干血” 瘀血。

[8]“下瘀血汤” 《金匮要略》方：大黄、桃仁、䗪虫。

[9]“竹皮大丸” 《金匮要略》方：竹茹、石膏、桂枝、甘草、白薇。

[10]“白头翁加甘草汤” 待考。

**[语译]** 妇人产后续感风邪，缠绵数十天不愈，头微痛，恶寒，常常发热，心下痞坚，干呕，而且汗出，虽然时间久些，而阳旦症状仍继续存在，治疗方法，仍可与阳旦汤，方在《伤寒论》中，即桂枝汤。

妇人产后感受风邪，发热，面色纯赤、气喘，头痛，以竹叶汤主治。

妇人产后腹内绵绵作痛，可与当归羊肉汤治疗。

师说：产妇腹中疼痛，心烦胸满不能卧，当用枳实芍药汤主治。假使服药后仍不愈，这是有瘀血凝着脐下所致，宜用下瘀血汤治疗。

妇人产后已经七八天，无太阳经表证，只觉少腹坚硬作痛，这是恶露未尽的缘故。大便秘结不通，已经四五天，趺阳脉微实，病人倍觉发热，到下午申酉时发生烦躁，不能食，妄语，下之就可痊愈，应当用承气汤治疗。因热在里，结在膀胱所致，方在《伤寒论》中。

妇人产期中，虚弱，心烦意乱，呕逆，当用安中益气法，以竹皮大丸主之。

妇人热利后重，新产妇人，身体甚虚，用白头翁加甘草汤主治。

**[按语]** 篇中所述新产妇人三病：痉、郁冒、大便难。其病势虽有轻重之分，而病理为亡血伤津是一致的。至于产后感受外邪，或由外邪而引起的胃家实，其中虽有所虚，而在治疗方面，仍是可汗则汗，可下则下，进行辨证论治。总之，既不能拘泥于产后，又不能不照顾到产后，应全面掌握，相互兼顾，有是证则用是方，用药中肯就能收到满意的效果。

## 平带下绝产无子亡血居经证第四

**[提要]** 阐述妇人带下、绝产、无子、失血、居经等脉证。

**[原文]** 师曰：妇人带下，六极之病[1]，脉浮则为肠①鸣腹满，紧则为腹中痛，数则为阴中痒，洪②则生疮，弦则阴疼掣痛[2]。

师曰：带下有三门：一门胞门，二门龙门，三门玉门。已产属胞门，未产属龙门，未嫁女属玉门。

问曰：未出门[3]女有三病，何谓也？师曰：一病者，经水初下，阴中热，或有当风，或有扇者。二病者，或有以寒水洗之。三病者，或见丹下[4]，惊怖得病，属带下。

师曰：妇人带下，九实[5]中事。假令得鼠乳之病，剧易，当剧有期，当庚辛为期，余皆仿此。

问曰：有一妇人年五十所，病，但苦背痛，时时腹中痛，少食多厌，喜䐜胀，其脉阳微，关尺小紧，形脉不相应，愿知所说。师曰：当问病者饮食何如。假令病者言，我不欲饮食，闻谷气臭者，病为在上焦。假令病者言，我少多为欲食，不食亦可，病为在中焦。假令病者言，我自饮食如故，痛③在下焦，为病属带下，治之④。

**［校勘］**

①“肠” 朱、张本均作“阳”。

②“洪” 杨本作“痛”。

③“病” 此下杨、广、钱本均有“为”字。

④“治之” 此上杨、广、钱本均有“当以带下”。

**［注释］**

［1］“六极之病” 六极是：筋极、骨极、血极、肉极、精极、气极。极是说病至极点，此指虚劳病之最重者。

［2］“掣痛” 牵引疼痛。

［3］“未出门” 未出嫁。

［4］“丹下” 浅红色称丹。丹下，指浅红色的液体流下。

［5］“九实” 疑即《千金方》赤白带下崩中漏下中的九痛。九痛为：“一曰阴中伤痛；二曰阴中淋沥痛；三曰小便即痛；四曰寒冷痛；五曰经来即腹中痛；六曰气满痛；七曰汁出阴中如有虫啮痛；八曰胁下分痛；九曰腰胯痛”。本文所指似为其中的第二、第七两项。

**［语译］** 师说：妇人带下病，属六极病的范畴。如果脉浮，则肠鸣腹部胀满，脉紧则腹部疼痛，脉数则阴道痒，脉洪则生疮，脉弦则阴道牵引疼痛。

师说：带下有三个门，一曰胞门，二曰龙门，三曰玉门。已生育过的叫胞门，未生育过的叫龙门，未出嫁的闺女叫玉门。

问：未出嫁的女子有三种病，怎么解释？师答：第一种病，月经初来时阴中热，有的因为感受风邪，或用扇而受凉。第二种病，月经来时，用冷水洗身。第三种病，有的从阴道流出浅红色的液体，因此产生惊骇恐怖而得的，是属带下病。

师说：妇人带下病，是属九种实证范围的病。假如得鼠乳病，甚则容易满布，是有时间的，病剧在庚辛金气盛的时候。其余病症，应仿此类推。

问：有一妇人年龄约五十岁左右，发病时觉得背部、腹部常常疼痛，食少而又多厌，容易胀闷，脉寸口微弱，关、尺部小紧，体形和脉象不相符合，愿了解这是什么原因？师说：应当问病人饮食情况，假如病人说，我不欲饮食，一闻谷气，感觉有些臭味，这是病在上焦，假如病人说，多少能吃一点，但不吃也可以，这是病在中焦。假如病人说，我饮食如平常一样，这是病在下焦，是属带下，应按治带下方法进行治疗。

**[原文]** 妇人①带下经水不利，腹②满痛，经一月再见，土瓜根散[1]主之。

妇人带下，脉浮，恶寒，漏下者，不治。

师曰：有一妇人将一女子，年十五所来诊③。言女子④年十四时经水自下，今经反断，其母言恐怖。师曰：言此女为是夫人亲女，非耶。若亲女者，当相为说之。妇人因答言，自是女尔。师曰：所以问者无他，夫人年十四⑤时，亦以经水下，所以断，此为避年[2]，勿怪，后当自下。

妇人小腹冷，恶寒久，年少者得之，此为无子。年大者得之，绝产。

师曰：脉微弱而涩，年少得此，为无子。中年得此，为绝产。

师曰：少阴脉浮而紧，紧则疝瘕，腹中痛，半产而堕伤，浮则亡血，绝产，恶寒。

师曰：肥人脉细，胞有寒，故令少子。其色黄者，胸上有寒。

妇人小腹磊磊⑥转痛[3]，而复自解，发作无常，经反断，膀胱中结坚⑦急痛，下引阴中，气冲者，久必两胁拘急。

[校勘]

①“妇人” 《金匮要略》妇人杂病脉症并治第二十二无。

②“腹” 此上杨、广、钱本，《金匮要略》均有“少”字。

③“诊” 此上广本有“问”字。

④“子” 杨、广本均无。

⑤“十四” 缪、黄本均作“四十”。

⑥“磊” 朱、张本均无。

⑦“坚” 缪本作“紧”。

[注释]

[1]“土瓜根散” 《金匮要略》方：土瓜根、䗪虫、桂枝、芍药。

[2]“避年” 指健康妇女月经一年来潮一次。

[3]“硍（gǔn 衮）磊（lěi 累）转痛” 痉挛样疼痛。

[语译] 妇人带下病，经水不调，少腹胀满疼痛，月经一个月来两次的，以土瓜根散主治。

妇人带下病，脉浮，恶寒，崩漏的，这病不容易治疗。

师说：有一妇人，带一女子，年约十五岁，来求诊治。诉说女子年十四岁时，月经自来，现在月经反而断绝，其母讲对这病很害怕。师说：这女子是不是你的亲生女？如果是亲生女，我应该和你说一说。这妇人遂答：是亲生女。师说：我问这个事情没有别的意思。夫人以前在十四岁时候，也来了经水。现在这女子月经忽然停止，这叫做避年，不必害怕，以后经水自会来潮。

妇人少腹部冷，恶寒时间很久，年轻得此病，为无子之兆。年龄大的得此病，会绝产。

师说：脉象微弱而涩，年轻的得此脉为无子，中年得此脉为绝产。

师说：少阴脉浮紧，脉紧主疝瘕结块，腹中痛，小产胎堕。脉浮主失血，绝产，恶寒。

师说：肥胖的妇人，脉象细小，主胞宫有寒气，所以生子女少。肤色黄的，主胸上有寒气。

妇人少腹部痉挛样疼痛，过后又自行缓解，发作无一定时间，月经反而停止，膀胱中结硬，拘急疼痛，下牵引到阴部和气冲穴，日久会牵引两胁拘急。

**[原文]**　问曰：妇人年五十所，病下利数十日不止，暮则①发热，小腹里急痛②，腹满，手掌热③，唇口干燥，何也？师曰：此病属带下，何以故？曾经半产，瘀血在小腹中不去，何以知之？其证唇口干燥，故知之。当与温经汤④。

问曰：妇人病下利，而经水反断者，何也？师曰：但当止利，经自当下，勿怪。所以利不止而经⑤断者，但下利亡津液，故经断，利止。津液复，经自当下。

妇人血下[1]，咽干而不渴，其经必断，此荣不足，本自有微寒，故不引饮，渴而引饮者，津液得通⑥。荣卫自和，其经必复⑦下。

师曰：寸口脉微而涩，微则卫气不足，涩则血气无余，卫不足，其息短，其形燥。血不足，其形逆，荣卫俱虚，言语谬误，趺阳脉微而涩，微则胃气虚⑧，虚则短气，咽燥而口苦，胃热⑨，涩则失液，少阴脉微而迟，微则无精，迟则阴中寒，涩则血不来，此为居经，三月一来。

师曰：脉微血气俱虚，年少者亡血也。乳子下利为可，不者，此为居经，三月一来。

**[校勘]**

①“则”　《金匮要略》妇人杂病脉证并治第二十二作“即”。

②“痛”　《金匮要略》无。

③“热”　此上《金匮要略》有“烦”字。

④“当与温经汤”　《金匮要略》作“当以温经汤主之”。

⑤“经” 杨、广本均作“血”。

⑥“得通” 缪本作“通行”。

⑦“复” 缪本作“自”。

⑧“脉微而涩，微则胃气虚” 杨、广本均作“脉浮而涩，涩则胃气虚”。

⑨“热” 杨、广本均作“气”。

**[注释]**

[1]“血下” 此处指血便。

**[语译]** 问：妇人年约五十岁左右，患下利几十天不止，傍晚发热，小腹拘急疼痛，腹满，掌心热，口唇干燥，这是什么病？师答：这是带下病。什么缘故呢？因为曾经小产，瘀血停留少腹里，没除干净。怎样知道呢？其症状有唇口干燥，所以知道是瘀血停留于少腹里，应当以温经汤治疗。

问：妇人患泄泻病，经水反而停止，是什么原因呢？师答：只要止住泄泻，月经自当来潮。不必感到奇怪。泄泻不停止而月经停止的道理是，由于泄泻不止，津液衰竭，所以月经断，泄泻止，津液就会恢复，月经自然会来潮。

妇人下血，咽干而口反不渴，其月经必会断绝。这是荣血不足，本有微寒，所以不想饮水。如果口渴而喜欢饮水的，是津液得以畅通，荣血卫气自然调和，其月经一定会复来。

师说：寸口脉微而涩，微是说明卫气不足，涩是说明血中之气不足，卫气不足，则呼吸气息觉短，形体干燥。血中之气不足，则形体失常。荣卫二气俱虚，则病人常说错话，趺阳脉微而涩，微是说明胃气虚，胃虚则呼吸气短，咽干，口苦，胃中热，涩是失去津液。少阴脉微而迟，微是精不足，迟是阴中寒冷，涩是血滞不来，这就是居经，三个月一来的。

师说：脉象微，说明妇人气血俱虚。年轻的，是失血病。如果在哺乳期，或有下利病，而出现脉微，有它的原因，还是可以的，不然的话，就是居经，月经三个月来一次。

［原文］　问曰：妇人妊娠三月，师脉之，言此妇人非躯，今月经当下，其脉何类，何以别之？师曰：寸口脉，卫浮而大，荣反而弱，浮大则气强，反弱则少血，孤阳独呼，阴不能吸，二气不停，卫降荣竭①，阴为积寒，阳为聚热，阳盛不润，经络不足，阴虚阳往（一作实），故令少血，时发洒淅，咽燥汗出，或溲稠数，多唾涎沫，此令重虚。津液漏泄，故知非躯。畜烦满洫[1]，月禀一经。三月一来，阴盛则泻，名曰居经。

问曰：妇人年五十所，一朝而清血[2]，二三日不止。何以治之？师曰：此妇人前绝生，经水不下，今反清血，此为居经。不须治，当自止。经水下常五日止者，五日愈。

妇人月经一月再来者，经来，其脉欲自如常，而反微，不利，不汗出者，其经二月必来。

［校勘］

①“竭”　黄本作“弱”。

［注释］

［1］“洫（xù 音序）”　田间的水道，沟渠。

［2］“清血”　洁除称清。此处作排出瘀血意思。

［语译］　问：有妇人怀孕三个月，师切脉后，说此妇人不是怀孕，本月月经当会来潮，脉象属哪一类型？怎样鉴别？师答：从寸口脉象来看，气口脉浮而大，人迎脉反而软弱，浮大为气强，软弱为血少，阳气强故独呼出，阴血少故不能吸入，阴阳二气不调，是以卫气下降而荣血衰弱，阴表现为积寒，阳表现为聚热，阳盛则干燥不润，经络不足，阴虚则阳乘阴位，所以血少，常常洒淅恶寒，咽喉干燥，汗出或小溲频数，多唾涎沫，此使其虚上加虚，由于津液漏泄，所以知她不是怀孕。经血满溢沟渠，故一月正常月经一次。三个月来一次月经，这是有待阴血充盛时则潮，称为居经。

问：妇人年约五十岁左右，某一天下血，二三日不止，要怎么治疗？师答：这妇人已经不能生育，月经没有了。现在反而下血，这是居经，不要治疗，血会自然停止。如果这妇人平常每月月经来五天停止的，到五天的时间痊愈。

妇人月经一个月来两次，如果月经来时，脉象应当和平常一样，若反见微脉，也没有泄泻和汗出的症状，其月经第二月必定会来。

**［按语］** 本篇论及带下、绝产、无子、亡血、居经。其中在带下、绝产、居经的病证，叙述了同病异脉和同病异证。无子、亡血的脉象虽较简略，亦可作为临床参考。但原文中所说避年，提及女子月经初潮而复断，似与母氏遗传有关。据《素问》上古天真论云："二七而天癸至，任脉通，太冲脉盛，月事以时下"是女子月经初潮的正常情况。至于避年，涉及遗传，有待进一步研究。是否女子虽已成年而气血尚未完全充盛，所以潮后复停，是值得考虑的。

## 平郁冒五崩漏下经闭不利腹中诸病证第五

**［提要］** 阐述郁冒、崩漏、闭经腹痛诸病脉证。

**［原文］** 问曰：妇人经水适下①，而发其汗，则郁冒不知人，何也？师曰：经水下，故为里虚，而发其汗，为表复虚，此为表里俱虚，故令郁冒也。

问曰：妇人病如癫疾郁冒，一月二十余发。师脉之，反言带下，皆如师言，其脉何类？何以别之？师曰：寸口脉濡而紧，濡则阳气微，紧则荣中寒，阳微卫气虚，血竭凝寒，阴阳不和，邪气舍于荣卫，疾起少年时，经水来以合房室，移时[1]过度，精感命门开，经下血虚，百脉皆张，中极感动阳动，微风激成寒，因虚舍荣卫，冷积于丹田，发动上冲，奔在胸膈，津液掩口入，涎唾涌溢出，眩冒状如厥，气冲髀里热，粗医名为癫，灸之因大剧。

[校勘]

①“适下”　朱、张本均作“不通”。

[注释]

[1]“移时”　移，过也。移时，即拖过一段时间。

**[语译]**　妇人得病，刚好经水来潮，又发其汗，发生昏眩不知人事，这是什么原因？师答：经水来潮，里已空虚，又误发其汗，表也空虚，这就造成表里气血俱虚，故发生郁冒。

问：妇人病好像癫疾和郁冒，一天发作二十多次，师切脉后，反认为是带下病，事实果然都符合老师所讲的。请问其脉是哪一类？怎么鉴别？师答：寸口脉濡而紧，濡是阳气微，紧是荣气寒。阳气微则卫气微弱，血虚寒凝，阴阳不和，邪气居于荣卫之中。病起于少年时，经水来潮而行房事，托过一段时间，劳累过度，撼动精气，使命门开张。经水下多，血海空虚，百脉弛张。任脉中极穴的部位，所以感觉有阳气搏动，这是因微风所激动，寒邪因虚客于荣卫，冷气积于丹田，邪动上冲，奔腾胸膈，津液时泛，掩口吞之，痰涎唾液常涌溢而出，头目眩晕，状如昏厥。气冲穴与腿股内侧热，一般医生认为是癫病，用艾灸治，因此病情更加严重。

**[原文]**　问曰：妇人病苦气上冲胸，眩冒，吐涎沫，髀①里气冲热。师脉之，不名带下，其脉何类？何以别之？师曰：寸口脉沉而微，沉则卫气伏，微则荣气绝，阳伏则为疹，阴绝则亡血。病当小便不利，津液闭塞，今反小便通，微汗出，沉变为寒，欬逆呕沫，其肺成痿，津液竭少，亡血损经络，因寒为血厥，手足若痹，气从丹田起，上至胸胁沉寒怫郁[1]于上，胸中窒塞，气历阳部，面翕如醉，形体似肥，此乃浮虚，医反下之，长针，复重虚荣卫，久发眩冒，故知为血厥也。

问曰：五崩何等类？师曰：白崩者形如涕；赤崩者形如绛津？黄崩者形如烂瓜；青崩者形如蓝色；黑崩者形如衃血也。

师曰：有一妇人来脉，反得微涩，法当吐，若下利，而言不，因言夫人年几何？夫人年七七四十九，经水当断，反至今不止，以故致此虚也。

**[注释]**

[1]“怫郁”　郁结的意思。

**[语译]**　问：妇人病气上冲胸部，头部眩晕而重，口吐涎沫，腿股内侧与气冲穴位热，师诊其脉认为不是带下病，其脉是哪一类？怎样鉴别？师答：这妇人寸口脉沉而微，沉为卫气沉伏在下，微为荣气不续，阳气伏，就会热病，阴气不续，就会失血。这病应当小便不利，因津液闭塞的缘故，现在小便反而通利，微汗出，脉沉为寒的象征，同时会见咳嗽，气逆，呕吐涎沫，其肺已成痿，津液缺少或竭尽，亡血，损伤经络，由于有寒，出现血厥，手足觉得麻痹，气由脐下丹田上冲到胸胁。沉积的寒气郁蓄于上焦，胸中感到窒塞，气经历阳部，面部发热发红，好像酒醉样子，形体好像胖起来，这是浮虚。医生反用下法，用长针针治，重复虚其荣卫，久则发头目眩冒，所以知道这是血厥病。

问：五崩怎样区别？师答：白崩的形状，流出液体像鼻涕样；赤崩的形状，流出液体像绛色津液样；黄崩的形状，流出液体像烂瓜样；赤崩的形状，流出液体像蓝草颜色；黑崩的形状，流出液体像凝血的颜色。

师说：有一个妇人来诊，切其脉，却是微涩，照一般判断，应当呕吐，或者下利，她说都没有，因此问她年龄多少，妇人是七七四十九岁，这时月经当断了，可是现在反未断经，因此出现微涩的气血俱虚的病脉。

**[原文]**　寸口脉弦而大，弦则为减，大则为芤，减则为寒，芤则为虚，寒虚相搏，脉则为革①，妇人则半产漏下，旋覆花汤[1]主之。

妇人陷经[2]漏下，黑不解，胶姜汤[3]主之。

妇人经水不利，抵当汤主之。方在《伤寒》中②。

妇人经水闭不利，脏坚僻③不止[4]，中有干血，下白物[5]，礬石丸[6]主之。

妇人腹中诸疾痛，当归芍药散[7]主之。（一云：治怀妊腹中疼痛）

妇人腹中痛，小建中汤主之，方在《伤寒》中②。（一云：腹中痛，小便利，理中汤主之。）

［校勘］

①“脉则为革” 《金匮要略》妇人杂病脉证并治第二十二作“此名曰革”。

②“方在《伤寒》中” 《金匮要略》无。

③“僻” 《金匮要略》作“癖”。

［注释］

［1］“旋覆花汤” 《金匮要略》方：旋覆花、葱、新绛。

［2］“陷经” 指经血下血不止。

［3］“胶姜汤” 《金匮要略》方缺。

［4］“脏坚僻不止” 脏，指子宫。坚僻不止，意谓坚癖不停，即硬结不散之意。

［5］“白物” 即白带。

［6］“礬石丸” 《金匮要略》方：礬石、杏仁、炼蜜为丸。

［7］“当归芍药散” 《金匮要略》方：当归、芍药、茯苓、白术、泽泻、芎䓖。

［语译］ 诊得寸口脉象弦而大，这弦大相兼脉象，但比单纯的弦脉，比单纯的大脉，则又中虚，好象芤脉。弦而衰减的脉，为寒的现象，大而中空如芤的脉，为虚的现象，虚和寒的脉象合并起来，叫做革脉，在妇女主患小产或漏下证，用旋覆花汤主治。

妇人因崩漏经血下而不止，其漏下的血色黑，日久不瘥，用胶姜汤主治。

妇人经水不通，以抵当汤主治。方在《伤寒论》中。

妇人经水闭塞不利，子宫内有凝结的坚积不散，中有干血，下白带，用矾石丸主治。

妇人腹中诸般疼痛，用当归芍药散主治。

妇人腹中痛，用建中汤主治，方在《伤寒论》中。

［按语］　本篇论述崩、漏、经、带诸病。王氏认为“经下血虚，百脉皆张”易受邪扰，误治多变。指出误汗而变成郁冒，卫虚血竭误灸而使病情严重，误下、误针而变成血厥证。又阐述疑似脉象，五崩鉴别等，足供临床参考。至于经闭不利，治疗用抵当汤，必须是瘀血实证，否则抵当汤应该慎用。腹中疼痛用当归芍药散，乃气郁血凝者宜之，不能认为妇女所有腹痛而统用此方。总之，妇女疾病错综复杂，必须明辨证候，诊察脉象，根据不同情况，施以不同治法，才能达到预期的效果。本篇叙述简略，研读者当举一反三，切勿拘泥。

## 平咽中如有炙脔喜悲热入血室腹满证第六

［提要］　阐述热入血室的辨证论治及脏躁、腹满等病的论治。

［原文］　妇人咽中如有炙脔①[1]状，半夏厚朴汤[2]主之。

妇人脏躁②，喜悲伤，欲哭，象如神灵所作，数欠，甘草小麦③汤[3]主之。

妇人中风发热恶寒，经水适来，得之七八日热除，脉迟，身凉④，胸膈下满⑤如结胸状，其人⑥谵语，此为热入血室[4]。当刺期门，随其虚⑦实而取之。

妇人中风七八日，续有寒热，发作有时，经水适断者，此为热入血室，其血必结，故使如疟状，发作有时，小柴胡汤主之。方在《伤寒》中⑧。

妇人伤寒发热，经水适来，昼日了⑨了，暮则谵语，如见鬼状，此为热入血室，无犯⑩胃气，若⑪上二焦，必当⑫自愈（二字疑）。

阳明病，下血而谵语，此为热入血室。但头汗出者，当刺期门，随其实而泻之，濈然汗出者则愈。

妇人小腹满如敦敦[5]状（《要略》云：满而热），小便微难而不渴，生后⑬（生后疑）者，此为⑭水与血并⑮，结在血室，大黄甘遂汤[6]主之。

［校勘］

①“脔” 原作“腐”，据《金匮要略》妇人杂病脉证并治第二十二改。

②“躁” 原作“燥”，据《金匮要略》改。

③“甘草小麦” 《金匮要略》作“甘麦大枣”。

④“凉” 此下《金匮要略》有“和”字。

⑤“膈下满” 杨、广本均作“胁下满”，《金匮要略》作“膈满”。

⑥“其人” 《金匮要略》无。

⑦“虚” 《金匮要略》无。

⑧“方在《伤寒》中” 《金匮要略》无。

⑨“了” 《金匮要略》作“明”。

⑩“无犯” 此上缪本，《金匮要略》均有“治之”二字。

⑪“若” 缪本，《金匮要略》均作“及”。

⑫“当” 《金匮要略》无。

⑬“后” 缪本作“缓”。

⑭“为” 《金匮要略》无。

⑮“并” 《金匮要略》作“俱”。

［注释］

［1］“炙脔（luán 銮）” 脔，指肉块。炙脔，是烤炙的肉块。

［2］“半夏厚朴汤” 《金匮要略》方：半夏、厚朴、茯苓、生姜、苏叶。

［3］“甘草小麦汤” 待考。

［4］“血室” 有三种见解：一是子宫。二是冲任。三是肝脏。此处指子宫较为恰当。

［5］“敦敦（duì duì 兑兑）” 古器物，圆形有盖。敦敦，形容其少腹胀满高起。

［6］ “大黄甘遂汤” 《金匮要略》方：大黄、甘遂、阿胶。

**［语译］** 妇人自觉咽中象有炙肉块样梗阻，用半夏厚朴汤主治。

妇人患脏躁病，悲伤爱哭，好象有神鬼在作怪，频数呵欠，用甘草小麦汤主治。

妇人感受风邪，发热恶寒，适逢月经来潮，得病已七、八天热解，脉迟，身已凉和，胸膈胀满，有如结胸之状，神识不太清楚、谵语，这是热入血室。当刺期门穴，随其邪气虚实而施以不同手法。

妇人感受风邪已七、八日，继续寒热，发作有一定时间，适逢月经停止，此为邪热乘虚入于血室，与血相搏，其血必结而不行，因为寒热往来，类似疟疾一样定时发作，可用小柴胡汤主治。方见《伤寒论》中。

妇人感受寒邪而发热，适逢月经来潮；白天神识清楚，傍晚则神识迷乱，谵语，像见鬼样，这是热入血室。此时不要伤犯胃气和上二焦，必定可以自愈。

阳明病，下血谵语的，这是热入血室。只头汗出，当刺期门穴，随其邪实的所在而泄之，周身连续汗出，其病自愈。

妇人小腹胀满高起，小便有些困难，而口不渴，若病起于产育之后，是水与血结在血室，以大黄甘遂汤主治。

［按语］ 本篇主要论述妇女热入血室、脏躁等病，均本张仲景《金匮要略》妇人杂病脉证并治第二十二，其中治疗脏躁的甘草小麦汤可能即《金匮要略》之甘麦大枣汤，有待进一步考证。

## 平阴中寒转胞阴吹阴生疮脱下证第七

［提要］ 阐述阴寒、转胞、阴吹、阴疮、阴挺等证治。

［原文］ 妇人阴寒，温中坐药[1]，蛇床子散[2]主之①。

妇人着坐药，强下其经，目眶为痛，足跟难以践地，心中状如悬。

问曰：有一②妇人病，饮食如故，烦热不得卧，而反倚息者，何也？师曰：此病③转胞[3]，不得溺也。何以故？师曰：此人故肌盛，头举身满，今反羸瘦，头举中空感④（一作减），胞系了戾[4]，故致此病。但利小便则愈，宜服肾气丸，以中有茯苓故也。方在虚劳中⑤。

师曰：脉得浮紧，法当身躯疼痛。设不痛者，当射[5]云何，因当射言，若肠中痛，腹中鸣，咳者，因失便，妇人得此脉者，法当阴吹[6]。

师曰：寸口脉浮而弱，浮则为虚，弱则为无血，浮则短气，弱则有热，而自汗出。

趺阳脉浮而涩，浮则气满，涩则有寒，喜噫吞酸，其气而⑥下，少腹则寒。

少阴脉弱而微，微则少血，弱则生风，微弱相搏，阴中恶寒，胃气下泄，吹而正喧[7]。

师曰⑦：胃气下泄，阴⑧吹而正喧，此谷气之实也。膏发煎⑨[8]导之。

少阴脉滑而数者，阴中则生疮。

少阴脉数则气淋，阴中生疮。

妇人阴⑩中蚀疮烂，狼牙汤[9]洗之。

妇人脏肿如瓜，阴中疼引腰痛者，杏仁汤[10]主之。

少阴脉弦者，白肠[11]必挺核。

少阴脉浮而动，浮为虚，动为痛，妇人则脱下⑪。

［校勘］

①“妇人阴寒，温中坐药，蛇床子散主之”　《金匮要略》妇人杂病脉证并治第二十二作“蛇床子散方，温阴中坐药”。

②“有一”　《金匮要略》无。

③“此病”　杨、广、钱、黄本均作“得病”，缪本作“此名”。

④“何以故？师曰：此人故肌盛，头举身满，今反羸瘦，头举中空感”　《金匮要略》无。

⑤“以中有茯苓故也。方在虚劳中。”　《金匮要略》无。

⑥“而”　缪本作“泄”。

⑦“师曰”　《金匮要略》无。

⑧“阴”　原本无，据《金匮要略》补。

⑨“煎”　杨、广、缪、钱、黄、朱、张本均无。

⑩“阴”　此上《金匮要略》有“少阴脉滑而数者，阴中即生疮”。

⑪“下”　朱、张本均无。

［注释］

[1]“坐药”　用绵裹药纳入阴中的方法。

[2]“蛇床子散”　《金匮要略》方：蛇床子仁（研末）、白粉。

[3]“转胞”　病名。证见脐下急痛，小便不通。

[4]“胞系了戾”　谓膀胱之系，缭绕捻转。

[5]“射”　此处作指向解。

[6]“阴吹”　阴中出气有声，如大便矢气之状。

[7]“正喧” 直下而有声。此处形容阴吹之状，当胃气下泄，从阴窍直下而发出声响，犹矢气之状。正，直也。

[8]“膏发煎” 《金匮要略》方：猪膏、乱发。

[9]“狼牙汤” 《金匮要略》方：狼牙。

[10]“杏仁汤” 待考。

[11]“白肠” 此处指子宫。

**[语译]** 妇人阴中受寒，用温中的坐药蛇床子散主治。

妇人阴中纳入坐药，强行调其月经，出现目眶疼痛，足跟不能踏地，心中感觉很空虚。

问：有一妇人患病，饮食正常，但感觉烦热不得卧，斜倚其身而呼吸，这为什么？师答：这是转胞病，不得小便。什么缘故呢？师答：这妇人原来身体很丰满，也很健康，而今却变为形体羸瘦，头感空虚，而且胞系扭转屈曲，故得这病。应当利其小便则愈，宜服肾气丸，因为方中有茯苓的缘故。方在“虚劳篇”中。

师说：脉见浮紧，应当身体疼痛。假设身体没有疼痛，那么，这病当指向身体何处？病人应该会指出的，如肠中痛，腹中鸣，咳嗽时小便因而失禁，妇人得这脉，按理当得阴吹病。

师说：寸口脉浮而弱，浮主虚，弱主血少，浮则短气，弱则有热，因而自汗出。

趺阳脉浮而涩，浮主气满，涩主有寒，常噫气吞酸，其气下趋，少腹则感寒冷。

少阴脉弱而微，微主少血，弱主生风，微弱脉象相搏结，则阴中恶寒，胃气下泄，从阴吹出而连续作响。

师说：胃气下泄，从前阴吹出，连续作响，这是谷气实，以膏发煎润导。

少阴脉滑而数，主阴中生疮。

少阴脉数，令小便淋痛，阴中生疮。

妇人阴中虫蚀疮烂，用狼牙汤洗之。

妇人子宫肿大如瓜，阴中疼牵引腰痛，用杏仁汤主治。

少阴脉弦的，子宫会脱垂，状如核。

少阴脉浮而动，浮主虚，动主痛，妇人出现浮动脉，可能发生子宫脱垂。

**［按语］** 本篇论述妇人四种杂病的证治，其中阴寒主以蛇床子散坐药；妊娠转胞主以肾气丸；阴吹主以膏发煎；阴疮主以狼牙汤洗剂；阴挺主以杏仁汤等，均可供临床参考。

## 平妇人病生死证第八

**［提要］** 阐述妇人病的生死脉证。

**［原文］** 诊妇人漏血下赤白，日下血数升，脉急疾者死。迟者，生。

诊妇人漏下赤白不止，脉小虚滑者，生。大紧实数者，死。

诊妇人新生乳子，脉沉小滑者，生。实大坚弦急者，死。

诊妇人疝、瘕、积、聚，脉弦急者，生。虚弱小者，死。

诊妇人新生乳子，因得热病，其脉弦小，四肢温者，生。寒清者，死。

诊妇人①生产，因中风伤寒热病，喘鸣而肩息，脉实大浮缓者，生。小急者，死。

诊妇人生产之后，寸口脉焱疾[1]不调者，死。沉微附骨不绝者，生。

金疮在阴处出血不绝，阴脉不能至阳[2]者，死。接阳而复出者，生。

**［校勘］**

①“人” 廖本无。

**［注释］**

[1]“焱（yàn 彦）疾” 如火上炎的样子。

［2］“阴脉不能至阳”　阴指尺部，阳指寸部。即尺部脉不能到寸部。

**［语译］** 诊察妇人患漏血，色赤白兼有，有的一天下血达数升之多，脉象急疾的，死。脉象迟的，生。

诊察妇人患漏下不止，色赤白兼有，脉象小虚兼滑的，生。脉象大紧实数的，死。

诊察妇人新产乳哺时，脉象沉小滑的，生。脉象实大坚弦急的，死。

诊察妇人疝、瘕、积、聚病，脉象弦急的，生。脉象虚弱小的，死。

诊察妇人新产哺乳，所患热病时，脉象弦小，四肢温暖的，生。四肢寒冷的，死。

诊察妇人分娩后，因受了风寒，或患了热病，气喘，喉鸣，呼吸时肩膀随着耸动，脉象实大浮缓的，生。脉象小急的，死。

诊察妇人分娩后，寸口脉浮疾不齐，死。如果沉微，虽深伏到骨上，但仍连续不断的，生。

金属创伤阴道，流血不止，尺部脉不能到寸部的，死。如果尺部脉能接到寸部并且逐渐增强的，生。

**［按语］** 妇人病脉证与其他脉证一样，阴阳表里虚实，顺见是顺脉，相反的是逆脉，细绎本篇，亦不出此范围。

关于妇人产后从脉象判断生死，在临床上应结合具体症状，不能光凭脉象作出预后诊断。但如遇见此等脉象，虽目前未发现症状，亦应严密观测，注意调理治疗，脉象好转，方可无虞。

## 平小儿杂病证第九

**［提要］** 阐述小儿正常与异常脉搏，以及判断疾病的预后。

**［原文］** 小儿脉呼吸八至者平，九至者伤，十至者困。诊

小儿脉①多雀斗[1]，要以三部脉为主。若紧为风痫[2]，沉者乳不消，弦急者客忤[3]气。

小儿是其日数应变蒸[4]之时，身热脉乱，汗不出，不欲食，食辄吐哯[5]者，脉乱无苦也。

小儿脉沉而数者，骨间有热，欲以腹按冷清也。

小儿大便赤②，青瓣，飧泄，脉小，手足寒，难已。脉小，手足温，易已③。

小儿病困④，汗出如珠，著身不流者死。

小儿病，其头毛皆上逆者，必死。耳间青脉起者，瘛痛。

小儿病而囟⑤陷入，其口唇干，目皮反，口中出气冷，还与头相抵，卧不举身，手足四肢垂，其卧正直，如得缚，其掌中冷，皆死。至十日，不可复治之。

**[校勘]**

①“脉” 此下杨、广、缪、钱本均有“法”字。

②“赤” 缪本作“出”。

③“已” 廖、朱、张本均作“也”。

④“困” 廖、朱、张本均作“因”。

⑤“囟” 缪、廖、黄、朱、张本均作“胸”。

**[注释]**

[1]“雀斗” 雀斗犹言雀啄。

[2]“风痫” 病名。多因肝经积热所致。证见项强直视，目青，面红，发搐。即小儿之急惊风。

[3]“客忤（wǔ 午）” 病证名。如骤见生人，突闻异声，突见异物，易引起惊吓啼哭，因风痰相搏，影响脾胃，致吐泻，腹痛，瘛疭等。

[4]“变蒸” 又名小儿变蒸。婴儿在生长过程中，三十二天为变，六十四天为蒸，当此时间，有身热、脉乱、汗出等症，而身无大病。

[5]“吐哯” 哯，不呕而吐，乳饱即吐出，非呕逆病，

谓之吐哯。

［语译］ 小儿病一息八至为正常，一息九至，身体就有所损伤，一息十至，病较重。诊察小儿脉搏，多呈现雀啄脉，要以寸口三部总按为主。如果出现紧脉，多风痫病，沉脉为乳食不消化，弦急脉，多见于小儿客忤病。

小儿按生理发育规律，依一定日数而变蒸，变蒸之时身热，脉乱，汗不出，不思吮乳，食后即吐乳，脉乱，但无其他痛苦。

小儿脉沉而数，骨间有热，喜欢以凉冷之物按腹部。

小儿大便呈赤色，和含有青绿色不消化东西，如果脉小，手足冷，很难治愈。如果脉小手足温，尚容易治愈。

小儿病况较重，汗出如珠，粘腻不流的，死。

小儿病，如果头发上翘的，必死。如果耳后发现青筋暴露，多伴有肢体掣痛症状。

小儿病，如果出现囟门下陷，口唇干，眼皮翻，口中呼出冷气，角弓反张，躺卧不能翻身，四肢下垂，僵卧不动，像绳子缚住一样，手足掌心冷等症状，皆属死候。如果病延至十天，则更不容易治疗了。

［按语］ 本篇叙述小儿杂病，首先指出八至为小儿平脉，进而讨论了受惊、风痫、积滞等疾病，并举出“汗出如珠，着身不流”，“头毛皆上逆”等作为死候辨证要点。至于小儿变蒸，乃王氏首创，考历代医家，议论不一，有云是小儿生理发育的一种自然现象，如《诸病源候论》、《千金要方》等；有的认为是病态，如张景岳、陈复正等医家。根据临床实践，后世医家多赞同张景岳所言“凡属违和，则不因外感，必以内伤，初未闻有无因而病者，岂真变蒸之谓耶？”

# 卷十

## 手检图二①十一部

**［提要］** 本篇补叙十二经脉、奇经八脉以及三部二十四脉等。

**［原文］** 经言：肺者，人之五脏华盖[1]也，上以应天，解理[2]万物，主②行精气，法五行四时，知五味。寸口之中，阴阳交会，中有五部，前后左右，各有所主，上下中央，分为九道[3]，浮沉结散，知邪所在，其道奈何？岐伯曰：脉大而弱者，气实血虚也。脉大而长者，病在下候。浮直上下交通者，阳脉也，坚在肾，急在肝，实在肺。前如外者，足太阳也。中央如外者，足阳明也。后如外者，足少阳也。中央直前者，手少阴也。中央直中者，手心主也。中央直后③者，手太阴④也。前如内者，足厥阴也。中央如内者，足太阴也。后如内者，足少阴也。前部左右弹者，阴跷也。中部左右弹者，带脉也。后部左右弹者，阴痫也。从少阳之厥阴[4]者，阴维也。从少阴之太阳[4]者，阳维也。来大时小者，阴络也。来小时大者，阳络也。

［校勘］

①“二” 杨、广、张本均作“三”。

②“主” 缪本作“上”。

③“后” 缪本作“移”。

④“阴” 张本作“阳”。

[注释]

[1]“华盖” 古代用帛制成的大伞。此处喻肺为华盖，居高而覆盖五脏。

[2]“解理” 解，晓也。理，治理也。

[3]“九道” 即（1）前如外，（2）中如外，（3）后如外，（4）前如内，（5）中如内，（6）后如内，（7）前部中央直，（8）中部中央直，（9）后部中央直。合计九道。按“如”字，作“往”字解。“直”字作“当”字解。“前如外”即寸口脉在前部的外侧向。“前部中央直”即寸口脉在前部正当着中间的部位。其它各“道”，可类推。

[4]“少阳之厥阴”、“少阴之太阳” 之，作“往”字解。即由某经通向某经之意。

**[语译]** 医经说：肺在人体五脏中，居于最高位置，可比大伞，覆盖着下面的脏腑。上应天气，治理万物，主司人体功能治节，运行人身的精气，效法五行四时的生长收藏规律，识五味，在五脏的滋养，寸口部位是阴阳交会的地方，其间有前、后、左、右、中五个部分，这五个部分各有所主，再和上、下、中三部相乘，成为前外、中外、后外、中前、中中、中后、前内、中内、后内九个脉络。从脉络的浮脉、沉脉、结脉、散脉可以知道病邪在经在络在脏在腑，这道理是怎么样呢？岐伯答：脉大而弱，是气实血虚。脉大而长，病发生于下部。切脉，轻手候之，觉得脉的上下部，往来流利通畅，这是阳脉。如果这阳脉坚重按较硬，当病在肾，中按较弦急，病在肝，轻按较实，病在肺。寸口脉上浮者，是反映足太阳经的疾病。关脉向上浮者，是反映足阳明经的疾病。尺脉向上浮者，是反映足少阳经的疾病。关脉与寸口脉俱是一样的形象，是反映手少阴的疾病。关脉不与寸口、尺脉俱是一样的形象，是反映手心主经的疾病。关脉与尺脉俱是一样形象，是反映手太阴经的疾病。寸口脉向下沉取而得者，是反映足厥阴经的疾病。

寸口关脉向下沉取而得者，是反映足太阴经的疾病。尺脉向下沉取而得者，是反映足少阴经的疾病。寸口脉按之左右两手俱搏击手指的，是反映阳跷脉的疾病。关脉按之左右两手俱搏指的，是反映带脉的疾病。尺脉按之左右两手俱搏指的，是反映阴跷脉的疾病。由左手右手的尺部外侧，即上面所说“后如外者”的足少阳脉，斜向到寸部内侧，即上面所说“前如内者”的足厥阴脉，这是反映阴维脉的疾病。由左手右手的尺部内侧，即上面所说“后如内者”的足少阴脉，斜向到寸部外侧，即上面所说“前如外者”的足太阳脉，这是反映阳维脉的疾病。脉来时大，忽而变小，是反映阴络的疾病。脉来时小，是反映阳络的疾病。

**[原文]** 前如外者，足太阳也。动，苦头项腰痛，浮为风，涩为寒热，紧为宿食。

前如外者，足太阳也。动，苦目眩，头颈项腰背强痛也。男子阴下湿，女子月水不利，少腹痛，引命门，阴中痛，子脏闭。浮为风，涩为寒血，滑为劳热，紧为宿食。针入九分，却至六分。

中央如外者，足阳明也。动，苦头痛，面赤，微滑，苦大便不利，肠鸣，不能食，足胫痹。

中央如外者，足阳明也。动，苦头痛，面赤热，浮微滑，苦大便不利，喜气满，滑者为饮，涩为嗜卧，肠鸣，不能食，足胻痹。针入九分，却至六分。

后如外者，足少阳也。动，苦腰背胻股肢节痛。

后如外者，足少阳也。浮为气涩，涩为风，血，急为转筋，弦[①]为劳。针入九分，却至六分。

右足三阳脉。

**[校勘]**

①“弦”　廖、朱、张本均作“筋”。

**[语译]** 寸口脉向上浮者，是反映足太阳膀胱经的疾病。

这经受病邪侵袭，患头项及腰部疼痛，出现浮脉主风疾；涩脉主寒热；紧脉主消化不良。

寸口脉向上浮者，是反映足太阳膀胱经的疾病。这经受风邪侵袭，患目眩，头部、颈部、项部、腰背部都感强硬疼痛。男人阴囊潮湿，女人月经不调，少腹痛，牵引到背部的命门穴和阴道疼痛，脉络不通。出现浮脉主风疾，涩脉主寒凝，血滞，出现浮脉主劳热，紧脉主消化不良。这些证候针治方法，是进针至九分，退针至六分。

关脉向上浮者，是反映足阳明胃经的疾病。这经受病邪侵袭，患头痛，面红，如果脉象微滑，是患大便秘结，肠鸣，厌食，足胫痹痛。

关脉向上浮者，是反映足阳明胃经的疾病。这经受病邪侵袭，患头痛，面红而热，如果脉象出现浮而微滑，是患大便秘结，腹满。出现滑脉是痰饮病，涩脉是四肢懒，爱躺在床上，肠鸣，厌食东西，足胻痹痛。这些证候针治方法，是进针九分，退针至六分。

尺脉上浮者，是反映足少阳胆经的疾病。这经受病邪侵袭，患腰部、背部、胫部、股部和四肢关节疼痛。

尺脉上浮者，是反映足少阳胆经的疾病。如果出现浮脉，是气不畅通，出现涩脉是风病和血病，出现急脉是转筋病，弦脉是劳病。这种情况针治方法，是进针到九分，退针至六分。

以上是论足三阳经脉。

**[原文]**　前如内者，足厥阴也。动，苦少腹痛，月经不利，子脏闭。

前如内者，足厥阴也。动，苦少腹痛与腰相连，大便不利，小便难，茎中痛，女子月水不利，阴中寒，子户壅绝内，少腹急，男子疝气，两丸上入，淋也。针入六分，却至三分。

中央如内者，足太阴也。动，苦胃中痛，食不下，咳唾有血，足胫寒，少气，身重，从腰上状如居水中。

中央如内者，足太阴也。动，苦腹满，上管有寒，食不下，病以饮食得之。沉涩者，苦身重，四肢不动，食不化，烦满不能卧，足胫痛，苦寒，时咳血，泄利黄。针入六分，却至三分。

后如内者，足少阴也。动，苦少腹痛，与心相引背痛，淋。从高堕下，伤于内，小便血。

后如内者，足少阴也。动，苦少腹痛，与心相引背痛，淋。从高堕下，伤于尻内，便血，里急，月水来，上抢心，胸胁满拘急，股里急也。针入六分，却至三分。

右足三阴脉①。

**［校勘］**

①“右足三阴脉” 廖、朱、张本均无。

**［语译］** 寸口脉沉取得者，是反映足厥阴肝经的疾病。这经受病邪侵袭，患少腹痛，月经不调，胞络不通。

寸口脉沉取得者，是反映足厥阴肝经的疾病。这经受病邪侵袭，患少腹部疼痛牵引腰部，大便不通，小便困难，尿管疼痛，女子月经不调，阴道寒冷，阴道内壅塞不通，少腹部拘急，男人疝气病，睾丸向上牵引，小便急淋。这些证候针治方法，是进针至六分，退针至三分。

关脉沉取得者，是反映足太阴脾经的疾病。这经受病邪侵袭，患胃中疼痛，厌食，咳嗽痰涎带血，足胫寒冷，短气，身体沉重，腰上如浸在水中。

关脉沉取得者，是反映足太阴脾经的疾病。这经受病邪侵袭，患腹满，胃脘觉得寒冷，厌食，病缘于饮食不节。如果脉象出现沉涩，病人会感到身体笨重，四肢不爱活动，食后有不消化感觉，烦满不得卧，足胫疼痛，怯寒，常常咳血，大便泄泻色黄。这些证候针治方法，是进针至六分，退针至三分。

尺脉沉取得者，是反映足少阴肾经的疾病。这经受病邪侵袭，患少腹痛，牵引到心窝反射背部，小便淋痛。如果病人有从高处堕下的病史，要考虑腹内受伤，小便出血。

尺脉沉取得者，是反映足少阴肾经的疾病。这经受病邪侵袭，患少腹痛，牵引到心窝，反射背部，小便淋痛。如果病人有从高处堕下的病史，要考虑尻内受伤，大便也会出血，并有里急后重感，妇女月经来潮时，气上冲心区，胸胁部既胀满又拘急，股部内侧筋脉也呈拘急。这些证候针治方法，是进针至六分，退针至三分。

以上是论足三阴经脉。

**[原文]** 前部左右弹者，阳跻也。动，苦腰背痛，微涩，为风痫，取阳跻。

前部左右弹者，阳跻也。动，苦腰痛，癫痫，恶风，偏枯，僵仆羊鸣，㾓痹[1]，皮肤身体强（一作淫）痹。直取阳跷，在外踝上三寸直绝骨是。

中部左右弹者，带脉也。动，苦少腹痛，引命门，女子月水不来，绝经复下①止，阴辟寒[2]，令人无子，男子苦少腹拘急，或失精也。

后部左右弹者，阴跻也。动，苦癫痫，寒热，皮肤强（一作淫）痹。

后部左右弹者，阴跻也。动，苦少腹痛，里急，腰及髋窌[3]下相连阴中痛，男子阴疝，女子漏下不止。

右阴跻阳跻带脉②

**[校勘]**

①“复下”　张本作“不复”。

②“右阴跻阳跻带脉”　廖、钱、朱、张本均无。

**[注释]**

[1]“㾓（wán 顽）痹”　麻痹的意思。

[2]“阴辟寒”　辟即击、拍之意。阴辟寒意即阴部痛，如被击而又寒冷。

[3]“髋窌（jiào 较）”　俗称骨盘。

［语译］ 寸口脉出现左右两手搏击应指的，是阳跻经脉的疾病。这经脉受病邪侵袭，患腰背部痛。如果出现微涩脉象，是患风痫，治疗方面取阳跻经脉。

寸口脉出现左右两手搏击应指的，是阳跻经脉的疾病。这经脉受病邪侵袭，患腰痛，癫痫，怕风，半身不遂，僵仆作羊鸣声音，身体麻痹，皮肤或浑身强硬痹感。治疗方面取阳跻经脉的跗阳穴，即在外踝上三寸处和绝骨穴平行的刺激点。

关脉出现左右两手搏击应指的，是带脉疾病的表现。这经脉受病邪侵袭，患少腹疼痛，牵引到命门，女子月经不来，几乎断绝了，又来经水，来后忽而又停止，阴部寒冷，使人不能生育，在男人则少腹部拘急，或遗精。

尺脉出现左右两手搏击应指的，是阴跻脉疾病的表现。这经脉受病邪侵袭，患癫痫，发寒热，皮肤强硬痹感。

尺脉出现左右两手搏击应指的，是阴跻脉疾病的表现。这经脉受病邪侵袭，患少腹疼痛，有拘急感，腰部和髋骨凹陷地方有相牵连于阴器的痛感，男人为疝气，在女子为漏血不止。

以上是论阴跻阳跻带脉。

［原文］ 中央直前者，手少阴也。动，苦心痛微坚，腹胁急。实坚者，为感忤[1]。纯虚者，为下利，肠鸣。滑者，为有娠，女子阴中痒痛，痛出玉门上一分前。

中央直中者，手心主也。动，苦心痛①，面赤，食苦咽多，喜怒。微浮者，苦悲伤，恍惚不乐也。涩为心下寒。沉为恐怖，如人捕之状也。时寒热，有血气。

中央直后者，手太阴也。动，苦咳逆，气不得息。浮为内风。紧涩者，胸中有积热，时咳血也，有沉热。

右手三阴脉②。

［校勘］

①“痛” 广本作“疼”。

②“右手三阴脉” 廖、钱、朱、张本均无。

［注释］

［1］“忤” 作逆解。

［语译］ 关脉直上寸口，是反映手少阴心经的疾病。这经脉受病邪侵袭，患心前痛，按之微坚，腹胁部有拘急感。如果脉象硬而有力，是感受心中不顺的事情。如果脉象表现虚象，就发生大便泄泻，肠鸣。如果脉象滑，是怀孕的表现，女子阴痒阴痛，而且延及阴户上一分左右的地方。

关脉不与尺寸上下直者，是反映手厥阴心包经的疾病。这经脉受病邪侵袭，患心前区痛，面红，吃东西都感到苦味，常咽口水，心情易喜易怒。如果脉象微浮，则表现情绪悲伤，心神不定，郁郁不乐。如果出现涩脉，表现心寒冷。如果出现沉脉，表现心情恐怖，好像有人要捕他一样。若有时发寒热者，这是说明气血还没有衰弱。

关脉直向尺部，是反映手太阴肺经的疾病。这经脉受病邪侵袭，患咳嗽，喘息。如果出现浮脉，是为受风。出现紧涩脉，是胸中有热气蕴积，有时咳血，说明热邪潜伏在里。

以上是论右手三阴脉。

［原文］ 从少阴斜至太阳，是阳维也。动，苦肌肉痹痒。

从少阴斜至太阳，是阳维也。动，苦癫，僵仆羊鸣，手足相引，甚者失音，不能言，癫疾。直取客主人，两阳维脉，在外踝绝骨下二寸。

从少阳斜至厥阴，是阴维也。动，苦癫痫，僵仆羊鸣。

从少阳斜至厥阴，是阴维也。动，苦僵仆失音，肌肉淫[1]痒痹，汗出恶风。

脉来暂小暂大，是阴络也（一作结）。动，苦肉痹，应时自发，身洗洗也。

脉来暂小暂大者，是阳络也（一作结）。动，苦皮肤痛，下部不仁，汗出而寒也。

［注释］

［1］“淫”太过。

**［语译］** 寸口脉从后部内侧的足少阴，斜向至前部外侧的足太阳，是反映阳维脉疾病的脉象。这经脉受病邪侵袭，患肌肉痹痛发痒。

寸口脉从后部内侧的足少阴，斜向至前部外侧的足太阳，是反映阳维疾病的脉象。患颠簸不定，或身体僵直，或仆地，声如羊声，手足掣引，严重者失音，不能讲话，是为癫疾。治疗方法取客主人穴，或两边的阳维脉穴位，在两边外踝绝骨下二寸。

寸口脉从后部外侧的足少阳，斜向至前部内侧的足厥阴，是反映阴维脉疾病的脉象。这经脉受病邪侵袭，患癫痫，或僵直，或仆地，声如羊声。

寸口脉从后部外侧的足少阳，斜向至前部内侧的足厥阴，是反映阴维脉疾病的脉象。这经脉受病邪侵袭，患身体僵硬，或仆地，或失音，肌肉作痒且痹痛，汗出恶风。

寸口脉来乍大乍小，是反映阴络的疾病。阴络受病邪侵袭，患肌肉痹痛，每逢阴天则痹痛发作，而且身上像浇了冷水一样感觉寒冷。

寸口脉来乍小乍大，是反映阳络的疾病。阳络受病邪侵袭，患皮肤疼痛，身体下部麻木不仁，汗出恶寒。

**［原文］** 肺脉之来也，如循榆叶[1]，曰平。如风吹毛，曰病。状如连珠者，死。期丙丁日，禺中日中。

心脉之来也。如反笋莞[2]大，曰平。如连珠，曰病。前曲后居，如带钩者，死。期壬癸日，人定夜半。

肝脉之来也，搏而弱，曰平。如张新弓弦，曰病。如鸡践地者，死。期庚辛日，晡时日入。

脾脉之来也，阿阿如缓[3]，曰平。来① 如鸡举足，曰病。如鸟之啄，如水之漏[4]者，死。期甲乙日，平旦日出。

肾脉之来也，微细以长，曰平。来如弹石，曰病。去如解索[5]者，死。期戊己日，食时日昳，黄昏鸡鸣。

**[校勘]**

①“来”　广本无。

**[注释]**

[1]“如循榆叶”　好像抚摸榆叶一样。此处形容脉象轻浮虚软，不疾不徐。

[2]“如反笋莞（wǎn 晚）大”　反笋，形容上大下小。莞，草也。如反笋莞大，此处指脉象轻取大而软。

[3]“阿阿如缓”　阿阿，柔软貌。阿阿如缓，指脉来软而缓。

[4]“如水之漏”　形容脉象如屋漏水，点滴而无伦次。

[5]“解索”　谓如索之朽坏。此处指脉动数而随散乱，无复次序。

**[语译]**　正常的肺脉，脉来轻浮虚软，不疾不徐，如抚摸榆叶一样。如果脉来如风吹动羽毛一样，飘忽不定，散动无根，这是肺的病脉。如果脉来时，像一颗颗珠子，连续不断地流过，这是肺的死脉。见死脉，每逢丙丁之日的巳时与午时可能发生变证。

正常的心脉，轻取大而软。如果脉来时，像一颗颗珠子，连续不断地流过，这是心的病脉。如果脉来轻取则坚而不柔，重取则实牢而不动，如带钩一般全无冲和之气，这是心的死脉。见死脉，每逢壬癸之日的亥时与子时可能发生变证。

正常的肝脉，弦搏而软。如果脉来一若新张弓弦，急而有力，这是肝的病脉。如果脉来如鸡足踏地一样缓而无力，这是肝的死脉。见死脉，每逢庚辛之日的申时与酉时可能发生变证。

正常的脾脉，是柔软的，如果脉来如鸡举足轻疾不缓，这是脾的病脉。如果脉来如鸟雀啄食，止而又作，又如屋漏水，点滴无次，这是脾的死脉。见死脉，每逢甲乙之日的寅时与卯时可能发生变证。

正常的肾脉，是微细而长。如果脉来坚实如弹石一样，这是肾的病脉。如果脉来动数而散乱，如解索一样，这是肾的死脉。见死脉，每逢戊己之日的辰时、未时，戌时和丑时可能发生变证。

**[原文]** 寸口中脉躁竞关，尺中无脉，应阳干阴也①。动，苦腰背、腹痛，阴中若伤，足寒。刺足太阳、少阴②直绝骨，入九分，灸太阴五壮。

尺中脉坚实竞关③，寸口无脉，应阴干阳也。动，苦两胫腰重，少腹痛，颠疾。刺足太阴踝上三寸，针入五分。又灸太阳，阳跻，在足外踝上三寸直绝骨是也。

寸口脉紧，直至鱼际下，小按之，如持维干（一作鸡毛）状，其病肠鸣，足痺痛酸，腹满不能食，得之寒湿④。刺阳维，在外踝上三寸间也，入五分，此脉出鱼际。

寸口腹沉著骨，反仰其手，乃得之，此肾腹也。动，苦少腹痛，腰体痠，颠疾。刺肾俞[1]，入七分。又刺阴维，入五分。

初持寸口中脉，如细坚状，久按之，大而深。动，苦心下有寒，胸胁苦痛，阴中痛，不欲近丈夫也，此阴逆。刺期门，入六分。又刺肾俞，入五分，可灸胃管七壮。

初持寸口中脉，如躁状洪大，久按之，细而牢坚。动，苦腰腹相引痛，以下至足胻重也，不能食。刺肾俞[1]，入四分至五分，亦可灸胃管七壮。

**[校勘]**

①“寸口中脉躁竞关，尺中无脉，应阳干阴也” 原作“寸口中脉躁竞尺，关中无脉，应阳干阴也”。钱本作“寸口中脉躁竞尺，关中无脉，躁阳干阴也”。朱本在“尺，关”字下有小注“柏按尺关二字，恐是颠倒”。据朱本、张柏小注改。

②“太阳、少阴” 缪本作“太阴少阳”。

③“关” 杨、广、缪、廖、钱、黄、朱张本均作“尺”。

④“湿” 朱、张本均作“温”。

[注释]

[1]“肾俞” 属足太阳经。在第十四椎下两旁，去脊各一寸五分。

[语译] 寸口脉躁动及关，尺脉不明显，这是阳气干犯阴气的脉象。病患腰背痛，腹痛，或阴中伤痛，下肢寒冷等症状。治疗方法，可取足太阳、足少阳经与绝骨的骨骼相连续(如跗阳伏溜等穴位)，针九分，同时灸太阴经三阴交的穴位五壮。

尺中脉躁动及关，寸脉不明显，这是阴气胜阳气的脉象。病患两下肢及腰部笨重，少腹部痛，或发作癫疾。治疗方法，可取足太阴经踝上三寸的三阴交，针入五分。同时灸太阳、阳跻经脉，在足外踝上三寸与绝骨的骨骼相联续的（如跗阳穴位）。

寸口部脉紧，直至鱼际下，轻按，如持鸡毛状，症见肠鸣，足部痠楚痺痛，腹部胀满食减，发病原因是得之寒湿之邪。治疗方法，可取阳维，在外踝上三寸，针五分，这脉是由鱼际过来的。

寸口部脉沉，按之至骨，稍松其指乃得，这是肾病的脉象。病患少腹痛，腰和四肢痠楚，或发作癫疾。治疗方法，取肾俞穴，针七分。又取阴维经脉，针五分。

初按寸口部，脉细坚，久按寸口部，脉大而深。病患心窝部寒冷，胸胁疼痛，阴中痛，不欲和丈夫接近，这是阴气上逆所致。治疗方法，取期门穴，针六分；肾俞穴，针五分，同时灸胃脘七壮。

初按寸口部，脉躁动而洪大，久按寸口部脉细而牢坚。病患腰腹相引疼痛，腰以下至足胫沉重，不能食等症状。治疗方法，取肾俞穴，针四分至五分，也可灸胃脘七壮。

**[原文]** 尺寸俱沉，但有关上脉，苦寒，心下痛。

尺寸俱沉，关上无有者，苦心下喘。

尺寸俱数，有热；俱迟，有寒。

尺寸俱微，厥，血气不足，其人少气。

尺寸俱濡弱，发热，恶寒，出汗（一云：内蕴热，手足逆冷，汗出）。

寸口沉，胸中痛，引背（一云短气）。

关上沉，心痛，上吞酸[①]。

尺中沉，引背痛。

寸[②]口伏，胸中有逆气。

关上伏，有水气，泄溏。

尺中伏，水谷不消。

寸口弦，胸中拘急（一作心下愊愊）。

关上弦，胃中有寒，心下拘急。

尺中弦，少腹脐下拘急。

寸口紧，头痛逆气。

关上紧，心下痛。

尺中紧，脐下少腹痛。

寸口涩，无阳，少气。

关上涩，无血，厥冷。

尺中涩，无阴，厥冷。

寸口微，无阳，外寒。

关上微，中实（一作胃虚），能食，故里急（一作无胃气）。

尺中微，无阴，厥冷，腹中拘急。

寸口滑，胸满逆。

关上滑[③]，中实逆。

尺中滑，下利，少气。

**[校勘]**

①“心痛，上吞酸”　廖、朱、张本均无。

②“寸” 朱、张本均作“尺”。

③“滑” 缪本作“伏”。

［语译］ 寸脉与尺脉沉按才可触到，而关脉一触即现，患怕冷，心窝部痛。

寸脉与尺脉沉按才可触到，而关脉纵加沉按仍触不到，患有气从心窝部上逆而气喘的症状。

寸脉与尺脉都现数，是有热象，寸脉与尺脉都现迟，是有寒象。

寸脉与尺脉都现微，出现厥冷，气血不足，病人短气。

寸脉与尺脉都现濡弱，出现发热恶寒，汗出。

寸脉沉，出现胸中痛，牵引背部。

关脉沉，出现心窝部痛，嗳气吞酸。

尺脉沉，出现背痛。

寸脉伏，胸中有积气上逆。

关脉伏，中焦有水气，大便溏泄。

尺脉伏，为内伤饮食，宿滞不化。

寸脉弦，出现心窝部气郁不舒。

关脉弦，为胃中有寒疾，心窝部气郁不舒。

尺脉弦，出现少腹脐下急痛不爽。

寸脉紧，出现头痛，风寒之气上逆。

关脉紧，出现心窝部痛。

尺脉紧，出现脐下少腹部痛。

寸脉涩，为阳虚，气短。

关脉涩，为血虚，四肢冷。

尺脉涩，阴中火衰，四肢冷。

寸脉微，为阳虚，觉外寒。

关脉微，为中脘胀满，但仍能食，所以觉有里急的出现。

尺脉微，阴中火衰，四肢冷，腹中有拘急感觉。

寸脉滑，出现胸中壅满作逆。

关脉滑，为食滞中脘，呕逆。

尺脉滑，出现泄泻，短气。

[原文] 寸口数，即吐。

关上数，胃中有热。

尺中数，恶寒，小便赤黄。

寸口实，即生热；虚，即生寒。

关上实，即痛；虚，即胀满。

尺中实，即小便难，少腹牢痛；虚，即闭①。

寸口芤，吐血；微芤，衄血。

关上芤，胃中虚。

尺中芤，下血；微芤，小便血。

寸口浮，其人中风，发热，头痛。

关上浮，腹痛，心下满。

尺中浮，小便难。

寸口迟，上焦有寒。

关上迟，胃有寒②。

尺中迟，下焦有寒，背痛。

寸口濡，阳弱，自汗出。

关上濡，下重。

尺中濡，少血，发热，恶寒。

寸弱，阳气少。

关弱，无胃气③。

尺弱，少血④。

[校勘]

①“闭” 此下杨、缪、钱、朱、张本均有“涩”字。广本作“塞”字。

②“胃有寒” 杨本作“弱无胃气有热”。广本作“弱无胃气有寒”。

③“关弱，无胃气” 杨本作“少关”。

④“尺弱，少血” 此后朱、张本均有附手检图和张柏说明文（见后）。

**[语译]** 寸脉数，就出现吐。

关脉数，是胃中有热气。

尺脉数，出现恶寒，小便黄赤。

寸脉实，实即生热，虚即生寒。

关脉实，实即痛，虚即胀满。

尺脉实，小便难解，少腹部坚痛，虚即小便闭。

寸脉芤，吐血；微芤，可出现衄血。

关脉芤，为胃中虚。

尺脉芤，出现大便下血；微芤，出现小便出血。

尺脉浮，可见于中风，发热，头痛的病。

关脉浮，出现腹痛，心窝部胀满。

尺脉浮，出现小便难。

寸脉迟，为上焦有寒。

关脉迟，为胃中有寒。

尺脉迟，为下焦有寒，背部痛。

寸脉濡，出现大便下重。

尺脉濡，出现为血虚，兼见发热、恶寒。

寸脉弱，为阳气虚。

关脉弱，为无胃气。

尺脉弱，为阴血虚。

手检图一册篇目下，注云：凡五十六条，未见所谓手检图二十一部者，疑此卷传疑已久，手检图已不传，而仅存旧目。袁表后序亦云，今按李濒湖脉学论气口九道直冠曰手检图云，而所引则此篇之首段，因知此即手检图也。自岐伯曰以下论五部九道之法，详明如绘，则名图之意了然。李氏所引，无阳络阴络及五脏脉二十四种，其无阴阳络二段，当是脱误，其无五脏及二十四种脉。盖已采其义于二十七脉中，故不重引耳。细玩此篇，先论五部九道之部位，次详五脏之平病，后详二十四脉之主病，示人诊法，层次井井，而谓聊以传疑，仅存旧目者，非矣。但钞录既久，讹谬颇多。今以李氏所引证之，衍其重复，订其错误，其中文义可通者，两存其说，又补所脱漏督脉、任脉、冲脉三条，并采李氏所撰之图附焉。庶阅者无遗憾矣。后学张柏谨识。

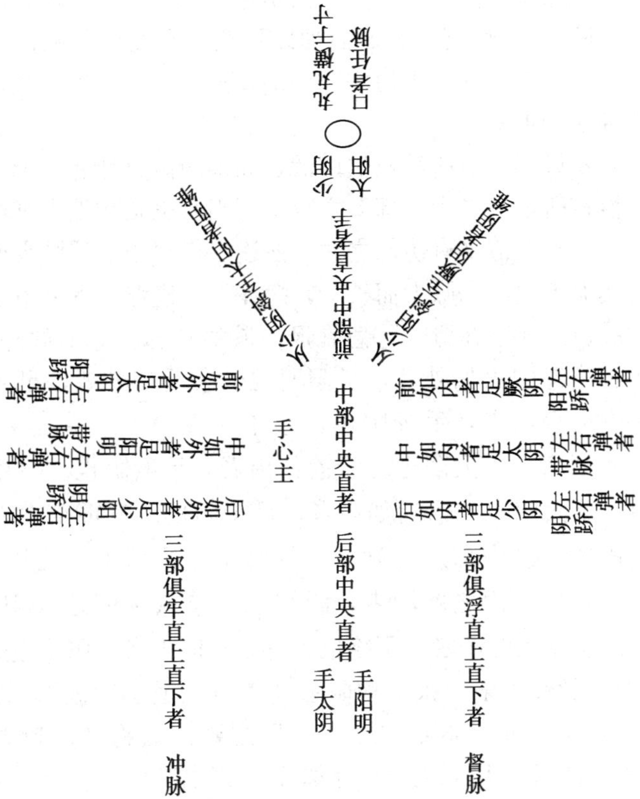


［按语］

（一）关于“二十一部”的意见：

对“手检图二十一部”，历来注家意见不一。有的加以怀疑，如袁表认为“首言十二经脉，次言奇经八脉，次言三部二十四种脉，未见所谓手检图二十一部者”有的加以篡改，如张柏说：“柏按二十一部，‘一’当作‘二’，以十二经脉，奇经八脉，阴阳络二脉，合计有此数也”。有的不加点数，数字含糊不清，如李濒湖载“气口九道手检图”，只画有图，对“二十一部”未加以可否。总之，历来注家，多未从《脉经》原文或“气口九道手检图”一一点明而凑足“二十一”之数，故对“二十一部”产生怀疑、否定而加以更改，现经反复阅读《脉经》原文及“气口九道手检图”分别找出“二十一”之数，有下列两种初步见解：

（1）本篇第一节所载岐伯讲话，如逐句截分计有二十一种脉象，恰符所谓“二十一部”之数，与当时王叔和编本书所说的“二十一部”似乎有仿佛之意。兹逐一点写于下①脉大而弱者，气实血虚也。②脉大而长者，病在下。候浮，直上下交通者，阳脉也。③坚在肾。④急在肝。⑤实在肺。⑥前如外者，足太阳也。⑦中央如外者，足阳明也。⑧后如外者，足少阳也。⑨中央直前者，手少阴也。⑩中央直中者，手心主也。⑪中央直后者，手太阴也。⑫前如内者，足厥阴也。⑬中央如内者，足太阴也。⑭后如内者，足少阴也。⑮前部左右弹者，阳跻也。⑯中部左右弹者，带脉也。⑰后部左右弹者，阴跻也。⑱从少阳之厥阴者，阴维也。⑲从少阴之太阳者，阳维也。⑳来大时小者，阴络也。㉑来小时大者，阳络也。

（2）《脉经》朱、张本均附录“气口九道手检图”，结合《脉经》原文，亦可凑足“二十一”之数。兹将“气口九道手检图”各部，用数字标明如下，以探讨“二十一部”之数。

下图需要加以说明：

①手检图二十一部的内容是：十二经中除去三焦经，加上奇经八脉与阴阳二络，合计为二十一部。

②图中手足三阴三阳，其互为表里者，均双双相配无缺。惟手厥阴的心包——即手心主，与其相配互为表里的手少阳三焦，独告缺如，不能使人无疑。揣度当时制图者可能认为：《灵枢》本脏篇有“肾合三焦，膀胱”之论，以三焦可于肾、膀胱等部诊察而得病情。所以，独于三焦略而不列，而恰成二十一部之数。

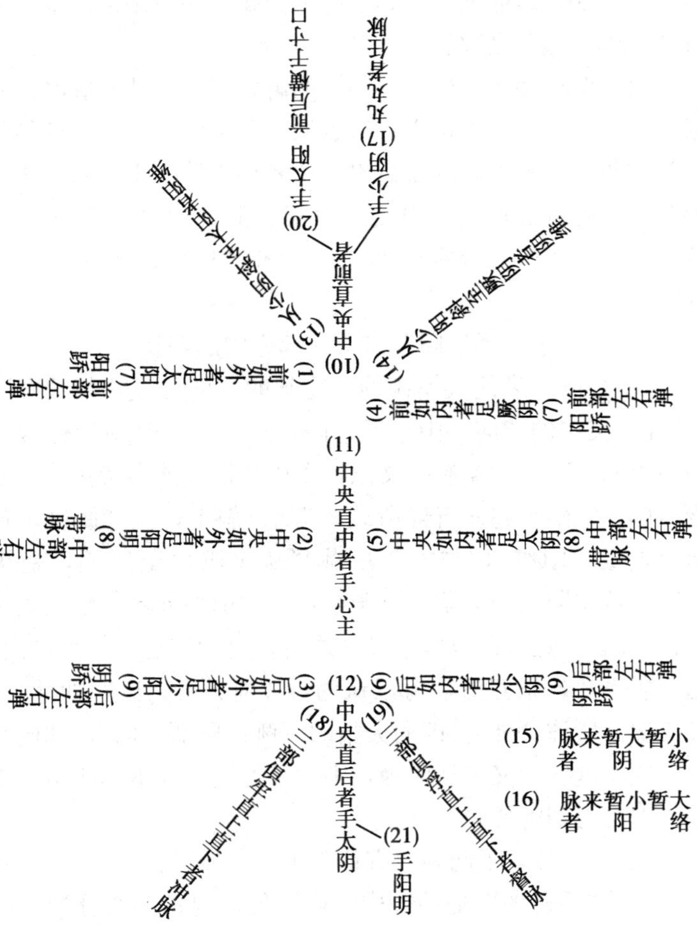

③图中未列有阴络与阳络，而《脉经》原文却列这两种脉象。不过，可以理解，脉的位置，能在“图”中说出，至于脉的力量与变化，难于“图”中画出。所以《脉经》原文的“前、后、中、外、内”等，属于位置范畴，“手检图”中，可以反映出来。而《脉经》原文中的“暂小暂大”“暂大暂小”属于脉力变化的范畴，图中难于列出。因此，“手检图”列有十九部，加上不能列出而属于脉力变化的阴络阳络两部，亦恰符“二十一部”之数。

以上两种关于“二十一部”的解释，前者从《脉经》卷十第一条原文中，逐项析出。后者从“手检图”结合《脉经》卷十第二条以下各条，逐项析出。两者均恰符二十一部之数。何者为是，有待于讨论。总之，对王叔和原书“二十一部”记载，在未得确凿的否定证据之前，未敢盲从擅改为“二十一部”等等。

（二）关于“手检图”二十一部方向的解释。

“手检图”易使人模糊的，是脉的方向位置，如“图”或《脉经》文中的“前、中、后、内、外……”是指何位置，是指何方向，必须考据有关文献，予以弄清。兹参考清代李延昰著《脉诀汇辨》卷六奇经所载：“尺外斜上，至寸阴维，尺内斜上，至寸阳维”，与本篇所载“从少阳斜至厥阴，是阴维也”，“从少阴斜至太阳、是阳维也”、“前如外者，足太阳也”，“后如外者，足少阳也”，“前如内者，足厥阴也”，“后如内者，足少阴也”各条互参，可以认为，“前、中、后”即寸、关、尺三部。所谓“外”，即向大指的一侧；所谓“内”，即向小指的一侧。这些含义一经明确，则“手检图”及本节所指二十一部，即可得到解释。

（三）本节若干问题，有待于进一步探讨：

（1）“手检图”的前、中、后、外、内各部所分配的手足三阴三阳，不但与《内经》所载气口分配脏腑有异同，即与各名家所流传资料，亦大有出入。例如：

《内经》载：左寸“外以候心，内以候睑中”，右寸“外以候肺，内以候胸中。”而“手检图”不分左右只是提到寸部，外以候足太阳，内以候足厥阴。内外中间，以候手少阴与手太阳。

《内经》载：左关“外以候肝，内以候鬲”；右关“外以候胃，内以候脾”。而“手检图”不分左右，只是提到关部，外以候足阳明，内以候足太阴，内外中间，以候手心主。

《内经》载：尺部“外以候肾，里以候腹”，而“手检图”只是提到尺部，外以候足少阳内以候足少阴，内外中间，以候手太阴与手阳明。

虽上文《内经》所指“内、外”，各家注解不同，而《内经》所载脉的“内、外”与《脉经》卷十所称“内、外”含义亦未必一致。不但如此，《内经》与《脉经》气口各部所载的分配脏腑，出入更大。后世各名家所主张的左右寸、关、尺三部分配为心、肝、肾，肺；脾、命……与“手检图”所载亦大有出入。难以一一详举。

（2）本节所述三阴三阳的病症，与《内经》亦不相同，例如，足阳明经疾病，本节载：“动苦头痛，面赤热，大便不利，肠鸣，不能食，足胫痹……”而《灵枢·经脉篇》载：“……是动则病洒洒振寒，善呻数欠，颜黑。病至则恶人与火，闻木音则惕然而惊，心欲动，独闭户塞牖而处。甚则欲上高而歌，弃衣而走，贲响腹胀……”两者相比，出入极大，其他各经，大概类此。

（3）本节所论五脏脉中与《素问》平人气象论所记载的五脏脉有异同处。略举之，如：本节认为如风吹毛为肺的病脉，而《素问》却认为是肺的死脉；如张新弓弦为肝的病脉，而《素问》却认为是肝的死脉；如鸡践地是肝的死脉，而《素问》却认为是脾的平脉；弹石是肾的病脉，而《素问》却认为是肾的死脉。

总之，《脉经》卷十及“手检图”不但与《灵枢》、《素问》、《难经》所载分配脏腑出入甚巨，即《脉经》各本亦互有出入，如张柏的《脉经真本》比钱熙祚的《脉经》多出任脉、冲脉、督脉三条。如此古代名家，聚讼一堂，何是何非，留待研究。

## 附：序跋，据校、引用、参考书目

为了阐明原委，俾阅者能了解该书流传大概情况，所以我们拟在这里把所获得版本的序跋等，附录于下。

## 重刻《脉经》书后

右《脉经》十卷旧本，得之京肆，为道光间嘉定黄氏刻本。颇加校正，凡注中“案”字以下所云，并是。独怪其雕工纸色甚恶劣，字句多脱误。或已为坊间翻本，非黄氏原刻矣！然亟求原刻，绝不可得。夫自叔和撰为此经，历千数百年，迭更表章，而不能大显于世。至于今日，寰中几无存书。尝历江淮，走燕赵，编询书肆，都无所得。金山钱氏刻入守山阁丛书。而全书卷帙浩繁，印行未广，兵燹以来，存者益寡。则夫博雅好古君子，犹不尽能见之，市医之懵懵，固无可讥焉。学海累年苦病，频危于医。大惧古籍之沦亡，而脉学之传将失其真。生民夭札之祸，将靡所底也。久欲考订刊行，而汩于举业，未克及此，去年秋后，侨寓维杨，入冬多暇。于是取《内经》、《难经》、《中藏经》、《仲景伤寒论》、《金匮方论》、《甲乙经》，凡叔和之所引据者，以及后来各家之引据脉经者，条列其文，更相校雠。嗣复得西法石印守山阁本，虽与黄本互有异同，已多所取证。其显系写刻错误者，悉为厘正。至于字句多寡，诸本各有增减。其无关理要者，及字义可疑，无从考校者，一切仍旧，不敢妄为更改，转失本来面目，亦存古之意也。二、三同志集赀付梓，将广为印行，播之人间。庶几古籍长传，而生灵永赖矣乎！夫数千百年之后，此书之若存若灭，固不得而知之矣。然而古人竭一生之精力，撰辑成帙。但有裨于民生日用者，必有鬼物为之呵护，不使终泯也。虽星相卜筮，犹且如此。况《脉经》之关于黎元甚大，其屡晦而复显，岂偶然也哉！卷首备载历刻《脉经》序跋，庶读者有所考。且以见一书之显晦，亦若有数焉存乎其间也。光绪十七年，岁次辛卯暮春，皖南建德周学海澂初谨书。

## 宋校定《脉经》进呈劄子

臣等承诏，典校古医经方书。所校雠中，《脉经》一部，乃王叔和之所撰集也。叔和，西晋高平人，性度沉靖，尤好著述。博通经方，精意诊处，洞识修养之道。其行事具唐甘伯宗名医传中。臣等观其书，叙阴阳表里，辨三部九候，分人迎、气口、神门，条十二，经二十四气，奇经八脉。以举五脏、六腑、三焦、四时之疴。若网在纲，有条而不紊。使人占外以知内，视死而别生，为至详悉，咸可按用。其文约，其事详者，独何哉！盖其为书，一本黄帝《内经》。间有疏略未尽处，而又补以扁鹊、仲景、元化之法。自余奇怪异端不经之说，一切不取。不如是。何以历千数百年而传用无毫发之失乎？又其大较，以为脉理精微，其体难辨；兼有数候俱见，异病同脉之惑，专之指下，不可以尽隐伏。而乃广述形证虚实，详明声色王相，以此参伍，决死生之分。故得十全，无一失谬，为果不疑。然而自晋室东渡，南北限隔，天下多事。于养生之书，实未遑暇。虽好事之家，仅有传者，而承疑习非，将丧道真，非夫圣人，曷为釐正？恭惟主上，体大舜好生之德；玩神禹叙亟之文；椎锡福之良心；鉴慎疾之深意。出是古书，俾从新定。臣等各殚所学，博求众本，据经为断，去取非私。大抵世之传授不一，其别有三：有以隋巢元方时行病源，为第十卷者，考其时而缪自破；有以第五分上下卷，而撮诸篇之文，别增篇目者，推其本文，而义无取。稽是二者，均之未睹厥真，各秘其所藏尔。今则考以《素问》、《九墟》、《灵枢》、《太素》、《难经》、《甲乙》仲景之书，并《千金方》及《翼》说脉之篇以校之。除去重复，补其脱漏，其篇第亦颇为改易。使以类相从，仍旧为一十卷，总九十七篇。施之于人，俾披卷者，足以占外以知内，视死而别生，无待饮上池之水矣。国子博士高保衡，尚书屯田郎中孙奇，光禄卿直秘阁林亿等谨上。

熙宁元年七月十六日

## 宋刻《脉经》牒文

国子监准监关，准尚书礼部符，准绍圣元年六月二十五日敕，中书省尚书省送到礼部状，据国子监状，据翰林医学本监三学看治任仲言状，伏睹本监，先准朝旨，刊雕小字圣惠方等共五部出卖，并每节镇各十部，余州各五部。本处出卖，今有《千金翼方》、《金匮要略方》、《王氏脉经补注》、《本草图经》、《本草算之》皆医家要用，而不可阙。本监虽见出卖，皆是大字官本，贫民难于辨钱请买。兼外州军，尤不可得。欲乞刊作小字，重行校对出卖，及降外州军施行，本部看详欲依国子监申请事理施行，状候指挥。六月二十三日奉圣旨，依奉敕如右牒到奉行都省前批六月二十六日未时付礼部施行，仍关合属去处，主者一依敕命，指挥施行。

绍圣三年六月

## 宋广西漕司重刻《脉经》序

硕少时母多病，课医，率不效。因自誓学为方，求古今医书，而穷其原。得所谓王叔和《脉诀》者，怪其词俚而指浅。更访老医，得《脉经》十卷。盖祖黄帝、岐伯、扁鹊经、以及于张氏《伤寒论》，条贯甚明，真王氏书也。验之乃建本，自是求之建阳书坊，绝无鬻者，极亦不存。嘉定己巳岁，京城疫。朝旨命孔硕重诸医。治方药以拯民病。因从医学，求得《脉经》。复借各本校之，与予前后所见者，同一建本也。乃知《脉诀》出而《脉经》隐。医者不读，鬻者不售，板遂亦不存。今之俗医，问以王氏书，则皆诵《脉诀》以对。蜀人史堪，以儒生名。能依其所著方书脾胃条引《脉诀》中语。而议之曰："此叔和知之而未尽也"。予每叹曰："冤哉叔和！如史载之之工，尚引诀而罪问，余又何怪焉！"因思今世俗医，知有朱氏《伤寒百周》而不知有《伤寒论》。俗儒知诵时文，而不知诵经史，其过一律也。因取所录建本《脉经》，略改误文，写以大字，刊之广西漕司，庶几学者，知有本原亡。然恨无他本可校，以俟后之仁者。侯官陈孔硕序。

# 附录

## 王氏《脉经》后序

医之学以七经为本，犹儒家之六艺也。然七经中，其论脉理精晰，莫详于王氏《脉经》，纲举目分，言近旨远。是以自西晋至于今日，与黄帝卢扁之书并传。学者咸宗师之。

南渡以来，此经罕得善本。凡所刊行，类多讹舛。大任每切病之。有家藏绍圣小字监本，历岁既深，陈故漫灭，字画不能无谬。然昔贤参考，必不失真。久欲校正传之，未暇。兹再承乏医学。偶一时教官，如毛君升、李君邦彦、王君邦佐、高君宗卿，皆洽闻者，知大任有志于斯。乃同博验群书，孜孜凡累月，正其误千有余字。遂鸠工创刊于本局，与众共之。其中旧有阙文，意涉疑似者，亦不敢妄加补注，尚赖后之贤者。嘉定丁丑仲夏望日濠梁何大任后序。

## 元刻《脉经》移文

皇帝圣旨里江西湖东道肃政廉访司来申备龙兴路医学申教授谢缙翁关切。惟儒学以仁义立教，扶植纲常，使天下不犯刑宪；医学以仁心立教，拯救疾病，使生民不致夭瘥。故医之《素问》、《难经》，与儒之六经，相为表里。皆古圣人以利天下后世为心者也。医经之中，王叔和《脉经》十卷，诚为医门不易之法。如蒙将《脉经》刻布流传，诚可裨国朝好生之一端也。缘医别无钱粮，如将上项《脉经》，于儒学内支用有余钱粮，刻布传远，幸甚。保结关请照验，准此，申乞照详得参详医学申请，刊雕《脉经》若于合属学院有余钱粮去处，约量拔支工价，顾匠刊雕成书，从本司收贮印行，似为便益，未敢悬便，申乞照详施行。得此，准申宪司合下，仰照验不妨，本职从省计料，合用工匠、物价、钞，估体见数、就行龙兴路学羡余子粒钱内，支拨刊雕，申司施行。须至指挥右下江西等处，儒学提举柳文林准此。泰定四年六月初四日中奉大夫江西湖东道肃政廉访使朵列秃。

## 元刻《脉经》序二首

晋太医令王叔和撰类《脉经》十卷，其言原本《黄帝内经灵枢》、《素问》，而翼之以扁鹊、仓公、华佗、张仲景、皇甫士安之论，称其为医家之一经矣。今《脉诀》熟在人口，直谓叔和作。而不知叔和所辑者《脉经》耳。当叔和时，盖未有歌括之作。疑宋之中世，始次为韵语。须便讲习，摭其条肄，而忘其根节者也。熙宁中，有旨出内府所藏古医经方书，命光禄卿林亿等典领校雠，镂极行世，而《脉经》与焉。朱文公于庆元初，跋郭长阳医书。谓俗间所传《脉诀》，词最鄙浅，非叔和本书。世之高医，明其为赝，遂委弃之。而独有取于直指高骨为关，分前却为寸尺以定阴阳之位。为合于《难经》，则《脉经》之传已隐，虽文公亦似未知其正出《脉经》也。嘉定始元，上遡熙宁，一百四十年，闽中陈孔硕借得医局建本，是书用阁本参订互考，刻之广西漕司。兵燹以来，极复不存，知者亦寡，况望其传哉？予至江右之明年，与医学教授谢君缙翁，论古书之废。慨然欲以《脉经》刊置学宫。使人知古昔圣贤，开示医道之源委，未尝遗外于理者，如此。间请于廉访使师公。公曰："医之有经，取以利人。利焉而传。是焉可泯？

子盍谋诸!”会承命稽覆学食钱，得其羡赢。以属宗濂书院山长董天衢，聚工计庸，付之剞劂，既月告成。其卷帙篇第，一用陈氏广西之旧，而不敢辄加增损，志存古也。噫！古书废缺，世未经见，奚独此哉！惜予之心力，不能以偏及之。而姑识其端，以俟世之君子有发焉耳。元泰定四年九月二十五日东阳柳赟述。

医家以切脉为难事。自《素问》、《难经》及仲景书，皆论其要。至西晋王叔和，始汇集诸书，作《脉经》十卷。唐孙思邈著《千金方》及《翼方》，取其书为持脉法。今称王叔和《脉诀》者，不知起于何时。惟陈无择《三因方》序脉云：“六朝时有高阳生者，剽窃作歌诀。刘元宾从而和之。“其说似深知《脉经》者。而于篇后，又自著七表八里九道之名，则无择盖亦未尝详读《脉经》者也。按《脉经》论脉，形状秘诀，二十四种，初无表里九道之目。其言芤脉云：“中央空，两边实”。又云：“减则为寒，芤则为虚，寒虚相搏，妇人则半产漏下，男子则亡血失精”。又云：“脉浮而芤，浮则为阳，芤则为阴”。《脉诀》乃以芤为七表之阳脉。仲景辨脉法云：“脉浮大数动滑，阳也。脉沉涩弱弦微，阴也”。而《脉诀》九道，以动为阴；七表以弦为阳。似此之误颇多。《脉经》则与仲景合，而经中第十卷，分上下中央为九道者，的然非歌诀九道之谓也。宋熙宁初，林亿校正《脉经》序中，于《脉诀》未尝见称。陈孔硕序始云：“《脉诀》出而《脉经》隐”。愚疑《脉诀》或熙宁以后人所作，是不可得而知也。缙翁先世藏《脉经》官本及广西本，窃尝诵而习之。后又得乡人黄南牖家本，校雠无误，挈来予章。幸受知宪使师公，及儒学提举柳先生。间请刻之儒学，以惠久远。二公不鄙其言，慨然成之。自今而后，学者得见是经，而用其心，则歌诀之舛者，不待辨而自见矣。经中颇有疑字，不敢辄改辨而正之，姑俟后贤。泰定四年，岁次丁卯，闰九月既望。龙具路医学教授谢缙翁敬书。

## 明福建承宣布政使司右参政徐付校《脉经》手札

此王氏《脉经》真本也。后依韵而成歌，不免牵缀。一字失真，百身莫返。心窃痛之。顷从马钟翁老先生家得此本，不啻万金。便欲梓播寰中。但经文句解，参错不分，字既纤细，中多模糊。万一传讹，所击匪细。惟足下兼体好奇，博通群艺。敬劳校正，大书登梓，是为轩歧增一羽翼也，足下阴功，岂微也哉！建初已达鄙意，想蒙亮察。友生徐中行顿首拜，殿撰景从袁先生足下，万历三年二月十日。

## 袁校《脉经》书后

西晋太医令王叔和作《脉经》十篇，凡十万口千余言。其首篇论著，人脉有三部。曰寸，曰关，曰尺。持脉之法，大都二十有四种：曰浮，曰芤，曰洪，曰滑，曰数，曰促，曰弦，曰紧，曰沉，曰伏，曰革，曰实，曰微，曰濇，曰细，曰软，曰弱，曰虚，曰散，曰缓，曰迟，曰结，曰代，曰动。次本其所主五脏六府，阴阳、荣卫、虚实、顺逆、轻重、从横、伏匿、迟疾、短长，射人疾病所起，与其将差难已之候。其第二、第三、第六篇，著人脉本五脏六府十二经，五脏：曰肝，为足厥阴，心，为手少阴；脾，为足太阴；肺，为手太阴；肾，为足少阴。六府：曰胆，为足少阳；小肠，为手太阳；胃，为足阳明；大肠，为手阳明；膀胱，为足太阳；三焦，为手少阳。十二经之外，又有奇经八脉：曰阳维，曰阴维，曰阳跻，曰阴跻，曰冲，曰督，曰任，曰带。因以各举其阴阳之虚实，形证之同异，用为施治补泻之方。其第七篇论著治病之法，大都有八：曰汗，曰吐，曰下，曰温，曰灸，曰刺，曰火，曰水。察人阴阳交并，虚实，生死，损至，以合治法可否之宜。第四、第五篇，决四时百病生死之分，本仲景、扁鹊、华佗所以察声色消息死生之理。第八篇著杂病治宜。第九篇平妇人童子。其末篇，有手检图二十一部。今观其文，则皆复论十二经脉，与奇经八脉、三部，二十四种。形证所属，无图可见。岂叔和所著，故有图，久不复传耶？乃宋臣林亿劄中，则称世之传授，其别有三；有以隋巢元方《时行病源》为第十篇；有以第五篇分上下，而撮全经之文，别增篇目者；亿曾据《素问》、《九墟》、《灵枢》、《太素》、《难经》、《甲乙》、仲景诸书，校其脱漏，仍为十篇以传。则知末篇传疑已久。亿但补正其文，而所谓手检图二十一部云者，直存旧目，无从考证耳。夫医亦多术，而切脉称巧，乃自古记之矣。神圣不代生。即粗工庸术，亦难语巧。脉书可废哉！今读岐黄《内经》、《太素》、《难经》、仲景诸书，尚矣。其于脉间出绪论、未睹成书。叔和生平载之后，隐括古今，洞督玄微，旁喻曲证，爰著是书，为切家指南，其衮然称经宜尔。其后二百余年，唐甘伯宗作《名医传》亟称叔和。盖是经行于世，白晋迄唐，未始废也。五代高阳生始为《脉诀》歌，而经因掩不行。彼歌固援经勦说以便粗工者。今其所立七表八里九道之目，即内外阴阳，已大戾厥旨，他无论已。世医习之，杀人何算哉！宋熙宁中，是经复出秘阁。历元世已三授刻，世终鲜用，书亦不传。夫医一技耳，复古之难尚尔，可叹也。表自总非，母老多病，已稍稍习方脉。尝取俗所传《脉诀》读之，心弗善也。及举，偕计北上，偶得是经。顾古本漫漶，了不可读。又其经文训解，往往参错不分。久之稍为厘正；试诸方脉辄验。间举以语医，医都不省也。会参伯龙湾徐公，出是本命校，莱与表所藏同本。受之，犁然有当于心。不揣固陋，为之订繁乱，芟重复，正脱讹，以所旧闻，闻为补注。踰月编成。公命余俸，刻布寰中，嗟夫，是编为世复瓿，复二百余年于兹矣。阐幽举废，诚待其人也乎哉！虽然，表窃有闻焉。夫射与御，小技也。飞卫、泰豆以其术鸣当时，而声称后世，诚得其理也。彼其视弓矢辔衔，若衣与食然。而其审固乎百步之内，回旋进退于六焉之间者，犹饥之于食，寒之于衣也。其于弓之劲耎，矢之铰钝，马之驽骏，以至乎箫弣㴍弭镝括箙韇之需，镳羁韁鞚轮辕轫辖之具，其为良恶端衺坚脆工苦，皆可以目逆而神解也。夫然后得之于候，应之于矢；得之于马，应之于辔；得之于手，应之于心。不以弦振，不以策驱。神闲体正，百中不虚，而二十四蹄，投之所适，都无余地。此无他，精之也。是故学射者，弧簳未操，必先以悬虱之视；学御者，策绥未即，必试以容足之木。何者？其操术诚精，则粗者不足辨也。是经所称方脉形候，千状百态，亦弓矢与衔辔之类也。虽然，贯虱之视，不容瞬也。容足之塗，不可失也。亦精之而已矣。昔蒲且之弋也，弱弓纤缴，乘风振之，落双鶬于云表。詹何悟其术，放而学钓。夫射与御之法，固医者之法也。吾又安得乎悟弋而钓者与之言是经哉！万历三年暮春晋安袁表谍。

## 重刻《脉经》叙

《脉经》者，西晋太医令王叔和集扁鹊、张仲景、华元化诸先哲所论脉法之要，并系之以证。俾后学知所适从。其于伤寒，尤加详焉。其义幽微，其文简古。近代医者浅陋，罕有探讨，其书遂不行于世。间有抄本刻本，时代渐远，伪谬颇多。余于暇日，稍为订证，注其所可通，阙其所可疑。庶几读者，易以通晓。嗟乎！脉理精微，非高明超悟者不能得。世降已极，圣师罕睹，不由真诠，何缘得入其门耶！哲人往矣，遗言独存。历代名师，莫不祖其微义，嗣其宗旨，始得各著神奇。信乎！医门之龟鉴，百世之准绳也。其衣被医流，靡有终穷矣。校雠甫毕，吾友于润甫别驾，见而奇之，曰：“是书得行，诚有俾于医道。其为利济宏且远矣。”亟取付梓人。既终事，余为序诸简端以传世云。

天启甲子孟冬月江左遗民缪希雍撰

## 重刻《脉经》序

昔在黄帝通天地之至数，合人形气血，分以三部，察以九候，别以七诊，必先知经脉。经脉者，十二经自然之脉也。十二经皆有动脉，而独取寸口，自秦越人。然考《素问·玉版论》云：“行奇恒之法，以太阴始”。盖气口成寸，以决死生，当于此而求之。其法盖出于黄帝以前，非秦越人所创也。古诊法不传。汉张仲景《伤寒论》篇，犹详辨趺阳、少阴之脉。论者谓危急之病，脉不见寸口者，可以古法通之。而在平时，则不如以关脉为趺阳，尺脉为少阴之为愈，则越人所定，固千古不易之大数矣。

素、难诸书，文义古奥，读者难之。越人《脉经》，久不行世。西晋王叔和出，纂述岐伯、华佗等论脉要诀，叙阴阳表里，辨三部九候，分人迎气口神门，条十二经，二十四气，奇经八脉，五脏、六府、三焦、四时之疴，凡九十七篇，成《脉经》十卷。医家宗之，尊为一经。宋熙宁中，命林亿等校正刊行。迨其后高阳生，撰造《脉诀》，嫁名叔和，鄙俚肤陋，俗工便焉。其间如七表八里九道之非，动阳弦阴之误，二十四种脉，增“长”“短”，而去“数”“散”之舛。滑伯仁诸公，皆尝辨之。而赝编既显，真本转微。奉者方珍为秘书，攻者并因而集矢。流传辗转，愈晦愈蚀。元明以来，此书之存，不绝如线矣！大医之治病，犹人之治水也。水周流于天地，脉传注于人身，而要必有其会归之处。江汉旁出为沱潜，沱潜旁导于他水，而其汇流也，以江汉为归。经脉从中焦注乎太阴、阳明。阳明注足阳明、太阴。以达于足少阳、厥阴。而其还注也，以手太阴为归，不察其流，无以辨也；不会其源；无以统也。轩歧之书如《禹贡》，王氏之书如桑郦之《水经》。读《水经》知《禹贡》水道之端委；读《脉经》知《内经》脉法之精微，世医因讹袭谬，习歌括数十条，诩诩然自以为知脉，而其矫为高论者，则执“上工望而知之，中工问而知之，下工脉而知之”之说。于是四诊之法遂置切脉为末务，而不复究心。呜乎！岂非王氏之书不明，以至此哉。余于医经诸家之旨，夙所参稽，访求此书，维有年所。适前万安令朱君以家藏旧本，呈于郡伯张古愚先生。先生以视予，属为付梓。按是书有前明赵邸居敬堂刻本十卷，此本为万历中三山袁君校刊，其版均佚。国朝乾隆中，诏开四库历代旧笈，蒐采大备。独此书未经进呈。夫以叔和之博通经方，潜心著述，讲习讨论，勒为成书。而千百年来，湮沉销没，不获与所编《伤寒论》同登天府。采辑之疏，其咎固有不得辞；而亦可见其为难购之秘笈也。兹者，已坠之绪，幸而复续；已逸之简，仅而得传。运际休明，人无夭札，物无疵疠。遗编之显，适当其时，其斯民仁寿之徵也已！是书出，明医家之一镫，正脉法之大轨。读者得由是而窥古经之秘，祛脉诀之讹。济人利物，端有赖焉。是固郡伯之盛心，而亦余之素志也。刻既成，爰书其颠末。时嘉庆十有七年会稽沈礼意心斋书于南昌官廨。

## 校订《脉经》书后

医之为道，审脉为难，《内经》所载诊法不一。扁鹊仲景所益滋多。故晋王叔和裒萃诸家著《脉经》十卷可谓皇然大备矣。虽参错而录。不无小疵。然所采之书，今不半存。古法之不亡，伊谁之力欤！有唐以前，咸重其书，故《千金方》所录独多。自宋《脉诀》出托名叔和，而此书以晦。元明学者，多未得见，虽心知《脉诀》七表八里之谬，各自为说。大抵不过取《千金方》中二十四脉象射病之法而已。其三部四经，脏气经络，趺阳少阴诸法，识者盖寡焉，岂非由是书不行之故耶！柏自有识以来，即留心医术，求是书二十余年，不可得见，今年仲春，友人陈卯生。自巴州抄寄朱萩原刺史所藏本，伏而读之，见古人之法，灿然毕具。夙昔之疑，一朝冰释，幸何如也。但是书数经传写，别风淮雨，错误实多。苦无善本雠校，爰以《内经》、《难经》及《千金方》等详订之，其意义稍异，则注之于下。有识之士，自别是非，若文义难通，而无证者，仍从阙如，以俟君子！时道光十二年壬辰岁仲夏丁未朔之望后一日，汉州后学张柏识于成都之敦彝堂。

## 校刊《脉经》书后

萩原先生家藏《脉经真本》，已历数世，累欲刊行而未果。自服官后，珍之行箧，弗轻示也。前在江右，曾假刻于南昌令。会稽沈君心斋今兹莅泸，又自刻此本，以广其传。盖先生存古之心与寿民之念，均有肫肫不能自已者。津少从先辈游，即闻叔和之《脉经》与坊行之《脉诀》异，而遍访不可得。友人张君庸舟尤嗜古方。书讯之，亦深以不见为憾。意其亡佚已久。然读前贤著录，往往称引及之，则又疑此书之尚有弃而存之者，三十年来未尝释然也。前年春，从侍先生于巴渠，始得请而读之。见其义精辞隽，明轩岐之奥旨，著万病之根由，有条不紊。唐宋以后，诸名家之榘矱咸在，益信伪者之不足以乱真。彼其称名曰“诀”，原为便于庸流而设。读者见识卑隘，目不睹叔和之作，遂相习嫁名而不觉耳。夫以三十年求之不得，一旦见之，快也何如！爰录一编，留之巾笥，将与好古之士，同加尝鉴，乃庸舟尤喜得之。更徵之古笈，为之补正其阙误，视林注有加。持视先生，深以为善。兹刻盖即仍其校本。然先生每于公余之暇，輙复亲为考订，然后付梓，抑何慎也！

后之学者，诚能于是研求，则庶乎知所依归矣。津承刊雠之役，莫能有所赞襄。仅于文字通俗之间，原刻有未当者，稍为厘定，以便初学而已。剞劂既竣，因书其颠末。时道光癸已中秋日金堂陈一津识于江山平远楼。

## 重刻《脉经》序

《脉经》一书，藏余家有年。余固不知医，以先世旧笈，罔敢失坠。岁壬申，阳城张吉愚先生见之。属会稽沈君心斋重刻于南昌，俾真本得以行世。而阳湖恽君子居亦序其历刻之由，载所著大云山房文稾中。无何，沈君谢世。其版不知度置何所，仍不复行。盖此书之传，若斯之难也：当重刻时，余得有印本数帙，旋为人取去。帷原本仅存，擕以入蜀。汉州张君庸舟，闻而好之。属友人金堂陈君卯生，抄本以去，张君精于医，迺取《灵素》、《难经》、《伤寒论》、《千金方》诸书，正其阙误。陈君复加参校，持以视余。请再刻以广其传。余惟医之为道，证治百端，而脉学莫专于是书，亦莫精于是书。顾为伪诀所淆。南宋时，坊间已无鬻本。元明屢有官刻，而流播不广。承学之士，有不得见者，盖数百年。此本之存，断而复续。然后知古人覃心撰述。其学洞阴阳；其功在人世，其精神足以自永于天地之间，而不至终晦。斯不特医宗得所指归，而艺林固当珍为秘籍也。张陈二君，选为考校，诚有功于是书。而在吾家留传至余，得以两付刊刻。亦不可谓非厚幸。他时倘沈本复出，与余刻相辅以行，则此书之大显于世，其必有日也已！是为序。道光十有三年岁次癸巳，秋八月，侯官朱锡穀撰于四川泸州官署。

## 重刻《脉经》序

晋王叔和《脉经》十卷，《隋书》、《新旧唐书》、《宋史》各经笈志皆有之。此本为明万历三年福建布政司督粮道刊本，有袁表后序。其卷，首列宋熙宁元年国子监博士高保衡等，请镂版劄子并校正及进呈，各衔名次列广西漕司重刻陈孔硕序；次列元泰定四年江西龙兴路重刻移文，并柳赟谢缙翁序。盖此书前后凡四刻矣。各序皆斥五代高阳生《脉诀》援勦经说。粗工便之，致此书传习不广，此医学所以日陵夷也。袁表后序言，第十卷录载手检图二十一部，而卷中止复论十二经脉，奇经八脉，三部二十四脉，无手检图。高保衡劄子言，俗本有二：其一，分第五卷为上下卷；其一，入隋巢元方时行病原一卷为第十卷，意者本经第十卷手检图已亡，后世据所见，或分第五卷，或入元方书，以足十卷之数欤？若是，则今之第十卷，亦高保衡所改定，非本经原文也。菽原朱君世藏此书，沈南昌重刻行世，移卷首徐中行书附之后序之左，以从时世，并于十卷录下，删夹注十二行，以注意见后序中，不应复列也。若夫是书之精微博大，足以发轩岐之奥窔，通天地之门户，则四刻各家具言之，学者可得其要领矣。阳湖恽敬子居撰。

## 重校《脉经》序

昔程明道先生曰："人子事亲，学医最是大事。今人视父母疾，一任医者之手，岂不害事！必须识医药之道理，别病如何？药当如何，故可任医也。如自己曾学，今医者说道理，便自见得；或已有所有，亦要说与他商量"。此即先生格致之意也。炽尝读之，而知先君荫斋公之注释《济阴纲目》，家叔海舫公之蒐讨《脉经》者，有由来矣。夫《济阴纲目》，明武叔卿先生之编辑，未梓而没于世者也。《脉经真本》，晋王叔和先生之手著，七刻而失其真者也。丙辰岁，锡三姚君与家海舫叔商定，续刊《济阴纲目》。命炽任雠校。兹既讫其事矣。海舫叔又出朱蔬原先生重刊《脉经真本》，鸠工付梓，欲广其传。复命炽细加考证。炽素不知医。而有母在堂，调摄攸关，不得不稍事涉猎，为事亲之一助。奈赋质遏钝，朝夕钻研，迄未有得。兹承叔父命，不敢固辞。因就原本，遍览详核。信者仍之；疑者阙之。管窥蠡测，未知有当否耶？世有博雅君子，倘匡其所不逮，不惟炽之大幸，抑亦是书之大幸也夫。

时咸丰七年丁已秋七月既望泾阳张尔炽辅清谨识。

## 《脉经》跋

西晋王叔和，取素难以下诸家论脉之文，分类编次，为《脉经》十卷。宋林亿称其："若网在纲，有条不紊，使人占外以知内，视死而别生"。可谓推崇之至矣。而西昌喻氏，则谓："于汇脉之中，间一汇证，不赅，不贯"。抑知形有盛衰，邪有微甚。一证恒兼数脉，一脉恒兼数证。故论证不论脉，不备；论脉不论证，不明。王氏汇而编之，深得古人微旨。又西晋时，去古未远，所据医书皆与今本不同。如第七卷云："伤寒一、二日至四、五日厥者，必发热。前厥者，后必热"。今《伤寒论》，误作"前热者，后必厥"。按厥阴之病，乃阳陷入阴，而非有阴无阳。今虽郁极而厥，然阳邪外达，将必复为发热也。故下文即云："厥深者热亦深，厥微者热亦微"。"厥热"二字，误为颠倒，则非其义矣。第七卷又云："脉浮而紧。浮则为风，紧则为寒。风则伤卫，寒则伤营。营卫俱病，骨节烦疼，可发其汗。宜麻黄汤"。今《伤寒论》脱"宜麻黄汤"四字。致后人误解为大青龙证。按大青龙汤，用麻黄以解表，石膏以清里，本为外伤风寒，而内伏暍热者设。此条但言风寒，而无烦躁之内热，其非大青龙证，明矣。第八卷云：“寸口脉迟而缓，迟则为寒，缓则为虚。营缓则为亡血，卫迟则为中风”。今《金匮要略》，“卫迟”误作“卫缓”。按缓与迟相类，而实不同。迟以至数言，缓以脉形言。故《伤寒论》又云：“阴脉浮大而濡，阳脉浮大而濡，阴脉与阳脉同等者，名曰缓也”。“营缓则为亡血”，申明“缓则为虚”。“卫迟则为中风”，申明“迟则为寒”。古书虽一字，不容擅易如此。第八卷又云：“趺阳脉当伏。今反数，本自有热。消渴小便数，今反不利，此欲作水”。今《金匮要略》，“消渴”误作“消谷”。按消渴而小便不利，则所饮之水，无从下泄。势必外走于皮肤分肉之间，而为水证。若云“消谷”，何以决其为水耶？他如第二卷云：“圣人图设沟渠，通利水道，以备不虞”。今《难经》“不虞”误作“不然”。第六卷云：足阳明之脉，下循鼻外，上入齿中”。今《灵枢》，“入上”二字误倒。又云：“其支者，下膝三寸而别”。今《灵枢》，“膝”误作“廉”。又云：“足少阳之脉，循足跗上出小指次指之端。”今《灵枢》误作“入小指次指之间”。第七卷云：“汗出而热留者，寿可立而倾也”。今《素问》误作“病而留者”。《甲乙经》又误作“热而留者”。推寻文义，当以《脉经》为正。第五卷引张仲景论脉二条，在《伤寒论·平脉篇》中，可证此篇为仲景原文。又引扁鹊脉法，并不见于《难经》，而书中引《难经》之文，又不称“扁鹊曰”，可见《难经》，不知何人所作，《新唐书》属之秦越人者，妄也。医家不知考古，往往舍本逐末，此本由叔和裒集而成。今去叔和又千余载，古书日渐散佚，赖是以略存梗概。洵为医林中不可多得之书。明有吴勉学校本，刊入医统正脉，多脱误不可读。惟袁景从校本，稍为完善。然或以意删改，弥失本真。此书不著录于四库。恐其久而遂亡。故汇集诸书，重为校正付梓，以广其传。其无古书可证者，虽有谬误，因而不革。不敢以一知半解，窥测古人也。道光辛丑重五金山钱熙祚识。

## 《脉经》书后

晋太医令王叔和著《脉经》十卷，考隋书经笈志及唐志所载，并同。宋高阳生譔《脉诀》，伪托叔和书。世之业医者，便于习诵。《脉经》遂无有究心者。铉家旧藏钞写本一册，亥豕难读，不知何人手校。戊戌岁，借阅毛君生甫家元泰定本，卷帙不全，字句亦多舛错。从第次欧，曾购得明刻本二：一，袁氏表校本，卷末识童文举复校重梓，与铉所藏写本，互有不同。一，赵府居敬堂刊本，脱讹尤多，就中显误者易之，其有异同处，存疑加案语一二。按是书宋熙宁初林亿等奉敕校正刊行。嘉定间陈孔硕又校刊之。元泰定四年，柳赟谢缙翁校刊于宗濂书院，略加辨正。注中有“一作某字”及“疑有阙误”等，似不尽林亿原文，而无可区别。袁氏书后云：“以所旧闻，间为补注”。亦未有标识。今据泰定居敬本所无者，为袁氏补注，而别以“袁校”“袁氏”云云。不没前哲苦心，而古书真面目，亦不至失而愈远矣。王君荆门秦子易甫诸子奉之，悉心校勘。并考证《内经》、《难经》、《伤寒》、《金匮》诸书，以订其伪，不可谓非叔和功臣矣。至《脉诀》鄙浅纰缪，自宋朱考亭先生论定后，屡为诸家攻驳。元戴启宗作《刊误》二卷。明李濒湖复出《脉学》一书。自是以来，《脉诀》遂废，医学廓清。独《脉经》刻本，世少流传。铉学识浅陋，不能测其渊微。乃既赖诸君考覈之勤，不敢秘诸箧笥，爰付剞劂氏。后之好学深思之士，或得古人妙用，不爽毫厘，则是刻不为无补尔。道光二十三年癸卯五月嘉定后学黄铉子仁氏谨跋。

## 重刻《脉经》序

昔在黄帝通天地之至数，合人形气血，分以三部，察以九候，别以七诊，必先知经脉。经脉者，十二经自然之脉也。十二经皆有动脉而独取寸口，自秦越人。然考《素问》、玉版论云："行奇恒之法，以太阴始"。盖气口成寸，以决死生，当于此而求之。其法盖出于黄帝以前，非秦越人所创也。古诊法不传，汉张仲景《伤寒论》篇，犹详辨趺阳，少阴之脉。论者谓危急之病，脉不见寸口者，可以古法通之。而在平时，则不如以关脉为趺阳，尺脉为少阴之为愈。则越人所定，固千古不易之大数矣。素·难诸书，文义古奥，读者难之。越人《脉经》，久不行世。西晋王叔和出，纂述岐伯，华佗等论脉要诀，叙阴阳表里，辨三部九候，分人迎气口神门，条十二经、二十四气、奇经八脉、五脏、六府、三焦，四时之疴，凡九十七篇，成《脉经》十卷。医家宗之，尊为一经。宋熙宁中，命林亿等校正刊行。迨其后高阳生，撰造《脉诀》，嫁名叔和，鄙俚肤陋，俗工便焉。其间如七表八里九道之非，动阳弦阴之误，二十四种脉，增"长""短"而去"数""散"之舛。滑伯仁诸公，皆尝辨之。而赝编既显，真本转微。奉者方珍为秘书，攻者并因而集矢。流传辗转，愈晦愈蚀。元明以来，此书之存，不绝如线矣！夫医之治病，犹人之治水也。水周流于天地，脉传注于人身，而要必有其会归之处。江汉旁出为沱潜，沱潜旁导于他水，而其汇流也，以江汉为归。经脉从中焦注手太阴、阳明。阳明注足阳明、太阴。以达于足少阳、厥阴。而其还注也，以手太阴为归。不察其流，无以辨也；不会其原，无以统也。轩岐之书如《禹贡》，王氏之书如桑郦之《水经》。读《水经》知《禹贡》水道之端委；读《脉经》知《内经》脉法之精微。世医因讹袭谬，习歌括数十条，诩诩然自以为知脉。而其矫为高论者，则执"上工望而知之，中工问而知之，下工脉而知之"之说。于是弦芤代伏之异说，或为二十四脉，或为二十七脉，则又难更仆数者矣。高阳生按《脉经》而为《脉诀》，初亦不敢异经。其后鲁鱼亥豕，遂至阴阳颠倒，讹误不少。若非取本经，起而正之，其遗害岂有穷乎？若夫脉家之说，亦有过者。分浮中沉，足矣，乃更分为五；分尺关寸，足矣，乃言及尺关，关寸之界。每人各异其脉，乃分为春弦夏洪；每脏各异其脉，乃分为日中、平旦。此皆过于求精细，而反泥者也。瘀涎之症，当识其地，火毒之症，当辨其路。伤寒者，传尸，阴阳易之虫症，诗所谓“蕴隆虫虫”者也。乃仅称热病。痘疹者，流注天蛊之虫症，诗所谓“蟊贼蟊疾”者也。乃仅称疮疥。人非脏裂肠断，无不可医。乃列不治之症太多。此皆过求穿凿，而反疏者也。然自神农以来，医圣医仙之脉论，叔和悉集而为书。又自加体验，察万人之脉，觇其同异得失，久则习伏众神，遂臻神悟。投其所向，鲜有过差。可谓集脉象之成者矣。虽时异世变，总不能出其范围。秋奕，仃丸，稽琴，阮啸，一艺通神，皆足千古。况脉其大者哉！是书首宗黄岐，附以诸贤，参以己意。称之曰经，不为僭矣。孔子曰：“人而无恒，不可以作巫医”。后世称巫为佛，称医为仙。至与儒宗礼乐，鼎足而称三教。祠庙赫奕积久弥尊。世之择术者，可以知所处矣。道光己酉年孟夏月奉新寄沈廖积性谨撰。

## 重刊《脉经》序

甚哉！医道之难也。非医道之难，医道而精于切脉者为难。盖人禀天地之气以生，有阴阳表里之殊，三部九候之辨，人迎气口神门之分。十二经脉，二十四气参变无穷。证候百端。医者占外而知内，视死而别生，非资于指下，则无能为役矣。西晋王叔和先生著《脉经》十卷，条贯详明，会归指下。真切脉之经旨也。迨后五代高阳生阴坏盗名之心，思为欺世之举。剽窃《脉经》为《脉诀》歌。又恐己见不足以服众也，仍标叔和之名。刘九宾从而和之。于是后世学者，群奉为玉律金科。遂至《脉诀》传，而《脉经》晦。柯性庸钝。自解句读以来即爱轩岐之道。尝读《脉诀》，见其文理多谬，意不相联。尝于广坐中，质之业斯道者，大都莫解，佥曰：“此叔和之未尽善也”。时先荫斋兄在旁，犹慨然曰：“冤哉！叔和。夫叔和自有《脉经》在焉。惜汝未之见耳，近闻川东道菽原朱君，重梓于西蜀官署。若得购而观之，则碔砆不得混玉矣”。后族叔百川公自蜀擕书归。柯即披而读之。盖本黄帝岐伯扁鹊经以及张氏《伤寒论》，而荟萃以出之者也。意旨精微，仍复了然心目。与俗所传《脉诀》者，悬若霄壤。柯喜不自胜。以为是书出，而拯瘝疲于荏席之上，使斯民咸登仁寿者，非宗君其谁与归！奈功粗竣，而朱君解任去，以故印刷不广。近闻板又失散。嗟夫！是编断而续，续而断，凡七刻矣。而叔和先生济世之苦衷，终不能大白于天下，几有无可如何之叹焉！柯年近古稀，无功于世。幸家藏《脉经真本》。若不公诸世，则获罪滋甚。是以勉力竭资，付之剞劂。俾后之学者，免惑于他歧。一切疾疢，庶得归于正治矣。至经中，间有疑字，不敢輙改。谨识于巅，以俟高明裁之。后来者，幸有以教我！

咸丰六年十一月二十五日海舫张柯谨序

## 据校书目

一、《脉经》

1. 宋何大任原本，清杨守敬校订本
2. 元广勤堂刊本
3. 明缪希雍本
4. 清道光朱锡谷原刊真本
5. 清道光钱熙祚校订本
6. 清道光黄鋐校订本
7. 清道光廖积性本
8. 清咸丰张柯重刊真本

9. 清光绪周学海本

二、《灵枢经》

1. 人民卫生出版社据明古今医统正脉全书本并参考明赵府居敬堂本及清张志聪集注本校正重印

2. 人民卫生出版社据赵府居敬堂刊，经过校勘标点排印

3. 人民卫生出版社印刘衡如校勘本

三、《素问》

1. 人民卫生出版社 1963 年校勘排印本

2. 《黄帝内经素问》唐·王冰注，商务印书馆印

四、《难经》

1. 《古本难经阐注》清·丁锦注，上海科学技术出版社

2. 《难经本义》元·滑寿著，人民卫生出版社

3. 《难经校释》南京中医学院，人民卫生出版社

五、《伤寒论》

1. 《注解伤寒论》人民卫生出版社印

2. 《影印宋本伤寒论》上海中华书局发行

六、《金匮要略》

1. 《金匮要略浅注》清·陈修园著，科技卫生出版社印

2. 《金匮要略讲义》湖北中医学院编，上海科学技术出版社

七、《千金方》

1. 《千金要方》唐·孙思邈著，上海久敬斋书庄印

2. 《千金翼方》唐·孙思邈著，人民卫生出版社印

八、《类经》

1. 《类经》明·张介宾编，人民卫生出版社印

2. 《类经图翼·附翼》明·张介宾编　崇让堂藏板

# 引用及参考书目

1.《素问灵枢合注》明·马元台 清·张隐庵集注 锦章图书局印

2.《黄帝内经灵枢集注》清·张隐菴注 上海卫生出版社

3.《黄帝内经太素》隋·杨上善撰注 人民卫生出版社

4.《黄帝内经素问》唐·王冰注 人民卫生出版社

5.《内经知要》明·李念莪辑注 人民卫生出版社

6.《素问灵枢类纂》清·汪昂辑注 上海世界书局发行

7.《内经诠释》清·徐灵胎 上海锦文堂印

8.《灵枢识》日本·丹波元简编 上海科学技术出版社

9.《素问识》日本·丹波元简编 人民卫生出版社

10.《灵枢经语译》山东中医学院编 山东人民出版社

11.《黄帝内经素问译释》南京中医学院医经教研组编著 上海科学技术出版社

12.《难经集注》吴·吕广等 明·王九思等辑 商务印书馆排印本

13.《难经本义》元·滑寿著 人民卫生出版社

14.《图注难经脉诀》明·张世贤注 上海大成书局

15.《难经汇注笺正》清·张山雷编注 上海科学技术出版社

16.《古文难经阐注》清·丁锦注 上海科学技术出版社

17.《难经经释》清·徐灵胎 上海锦文堂印

18.《难经译释》南京中医学院医经教研组编著 上海科学技术出版社

19.《难经白话解》陈壁琉编著 人民卫生出版社

20.《伤寒论条辨》明·方有执编著 人民卫生出版社

21.《伤寒论纲目》清·沈金鳌辑 上海科学技术出版社

22.《伤寒溯源集》清·钱潢著 上海科学技术出版社

23.《伤寒论辨证广注》清·汪琥辨注 上海卫生出版社

24.《伤寒贯珠集》清·尤在泾注 清·宋陶性校 上海卫生出版社

25.《伤寒六经辨证治法》清·沈明宗 上海科学技术出版社

26.《伤寒来苏集》清·柯琴编撰 上海科学技术出版社

27.《伤寒论集注》清·张隐庵注释 清·陈莲舫加批 上海广益书局

28.《尚论篇》清·喻嘉言 上海扫叶山房印

29.《伤寒论类方》清·徐灵胎 上海锦文堂印

30.《伤寒尚论辨似》清·高学山著 新医书局出版

31.《伤寒论浅注》清·陈修园著 上海千顷堂书局

32.《伤寒指掌》清·吴坤安撰 清·邵仙根评 科技卫生出版社

33.《伤寒论》上海中医学院中医基础理论教研组校注 上海人民出版社

34.《伤寒论集注》黄竹斋编 人民卫生出版社

35.《伤寒论译释》南京中医学院伤寒教研组编著 上海科学技术出版社

36.《伤寒金匮条释》李产师编著 人民卫生出版社

37.《曹氏伤寒金匮发微合刊》曹颖甫著 上海科学技术出版社

38.《伤寒论类方汇参》左季云编 人民卫生出版社

39.《医宗金鉴》清·吴谦著 人民卫生出版社

40.《高注金匮要略》清·高学山注 上海卫生出版社

41.《金匮要略心典》清·尤在泾注 上海人民出版社

42.《医门法律》清·喻嘉言著 上海扫叶山房印

43.《金匮要略浅注》清·陈修园著 科技卫生出版社

44.《金匮翼》清·尤在泾著　上海文瑞楼印

45.《金匮释义》南京中医学院金匮教研组编著　江苏人民出版社

46.《金匮要略易解》陶葆荪编著　广东人民出版社

47.《金匮要略释义》黄树曾编　人民卫生出版社

48.《金匮要略简释》秦伯未编　人民卫生出版社

49.《金匮要略讲义》湖北中医学院编　上海科学技术出版社

50.《皇汉医学》昭和·汤本求真著　人民卫生出版社

51.《类经》明·张介宾编　人民卫生出版社

52.《类经图翼·附翼》明·张介宾编　崇让堂藏板

53.《针灸甲乙经》晋·皇甫谧编　人民卫生出版社

54.《针灸甲乙经校释》山东中医学院　人民卫生出版社

55.《校注十四经发挥》元·滑寿著　上海卫生出版社

56.《铜人腧穴针灸图经》宋·王惟一　人民卫生出版社影印

57.《针灸资生经》宋·王执中编　上海科学技术出版社

58.《针灸聚英》明·高武　上海科学技术出版社

59.《针灸大成》明·杨继洲著　人民卫生出版社

60.《针灸集成》清·廖润鸿　人民卫生出版社

61.《针灸经穴概要》日本·柳谷素灵　董德懋编评　人民卫生出版社

62.《秘传常山杨敬斋针灸全书》明·陈言　群联出版社出版

63.《循经考穴编》著者姓名失传　上海科学技术出版社

64.《奇经八脉考》明·李时珍　人民卫生出版社

65.《针灸学》南京中医学院　江苏人民出版社

66.《华氏中藏经》清·孙星衍校　商务印书馆出版

67.《千金要方》清·张璐衍义　上海久敬斋书庄

68.《千金翼方》唐·孙思邈著　人民卫生出版社

69. 《三因极一病证方论》宋·陈无择 人民卫生出版社
70. 《巢氏诸病源候总论》隋·巢元方 上海千顷堂书局
71. 《外台秘要》唐·王焘 上海图书集成印书局
72. 《脾胃论》金·李杲 人民卫生出版社
73. 《诊家枢要》元·滑寿 上海卫生出版社
74. 《医家四要》清·程曦等 上海科技出版社
75. 《校注妇人良方》宋·陈自明原著 明·薛 己校注 科技卫生出版社
76. 《脉诀刊误》元·戴起宗撰 上海卫生出版社
77. 《沈氏女科辑要笺正》清·沈尧封辑著 张山雷笺正 科技卫生出版社
78. 《妇科玉尺》清·沈金鳌 科技卫生出版社
79. 《女科经纶》清·肖赓六 上海卫生出版社
80. 《济阴纲目》清·武之望辑著 汪 淇笺释 科技卫生出版社
81. 《傅青主女科》清·傅山编 上海人民出版社
82. 《濒湖脉学》明·李时珍 人民卫生出版社影印本
83. 《脉诀汇辨》清·李延昰 上海科学技术出版社
84. 《三指禅》清·周学霆 人民卫生出版社
85. 《历代名医脉诀精华》清·蒋廷锡等辑 千顷堂书局
86. 《洄溪脉学》清·徐灵胎 上海锦文堂印
87. 《脉诀启悟注释》清·徐灵胎 上海锦文堂印
88. 《脉学刍义》张琪 黑龙江人民出版社
89. 《彩图辨舌指南》曹炳章著 江苏人民出版社
90. 《舌苔图谱》北京中医学院 人民卫生出版社
91. 《孙氏医学丛书》脉经钞 清·孙鼎宜撰 中华书局聚珍仿宋版印
92. 《说文解字》汉·许慎 中华书局影印

93.《康熙字典》清·张玉书等 同文书局原版

94.《辞源》 商务印书馆

95.《辞海》 中华书局

96.《中国医学大辞典》谢观 商务印书馆

97.《中医名词术语选释》中医研究院 广东中医学院 合编 人民卫生出版社

98.《简明中医辞典》《中医辞典》编辑部 人民卫生出版社

99.《新华辞典》 商务印书馆出版

100.《尔雅》周公、孔子、子夏、叔孙通等 光绪十四年湖北官书处版

101.《广雅》魏·张揖撰 淮南书局

102.《通雅》明·方以智撰 光绪庚辰年桐城方氏重刻本

12检